Kohlhammer

Hans-Jörg Assion, Peter Brieger,
Michael Bauer (Hrsg.)

Bipolare Störungen

Das Praxishandbuch

Mit Beiträgen von
Hans-Jörg Assion, Thomas Aubel, Michael Bauer,
Michael Berger, Peter Brieger, Tom Bschor, Jürgen Deckert,
Michael Deuschle, Sandra Dittmann, Katharina Domschke,
Gerhard Wilhelm Eschweiler, Peter Fangmann,
Tobias Freyer, Dietmar Geissler, Horst Giesler, Heinz Grunze,
Christa Gutzmann, Hans Gutzmann, Jürgen Höffler,
Martin Holtmann, Georg Juckel, Johanna Kunze,
Andreas Marneros, Claudia Mehler-Wex, Volker Mehlfeld,
Thomas D. Meyer, Claus Normann, Andrea Pfennig,
Christian Plewnia, Andreas Reif, Anke Rohde, Katja Salkow,
Harald Scherk, Emanuel Severus, Dietrich van Calker,
Jörg Walden, Christoph Wewetzer

Verlag W. Kohlhammer

1. Auflage 2013

Umschlag: Gestaltungskonzept Peter Horlacher
Gesamtherstellung:
W. Kohlhammer Druckerei GmbH + Co. KG, Stuttgart
Printed in Germany

ISBN 978-3-17-022049-2

Vorwort der Herausgeber

Bipolare Störungen sind häufige affektive Erkrankungen, deren gesundheitspolitische Bedeutung leicht unterschätzt wird. Geht man von einem nicht zu engen Krankheitskonzept aus und berücksichtigt zugleich die Bipolar-II-Störungen, sind bis zu 2–3 % der Bevölkerung betroffen. Damit stellen die bipolaren Störungen eine häufige Herausforderung für Betroffene, Angehörige und Therapeuten dar. Nicht selten erhalten die Patienten nur unzureichende Behandlung. Insofern liegt es nahe, das Wissen über bipolare Erkrankungen über den engen klinischen Rahmen hinaus bekannt zu machen. Eine solche Wissensvermittlung beinhaltet zugleich die notwendige Aufklärung über die Besonderheiten dieser Erkrankungen. So sind die Rückfallraten hoch, was persönliches Leid bedeutet und gesundheitsökonomisch hohe Kosten verursacht. Wer mit 25 Jahren an einer bipolaren Störung erkrankt, hat nicht nur eine um nahezu eine Dekade kürzere Lebenserwartung, er büßt zudem schon vorher erheblich an Lebensqualität ein, was mit Krankenhausaufenthalten und langen Behandlungszeiten verbunden ist. Gravierend sind das hohe Risiko von Selbstschädigung und eine hohe Suizidrate. Nur wenn die Erkrankung rechtzeitig erkannt wird, können nachteilige Folgen gemildert oder ganz vermieden werden und so der Verlauf günstig beeinflusst und Kosten reduziert werden.

Das vorliegende Werk leistet hierzu einen Beitrag. Es vermittelt aktuelles Wissen über allgemeine Grundlagen der bipolaren Störung, über Prinzipien der Diagnostik und Differenzialdiagnostik, die wichtigen Verlaufsaspekte sowie die zeitgemäßen therapeutischen Möglichkeiten. Es ist in der 2. Auflage eine erweiterte Überarbeitung des früheren Handbuchs bipolare Störungen.

Das Werk dient als Praxishandbuch als verlässliche, umfassende Informationsquelle und differenziertes Nachschlagewerk. Ergänzende Kapitel über spezielle Themen und ein Tabellenwerk runden das Buch ab. Auf eine übersichtliche Gestaltung wurde Wert gelegt. Die komplexen und vielschichtigen Aspekte der bipolaren Störungen werden in einer klaren und verständlichen Sprache dargelegt. Die Autoren als erfahrene und führende Experten aus dem deutschsprachigen Raum haben darauf geachtet, dass der inhaltliche Bezug zu Versorgungsfragen im Vordergrund steht und durchgehend gewahrt bleibt.

Wir wünschen allen Lesern, dass das Praxishandbuch zu einer hilfreichen Quelle wird. Unser Dank gilt allen Autoren, die zum Gelingen dieses Buches beigetragen haben.

Dortmund, Kempten, Dresden, 2013
Prof. Dr. Hans-Jörg Assion
Prof. Dr. Peter Brieger
Prof. Dr. Dr. Michael Bauer

Geleitwort

Mehr als 100 Jahre sind nun vergangen, seitdem Emil Kraeplin eine Gruppe von affektiven Erkrankungen en detail beschrieb, die wir heute als bipolare (manisch-depressive) Störungen bezeichnen. Die wissenschaftliche Erforschung der bipolaren Erkrankung wurde durch die bahnbrechenden Arbeiten Kraepelins zu Beginn des 20. Jahrhunderts zwar früh stimuliert, dennoch bestehen immer noch beträchtliche Wissensdefizite in der Diagnostik, Ätiologie und Behandlung dieser schwerwiegenden und in aller Regel lebenslang bestehenden psychiatrischen Erkrankung.

Große epidemiologische Studien aus den USA und Europa fanden eine Prävalenz von 2,4–5,2 % bipolare Erkrankungen in der Bevölkerung, hingegen 18–23 % reine, unipolare Depressionen. Was sagen uns die Daten aus neuen epidemiologischen und klinischen Studien? Die Grenzen zwischen Depressionen und bipolaren Störungen sind fließend: jede Depression bleibt in der Diagnose unsicher und kann am Ende jeder weiteren Phase in Bipolarität kippen. Dieses Risiko bleibt mit steigendem Lebensalter konstant und beträgt ca. 1,25 % pro Lebensjahr. In neuen Analysen großer epidemiologischer Studien wurden hypomanische Syndrome unter der diagnostischen Schwelle in ca. 40 % der Major Depressionen identifiziert. Diese Ergebnisse stammen aus der deutschen EDSP-Studie und aus der NCS-R-Studie in den USA. Depressive Menschen mit unterschwelliger Bipolarität unterscheiden sich statistisch hoch signifikant von den rein Depressiven und zeigen eindeutig ein Validierungsprofil von bipolaren Störungen: positive Familienanamnese, früherer Krankheitsbeginn, höhere Periodizität, bessere Remission zwischen den Phasen, höhere Saisonalität und vor allem eine viel höhere Komorbidität mit Angsterkrankungen, Substanzmissbrauch jeder Art sowie höhere Resistenz gegenüber Antidepressiva. Die internationale Bridge-Studie hat aufgezeigt, dass diese versteckten, unterschwelligen bipolar Depressiven ein weltweites Problem bilden. Sie hat auch erneut aufgewiesen, dass Hypomanien, welche unter Antidepressiva auftreten, einer echten Bipolarität zuzuschreiben sind. Alle diese Erkenntnisse werden voraussichtlich in der künftigen DSM-5 und ICD-11 in ihrer Existenz anerkannt, und es besteht eine gute Aussicht, sie damit viel früher und besser zu identifizieren.

Die präzise und frühe, rechtzeitige Diagnostik ist von besonderer Bedeutung, da auch heute noch viele bipolaren Erkrankungen nicht nur mit einer Verspätung von vielen Jahren als solche diagnostiziert werden, während derer sie als Depressionen gelten, sondern in ihrer Häufigkeit, die zwischen 40–50 % aller affektiven Störungen liegt, gewaltig unterschätzt werden. Die Früherkennung der Bipolarität hat schließlich auch eine große Bedeutung für die Prävention in der Jugend (Schulversagen, Delinquenz, Sucht, Adipositas) und im Alter für die Prävention gegen Demenz, welche gehäuft vorkommt und durch Lithium vermutlich reduziert werden kann. Fragebögen zur Selbstbeurteilung der Hypomanie können hierbei diagnostisch hilfreich und zeitsparend sein.

Das »Praxishandbuch Bipolare Störungen« gibt nicht nur Einblicke in bedeutende Fakten zur Epidemiologie, Ätiopathogenese und zu den Verlaufscharakteristika der Erkrankung, sondern bietet auch eine umfassende Übersicht der modernen pharmakologischen und psychotherapeutischen Behandlungsmöglichkeiten, wobei die Integration wissenschaftlichmethodischer und praktisch-klinischer Aspekte besonders gelungen ist. Das Buch ist von hoher Aktualität und wird daher allen Wissenschaftlern und besonders auch praktisch tätigen Ärzten und Psychologen, die in ihrer Arbeit mit Patienten mit bipolaren Erkrankungen Kontakt haben, bestens dienen.

Zürich, im November 2012
Prof. Dr. med. Dr. med. h.c. Jules Angst

Inhalt

Einführung

1 Bipolare Störungen im historischen Überblick[1]

Andreas Marneros

Kapitelübersicht

1.1 Einführende Übersicht

Das Konzept der bipolaren und unipolaren bzw. depressiven Erkrankungen hat eine jahrhundertelange Geschichte und somit auch eine über Jahrhunderte währende Evolution. Die Geburtsstunde der psychiatrischen Konzepte – vor allem jene der affektiven Störungen – ist mit der Geburt der Medizin als Wissenschaft durch *Hippokrates* und die Hippokratiker gleichzusetzen. Die Konzepte der affektiven Störungen erfuhren durch *Aretäus von Kappadokien* und andere eine ganz besondere Entwicklung. Nach einer Fortsetzung durch die klassischen griechischen und später auch römischen Ärzte geriet dieses Gebiet jedoch in Vergessenheit. Während der langen, dunklen, mittelalterlichen Nacht, aber auch später, nach der Renaissance und dem Zeitalter der Aufklärung, geschah wenig oder gar nichts. Die Wiederentdeckung der affektiven Störungen ging auch nicht unmittelbar mit der Gründung der Psychiatrie als wissenschaftliche Disziplin am Ende des 18. und zu Beginn des 19. Jahrhunderts einher, sondern setzte erst ein halbes Jahrhundert später ein. Es waren die Arbeiten von *Falret* (1854) über die *Folie circulaire* und die seines Rivalen Baillarger (1854) über die *folie à double forme,* die den neuen Anstoß gaben.

Weitere neue Impulse kamen von Kraepelin, der im letzten Jahr des ausklingenden 19. Jahrhunderts das *manisch-depressive Irresein* konzeptualisierte. Schon bald bemerkten *Wernicke, Kleist,* später auch *Leonhard* sowie deren Schüler, dass die Idee der Vereinheitlichung aller affektiven Erkrankungen unter dem »Kraepelin'schen Dach« des manisch-depressiven Irreseins eine unzulässige Simplifizierung ist. Trotz der richtigen Ansätze der »drei Karls« setzte sich das klarere, einfache-

1 Dieser Artikel basiert auf dem Abschnitt »Affektive Erkrankungen: Konzepte und Definitionen. Ein fortführender Rückblick« aus Marneros (2004). Dort finden sich auch weitere Literaturhinweise.

re und nachvollziehbarere Konzept Kraepelins durch.

Die Wende kam nach der Entdeckung der modernen Psychopharmakotherapie mit ihren ungeheuren Auswirkungen auf alle Gebiete der Psychiatrie. Im Jahre 1966 wurden von *Angst* und *Perris* zwei wichtige, voneinander unabhängige Studien vorgelegt: »Zur Ätiologie und Nosologie endogener depressiver Psychosen« (Angst 1966) und »A study of bipolar (manic-depressive) and unipolar recurrent depressive psychoses« (Perris 1966). Beide Arbeiten belegten die nosologische Differenzierung unipolarer und bipolarer Erkrankungen. Damit wurden wesentliche Ansichten von Kleist, Leonhard u. a. bestätigt und ergänzt. Gleichzeitig wurden auch die Ansichten von *Falret* und *Baillarger,* den ungleichen und miteinander verfeindeten Vätern des Konzepts der unipolaren und bipolaren Erkrankungen, in der neuen Zeit »rehabilitiert«.

Obwohl die Wernicke-Kleist-Leonhard-Schule schon früher Wesentliches dazu beigetragen hat, kann man dennoch das Jahr 1966 als einen Einschnitt oder, wie es Pichot (1995) ausdrückte, als »das Wiedergeburtsjahr« der bipolaren Erkrankungen betrachten. Während seiner 150-jährigen Entwicklung war das neuzeitliche Konzept der unipolaren und bipolaren Erkrankungen nicht immer durch Klarheit gekennzeichnet (Pichot 1995; Marneros 2004b). Insbesondere die Ansichten der Schule von Wernicke, Kleist und Leonhard erreichten teilweise für manche Kliniker und Forscher nicht immer nachvollziehbare Dimensionen, so etwa die Konzepte der »reinen Melancholie« vs. der »reinen Depression« bzw. der »reinen Manie« vs. der »reinen Euphorie« oder durch die Plethora von Aufspaltungen der sogenannten endogenen (autochthonen) (Auto-)Psychosen (Marneros und Pillmann 2004). Daher wurden viele Aspekte, die sich später als richtig erwiesen, nicht wahrgenommen. Durch die beiden erwähnten empirischen Studien von Angst und Perris sowie die kurz darauf folgenden Arbeiten der Gruppe um Winokur konnten sich jedoch wesentliche Aspekte der Ansichten von Falret und Baillarger, von Kleist, Leonhard und anderen in klarerer Form durchsetzen. Es wurde eine Basis geschaffen, auf der sich eine operationale und empirische klinische sowie paraklinische Forschung entwickelte (s. Marneros 2004b; Goodwin und Jamison 2007).

1.2 Von der griechischen Antike bis zur Neuzeit

Zustände von Depression und Exaltation wurden zwar erstmalig von Hippokrates und den Hippokratikern wissenschaftlich beschrieben, sie waren aber bereits den prähippokratischen Ärzten, Philosophen und Dichtern des Altertums bekannt.

Hippokrates (ca. 460–370 v. Chr.) beschrieb jedoch als Erster systematisch die beiden Zustände und führte sie vor allem auf körperliche Ursachen zurück. Seine Schilderungen von Melancholie und Manie unterscheiden sich nicht so deutlich von den heutigen, wie manche Autoren meinen, sondern sie stellen eher eine breitere Gruppe von Erkrankungen dar als die aktuellen. Auch andere antike Ärzte, wie *Galenos von Pergamon, Soranus von Ephesos* oder *Aurelianus,* ergänzten und bereicherten die hippokratischen Beschreibungen.

Eine ganz besondere Stellung in der Reihe der Gründer der wissenschaftlichen Medizin nimmt *Aretäus von Kappadokien* ein. Aretäus, ein berühmter griechischer Arzt der Antike in der zweiten Hälfte des 1. Jahrhunderts, war der Erste, der ein Alternieren von Melancholie und Manie annahm. Somit hat er erstmals bipolare Erkrankungen beschrieben (Marneros 2004b). Es ist verwunderlich, dass manche Autoren, so etwa Berrios (1988) oder Fischer-Homberger (1968), ihn nicht als den Erstbeschreiber der bipolaren Erkrankungen sehen. Das Studium der entsprechenden Kapitel seines Buches »Über Ursachen und Symptome der chronischen Krankheiten« (1. Buch, Kap. V und VI) lässt jedoch keinen Zweifel daran. Das Argument, die Begriffe Manie und Melancholie meinten damals etwas anderes als das, was wir heute darunter verstehen, ist unserer Meinung nach nicht haltbar. Sie definierten etwas Breiteres und Umfassenderes, aber nicht etwas grundsätzlich anderes.

Das Aufeinanderfolgen von Manie und Melancholie wurde auch von späteren Autoren vor allem im 17., 18. und 19. Jahrhundert beschrieben. Repräsentativ seien hier *Willis* (1676), *Esquirol* (1820), *Heinroth* (1818), *Griesinger* (1845) sowie andere europäische Psychiater (vgl. Stone 1977) erwähnt. Griesinger (1845) beschrieb nicht nur den Übergang der Melancholie zur Manie, den er als gewöhnlich bezeichnete, sondern er vertrat auch die Auffassung, dass die Erkrankung aus einem Zyklus beider Formen besteht, mit regelmäßigem Alternieren.

Wie Haugsten (1995) in seiner Darstellung der Geschichte der bipolaren Erkrankungen schreibt, erkannten *Willis* (1672), *Morgagni* (1761) und *Lorry* (1765) bereits im 17. und 18. Jahrhundert die longitudinale Verbindung von Manie und Melancholie. Stone (1977) berichtete, dass *Mead* (1673–1754) in England – genau wie Aretäus von Kappadokien – vermutete, Manie und Melancholie seien unterschiedliche Erscheinungsformen ein und desselben Prozesses. *Chiarugi* (1759–1820) aus der Toskana notierte: »*Der Maniker ist wie ein Tiger oder wie ein Löwe, und man kann annehmen, dass die Manie das Gegenteil zu echter Melancholie ist.*« Im Frankreich des 19. Jahrhunderts, wie Pichot (1995) schreibt, florierte eine exakte deskriptive Psychopathologie, die jedoch traditionalistisch war, und so vertraten prominente Psychiater der damaligen Zeit, wie Pinel oder Esquirol, noch die Auffassung, dass melancholische und manische Episoden Erscheinungsformen unterschiedlicher psychischer Störungen seien. Die Autoren des 17. und 18. Jahrhunderts, die ein Alternieren der beiden Formen berichteten, zogen jedoch nicht die Schlussfolgerung, dass es sich hierbei um eigene Entitäten handelt. Dieser Schritt wurde erst mit *Falret* (1851) vollzogen.

Im Jahr 1851 erschien in der *Gazette des Hôpitaux* ein dreizehnzeiliger kurzer Absatz (»De la folie circulaire ou forme de maladie mentale characterisée par l'alternative régulière de la manie et de la mélancholie«), in welchem *Falret* (1794–1870) erstmals eine eigene Form der psychischen Erkrankung, also eine nosologische Entität, beschrieb, die er *folie circulaire* (im Deutschen als *zirkuläres Irresein* übernommen) nannte. Die *folie circulaire* ist gekennzeichnet durch einen kontinuierlichen Zyklus von Depression, manischer Exaltation und einem unterschiedlich langen freien Intervall. Dieses Konzept wurde in den darauffolgenden Jahren vervollkommnet, sodass im Jahre 1854 zunächst eine ausführlichere Darstellung in den »Leçons cliniques de médecine mentale faites à l'hospice de la Salpêtrière« erschien, die wenige Wochen später in einer Sitzung der Académie de la Médecine in Form einer Abhandlung unter dem Titel »Mémoire sur la folie circulaire, forme de maladie mentale characterisée par la reproduction successive et régulière de l'état maniaque, de l'état mélancolique, et d'un intervalle lucide plus ou moins prolongé« weiter ergänzt wurde. In den genannten Arbeiten wehrte sich Falret gegen die Auffassung, den Übergang der Manie in die Melancholie und umgekehrt als ein zufälliges Ereignis anzunehmen. Er meinte, dass eine bestimmte Kategorie von psychischen Erkrankungen bestehe, bei welchen sich kontinuierlich und in regelmäßiger Art und Weise die Aufeinanderfolge von Manie und Melancholie manifestiere. Dies betrachtete er als eine Grundlage zur Anerkennung einer besonderen Form von psychischer Erkrankung, eben der *folie circulaire*. Obwohl auch von früheren Autoren die Kontinuität und die Regelmäßigkeit des Aufeinanderfolgens von Melancholie und Manie beschrieben wurden, war Falret wohl der Erste, der aus dieser Tatsache das Vorliegen einer »besonderen« Form von Erkrankung erkannte (Langer 1994; Pichot 1995). Im Jahre 1854 präsentierte *Baillarger* sein Konzept der *folie à double forme* sowohl im Protokoll der Sitzung der *Académie de la Médecine,* in der auch Falret seine Abhandlung über die *folie circulaire* gelesen hat, als auch in der Arbeit »De la folie à double forme« in einer überaus polemischen Art und Weise gegenüber dem Falret'schen Konzept. Die Dramatik der Auseinandersetzung zwischen Falret und Baillarger – auch in ihren menschlichen Dimensionen – sind von Pichot in faszinierender »plutarchischer Art und Weise«, wie er selbst sagte, als »Drama in drei Akten« – in einer, trotz mancher Ungenauigkeiten, etwa was Kahlbaum und die deutsche Psychiatrie betrifft, sehr lesenswerten Arbeit – dargestellt (Pichot 1995). Die Schlussfolgerungen, die beide Autoren gezogen haben, sind sehr unterschiedlich. Baillarger nimmt eine Art von Krankheitsanfall an, in der Manie und Melancholie ineinander übergehen, und postuliert Unterbrechungen, die zwischen den Episoden liegen. Der longitudinale Aspekt, der auch freie Intervalle berücksichtigt und für Falret von so großer Bedeutung ist, wird für die Diagnose einer Krankheitseinheit von Baillarger nicht mehr akzeptiert, sondern nur der Übergang von Manie zur Melancholie und umgekehrt. Eine tatsächliche Weiterentwicklung der Ansichten von Aretäus von Kappadokien, Mead oder Chiarugi stellen die Ansichten Falrets über die *folie circulaire* dar, während Jules Baillargers Konzept der *folie à double forme* den Anschauungen seines Lehrers Esquirol sehr ähnlich ist (Pichot 1995; Marneros und Angst 2000).

1.3 Das »manisch-depressive Irresein« vs. »unipolar – bipolar«

Nicht nur in Deutschland, sondern weltweit hatte bekanntlich das fundamentale Werk *Kraepelins* eine entscheidende Wirkung. Zu Recht verdient er den Titel »Vater der modernen Psychiatrie«. Durch die von ihm postulierte Dichotomie der endogenen Psychosen in *dementia praecox* und *manisch-depressives Irresein* wurde Wesentliches zur Bereinigung der begrifflichen Verwirrung in der Zeit vor ihm geleistet. Gleichzeitig jedoch wurde von ihm manches so stark vereinfacht, dass man in diesem Fall nicht mehr nur von Fortschritt, sondern auch von Rückschritt sprechen muss. Als Rückschritt erwies sich die »Zusammenpressung« von Manie und Depression in all ihren Verlaufsformen und Ausprägungen sowie das Verschmelzen aller anderen Formen affektiver Störungen zu einer einzigen Kategorie, nämlich der des »manisch-depressiven Irreseins« (Kraepelin 1899). Später stellte sich diese Vorgehensweise als Irrtum heraus – zumindest überwiegend (Akiskal 2002). Auch geniale Menschen können sich irren. Ihre Irrtümer haben allerdings eine längere und nachhaltigere Wirkung als die »gewöhnlicher« Menschen.

Die Systematik Kraepelins hat viele Opponenten gefunden, vor allem die Schule um Wernicke und seinen damaligen Assistenzarzt in Halle und späteren Ordinarius in Rostock und Frankfurt am Main – Kleist, später auch Leonhard. Aber dies bedeutet nicht, dass die Opposition gegen Kraepelin erst damit angefangen hat. Schon der Vorgänger von Wernicke an der Universität Halle-Wittenberg, Hitzig (s. Marneros und Pillmann 2004; Marneros und Pillmann 2005), griff Kraepelin wegen seiner Tendenzen, die periodischen Psychosen zu erweitern, sehr scharf an. Wernicke widersprach der Auffassung Kraepelins, dass die Melancholie nur eine Teilerscheinung der manisch-depressiven Erkrankung darstelle. Die manisch-depressive Krankheit durfte nach der Ansicht Wernickes nicht auf Einzelfälle von Melancholie oder Manie ausgedehnt werden (Wernicke 1906). Die zirkuläre Geisteskrankheit wurde in Übereinstimmung mit Falret und Baillarger als regelmäßiges Alternieren manischer und depressiver Zustände beschrieben, die durch kürzere oder längere Intervalle miteinander verbunden sind.

Mit *Kleist,* dem Schüler von Wernicke in Halle, finden auch die Begriffe unipolar und bipolar als Antipode zum Kraepelin'schen Einheitsbegriff des manisch-depressiven Irreseins ihren Eingang in die Psychiatrie. Schon im Jahre 1937 machte Kleist einen Vorschlag zur Klassifizierung der neuropsychischen Erkrankungen, den er letztlich 1950 und 1951 bei Vorträgen in Madrid und Frankfurt und in einer Klassifikation von 1953 abgeschlossen hat (► **Tab. 1.1**).

Tab. 1.1: Die Gliederung der »neuropsychischen Erkrankungen« nach Kleist (1953)

a. *einfache (unipolare) Formen:* Melancholie, Angstpsychose, ängstliche Beziehungspsychose, hypochondrische Depression, depressiver Stupor. Manie, ekstatische Eingebungspsychose, hypochondrische Erregung.
b. *mehrgestaltige (bipolare) Formen:* manisch-depressive Gemütskrankheit, hyperkinetisch-akinetische Motilitätspsychose, erregt-stuporöse Verwirrtheitspsychose, ängstlich-ekstatische Bedeutungspsychose.

1.4 Die neue Epoche

Die neue Epoche begann mit dem Jahr 1966. In diesem Jahr haben, wie schon erwähnt, *Angst* und *Perris* getrennt voneinander, der Erste von der Nosologie Kraepelins ausgehend, der andere zusätzlich auch von den Ansichten Wernickes, Kleists und Leonhards, die Idee der Eigenständigkeit der bipolaren von den unipolaren affektiven Erkrankungen durch longitudinale Forschung bekräftigt. Sie isolierten aus dem ganzen Konzept der beiden erwähnten nosologischen Systeme nur den Aspekt unipolar/bipolar und ignorierten damit hemmenden Ballast. Das noch lebendige (aber fast ausschließlich in Deutschland vorkommende), auf Falret zurückgreifende Unipolaritäts-/Bipolaritätskonzept von Kleist und Leonhard wurde damit weltweit »wiedergeboren«. Eigentlich war die von Pichot (1995) so bezeichnete »Wiedergeburt« der bipolaren Erkrankungen durch die erwähnten epochalen Arbeiten aus Zürich und Stockholm im Grunde genommen eine erfolgreiche »Reanimation«, also eine Wiederbelebung, eines prinzipiell richtigen und noch existierenden Konzepts.

Nach den Arbeiten von Angst und Perris und etwas später nach denen der Gruppe um Winokur begann sowohl in der Forschung als auch in Klinik und Praxis eine neue Ära der unipolaren und bipolaren Erkrankungen. Falret und Baillarger, Wernicke, Kleist und Leonhard wurden rehabilitiert: *unipolare und bipolare Erkrankungen sind trotz vieler Gemeinsamkeiten unterschiedliche Entitäten.* Damit begannen bislang noch nie dagewesene Forschungsaktivitäten in klinischen, biologischen, genetischen, pharmakologischen, methodologischen, verlaufsdynamischen und anderen Bereichen. Die Idee eines Spektrums mit einer wahrscheinlich genetisch bedingten Überlappung von bipolarem bzw. unipolarem und schizophrenem Spektrum wurde als Abbild der klinischen Realität entwickelt.

Teil 1 Grundlagen

2 Temperament und bipolar affektive Störungen

Peter Brieger

Kapitelübersicht

2.1 Temperament und das bipolare Spektrum

In den letzten drei Jahrzehnten gab es eine Verschiebung in der Diagnostik schwererer psychischer Störungen: Affektive Störungen werden deutlich häufiger, schizophrene seltener diagnostiziert (Shean 2003). Jules Angst kam in der Zürich-Studie sogar zu der These, dass bis zu ein Viertel der Allgemeinbevölkerung einem breit konzipierten bipolaren Spektrum zuzurechnen sein könnte (Angst et al. 2003). Bedenkt man, dass bis in die 1980er Jahre Prävalenzzahlen der bipolaren Störungen von 0,5 % angenommen wurden (Weissman et al. 1988), so ist hier offensichtlich eine fundamentale Neuorientierung eingetreten. Die Zahlen der Zürich-Studie und vergleichbarer Untersuchungen dürfen aber nicht dahingehend missverstanden werden, dass sie in jedem Fall aktuelle Behandlungsbedürftigkeit implizieren.

Eine wesentliche Ursache der veränderten Epidemiologie bipolarer Störungen sind breiter gewordene diagnostische Konzepte (Akiskal und Pinto 2000). In einem breiten bipolaren Spektrum sind »Vollbilder« bipolarer Störungen (wie etwa bipolar-schizoaffektive Verläufe oder Bipolar-I-Erkrankungen) klarer zu definieren als »Randbereiche«, die unter Umständen ins Normalpsychologische reichen: Eine »klassische« manisch-depressive Erkrankung im Sinne einer Bipolar-I-Störung ist in der Querschnittsuntersuchung sehr viel eindrucksvoller zu beobachten als eine an Symptomen ärmere Zyklothymia oder ein depressives Temperament. Auch gibt es kritische Stimmen, die vor einem unkritischen Aufweichen klarer Krankheitskonzepte warnen (Strakowski et al. 2011). Das spiegelt sich beispielhaft im Konzept der »zyklothymen Störung« wider: ICD-10 und DSM-IV haben mit der Dysthymia und der Zyklothymia lang andauernde unterschwellige, sogenannte subaffektive Störungen beschrieben (Brieger und Marneros 1997b). Zur Zyklothymia liegen aber – anders als bei der Dysthymia – wenige empirische Forschungsergebnisse vor. Diese Störung wird selten diagnostiziert und hat für die klinische Versorgung eine eher geringe Relevanz. Letztlich ist unklar, ob die zyklothyme Störung als leichtere Form einer Bipolar-II-Störung anzusehen ist (also im Sinne einer affektiven Störung der Achse I des DSM-IV) oder ob es sich um eine Temperamentsstörung handelt – und damit um eine persönlichkeitsgebundene Störung der Achse II des DSM-IV (Parker et al., im Druck).

2.2 Temperamentskonzepte

Das Temperament hat im letzten Jahrzehnt in der psychiatrischen Forschung viel Beachtung gefunden. Die Definition der Encyclopaedia Britannica, wonach Temperament »ein Aspekt der Persönlichkeit ist, der emotionale Anlagen und Reaktionen umfasst sowie deren Geschwindigkeit und Intensität«, erscheint zweckmäßig, auch wenn eine Vielzahl weiterer Temperamentskonzepte und Temperamentsdefinitionen vorliegt (Akiskal et al. 2002; Strelau 1991). Einprägsam und anschaulich ist die – heute etwas hausbacken wirkende – Definition von Ewald, wonach Charakter die Struktur und Temperament die Beheizung der Struktur – der Biotonus – sei (Ewald 1924). Die geschichtliche Entwicklung der Temperamentskonzepte von der Antike bis zum Beginn der modernen Psychiatrie und Psychologie, die über von Galen und Hippokrates bis hin zu Wilhelm Wundt und Emil Kraepelin reicht, wurde wiederholt dargestellt; deswegen sei hier auf entsprechende Übersichtsarbeiten verwiesen (z. B. Ehrt et al. 2003).

Über Jahrhunderte haben die Vier-Säfte-Lehre und die korrespondierenden melancholischen, cholerischen, sanguinischen und phlegmatischen Temperamente das medizinische Denken geprägt. Wilhelm Wundt, ein Lehrer von Kraepelin und Begründer der empirischen wissenschaftlichen Psychologie, gebührt das Verdienst, die Temperamente als Affektanlagen beschrieben zu haben. Er unterschied zwei Dimensionen: Stärke der Gefühle und Schnelligkeit ihres Wechsels (Wundt 1903, ▸ **Tab. 2.1**).

Tab. 2.1: Wundts Konzept der Temperamente

Geschwindigkeit der Veränderung der Gefühle	**Intensität der Gefühle**	
	Starke Temperamente	**Schwache Temperamente**
Schnelle Temperamente	Cholerisch	Sanguinisch
Langsame Temperamente	Melancholisch	Phlegmatisch

Emil Kraepelin hat zwar diesen Temperamentsbegriff seines Lehrers nicht fortgeführt, er hat jedoch »Grundzustände« des »manisch-depressiven Irreseins« beschrieben, die eng mit Temperamentskonzepten zusammenhängen. In der 8. Auflage seines Lehrbuchs schreibt er:

> »Bald stellen sie [die Grundzustände] gewissermaßen Vorstufen dar, deren Entwicklung nicht zur Ausbildung ernsterer Störung fortgeschritten ist, bald leichteste, die Grenzen des Krankhaften kaum überschreitende Andeutungen ausgesprochener Psychosen, bald einfache, unscheinbare Dauerzustände, auf deren Boden wir sonst stärkere, anfallsartige Zustände be-

obachten. So lässt sich unter diesem Gesichtspunkt die manische, depressive, reizbare und zyklothyme Veranlagung betrachten. Sie begegnet uns einmal als persönliche Eigentümlichkeit manisch-depressiver Kranker vor dem Ausbruche oder in freien Zwischenzeiten ihres Leidens; wir treffen sie aber oft genug auch an, ohne dass es zu einer wirklichen Erkrankung käme. Das richtige Verständnis solcher psychopathischen Persönlichkeiten kann dadurch erleichtert werden, dass bei ihren nächsten Blutverwandten unverkennbare manisch-depressive Erkrankungen auftreten« (Kraepelin 1909–1915, S. 1974).

2.2.1 Empirische Erfassung

Diese Temperamentskonzeption, die das zyklothyme, das hyperthyme, das reizbare und das depressive Temperament psychopathologisch als Verdünnung einer bipolaren Erkrankung ansieht, wurde Jahrzehnte später von Hagop Akiskal wieder aufgegriffen (Akiskal 1996) und um ein fünftes, ängstliches Temperament erweitert. Hieraus entwickelte sich eine Forschungslinie mit entsprechenden Messinstrumenten. Ein entsprechender Fragebogen ist die TEMPS Skala. Neben der deutschen Übersetzung dieses TEMPS-A Fragebogens (Akiskal et al. 2002; Bloink et al. 2005) existiert eine Kurzform (TEMPS-E; Erfurth et al. 2005a, b).

2.2.2 Methodische Probleme

Die Temperamentsforschung hat Ansatzpunkte, bipolare Störungen besser zu verstehen:

- Temperament ist ein Konzept, um den Randbereich eines breiten bipolaren Spektrums besser empirisch darzustellen.
- Temperament kann aber auch als ätiologischer und modifizierender Faktor bipolarer Störungen verstanden werden: So hat Temperament Einfluss auf die Phänomenologie bipolarer Episoden. Auch gibt es Hinweise, dass manche Menschen mit bipolaren Störungen durch bestimmte Temperamentszüge gekennzeichnet sind.

Neuere Instrumente der Temperamentsforschung (z. B. die TEMPS-Fragebögen) bieten die Möglichkeit, unterschwellige psychopathologische Symptomkomplexe reliabel zu erfassen. Dennoch müssen hier aus methodischer Sicht auch Einschränkungen gemacht werden:

1. Bei allem Interesse am Temperamentsbegriff dürfen die methodischen Schwierigkeiten nicht übersehen werden. Es gibt mindestens drei parallele Forschungslinien (Akiskal et al. 2002). Neben der von uns verfolgten psychiatrisch-psychopathologischen Tradition im Sinne von Kraepelin, Kretschmer und Akiskal gibt es noch eine zweite, *neurobiologisch* orientierte Forschungslinie, die sich an aktivierenden und hemmenden neurobiologischen Systemen orientiert (Alloy et al. 2009) und von psychologischen Autoren wie Wundt, Pawlow, Eysenck (1991) oder Gray (1991) formuliert wurde. Eine dritte Perspektive ist die *entwicklungspsychologische* Temperamentskonzeption, die Temperamentsauffälligkeiten bereits beim Kleinkind beobachtet und dann in der weiteren individuellen Entwicklung die Interaktionen und Passungen mit der Umwelt betrachtet. Diese Forschungslinie geht auf Chess und Thomas (1991) zurück. Damit sind aber teilweise widersprüchliche Definitionen von Temperament in Gebrauch.
2. Die Temperamentsmessung – bspw. durch die TEMPS-A-Skala – ist methodisch nicht unproblematisch. So sind die verschiedenen Temperamente statistisch nicht unabhängig voneinander. Es gibt sogar eine ganz erhebliche Überlappung. Was bedeutet es aber, wenn eine Person auf drei, vier oder gar allen Temperamenten ausgesprochen hohe Werte hat, während eine andere Person in allen Bereichen des Temperaments ausgesprochen niedrige Scores erreicht? Lara et al. (2006) haben ein integratives Modell erarbeitet, das neben

der Temperamentskonzeption von Akiskal auch die Persönlichkeitskonzepte Cloningers (Cloninger et al. 1993) integriert. Sie kommen zu einem bidimensionalen Konzept.

3. Wechselwirkungen zwischen Persönlichkeit bzw. Temperament und affektiver Störung sind komplex (Akiskal et al. 1983). Prädisponiert Persönlichkeit (bzw. Temperament) für eine affektive Störung? Modifiziert sie deren Verlauf? Kompliziert sie ihn? Oder ist die festgestellte Persönlichkeit bzw. das festgestellte Temperament Resultat einer affektiven Störung? Die Wechselwirkungen zwischen Psychopathologie und Persönlichkeit fallen gerade bei entsprechenden psychometrischen Bestimmungen ins Gewicht. Lässt sich Temperament unabhängig von einer unterschwelligen oder residualen Symptomatik im Verlauf überhaupt bestimmen? Die Ergebnisse der longitudinalen Collaborative Depression Study des NIMH haben gezeigt (Judd et al. 2002b, 2003a), dass Bipolar-I- und Bipolar-II-Patienten im 12- bzw. 13-Jahresverlauf nur etwa 50 % ihrer Zeit asymptomatisch sind, zugleich aber schwerere Episoden seltener sind als unterschwellige oder subsyndromale Zustandsbilder. Damit sind – zumindest methodische – Interferenzen zwischen solchen subsyndromalen Zustandsbildern und dem festgestellten Temperament zu erwarten. Lässt sich somit überhaupt so etwas wie ein überdauerndes Temperament feststellen oder werden vielmehr unterschwellige oder residuale Symptome erfasst?

2.3 Temperament in Bevölkerungsstichproben

Temperament lässt sich bei Erkrankten wie auch »Gesunden« messen. Epidemiologische Untersuchungen aus der Allgemeinbevölkerung zeigten, dass es kultur-, alters- und geschlechtsspezifische Unterschiede gibt (Vazquez et al. 2012): Männer haben höhere Werte im Bereich des hyperthymen und reizbaren Temperaments, Frauen beim depressiven und ängstlichen Temperament. In einer libanesischen Bevölkerungsstudie (Karam et al. 2010) zeigte sich, dass hyperthymes Temperament protektiv und ängstliches Temperament morbogen wirkte – dieser Effekt war nicht auf bipolar affektive Störungen begrenzt.

2.4 Temperament und bipolare Störungen: Empirische Ergebnisse

Welche Relevanz hat das Temperamentskonzept für das Verständnis bipolar affektiver Störungen? Es gibt verschiedene Hypothesen (s. u.):

2.4.1 Temperament prädestiniert für bipolare Störungen

Bereits Kraepelin hatte, ohne den Begriff »Temperament« zu benutzen, darauf hingewiesen, dass »Grundzustände« Verdünnungen von bipolar affektiven Störungen sein können. Meyer und Hautzinger (2003) berichteten, dass in einer studentischen Stichprobe Probanden mit einem hypomanischen Temperament vermehrt an Bipolar-I-Störungen litten und signifikant häufiger eine Vorgeschichte mit Hypomanie gemäß operationalen Kriterien zeigten. Eine Längsschnittstudie untersuchte, wie sich Probanden mit einem hypomanischen Temperament in der Adoleszenz 13 Jahre später weiterentwickelt hatten und verglich sie mit einer Kontrollgruppe (Kwapil et al. 2000): Probanden mit hypomanischem Temperament entwickelten im Verlauf vermehrt bipolare Störungen, Hypomanien, Depressionen und Substanzmissbrauch. Weiterhin bestand eine Tendenz zu mehr Problemen »mit dem Gesetz«. Diese Befunde deuten also in der Tat darauf hin, dass bipolare Störungen sich auf dem Boden eines hypomanischen (oder hyperthymen) Temperaments entwickeln. Genetische Studien sehen – insbesondere das zyklothyme – Temperament als leichte Form einer bipolar affektiven Störung an, finden es aber auch bei nicht erkrankten Familienangehörigen gehäuft (Evans et al. 2005; Evans et al. 2008; Greenwood et al., im Druck; Vazquez et al. 2008).

2.4.2 Temperament modifiziert bipolare Störungen

Eine andere Hypothese ist die der Zumischung und Modifikation, dass also das Temperament die Phänomenologie und den Verlauf bipolarer Störungen verändert.

Switch von unipolar zu bipolar

In einer Auswertung der prospektiven Collaborative Depression Study des NIMH (Akiskal et al. 1995) wurde das Risiko von bislang unipolaren Patienten, eine Bipolar-II-Störung zu entwickeln, durch Temperamentsauffälligkeiten prädiziert: Emotionale Labilität, ein hohes Maß an Energie und eine Tendenz zu Tagträumen waren mit einer Sensitivität von 91 % Prädiktoren, vom (pseudo-)unipolaren Verlauf zur Bipolar-II-Störung zu »switchen«, wobei die Spezifität dieser Prädiktoren deutlich niedriger lag als die hohe Sensitivität. Für die Bipolar-I-Störung fanden sich keine vergleichbaren Prädiktoren im Bereich des Temperaments. Dies impliziert, dass die entsprechenden Temperamentszüge für die Bipolar-II-Störung bezeichnend sind.

Mischzustände

Es wurde versucht, bipolare Mischzustände (»Mixed States«) phänomenologisch dadurch zu erklären, dass es zum Zusammentreffen einer akuten affektiven Symptomatik und eines Temperaments der entgegengesetzten Polarität kommt (Perugi et al. 2012): Wenn sich beispielsweise auf der Grundlage eines depressiven Temperaments ein manisches oder hypomanisches Syndrom entwickelt, dann können sich nach dieser Vorstellung die beiden Zustandsbilder zu einer gemischten Episode verbinden. Empirisch konnte dies bestätigt werden (Brieger et al. 2003b; Rottig et al. 2007): Bipolar affektive Patienten wurden postakut mit dem TEMPS-A-Fragebogen untersucht. Die Patienten, die eine gemischte Episode gehabt hatten, unterschieden sich von den niemals gemischten Patienten dadurch, dass sie signifikant höhere Werte im Bereich des depressiven und des ängstlichen Temperaments aufwiesen, im Bereich des hyperthymen Temperaments dagegen signifikant niedrigere Werte. Dieses

Ergebnis spricht in der Tat dafür, dass gemäß der oben genannten Hypothese bipolare Patienten mit depressivem (und ängstlichem) Temperament gehäuft gemischte Episoden entwickeln, während ein hyperthymes Temperament eher zu manischen Episoden prädestiniert. Die Resultate deuten darauf hin, dass die Zumischungshypothese ein Faktor ist, um gemischte Episoden zu erklären. Dabei darf aber nicht übersehen werden, dass die Gruppenunterschiede zwar signifikant, jedoch nicht so ausgeprägt waren, dass sie umfassend die Ätiologie gemischter Episoden erklären können. Es handelt sich hierbei wohl nur um einen Baustein in einer multifaktoriellen Theorie der Entstehung gemischter Episoden. Dabei ist aber Temperament nicht gleich Persönlichkeit: In einem Vergleich von bipolaren Patienten mit und ohne Vorgeschichte einer gemischten Episode mit dem Fünf-Faktoren-Inventar (Neo-FFI) zeigte sich, dass hinsichtlich der so festgestellten Persönlichkeit die beiden Gruppen sich nicht unterschieden (Brieger et al. 2002a).

Auch die agitierte Depression wird von einigen Autoren – in der Tradition von Weygandt (1899) – als bipolarer Mischzustand verstanden (Koukopoulos und Koukopoulos 1999), wenn sich auf der Grundlage eines hyperthymen Temperaments eine depressive Episode entwickelt. In einer empirischen Überprüfung konnte diese Hypothese nur teilweise bestätigt werden (Maj et al. 2003).

Andere Auswirkungen von Temperament

Zyklothymes Temperament scheint ein überdauernder Trait zu sein, der den Verlauf einer bipolar affektiven Störung verschlechtert. So mindert es das Funktionsniveau (Nilsson et al. 2012), verschlechtert den Schlaf (Ottoni et al. 2011), führt zu einem früheren Ersterkrankungsalter (Maina et al. 2010; Oedegaard et al. 2009), einem höheren Risiko von Rapid Cycling (Azorin et al. 2008), mehr Suizidversuchen (Azorin et al. 2009) und mehr »komorbiden« psychischen Störungen (Hantouche et al. 2003; Perugi und Akiskal 2002; Perugi et al. 2006, 2011). Dagegen hat hyperthymes Temperament einen protektiven Effekt: Es kommt zu weniger Suizidalität (Vazquez et al. 2010) und allgemein besserem Wohlbefinden (Gamma et al. 2008).

2.5 Ausblick

Die Idee, bei bipolar affektiven Patienten das Temperament zu erfassen und in diagnostischer, therapeutischer und prognostischer Hinsicht zu nutzen, lässt sich über Jahrhunderte nachvollziehen. Sie entspricht neueren diagnostischen und konzeptionellen Konzepten der bipolaren Störungen – insbesondere mit der Vorstellung eines breiten bipolaren Spektrums. Dabei bestehen aber grundsätzliche methodische Probleme, da

- die valide Bestimmung von Temperament mit den momentanen Instrumenten nur begrenzt gelingt,
- »Trait« und »State« nur schwer zu unterscheiden sind und es somit zur Vermischung mit »unterschwelligen« Symptomen kommt,
- das Konzept des bipolaren Spektrums in jüngster Zeit als zu ungenau und wenig valide kritisiert wurde (Strakowski et al. 2011).

Dennoch kennt jeder klinisch Tätige, der mit vielen bipolar affektiv erkrankten Patienten zu tun hat, dass diese Patienten oft besondere Temperamentseigenschaften aufweisen, die auch zwischen den Episoden präsent bleiben und nicht immer zum Nachteil gereichen. Hier sei auf die Diskussion zur Kreativität bipolar affektiv erkrankter Menschen verwiesen (Srivastava und Ketter 2010).

3 Zur Neurobiologie bipolarer Störungen

Claus Normann

Kapitelübersicht

Die bipolaren Störungen finden sich unter den ersten zehn in der WHO-Liste der Erkrankungen, die Ursache von Behinderungen und eingeschränkter Lebensführung sind. Bipolare Störungen sind lebenslange, oft schwer behandelbare Erkrankungen, die Betroffene und Angehörige massiv beeinträchtigen können. Dennoch ist das Wissen um die Ursachen dieser Erkrankungen bislang sehr begrenzt. Im Folgenden werden wesentliche Forschungsergebnisse der letzten Jahre zur Neurobiologie bipolarer Störungen zusammengefasst: die Suche nach deren genetischer Grundlage, die Veränderungen der intrazellulären Signaltransduktion, die plastischen Veränderungen des Gehirns und die Einflüsse von Stress (Baumann et al. 2003).

3.1 Die Suche nach dem »Bipolar-Gen«

Bipolare Störungen sind, im Vergleich zur unipolaren Depression, stärker »endogen« geprägt und betreffen in allen Kulturen, Geschlechtern und Schichten etwa den gleichen Prozentsatz.

Die *Lebenszeitprävalenzrate* der bipolaren Störung wird in großen Kohortenstudien zwischen 0,9 und 1,6 % angegeben. Die Raten in unterschiedlichen Ländern sind bei Weitem ähnlicher als die der unipolaren Depression. Die Bipolar-II-Störung ist wohl wesentlich häufiger als die Bipolar-I-Erkrankung, dabei geht man von einer Lebenszeitprävalenz von bis zu 3 % aus. Für das gesamte bipolare Spektrum rechnet man mit einer Häufigkeit von 3–7 % (Akiskal et al. 2000; Kessler et al. 1994). Anders als bei der unipolaren Depression finden sich keine Geschlechtsunterschiede, der Beginn liegt wesentlich früher als bei der depressiven Erkrankung. Die frühere Annahme, dass sich bipolare Störungen häufiger in höheren sozioökonomischen Schichten fänden, hat sich nicht bestätigt. Der sozioökonomische Status erhöht die Wahrscheinlichkeit des Krankheitsausbruchs wohl nicht. Wie bei der

Schizophrenie kommt es aber im Verlauf der Erkrankung häufig zu einem sozialen und wirtschaftlichen Abstieg und zu einem steilen Anstieg der Scheidungsrate. Diese Daten sprechen – im Gegensatz zur unipolaren Depression – für einen stärkeren Anteil neurobiologischer und genetisch determinierter Faktoren an der Pathogenese der bipolaren Störungen.

In der Tat haben in Familienstudien Angehörige bipolarer Patienten ein wesentlich erhöhtes Risiko, selbst zu erkranken (Craddock und Jones 1999). Dabei treten sowohl die bipolare Störung als auch rezidivierende depressive Störungen und schizoaffektive Erkrankungen auf. Die Lebenszeitprävalenz von Angehörigen ersten Grades bipolarer Patienten beträgt 10 % (statt 1 % in der Normalbevölkerung) für die bipolaren Störungen und 15 % für eine depressive Episode (statt 10 %). In Zwillingsstudien beträgt die Konkordanzrate bei eineiigen Zwillingen etwa 65 %, sodass man von einem hohen genetisch determinierten Anteil, aber einer reduzierten Penetranz ausgehen kann. Auch bei Zwillingen tritt bei einem bipolaren Geschwister eine monopolare Depression stark erhöht auf; beide Erkrankungen haben also zumindest einige gemeinsame genetische Risikofaktoren. In Adoptionsstudien konnten – im Gegensatz zur unipolaren Depression – bei getrennt, wie auch bei gemeinsam aufwachsenden Geschwistern ähnliche Häufigkeiten für das Auftreten bipolarer Störungen gefunden werden.

Daraus leitet sich ab, dass bipolare Störungen einem *komplexen Vererbungsmodus* folgen; ein einziges dominierendes und hoch penetrantes Gen ist nicht für die Erkrankung verantwortlich zu machen. Interessanterweise wurde in Familienuntersuchungen mehrfach eine stärkere Vererbung von mütterlicher als von väterlicher Seite beschrieben. Da die mitochondriale DNA ausschließlich von der mütterlichen Eizelle übertragen wird, könnte dieser, vom restlichen Genom getrennte Teil der Erbinformation eine Rolle in der Genetik der bipolaren Störungen spielen. Eine weitere mögliche Erklärung des Phänomens der vorherrschenden mütterlichen Vererbung ist das »Imprinting«, bei dem Allele eines Elternteils nicht in mRNA transkribiert werden. Auch das Phänomen der »Antizipation« wurde für die bipolaren Störungen beschrieben. Dabei tritt eine Erkrankung in der Generationenfolge früher und mit steigendem Schweregrad auf. Ein bekanntes Beispiel hierfür ist die Huntingtonsche Erkrankung. Der molekulare Mechanismus dieser Erscheinung ist die zunehmende Zahl typischer, kurzer Nukleotid-Sequenzen.

Der mit großer Wahrscheinlichkeit hohe genetische Anteil an der Pathophysiologie der manisch-depressiven Erkrankung hat zu einer Vielzahl molekulargenetischer Ergebnisse zu eventuell kausal an der Krankheitsentstehung beteiligten Genen geführt (Berrettini 2002). *Kopplungsanalysen* ergaben mögliche prädisponierende Gen-Loci auf Chromosom 18, aber auch auf den Chromosomen 21, 22, 12 und 4. Dabei fand sich eine partielle Überlappung mit Befunden bei Schizophrenen. *Kandidatengene* für die bipolare Erkrankung wurden vielfach untersucht, häufig mit widersprüchlichen Ergebnissen und nicht vereinbar mit Kopplungsanalysen. Derzeit zeichnet sich auf diesem Gebiet kein replizierbarer und als allgemein anerkannt geltender Befund ab.

Zusammenfassend scheint es sich bei bipolaren Störungen um in hohem Maße genetisch determinierte Erkrankungen mit einer komplexen genetischen Verursachung zu handeln. Die Entdeckung des »Bipolar-Gens« ist nicht zu erwarten. Viel eher ist zu vermuten, dass Alterationen einer ganzen Reihe von Genprodukten (und deren Interaktionen) letztlich in den gemeinsamen Phänotyp der manisch-depressiven Erkrankungen münden.

3.1.1 Gestörte Kommunikationswege der Nervenzelle

Als wesentlich mehr Hypothesen bildend im Vergleich zu molekulargenetischen Befunden haben sich bislang Ergebnisse zum Wirkmechanismus verschiedener Medikamente erwiesen, die bei der Behandlung der bipolaren Störungen verwendet werden. Aus deren Effekten in zellulären Systemen oder Tiermodellen wurden Rückschlüsse auf die Pathophysiologie der bipolaren Erkrankungen gezogen, die im Wesentlichen Neurotransmitter und intrazelluläre Signaltransduktionswege betreffen.

Bei den depressiven Störungen wurde früh die *Monoamin-Hypothese* formuliert, die von einer verminderten Verfügbarkeit der Neurotransmitter Serotonin und Noradrenalin bei depressiven Patienten ausgeht (Maes und Meltzer 1995). Diese Theorien basieren auf mehreren Grundlagen: Bei depressiven Patienten wurden im Serum und im Liquor verminderte Konzentrationen dieser Neurotransmitter, insbesondere aber auch deren Metaboliten gefunden. Durch alimentäre Depletion von Vorstufen von Serotonin, z. B. im Rahmen von Tryptophan-Depletionsexperimenten, konnte bei empfänglichen Populationen ein der Depression ähnliches Zustandsbild hervorgerufen werden. Depressive Patienten weisen veränderte Dichten der serotonergen und noradrenergen Rezeptoren auf. Wesentliche Unterschiede zwischen unipolar und bipolar depressiven Patienten fanden sich dabei nicht. Das wichtigste Argument zugunsten der Monoamin-Hypothese ist aber, dass alle verfügbaren Antidepressiva die Wiederaufnahme von Serotonin, Noradrenalin oder beiden Stoffen in das präsynaptische Neuron hemmen und damit die Verfügbarkeit der Transmitter im synaptischen Spalt erhöhen.

Schnell wurden jedoch auch Widersprüche deutlich: Es zeigte sich eine hohe interindividuelle Streuung in der Konzentration der Transmitter und ihrer Metabolite, negative Studien wurden publiziert und in tierexperimentellen, endokrinologischen, bildgebenden und Post-mortem-Studien fanden sich funktionelle Defizite der noradrenergen und serotonergen Systeme. Eine Erklärung des gesamten Krankheitsbilds der Depression durch eine simple Verminderung von Serotonin und Noradrenalin greift aber sicherlich nicht weit genug. Eines der wichtigsten Argumente gegen die Monoamin-Hypothese besteht darin, dass hormonelle Systeme über eine bemerkenswerte Möglichkeit zur *Autoregulation* verfügen: So könnte beispielsweise der Effekt einer verminderten Transmitterkonzentration durch eine lokale Erhöhung der Rezeptorendichte ausgeglichen werden. Die aktuelle Forschung geht daher derzeit eher der Frage nach, welche postsynaptischen Effekte eine Veränderung der Neurotransmitterkonzentrationen mit sich bringt und welche Signaltransduktions-Kaskaden dadurch beeinflusst werden.

Im Fall der bipolaren Störung liegt neben einer möglichen Verminderung von Serotonin und Noradrenalin auch eine Erhöhung der *dopaminergen Transmission* nahe, da die Manie wirkungsvoll durch Dopamin-Antagonisten behandelt werden kann. Befunde aus funktionell bildgebenden Untersuchungen weisen auf einen reduzierten dopaminergen Tonus bei depressiven Patienten und einen eher erhöhten Tonus bei Manie hin. Möglicherweise kommt es zu einer striatalen dopaminergen Supersensitivität bei Patienten mit bipolaren Störungen. Das serotonerge und das dopaminerge System interagieren auf vielfältige Weise; möglicherweise liegt den geschilderten Befunden auch eine veränderte Regulation des dopaminergen Systems durch Serotonin zugrunde.

Lithium ist das klassische bipolare Medikament schlechthin. Es wird sowohl zur Behandlung der akuten Manie als auch zur Phasenprophylaxe eingesetzt. Bei unipolaren Depressionen findet es zur Augmentation von Antidepressiva und ebenfalls zur Prophylaxe erneuter Episoden Verwendung. Auch nach jahrzehntelangem Einsatz von Lithium in der Psychiatrie bleibt es überraschend, wie ein einfaches Kation ein derart breites Wirkspektrum entfalten kann. Die meisten verfügbaren Daten zum Wirkmechanismus von Lithium weisen darauf hin, dass die Substanz intrazelluläre Signaltransduktionswege moduliert. Es wurde deutlich, dass Lithium sicherlich mehr als einen Wirkmechanismus hat. Nachdem an unterschiedlichen Punkten der Signaltransduktion dessen Angriffspunkte aufgezeigt werden konnten, wurde versucht, bei bipolaren Patienten Auffälligkeiten der entsprechenden zellulären Systeme nachzuvollziehen. Es wurden Veränderungen der G-Proteine, der zyklischen Nukleotide, des Phosphoinositol-Systems, Proteinkinase C (PKC)-mediierter Prozesse sowie des intrazellulären Calcium-Spiegels beschrieben, die teilweise hirnregional akzentuiert sind. Die Inositol-Depletions-Hypothese konnte in diesem Zusammenhang nur teilweise bestätigt werden. Stabilere Befunde fanden sich beispielsweise zu einer erhöhten Aktivität der PKC während manischer Episoden und zur Dysregulation der intrazellulären Calcium-Homöostase (Übersicht in Jope 1999 und Chen et al. 1999).

Lithium beeinflusst die Konzentration verschiedener *G-Proteine* im zentralen Nervensystem, die Bindung zwischen G-Protein und Rezeptor sowie G-Protein-gesteuerte Effekte, insbesondere nach chronischer Gabe. Konzentrationen des *zyklischen Adenosin-Monophosphats (cAMP)* werden unter basalen Bedingungen von Lithium erhöht, während die rezeptorgesteuerte Stimulierung der cAMP-Produktion reduziert wird. Dieser duale Effekt von Lithium wird möglicherweise durch die Hemmung von G-Proteinen verursacht, die die cAMP-Produktion steuern, und stabilisiert die Signaltransduktion des cAMP-Weges. cAMP moduliert Transkriptionsfaktoren, die die Expression zahlreicher Gene steuern, sodass durch Lithium eine Stabilisierung der Genexpression erreicht werden kann. Weiterhin erhöht Lithium die Phosphorylierung des cAMP-response-Elements (CREB). cAMP wird durch Phosphodiesterasen abgebaut. Der Phosphodieserase-Inhibitor Rolipram wurde bereits an affektiv erkrankten Patienten getestet und scheint über antidepressive Eigenschaften zu verfügen; die Anwendbarkeit der Substanz ist jedoch dadurch eingeschränkt, dass sie zu Übelkeit und Erbrechen führt. Neuere Phosphodiesterase-Inhibitoren befinden sich in frühen Phasen der klinischen Erprobung.

Schon früh konnte gezeigt werden, dass Lithium ein potenter Inhibitor des Enzyms Inositol-Monophosphatase ist und das Phosphoinositol-Signaltransduktionssystem beeinträchtigt. Diese Befunde führten zur Formulierung der *Inositol-Depletions-Hypothese* durch Berridge (1989), die postuliert, dass durch die Sequestrierung von Inositol als Inositol-Monophosphat die für viele zelluläre Vorgänge essenzielle Freisetzung von Calcium-Ionen aus intrazellulären Speichern gehemmt wird. In einer neueren Arbeit konnte gezeigt werden, dass sowohl Lithium als auch Valproat und Carbamazepin die Aussprossung von Axonen (growth cones) erhöhen (Williams et al. 2002). Dieser Effekt der Stimmungsstabilisierer konnte in Zellkulturen durch die Zugabe von exogenem Myoinositol verhindert werden. Das legt zum einen nahe, dass das Inositol-System auch an strukturellen Wachstumsprozessen des Gehirns beteiligt ist; zum anderen, dass auch Valproat und Carbamazepin mit dem Phosphoinositol-Signaltransduktionsweg interferieren. In einer klinischen Studie konnte gezeigt werden, dass Lithium die Konzentration von Myoinositol im frontalen Kortex bipolarer Patienten schon nach wenigen Tagen reduziert; der klinische Zustand dieser Patienten war jedoch nach so kurzer Zeit noch nicht verändert. Dies könnte darauf hindeuten, dass zentrale Myoinositol-Konzentrationen nicht per se mit dem klinischen Zustand assoziiert sind, sondern zu sekundären Veränderungen führen. Spezifische Inhibitoren der Inositolmonophosphatase sind bisher nicht verfügbar, sodass sich die direkte medikamentöse Beeinflussung dieses Signaltransduktionsweges bisher schwierig gestaltet.

Weiter abwärts in der Signaltransduktionskaskade des Phosphokinase-A-Weges reduzierten Lithium – und über andere Mechanismen auch Valproat – die Aktivität der *Proteinkinase C (PKC)*. In klinischen und Post-mortem-Untersuchungen konnte gezeigt werden, dass bei manischen Patienten die PKC einen höheren Aktivierungsgrad aufweist. In einer einfach-blinden klinischen Studie wurde gezeigt, dass Tamoxifen, ein Antiöstrogen und potenter PKC-Inhibitor, antimanische Eigenschaften besitzt. Studien mit größerer Fallzahl werden derzeit durchgeführt.

Lithium hemmt direkt und potent die Glykogensynthase-Kinase 3β (GSK-3β). Diese Serin-Threonin-Kinase ist in vielen Zellen sehr aktiv und wird durch eine Reihe von Signaltransduktionswegen, u. a. vom PKA- und PKC-Weg deaktiviert. GSK-3β moduliert eine Reihe von Transkriptionsfaktoren, Mikrotubuli-assoziierte Proteine wie Tau, Mediatoren des Zellzyklus und Regulationsfaktoren des Zellmetabolismus und beeinflusst damit eine Vielzahl zellulärer Funktionen. Eine wichtige Rolle in der Pathophysiologie bipolarer Störungen könnte dabei in der Regulation der Apoptose durch GSK-3β liegen. Generell gilt, dass eine erhöhte Aktivität von GSK-3β proapoptotisch wirkt und eine Herunterregulation des Enzyms Apoptose verhindert. Neben Lithium scheint auch Valproinsäure (VPA) die Aktivität von GSK-3β indirekt zu vermindern. GSK-3β-Inhibitoren werden gegenwärtig von vielen Firmen entwickelt und befinden sich z. T. schon in der klinischen Testung für so unterschiedliche Indikationen wie Diabetes mellitus, M. Alzheimer, kardiale Ischämien, Alopezie, Schlaganfall und neurodegenerative Erkrankungen. Klinische Studien im Bereich der bipolaren Erkrankungen sind in Vorbereitung.

Ein anderes wichtiges Medikament in der Behandlung der bipolaren Störungen ist das Antiepileptikum *Valproat*, das sowohl zur Phasenprophylaxe als auch zur Behandlung akuter manischer Episoden eingesetzt wird. Auch hier kann man sich durch die Kenntnis des Wirkmechanismus des Medikaments Rückschlüsse auf die Pathophysiologie der zu behandelnden Erkrankung erhoffen. VPA hemmt die schnelle repetitive Öffnung von Natrium-Kanälen und beeinflusst Enzyme, die am Metabolismus des hemmenden Neurotransmitters GABA beteiligt sind. Dadurch wird das zentrale Angebot an GABA erhöht und stabilisiert. Eine weitere Wirkung von VPA besteht in einer Hemmung der *Histon-Deacetylase*. Histone sind Bestandteile von Nukleosomen, an die die DNA gebunden wird und Chromatin bildet. Acetylierung von Histonen reduziert deren Affinität zur DNA und ist ein wichtiger Regulationsschritt der Genaktivierung. Durch die Hemmung der Deacetylase erhöht Valproat die Transkription von Genen und könnte auf diesem Weg unterschiedliche zelluläre Signaltransduktionswege nachhaltig beeinflussen.

3.1.2 Fehlregulation der Plastizität des Gehirns

Das zentrale Nervensystem ist ein plastisches Organ, das sich durch *funktionelle und strukturelle Plastizität* an veränderte Anforderungen anpassen kann. Möglicherweise trägt eine Fehlregulation solcher plastischer Vorgänge zur Pathophysiologie verschiedener psychischer Erkrankungen bei. Dabei müssen mehrere Ebenen plastischer Veränderungen unterschieden werden: Auf einer funktionellen Ebene führt die koordinierte Aktivität des zentralen Nervensystems zu einer selektiv veränderten Effizienz synaptischer Übertragung und damit zur Speicherung von Informationen – zum Lernen. Bereits nach wenigen Minuten kommt es dabei zur Genaktivierung und zur Proteinbiosynthese; die betroffenen Neurone verändern sich strukturell. Zunächst kommt es zur Strukturveränderung bereits bestehender Synapsen, in einem zweiten Schritt folgt die Neubildung oder der Untergang von Synapsen. Durch Apoptose kommt es zum Absterben von Neuronen. In bestimmten Regionen des ZNS kann es auch zur Geburt neuer Nervenzellen kommen. Diese strukturellen plastischen Veränderungen werden schließlich auch auf einer Makroebene sichtbar und bilden wahrscheinlich das Korrelat für die beobachteten morphologischen Unterschiede zwischen den Gehirnen von affektiv Erkrankten und von Normalpersonen. Die funktionellen Veränderungen beeinflussen hingegen die Aktivität von Hirnarealen oder sekundär deren Versorgung mit Sauerstoff, sodass hier in der funktionellen Bildgebung pathophysiologisch relevante Unterschiede zwischen Gesunden und Kranken zu erwarten sind.

Ein vielfach verwendetes zelluläres Modell für Lernen und Gedächtnis ist die *synaptische Langzeitplastizität*. Die Herunterregulation synaptischer Übertragung wird long-term depression (LTD), die Heraufregulation long-term potentiation (LTP) genannt. Diese anhaltenden Veränderungen können experimentell durch Stimulation präsynaptischer Fasern mit unterschiedlicher Frequenz oder durch synchrone oder asynchrone Paarung prä- und postsynaptischer Aktivität erzielt werden. Es konnte gezeigt werden, dass Lithium die LTD schon bei akuter Anwendung und in relevanter Dosierung hemmt und die LTP unbeeinflusst lässt. Dies erklärt sich durch eine Hemmung der PKC und weist darauf hin, dass bereits in ganz frühen Phasen plastischer Veränderungen das antibipolare Medikament Lithium die Plastizität effektiv moduliert. Ähnliche Effekte konnten auch für Monoamine und selektive Serotonin-Wiederaufnahmehemmer gezeigt werden (Normann et al. 2000).

Kindling-Modelle und Hypothesen zur Sensitisierung sind andere Modelle funktioneller Plastizität, die jedoch nicht aus der elektrophysiologischen Zellforschung, sondern aus tierexperimentellen Arbeiten stammen (Post und Weiss 1999). Im Gegensatz zur synaptischen Plastizität versuchen diese Modelle, den Verlauf der bipolaren Erkrankungen auf einer Zeitachse von Jahren und Jahrzehnten zu erklären. Beim Kindling kommt es durch repetitive Auslösung von epileptischen Anfällen im Tiermodell zu einer Verschlimmerung des Krankheitsverlaufs: Die Anfälle werden zunächst heftiger, es kommt zum Auftreten spontaner, nicht getriggerter Anfälle, schließlich werden die Tiere resistent gegen antiepileptische Behandlung. Die Gruppe um Post zog Parallelen zwischen diesen Abläufen und der Krankheitsgeschichte von Patienten mit bipolaren Störungen: Auch hier sind im Längsschnitt häufig eine Zunahme der Episodenintensität, eine Beschleunigung der Phasenhäufigkeit, eine zunehmende Unabhängigkeit der Krankheitsepisoden von belastenden Lebensereignissen sowie eine progrediente Therapieresistenz zu verzeichnen. Aus diesem Modell wurden Rückschlüsse auf pathophysiologische Prozesse (z. B. inhibitorische Neurotransmission) und therapeutische Optionen (z. B. repetitive transkranielle Magnetstimulation) gezogen.

Neurotrophen Faktoren kommt eine Schlüsselrolle in der Regulation der strukturellen Plastizität des Gehirns zu. Viel untersucht ist insbesondere der brain-derived neurotrophic factor (BDNF). Tierexperimentell konnte gezeigt werden, dass verschiedene Arten von Stress die Expression von BDNF reduziert und es dadurch zu strukturellen Veränderungen von Neuronen, z. B. zur Degeneration von Axonterminalen, kommt (Einat et al. 2003). Umgekehrt erhöht die Anwendung von Antidepressiva und auch von Lithium in-vivo wie auch in-vitro die Expression von BDNF und schützt die Neurone vor stressbedingten Veränderungen. Gleichzeitig konnte von mehreren Arbeitsgruppen gezeigt werden, dass BDNF die

Langzeitpotenzierung im Hippocampus verstärkt, sodass durch veränderte Konzentrationen dieses neurotrophen Faktors nicht nur die strukturelle, sondern auch die funktionelle Plastizität in bestimmten Hirnregionen beeinflusst werden. In einer Post-mortem-Studie konnte auch beim Menschen gezeigt werden, dass die hippocampale Immunreaktivität für BDNF bei bipolaren und tendenziell auch bei unipolar depressiven Patienten, die mit Antidepressiva behandelt wurden, im Vergleich zu denen ohne Antidepressiva erhöht ist (Chen et al. 2001). Das Protein bcl-2 erhöht das Überleben neuronaler Zellen. Sowohl Lithium als auch Valproat erhöhen die Konzentrationen von bcl-2 in verschiedenen Hirnregionen und wirken damit neuroprotektiv. Es konnte sogar gezeigt werden, dass Lithium die Auswirkungen anoxischer Läsionen abmildert. Antibipolare Medikamente scheinen also Zellen sowohl vor dem Absterben als auch vor stressbedingten strukturellen Veränderungen zu schützen.

Bis vor wenigen Jahren galt es noch als Dogma, dass im adulten Gehirn keine neuen Nervenzellen mehr entstehen können. Davon muss nun Abstand genommen werden, da die Neogenese von voll funktionstüchtigen Neuronen tierexperimentell gezeigt werden konnte. Dies ist jedoch im Wesentlichen auf wenige Hirnregionen begrenzt, wovon insbesondere dem Gyrus dentatus im Hippocampus eine größere Bedeutung zugeschrieben wird. Die *Neuroneogenese* im Gehirn wird durch Stress vermindert und durch körperliche Aktivität sowie durch Antidepressiva erhöht. Die Bedeutung dieser neuen Zellen, von denen weit mehr gebildet werden als letztlich ausdifferenzieren und überleben, ist unklar. In einer methodisch etwas umstrittenen Arbeit (Santarelli et al. 2003) wurde vorgeschlagen, dass die Wirksamkeit einer antidepressiven Therapie in einem Tiermodell der Depression von der Bildung neuer Neurone abhängt. In einer weiteren elektrophysiologischen Untersuchung konnte gezeigt werden, dass in diesen neuen Neuronen im Gyrus dentatus die Auslösung der LTP sehr viel einfacher ist als in Kontrollzellen, d. h., dass diese leichter »lernen« (Schmidt-Hieber et al. 2004). Trotz dieser Befunde bleiben jedoch Zweifel an einer entscheidenden pathophysiologischen Bedeutung der neugeborenen Zellen, da eine Zellvermehrung in einer umschriebenen Region des Hippocampus nur schwer für das komplexe Krankheitsbild der Depression, erst recht nicht der bipolaren Störung, verantwortlich gemacht werden kann.

Funktionsbildgebende Verfahren (PET, funktionales MRT und SPECT) legen Veränderungen im regionalen Blutfluss und im Glucose-Metabolismus in limbischen und präfrontal-kortikalen Strukturen des Gehirns bei bipolaren Erkrankungen nahe (Soares und Innis 2000). Bei depressiven Patienten findet sich überwiegend ein Muster funktioneller Defizite in Basalganglien, präfrontalem Kortex, anteriorem cingulären Kortex und Thalamus. Einige Studien deuten auf einen gesteigerten Blutfluss/Metabolismus im orbitalen und ventrolateralen präfrontalen Kortex und in die Amygdala. Für die Manie liegen relativ wenige Befunde vor. Eine erhöhte Aktivität wurde z. B. für den cingulären Kortex, den Kopf des Nucleus caudatus und den Temporallappen beschrieben, eine verminderte Aktivität für den rostralen präfrontalen und den orbitofrontalen Kortex.

Morphometrische MR-Studien korrespondieren mit den Befunden aus der funktionellen Bildgebung und zeigen ein vermindertes Volumen der grauen Substanz im orbitalen und medialen präfrontalen Kortex und im Temporallappen und eine Vergrößerung des dritten Ventrikels bei affektiv erkrankten Patienten. Relativ durchgängige Befunde sprechen für eine Verkleinerung des Hippocampus und eine Vergrößerung der Amygdala; über eventuelle Größenänderungen der Basalganglien finden sich widersprüchliche Berichte. Unspezifische abnormale Befunde wie Zysten oder kleinere Hyperdensitäten (white matter hyperintensities, WMH) sind bei bipolar Erkrankten weitaus häufiger als bei Kontrollpersonen. In *MR-Spektroskopie-Messungen* kann die lokale Konzentration von N-Acetyl-Aspartat, einem Marker zellulärer Integrität, gemessen werden. Auch hier finden sich erniedrigte Konzentrationen im Hippocampus und im dorsolateralen frontalen Kortex bipolarer Patienten und damit Hinweise auf lokale Abbauprozesse.

In *Post-mortem-Studien* fand sich auf zellulärer Ebene in den genannten Regionen ebenfalls eine Reduktion von Anzahl, Dichte oder Größe von Neuronen und Gliazellen (Rajkowska 2000b). Im dorsalen Raphekern, in dem sich präsynaptische serotonerge Neurone befinden, fanden sich eine regional umschriebene Reduktion der Neuronenzahl sowie Hinweise auf eine Minderung der Proteinbiosynthese in den dortigen Neuronen. Dagegen wurde im noradrenergen Locus coeruleus eine erhöhte Zahl von Neuronen speziell bei bipolaren Störungen gefunden, was auf eine Überaktivität dieser Region hinweist. Nicht nur Neurone, auch Gliazellen können von plastischen Veränderungen betroffen sein. Sowohl bei unipolar depressiven als auch bei bipolaren Patienten fand sich eine reduzierte Anzahl von Gliazellen im anterioren cingulären Kortex. Dieser Befund kann zu Störungen der metabolischen Versorgung der Nervenzellen führen und könnte zu den in der funktionellen Bildgebung beschriebenen Alterationen von Perfusion und Metabolismus beitragen. Ebenfalls regional vermindert sind synaptische Marker wie GAP43, Synapsin und Synaptophysin, was für eine gestörte synaptische Konnektivität spricht.

Dass es in der Pathogenese bipolarer Erkrankungen zu Veränderungen der funktionellen Plastizität kommen muss, scheint überzeugend; gestützt wird dies durch viele Ergebnisse in vivo und in-vitro. Über die Bedeutung regionaler morphologischer Veränderungen, z. B. die Verkleinerung des Hippocampus bei affektiv Erkrankten, kann jedoch nur spekuliert werden. Ob diesen Befunden eine regional begrenzte Entwicklungsstörung des Gehirns zugrunde liegt; ob sich die Größe der Strukturen im Verlauf der Erkrankung ändert; ob die Befunde ein Epiphänomen abbilden, ist letztlich völlig ungeklärt. Zur Beantwortung dieser Fragen fehlen morphometrische Längsschnittuntersuchungen im Verlauf bipolarer Erkrankungen, die eine mögliche Korrelation zwischen klinischem Zustand und regionalen Größenänderungen im Gehirn darstellen könnten, oder die Untersuchung von Hoch-Risiko-Gruppen, z. B. Angehörige ersten Grades bipolar Erkrankter. Die bisherigen Untersuchungen weisen eher darauf hin, dass z. B. das Ausmaß der hippocampalen Volumenänderung mit der kummulativen Dauer der depressiven Episoden über die gesamte Lebenszeit korreliert als mit dem akuten klinischen Befinden des Patienten und dass diese Volumenminderung noch Jahrzehnte nach Ende einer depressiven Episode nachgewiesen werden kann. Schnelle Stimmungsänderungen, z. B. durch Elektrokrampftherapie, Schlafentzug oder bei einem Rapid Cycling sind mit solchen langsamen strukturellen Prozessen nicht in Einklang zu bringen.

3.1.3 Wechselwirkungen von Stress und bipolaren Störungen

Jeder Kliniker weiß, dass depressive oder bipolare Patienten »gestresst« sind. Sie zeigen oft ein hohes Anspannungsniveau, Angst oder Agitation; Blutdruck und Herzfrequenz sind gesteigert. *Psychosozialer Stress* ist ein häufiger Auslösefaktor für Depressionen oder Manien, viele Patienten berichten einschneidende Lebensereignisse oder chronischen interpersonellen Stress im Vorfeld einer affektiven Episode. Die Neurobiologie von Stress spielt eine wichtige Rolle in der aktuellen Forschung zur Pathophysiologie affektiver Erkrankungen (McEwen 2000).

Ein Teil der Stressreaktion des Menschen wird durch das *Hypothalamus-Hypophysen-Nebennierenrinden-System* vermittelt. Hyperkortisolismus ist eine gut belegte Auffälligkeit bei depressiven Störungen. Auch für rein manische und gemischte Phasen einer bipolaren Erkrankung konnten erhöhte 24-h-Kortisol-Konzentrationen und eine verminderte Suppression im Dexamethason-Hemmtest gefunden werden. Der im Hypothalamus gebildete Corticotropin-releasing Factor (CRF) ist bei affektiven Episoden ebenfalls erhöht. In den letzten Jahren konnten insbesondere in Tiermodellen Hinweise darauf gefunden werden, dass Stress in frühen Lebensphasen, z. B. durch Deprivation vom Muttertier, zu einer dauerhaft erhöhten CRF-Ausschüttung führen könnte (Heim und Nemeroff 2001). Daraus resultieren bei den betroffenen Tieren Verhaltensauffälligkeiten, die depressiven Verhaltensweisen ähneln. Ein Teil dieser Befunde konnte bei Menschen repliziert werden, die in Kindheit und Jugend Missbrauch und Gewalt ausgesetzt waren. CRF-Antagonisten wurden klinisch als Antidepressiva getestet; eine klare Aussage zu deren Wirksamkeit ist aber aufgrund von Nebenwirkungsproblemen bisher nicht möglich.

Den meisten Tiermodellen affektiver Erkrankungen liegt die Wirkung unkontrollierbarer Stressoren zugrunde. *Stress* beeinflusst sowohl die funktionelle als auch die strukturelle Plastizität des Gehirns. In gestressten Ratten kam es zu einer Dysregulation der synaptischen Plastizität bis hin zur synaptischen Deprimierung; ein Effekt, der durch Glucocorticoide vermittelt wurde. Stress führt zu zellulären Schädigungen an Axonen und Dendriten und vermindert das Überleben von Nervenzellen. Ebenso wird die Neuroneogenese erschwert. Zudem scheint Stress ein wichtiger gemeinsamer Nenner zu sein, der vielen funktionellen und strukturellen plastischen Veränderungen zugrunde liegt. Sowohl Antidepressiva als auch antibipolare Medikamente, insbesondere Lithium, vermindern die Auswirkungen von Stress auf Neurone und Hirnregionen. Ein individuell nicht mehr bewältigbares Ausmaß von Stress oder eine gestörte Stressverarbeitung könnte der erste Schritt in einer Abfolge neurobiologischer Veränderungen sein, die in eine depressive oder manische Symptomatik mündet (► **Abb. 3.1**).

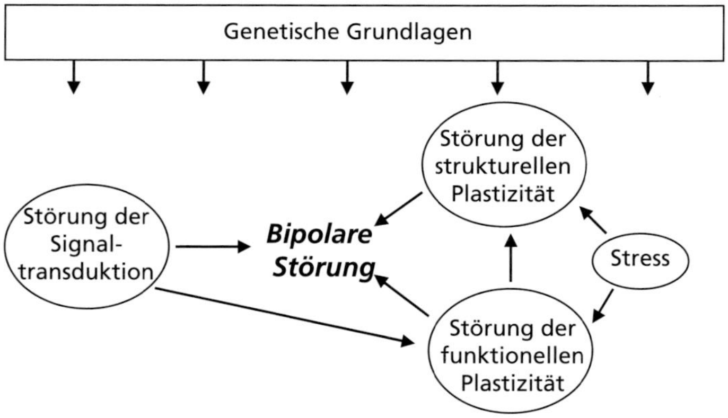

Abb. 3.1: Neurobiologisches Modell der bipolaren Störung

3.1.4 Fehlen einer neurobiologischen Hypothese zur bipolaren Störung

Zusammenfassend ist festzustellen, dass die Pathophysiologie der bipolaren Störungen noch nicht geklärt ist. Dieses Faktum teilen die manisch-depressiven Erkrankungen jedoch mit anderen psychischen Erkrankungen. Spezielle Probleme, die es erschweren, die Pathophysiologie der bipolaren Erkrankungen zu klären, sind die diametralen Gegensätze der Krankheitspole und das Fehlen eines überzeugenden Tiermodells. Dennoch wurden in den letzten Jahren interessante Hypothesen formuliert, die das Verständnis dieser komplexen Erkrankung zukünftig verbessern. Zweifellos finden sich bei den bipolaren Störungen Alterationen der Signaltransduktion, aber auch plastische Veränderungen von Zellen oder Hirnregionen, möglicherweise spielen sowohl genetische als auch Umwelteinflüsse in Form von Stress eine wichtige Rolle in der Neurobiologie der bipolaren Störungen. Eine überzeugende Hypothese zur Pathophysiologie der bipolaren Erkrankungen müsste in der Lage sein, eine Vielzahl von Befunden aus unterschiedlichen Bereichen zu integrieren und eine Erklärung dafür zu finden, welche Auslöser dem Phänotyp des manisch-depressiven Symptomspektrums zugrunde liegen.

4 Genetik der bipolaren Störungen

Katharina Domschke, Andreas Reif und Jürgen Deckert

Kapitelübersicht

Einleitung

Bipolare Störungen zählen zu den sogenannten komplex-genetischen Erkrankungen, die dadurch gekennzeichnet sind, dass Umweltfaktoren mit multiplen Genen bei der Pathogenese interagieren. Im Folgenden soll die Befundlage aus der klinischen und molekularen Genetik, der Genetik intermediärer Phänotypen, der Gen-Umwelt-Interaktionsstudien, der Epigenetik und der Pharmakogenetik von bipolaren Störungen dargestellt werden. Die bislang bekannten Befunde werden im Hinblick auf ihre diagnostischen und therapeutischen Implikationen sowie unter ethischen Gesichtspunkten diskutiert.

4.1 Klinische Genetik

Zur klinisch-genetischen Untersuchung der Rolle hereditärer Faktoren in Pathogenese und Transmission einer Erkrankung können im Wesentlichen vier Studientypen herangezogen werden: Familienuntersuchungen, Zwillingsuntersuchungen, Adoptionsuntersuchungen und Untersuchungen zum Erbgang.

Familienstudien vergleichen das Erkrankungsrisiko von Angehörigen Betroffener mit dem von Angehörigen Nichtbetroffener und können damit eine Aussage über die sogenannte Familialität, also die Summe gemeinsamer familiärer Umwelteinflüsse und genetischer Faktoren in der Entstehung der Erkrankung machen. In *Zwillingsstudien* wird die Konkordanz, d. h. das gemeinsame Vorliegen der Erkrankung bei beiden Zwillingen vergleichend untersucht, und zwar zwischen eineiigen (monozygoten) Zwillingen einerseits, die nahezu 100 % ihrer Gene teilen, und zweieiigen (dizygoten) Zwillingspaaren andererseits, die im Durchschnitt in nur 50 % ihrer Gene identisch sind. Unter der Annahme, dass für gleichgeschlechtliche monozygote wie dizygote Zwillinge die Umwelteinflüsse jeweils gleich sind (equal environment assumption), lassen sich signifikant höhere Konkordanzraten bei monozygoten Zwillingen im Vergleich zu dizygoten direkt auf den Einfluss genetischer Faktoren (Heritabilität) zurückführen.

Adoptionsuntersuchungen prüfen, ob das Erkrankungsrisiko in den biologischen Eltern oder den Adoptiveltern begründet liegt, und erlauben damit ebenfalls eine Aussage über den Anteil der genetischen Komponente in der Genese der Erkrankung. Studien zum *Erbgang* schließlich untersuchen, inwieweit beobachtete Vererbungen den bekannten Mendelschen Erbgängen entsprechen.

4.1.1 Familienuntersuchungen

Mehr als 20 Studien haben übereinstimmend ein höheres Erkrankungsrisiko für die Angehörigen ersten Grades von bipolar Erkrankten gefunden. Während nur 1 % der Bevölkerung an bipolaren Störungen im engeren Sinne erkrankt ist, sind es 10–20 % der Angehörigen ersten Grades von bipolar Erkrankten. Dies bedeutet für die Angehörigen ersten Grades eines bipolaren Patienten eine Risikoerhöhung um den Faktor 10 bis 20, ebenfalls an einer bipolaren Störung zu erkranken. Auch für klinisch verwandte Erkrankungen wie schizoaffektive Psychosen und leichtere subklinische Verlaufsformen des sogenannten bipolaren Spektrums (Zyklothymie, hyperthymes Temperament) ist das Lebenszeitrisiko erhöht, ebenso für unipolare Depressionen, Angsterkrankungen und nicht zuletzt für die Alkoholabhängigkeit und Suizidalität (zur Übersicht s. Maier et al. 1998; Shih et al. 2004). Die derzeit größte Studie, in die mehr als zwei Millionen schwedische Kernfamilien eingingen (Lichtenstein et al. 2009), zeigte eine Heritabilität der bipolaren Störungen von 59 %, wobei Angehörige von bipolaren Erkrankungen auch ein zwei- bis vierfach erhöhtes Risiko hatten, an einer schizophrenen Erkrankung zu leiden. Umwelteinflüsse waren im Wesentlichen auf nicht-geteilte Umwelteinflüsse zurückzuführen.

Diese erhöhten Erkrankungsrisiken müssen aber nicht zwingend genetisch bedingt sein, da Familien auch soziale Faktoren wie Erziehungsstile und bestimmte traumatische Lebensereignisse gemeinsam sein können. Zur genaueren Bestimmung des tatsächlichen Anteils genetischer Faktoren bei der Entstehung der Erkrankung werden daher Zwillings- und Adoptionsstudien herangezogen.

4.1.2 Zwillingsuntersuchungen

Das gemeinsame Erkrankungsrisiko von eineiigen Zwillingen ist bei den über zehn bisher durchgeführten Untersuchungen im Schnitt um den Faktor 4 höher als das von zweieiigen Zwillingen. Bei einer Untersuchung unter Verwendung des Dänischen Zwillingsregisters fand sich bei eineiigen Zwillingen eine Konkordanz von 62 % (Bertelsen et al. 1977), d. h. eineiige Zwillinge von einem bipolar Erkrankten wiesen im Vergleich zur Allgemeinbevölkerung ein etwa um den Faktor 60 erhöhtes Risiko auf, ebenfalls an einer bipolaren Störung zu erkranken. In kleineren Kollektiven wurden Konkordanzraten von 38,5 % bzw. 44 % bei eineiigen Zwillingen (Kendler et al. 1995; Cardno et al. 1999) bestimmt. Die ermittelten Heritabilitätswerte für die bipolaren Störungen, also das Maß für den Anteil genetischer Faktoren bei der Entstehung der Erkrankung, schwanken je nach Verhältnis der Konkordanzraten von eineiigen und zweieiigen Zwillingen zwischen 59 % (Bertelsen et al. 1977), 79 % (Kendler et al. 1995) und 87 % (Cardno et al. 1999) (zur Übersicht s. Shih et al. 2004).

Diese Untersuchungen sprechen für einen signifikanten Einfluss genetischer Faktoren auf die Entstehung der bipolaren Störungen, geben aber unter Berücksichtigung der höchsten gefundenen Heritabilität von 80–90 % selbst bei genetisch zu praktisch 100% identischen eineiigen Zwillingen auch klare Hinweise auf die Rolle von Umweltfaktoren in der Pathogenese der Erkrankung.

4.1.3 Adoptionsuntersuchungen

Bislang wurden lediglich zwei Untersuchungen publiziert, die – bei allerdings kleiner Fallzahl – ein höheres Risiko für bipolare Störungen bei den biologischen Angehörigen adoptierter erkrankter Kinder (31 %) im Vergleich zu ihren Adoptivangehörigen (12 %) fanden und damit die Hypothese eines signifikanten Einflusses genetischer Faktoren in der Pathogenese der Erkrankung stützen (Mendlewicz und Rainer 1977; Wender et al. 1986).

4.1.4 Untersuchungen zum Erbgang

Segregationsstudien konnten für bipolare Störungen – mit der möglichen Ausnahme seltener familiärer Formen mit einem zugrunde liegenden *kausalen Gen* – kein eindeutiges Vererbungsmuster nach den Mendelschen Gesetzen ermitteln. Diese Beobachtung spricht für einen komplex-genetischen Erbgang nach dem Modell einer Interaktion zwischen Umweltfaktoren und multiplen Genen an verschiedenen Loci (oligogenes oder polygenes Modell) (Potash und DePaulo 2000). Man spricht daher im Zusammenhang von komplex-genetischen Erkrankungen nicht von »kausalen Genen«, sondern von *Vulnerabilitätsgenen* oder »Risikogenen«, die in individueller Kombination und/oder Wechselwirkung (Epistase) miteinander zur Pathogenese der Erkrankung beitragen. Diese kleinen bis mäßigen Effekte einzelner Gene in der komplex-genetischen Genese einer Erkrankung lassen sich molekulargenetisch in Ergänzung der Kopplungs-(»Linkage«-)Studien durch Assoziationsstudien genauer analysieren.

4.2 Molekulare Genetik

Hier unterscheidet man im Wesentlichen Kopplungsuntersuchungen und Assoziationsuntersuchungen. Bei *Kopplungs-* oder auch *»Linkage«-Untersuchungen* wird geprüft, ob bestimmte Varianten genetischer Marker in Familien nur oder überzufällig häufig bei den Erkrankten auftreten.

Herkömmliche, sogenannte parametrische Kopplungsstudien basieren auf der Annahme spezifischer Parameter, wie z. B. der Monogenität der Erkrankung, eines spezifischen Vererbungsmodus (dominant oder rezessiv), der Penetranz und der Frequenz der Krankheit. Liegt für einen Befund die statistische »odds ratio« unter 1 : 1000 bzw. der für parametrische Kopplungsuntersuchungen erhaltene LOD(Logarithm of odds)-Wert über 3, darf eine Kopplung mit dem betreffenden Locus angenommen werden, und man kann man davon ausgehen, dass in der Nähe dieses Markers ein Veranlagungsgen zu finden ist. Als zuverlässig replizierte Kopplungsbefunde gelten Loci mit einem initialen LOD-Wert von über 3,3 (signifikant) und LOD-Werten von über 1,9 (suggestiv) in nachfolgenden Studien (Lander und Kruglyak 1995). Eine alternative und von Programmen wie GENEHUNTER verwandte Methode der Kopplungsuntersuchung ist die nicht-parametrische Linkage-Analyse, bei der der zugehörige Z-Wert oder NPL(Nonparametric LOD)-Score nicht auf einem monogen vererbten Krankheitsmodell und der Annahme der oben genannten Parameter basiert. Dieser Ansatz wird heutzutage bei der Analyse komplex-genetischer Erkrankungen favorisiert.

Bei *Assoziationsuntersuchungen* vergleicht man die Häufigkeit des Auftretens von bestimmten Varianten eines a-priori Kandidatengens in einer Patientenstichprobe und einer Kontrollstichprobe. Wird der genetische Marker signifikant häufiger im Patientenkollektiv gefunden als bei den Kontrollen, kann man davon ausgehen, dass entweder die Variante selbst oder ein in der Nähe gelegener Polymorphismus eine Vulnerabilitätsvariante für bipolare Störungen darstellt.

Assoziationsuntersuchungen lassen sich in Form von Fall-Kontroll-Studien oder auch familienbasierten Studien, bei denen nicht-transmittierte Allele der Eltern der betroffenen Patienten als interne Kontrollen genutzt werden, durchführen. Familienbasierte Studien gelten gegenüber falsch-positiven Ergebnissen als weniger anfällig, da hier ein möglicherweise unerkannter Vergleich unterschiedlicher Populationen, eine sogenannte »population stratification« vermieden wird. Auf der anderen Seite stellen sie wahrscheinlich eine nicht repräsentative Auswahl der tatsächlichen Erkrankungsfälle dar, sodass auch falsch-negative Befunde denkbar sind.

Der Vorteil der Kopplungsuntersuchung ist, dass sie ohne vorherige Hypothese auskommt, der Nachteil, dass mit ihr nur Gene mit einem größeren Effekt erfasst werden können. Der Vorteil der Assoziationsuntersuchung ist, dass mit ihr auch Gene mit kleineren Effekten detektiert werden können, der Nachteil, dass sie gegenüber falsch-positiven Befunden anfällig ist. Die Vervollständigung der Sequenzierung des menschlichen Genoms und Fortschritte in der notwendigen Hochdurchsatz-Genotypisierungstechnik erlauben schließlich seit einiger Zeit die Durchführung sog. *genomweiter Assoziationsstudien (GWAS)*, die hypothesenfrei mehrere hunderttausend Marker auf eine Assoziation mit z. B. den bipolaren Störungen untersuchen. Die aktuell verwendeten Microarrays spiegeln die gesamte häufige Variation im Hinblick auf Einzelbasen-Polymorphismen (SNPs) im menschlichen Genom wider; allerdings entgehen seltene Varianten und auch Längenpolymorphismen dieser Methode, was bei der Interpretation der Ergebnisse bedacht werden muss. Von GWAS verspricht man sich neben robusteren Befunden auch die Identifikation neuer Kandidatengene für komplex-genetische Erkrankungen.

4.2.1 Kopplungsuntersuchungen

Derzeit sind Ergebnisse aus weit über 40 Kopplungsuntersuchungen publiziert. In der Regel wird mehr als ein Genlocus in jeder Untersuchung beschrieben. Neben zahlreichen nur in einzelnen Studien gefundenen Genloci konnten in den letzten 10 Jahren mehrere Kopplungsbefunde von mindestens zwei Gruppen erhoben werden, die den Kriterien einer zuverlässigen Replikation genügen (s. o.). Derartige Loci wurden auf den Chromosomen 3p12-14, 4p16, 4q31-35, 5q31-33, 6q16 bzw. 21-25, 8q21-24, 10q25-26, 11p15.5,12q23-24, 13q14-32, 18p11 und 18q21-22 sowie auf den Chromosomen 20q13, 21q21-22, 22q11-12 und Xq24-28 gefunden. Die bisher beschriebenen Genloci sind noch sehr groß und umfassen bis zu Hunderte von Genen. Untersuchungen, um das oder die relevanten Gene darunter zu finden, sind im Gange, ohne allerdings bislang replizierte Kandidaten identifiziert zu haben.

Die erste Metaanalyse von Linkage-Untersuchungen zu bipolaren Störungen (Badner und Gershon 2002; 1228 Patienten aus 353 Familien) legte 13q und 22q als signifikante Regionen nahe. Eine weitere Metaanalyse, die sich der rangbasierten Genomscan-Methode (GSMA) bediente und 18 Einzel-Linkage-Analysen (je nach Krankheitsmodell zwischen 948 und 2437 Patienten; Segurado et al. 2003) umfasste, beschrieb dagegen 9p22.3-21.1, 10q11.21-22.1 und 14q24.1-32.12 als am höchsten signifikant, obwohl keine Region genomweite Signifikanz erreichte. In einer weiteren Metaanalyse von elf Kopplungsstudien, die 5179 Probanden aus 1067 Familien umfasste, bestätigten sich v. a. Loci auf 6q21 und 8q24 (McQueen et al. 2005; zur Übersicht s. Schulze und McMahon 2003; Serretti und Mandelli 2008; Barnett und Smoller 2009; Craddock und Sklar 2009; ▸ **Abb. 4.1**). Ein ursprünglich hochsignifikanter Kopplungsbefund auf Chromosom 11p15 wurde in weiteren Untersuchungen als falsch-positiv bewertet (Egeland et al. 1987a; Berrettini 2001). Auch andere, initial vielversprechende Loci wie beispielsweise 12q23-24 (Dawson et al. 1995b; Ewald et al. 1998; Ewald et al. 2002; Green et al. 2005) – der aufgrund einer Co-Segregation der Darier-Erkrankung mit der bipolaren Störung in einigen Familien besonders interessant ist – konnten später nicht bestätigt werden (Maziade et al. 2001). Möglicherweise ist dies jedoch paradigmatisch für die Komplexität der Erkrankung, da später erneut eine Familie beschrieben wurde, bei der die Darier-Erkrankung mit der bipolaren Störung co-segregiert und gezeigt werden konnte, dass der Bipolar-Locus zwar nicht im *ATP2A2*-Gen liegt, das der Darier-Erkrankung zugrunde liegt, aber wohl mit diesem in einem hohen Kopplungsungleichgewicht (linkage disequilibrium) liegt (Jones et al. 2002). Vermutlich gibt es also in dieser Region durchaus mittel- bis hochpenetrante Risikovarianten, die aber lediglich wenigen Familien inhärent sind, somit also seltene Varianten sind, die beim Betrachten vieler Familien im Rauschen untergehen. Ähnliches findet man beispielsweise bei einer funktionalen Mutation im *TPH2*-Gen (ein ebenfalls auf Chromosom 12q gelegenes Gen, dessen Genprodukt das geschwindigkeitslimitierende Enzym der Serotoninsynthese ist), die mittels Mutations- und Assoziationsstudien entdeckt wurde und in drei Familien mit der bipolaren Störung segregiert (Cichon et al. 2008; Grigoroiu-Serbanescu et al. 2008). Solche Familien legen ein »common disease, multiple rare variant« Modell (McCarthy et al. 2008) nahe und unterstreichen die klinische und genetische Heterogenität der bipolaren Störungen. Dies schließt jedoch die gleichzeitige Existenz eines »common disease, common variant« Modells keineswegs aus, und vermutlich bestehen auch beide Krankheitsmodelle parallel zueinander, was die Identifikation der genetischen Varianten, die der bipolaren Erkrankung zugrunde liegen, zusätzlich erschwert.

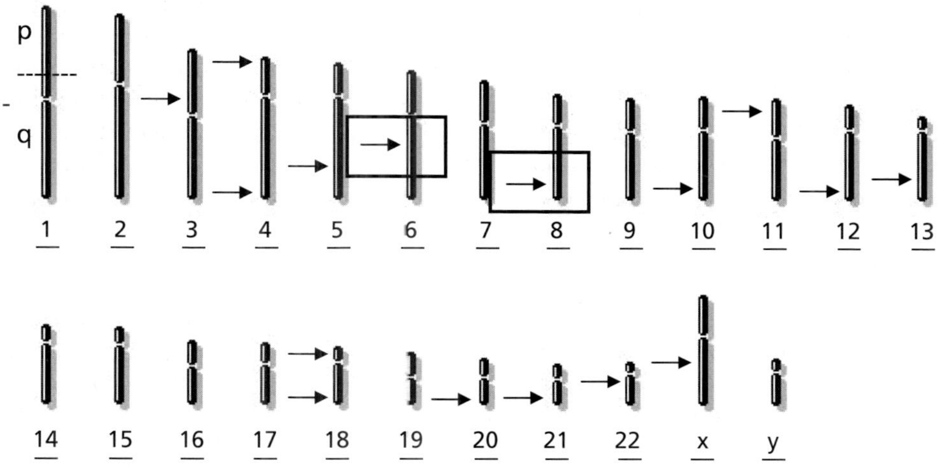

→ = Lokalisation der bisher am besten replizierten Kopplungsbefunde bei bipolaren Störungen im menschlichen Genom (modifiziert nach Serretti und Mandelli 2008)

□ = in einer kollaborativen Analyse von elf Kopplungsstudien bestätigte Risiko-Loci auf Chromosomen 6q21 und 8q24 (McQueen et al. 2005)

Abb. 4.1: Kopplungs-(Linkage-)Befunde bei bipolaren Störungen

4.2.2 Assoziationsuntersuchungen

Die im Zusammenhang mit bipolaren Störungen untersuchten *Kandidatengene* umfassen bis jetzt vor allem Gene der katecholaminergen Neurotransmissionssysteme, über die Antidepressiva bzw. Neuroleptika ihre Wirkung entfalten. Mehrfach positive Assoziationen – zu denen allerdings auch Non-Replikationen vorliegen – fanden sich für Polymorphismen in Genen des Serotonin-Transporters (*SLC6A3*), des Serotonin-Rezeptors 2A (*HTR2A*), der Tryptophanhydroxylase 2 (*TPH2*), der Monoaminooxidase A (*MAOA*), der Catechol-O-Methyltransferase (*COMT*), des Dopamin-Transporters (*SLC6A1*), des Dopamin-Rezeptors 1 (*DRD1*) und des Brain Derived Neurotrophic Factor (*BDNF*). Interessanterweise wurden auch Risikogene für schizophrene Psychosen bei der bipolaren Störung repliziert, zum Beispiel »Disrupted in Schizophrenia 1« (*DISC1*), Dystrobrevin Binding Protein (Dysbindin; *DTNBP1*), Neuregulin 1 (*NRG1*), neuronales PAS Domain 3 Protein (*NPAS3*; Huang et al. 2010; Pickard et al. 2009) und G72(*DAOA*)/G30 (zur Übersicht ► **Tab. 4.1**, s. Barnett und Smoller 2009; Serretti und Mandelli 2008). In letzter Zeit wurden zudem mehrere Gene untersucht, die in durch Linkage-Studien definierten Kopplungsregionen liegen (*positionelle Kandidatengene*). So konnten Assoziationen mit

Genen für die Myo-Inositol Monophosphatase 2 (*IMPA2*) und die Mitochondrial Complex I Untereinheit (*NDUFV2*) auf Chromosom 18p11 beobachtet werden (Sjoholt et al. 2004, Washizuka et al. 2003). Auch das Gen für die G-Protein Rezeptor Kinase 3 (*GRK3*) auf Chromosom 22q12 wurde mit den bipolaren Störungen assoziiert gefunden (Barrett et al. 2003).

Die bisher publizierten Assoziationsstudien bei bipolaren Störungen umfassen in der Regel Stichprobengrößen zwischen 100 und 300 Personen, wobei die überwiegende Mehrzahl der Assoziationsbefunde bisher noch nicht repliziert bzw. die Richtung der allelischen Assoziation nicht einheitlich in allen Studien gefunden werden konnte. Daher werden hier in Zukunft weitere Metaanalysen (z. B. Segurado et al. 2003) oder Untersuchungen in noch größeren Stichproben mit differenzierter Beschreibung der Erkrankungsform erforderlich sein. Möglicherweise werden sich so auf molekulargenetischer Ebene auch verschiedene Formen der bipolaren Störungen definieren lassen (s. auch ► **Abschnitt 4.3**).

Tab. 4.1: In mindestens drei Studien belegte Assoziationsbefunde bei bipolaren Störungen

Gen	Chromosom	Studie/Metaanalysen*
DISC1	1q42.1	Hodgkinson et al. 2004
		Thomson et al. 2005
		Perlis et al. 2008
DAT	5p15.3	Waldman et al. 1997
		Greenwood et al. 2001
		Keikhaee et al. 2005
DRD1	5q35.1	Ni et al. 2002
		Severino et al. 2005
		Dmitrzak-Weglarz et al. 2006
DTNBP1	6p21.3	Fallin et al. 2005
		Raybould et al. 2005
		Breen et al. 2006
NRG1	8p22-11	Green et al. 2005
		Walss-Bass et al. 2006
		Thomson et al. 2007
BDNF	11p13	Neves-Pereira et al. 2002
		Sklar et al. 2002
		Geller et al. 2004
TPH2	12q21.1	Harvey et al. 2004
		Van Den Bogaert et al. 2006
		Harvey et al. 2007
5-HT2A	13q14-21	Arranz et al. 1997
		Chee et al. 2001
		Bonnier et al. 2002
DAO-A/ G30	13q33.2	Hattori et al. 2003
		Chen et al. 2004
		Schumacher et al. 2004
5-HTT	17q11-12	Furlong et al. 1998*
		Anguelova et al. 2003*
		Cho et al. 2005 *
		Lasky-Su et al. 2005*
COMT	22q11.2	Li et al. 1997
		Shifman et al. 2004
		Funke et al. 2005
MAO-A	Xp11	Kawada et al. 1995
		Preisig et al. 2000
		Furlong et al. 1999*

(mod. n. Serretti und Mandelli 2008; beispielhafte Nennungen der entsprechenden Studien; Akronyme der Gene ► **Abschnitt 4.2.2**)

4.2.3 Genomweite Assoziationsuntersuchungen (GWAS)

Erste genomweite Assoziationsstudien bei bipolaren Störungen weisen auf bislang nicht als solche identifizierte mögliche Risikogene wie z. B. für die Diacylglycerol Kinase eta (*DGKH*), die alpha-1-Untereinheit eines spannungsabhängigen Calcium-

Kanals (*CACNA1C*) und Ankyrin-G (*ANK3*) hin (Baum et al. 2008a; Baum et al. 2008b; Ferreira et al. 2008; Ollila et al. 2009; Sklar et al. 2008; WTCCC 2007). Post hoc Assoziationsstudien dieser Gene in unabhängigen Stichproben bestätigten die Befunde (Keers et al. 2009; Lee et al. 2010; Schulze et al. 2009; Scott et al. 2009; Smith et al. 2009; Weber et al. 2011). In einem aus mehreren Stichproben bestehenden Sample aus mehr als 6000 Patienten konnte kürzlich Neurocan (*NCAN*) als vielversprechendes Kandidatengen identifiziert werden (Cichon et al. 2011). In der mit knapp 12 000 Fällen bislang größten publizierten GWAS wurde neben *CACNA1C* ein neues Kandidatengen identifiziert, das genomweite Signifikanz aufwies: eine intronische Variante in *ODZ4* war hier in der kombinierten Analyse mit $4{,}4 \times 10^{-8}$ signifikant (Psychiatric GWAS Consortium Bipolar Disorder Working Group, 2011). Eine Vielzahl weiterer, sehr interessanter Risikogene aus GWAS – die in ihrer Summe GABAerge und Calcium-Signalwege sowie die Regulation neuronaler Plastizität als mögliche gestörte Mechanismen bei der bipolaren Störung nahelegen – müssen sich jedoch noch der Replikation stellen.

4.2.4 »Copy-number«-Variationen (CNV)

In den letzten beiden Jahren wurde intensiv untersucht, ob Deletionen bzw. Duplikationen größerer Bereiche des Genoms (sog. »Copy-number«-Variationen, CNVs) mit psychiatrischen Erkrankungen einhergehen. Solche großen CNVs, die nicht polymorph auftreten und oft mehrere Gene beinhalten, sind in der Tat gehäuft bei schizophrenen Psychosen und bei Autismus zu beobachten, wobei die individuellen CNVs jedoch sehr selten sind, was ebenfalls ein »common disease, multiple rare variant« Modell unterstützt. Bei der bipolaren Erkrankung liegen hierzu bislang zwei, allerdings uneinheitliche Studien vor: Während die erste (Zhang et al. 2009; 1001 Patienten) eine Häufung großer (> 100 kb) und seltener CNVs bei der bipolaren Erkrankung beschrieb, kamen Grozeva et al. (2010) zu dem entgegengesetzten Schluss, da bei knapp 1700 Patienten keine erhöhte Frequenz von großen, seltenen CNVs gefunden werden konnte. Studien an größeren Kollektiven sind daher nötig, um die Bedeutung von CNVs bei der bipolaren Störung endgültig zu bewerten, wobei sich bereits jetzt abzeichnet, dass diese nicht allzu groß sein dürfte.

4.3 Genetik intermediärer Phänotypen

Aufgrund der klinisch-genetischen und molekulargenetischen Untersuchungen kann also als gesichert angesehen werden, dass genetische Faktoren zur Entstehung der bipolaren Störungen beitragen. Die Kopplungs- und Assoziationsstudien wurden bislang allerdings vorrangig in Kollektiven mit der auf Grundlage von klinischen Kriterien gestellten, operationalisierten DSM-IV- bzw. ICD-10-Diagnose durchgeführt. Dieser Krankheitsphänotyp setzt sich jedoch aus einer Reihe unterschiedlicher, ätiologisch möglicherweise heterogener psychopathologischer und neurobiologischer Merkmale wie auch Schwere- und Verlaufscharakteristika zusammen und stellt damit wahrscheinlich keine homogene nosologische Entität dar. Dies erschwert die Identifikation von Suszeptibilitätsgenen, die womöglich jeweils nur für die Ausprägung einzelner Erkrankungsmerkmale verantwortlich sind. Auch kann die Tatsache, dass unterschiedliche Stichproben hinsichtlich einzelner psychopathologischer oder neurobiologischer Merkmale verschieden zusammengesetzt sind, neben Aspekten wie Stichprobengröße, ethnischer Stratifikation oder Komorbidität zur Erklärung der inkonsistenten Befunde bezüglich der Rolle eines bestimmten Polymorphismus in verschiedenen Stichproben beitragen. Zur Aufklärung des genetischen Risikos für komplex-genetische Erkrankungen, wie auch für bipolare Störungen, wird daher zunehmend das Konzept der sogenannten »intermediären Phänotypen« bzw. »Endophänotypen« verfolgt. Intermediäre Phänotypen stellen mit der Krankheit assoziierte, eng umschriebene psychopathologische oder neurobiologische Charakteristika dar, von denen ein unmittelbarerer kausaler Zusammenhang mit dem zugrunde liegenden Genotyp erwartet wird (s. Gottesman und Gould 2003) und die zusammen mit der Erkrankung in betroffenen Familien segregieren. Diese Charakteristika sind z. T. auch bei gesunden Angehörigen nachzuweisen und sollten nicht durch Medikation beeinflussbar sein.

So wurde beobachtet, dass das Auftreten *psychotischer Symptomatik* bei bipolaren Störungen sowie reziprok die Inzidenz bipolarer Störungen bei schizoaffektiven Störungen eine hohe familiäre Aggregation zeigt, was auf einen möglichen biologischen Subtyp oder auch eine potenzielle biogenetische Überlappung von bipolaren Störungen mit Schizophrenie hinweisen könnte (Potash et al. 2001, Maier et al. 1993). Es wurden überlappende Kopplungsregionen für bipolare Störungen und Schizophrenie auf den Chromosomen 3q29, 4p16, 8p24, 13q32, 18p11 und 22q11-13 beschrieben (Wildenauer et al. 1999; Berrettini 2000; Badner und Gershon 2002; Als et al. 2004; Schosser et al. 2004). Weiterhin konnten in Assoziationsstudien gemeinsame Befunde für bipolare Störungen und Schizophrenie erhoben werden, wie z. B. für Varianten des *PIK3C3*-Gens (Stopkova et al. 2004), des *COMT*-Gens (Shifman et al. 2004) und Loci nahe des G72 (*DAOA*)-Gens (Chumakov et al. 2002; Hattori et al. 2003; Chen et al. 2004; Schumacher et al. 2004). Gerade der Verfolgungswahn – ein spezifisches psychotisches Symptom – wurde im Rahmen des sogenannten »reverse phenotyping« als ein von G72 (*DAOA*) beeinflusster Phänotyp identifiziert (Schulze et al. 2005). Auch rezente genomweite Assoziationsuntersuchungen weisen auf überlappende Risikogene wie z. B. *ZNF804A, NRG1* oder die Region um MHC hin (O'Donovan et al. 2008; Steinberg et al. 2011; s. Williams et al. 2011). Diese Befunde unterstützen die bereits in Familienstudien (s. o.) generierte Hypothese, dass es gemeinsame genetische Risikofaktoren für Syndrome oder Symptome gibt, die sowohl für die bipolaren Störungen als auch die Schizophrenie charakteristisch sind.

Auch das Risiko für die *Panikstörung* scheint in Familien mit bipolaren Störungen signifikant erhöht zu sein (MacKinnon et al. 1997). In einer Kopplungsuntersuchung konnte ein gemeinsamer Locus auf Chromosom 18 für die Panikstörung und die bipolaren Störungen gefunden werden (MacKinnon et al. 1998). Erste Befunde aus Assoziationsstudien weisen auf eine mögliche genetische Subtypisierung der bipolaren Störungen in Abhängigkeit von Komorbidität mit Panikstörung hin (Rotondo et al. 2002). Ferner liegt ein erster genomweiter Befund zu bipolaren Störungen und komorbider Migräne vor (Oedegaard et al. 2009a), was angesichts des überzufällig häufigen gemeinsamen Auftretens beider Erkrankungen und der beiden Erkrankungen eigenen Störung des Calcium-Stoffwechsels von großem Interesse ist.

Weiterhin wurden *geschlechtsspezifische Assoziationen* mit bipolaren Störungen beschrieben. So waren Varianten des *SYBL1*-Gens aus der Synaptobrevin-Familie (Müller et al. 2002), der *GABRA3* und *GABRB1* GABA-Rezeptor Gene (Massat et al. 2002; Puertollano et al. 1997), der Monoaminoxidase *MAOA* und *MAOB* Gene (Preisig et al.

2000; Lin et al. 2000) sowie des *COMT* Gens (Mynett-Johnson et al. 1998) hauptsächlich bei Frauen, Polymorphismen des Interleukin-Rezeptor *IL9R* Gens vornehmlich bei Männern (Hawi et al. 1999) mit der Erkrankung assoziiert.

In ähnlicher Weise wird bei den bipolaren Störungen ein sogenannter »*parent-of-origin*«-Effekt (POE) oder »*imprinting*«-Effekt, d. h. eine Abhängigkeit der Aktivität eines Gens von seiner elterlichen Herkunft in der Transmission der Erkrankung diskutiert. Mehrere Arbeitsgruppen berichteten signifikant höhere LOD-Scores für Allele maternaler Herkunft für Loci auf Chromosom 18 (Gershon et al. 1996), Chromosom 8 (Cichon et al. 2001) und Chromosom 6 (Schulze et al. 2004). Dieser Effekt wird auch in Assoziationsstudien beobachtet. So wurden beinahe ausschließlich maternal vererbte genetische Variationen wie z. B. innerhalb des *DRD4*-Gens oder generell mitochondrialer Gene mit der Erkrankung in Verbindung gebracht (Muglia et al. 2002; Kato et al. 2001). Für einen Polymorphismus des Dopa-Decarboxylase Gens (*DDC*) hingegen wurde eine präferentielle paternale Transmission des assoziierten Allels berichtet (Borglum et al. 2003). Eine Replikation der meisten dieser Befunde steht jedoch noch aus.

Mehrfach wurden Assoziationsbefunde in Gruppen von Patienten mit *spezifischen Verläufen* von bipolaren Störungen erhoben. So war die postpartale Form der Störung mit dem Gen für den Serotonin-Transporter assoziiert (Coyle et al. 2000). Eine Variante des Serotonin-Transporter Gens wurde zudem mit durch Antidepressiva induzierten manischen Phasen (Mundo et al. 2001), das *GABRA5* GABA-Rezeptor Gen mit einem Überwiegen von manischen über depressive Phasen assoziiert gefunden (Papadimitriou et al. 1998). Das Ersterkrankungsalter (age of onset) für bipolare Störungen war ebenfalls Gegenstand mehrerer Assoziationsuntersuchungen und konnte mit Polymorphismen in Genen für die Glykogen-Synthetase 3-beta (*GSK3B*) und den Serotonin-Transporter in Verbindung gebracht werden (Benedetti et al. 2004; Bellivier et al. 2002). Auch in einer Kopplungsuntersuchung ergaben sich Hinweise auf für das Erkrankungsalter spezifische Loci auf den Chromosomen 12p, 14q und 15q (Faraone et al. 2004). Weiterhin wurde der Verlauf der Erkrankung als Kriterium für die Bildung von Subgruppen bipolarer Störungen verwandt. So war die »Rapid Cycling« der bipolaren Störungen mit dem weniger aktiven *COMT* Allel, eine höhere Rückfallquote mit dem *CLOCK* Gen assoziiert (Kirov et al. 1998; Benedetti et al. 2003).

In einigen klinischen Studien ergaben sich Hinweise auf *Antizipation*, d. h. eine zunehmend frühere Krankheitsmanifestation in aufeinanderfolgenden Generationen. Dieser Effekt lässt sich – wie z. B. bei der Chorea Huntington – in der Regel auf Trinukleotid-Repeat-Extensionen zurückführen. Entsprechend wurden auch für bipolare Störungen Assoziationen mit Repeat-Loci beschrieben (zur Übersicht s. Jones et al. 2002).

Auf neurobiologischer Ebene gelten weiterhin Befunde aus bildgebenden Verfahren wie z. B. der funktionellen Magnetresonanztomografie (fMRT) als intermediäre Phänotypen von bipolaren Störungen, die im Rahmen eines sog. »*Imaging Genetics*«-Ansatzes auf ihre genetische Grundlage hin untersucht werden. So wurde bei Patienten mit bipolaren Störungen in Abhängigkeit von genetischen Varianten der Gene für G72 (*DAOA*), *BDNF* und *IL1B* eine Reduktion der grauen Substanz v. a. in temporalen Regionen, dem Hippocampus, dem anterioren Cingulum und der Amygdala beobachtet (Chepenik et al. 2009; Matsuo et al. 2009; Papiol et al. 2008; Zuliani et al. 2009). Das weniger aktive Allel des Serotonin-Transporter 5-HTTLPR Polymorphismus scheint bei Patienten mit bipolarer Störung mit einer Dysfunktion des anterioren Cingulums während der Verarbeitung emotionaler Stimuli einherzugehen (Shah et al. 2009), und auch das *CACNA1C*-

Gen, das in GWAS als Risikogen für bipolare Störungen hervorging (▸ **Abschnitt 4.2.3**), wurde mit morphometrischen wie auch funktionellen Befunden aus bildgebenden Untersuchungen assoziiert gefunden (z. B. Bigos et al. 2010; Kempton et al. 2009; Wessa et al. 2010;). Bei Jugendlichen mit bipolarer Störung wurde eine erhöhte Amygdala-Aktivierung als Antwort auf einen feindseligen emotionalen Gesichtsausdruck in Abhängigkeit von Varianten im *DOK5*-Gen berichtet (Liu et al. 2010).

4.4 Gen-Umwelt-Interaktionsstudien

Erste Untersuchungen zur Interaktion von genetischen Faktoren und Umweltfaktoren bei bipolaren Störungen zeigten einen interaktiven Einfluss von *BDNF* Genvariation und belastenden Lebensereignissen auf den Schweregrad depressiver Episoden im Rahmen der bipolaren Störung (Hosang et al. 2010). Weiterhin wurde eine komplexe Interaktion eines Serotonin-Transporter-Polymorphismus mit Cannabis-Abusus und Kindheitstraumata bei der Ausprägung psychotischer Symptome im Rahmen der bipolaren Störung identifiziert (De Pradier et al. 2010). Schließlich scheint der jahreszeitliche Geburtszeitpunkt in Interaktion mit Kandidatengenen der bipolaren Störung zu stehen (Chotai et al. 2003). Neueste Untersuchungen legen hier aber eher einen Einfluss der Änderung der täglichen Sonnenstundendauer im Frühjahr auf das Erkrankungsrisiko nahe, als den absoluten Geburtszeitpunkt (Bauer et al. 2012).

4.5 Epigenetik

In jüngster Zeit rücken zunehmend sogenannte epigenetische Mechanismen in den Fokus genetischer Forschung bei bipolaren Störungen (s. Petronis 2003). Epigenetische Mechanismen wie z. B. DNA-Methylierung oder Histon-Acetylierung beeinflussen wesentlich die Genregulation bzw. Genexpression. So kann z. B. die Methylierung des Cytosin-Pyrimidin-Rings in CpG-Dinukleotiden zu einem »silencing« der DNA-Transkription und damit zu einer verminderten Expression des Genprodukts führen (vgl. Jaenisch und Bird 2003). Auch könnten epigenetische Mechanismen, die im Vergleich zur statischen Natur der DNA deutlich variabler und durch Umweltfaktoren beeinflusst zu sein scheinen, ein besonders geeignetes Korrelat des dynamischen, phasenhaften Verlaufs psychischer Erkrankungen darstellen, wie er für die zyklischen bipolaren Störungen typisch ist (z. B. Abdolmaleky et al. 2004; Rutten und Mill 2009; Connor und Akbarian 2008). Erste epigenetische Studien bei bipolaren Störungen weisen z. B. auf eine Hypomethylierung des *COMT*-Promotors (Abdolmaleky et al. 2006), veränderte Methylierungsmuster im *BDNF*-Gen (Mill et al. 2008) und eine differenzielle Methylierung des X-Chromosoms hin (Rosa et al. 2008). In diesem Zusammenhang ist interessant zu erwähnen, dass die neuroprotektive und stimmungsstabilisierende Wirkung von Valproinsäure zumindest in Teilen über epigenetische Mechanismen vermittelt zu sein scheint (s. Monti et al. 2009) und damit Modulatoren epigenetischer Prozesse wie Histon-Deacetylase-Inhibitoren womöglich in Zukunft von therapeutischer Relevanz bei bipolaren Störungen sein könnten (Grayson et al. 2010).

4.6 Pharmakogenetik

Ein weiterer, wachsender Bereich ist die Pharmakogenetik der bipolaren Störungen. In letzter Zeit werden zunehmend Gene analysiert, über deren Proteine der Stimmungsstabilisierer Lithium vermutlich seine Wirkung entfaltet. So wurden zum Beispiel für Polymorphismen in Genen des Serotonin-Transporters (Serretti et al. 2004) und der Phospholipase C-gamma1 (Turecki et al. 1998) Assoziationen mit der Lithium-Antwort beschrieben (zur Übersicht s. Smith et al. 2010). Erste genomweite pharmakogenetische Studien der Therapieresponse auf Lithium erbrachten noch keine eindeutigen Ergebnisse (Perlis et al. 2009), wobei sich aber groß angelegte weiterführende Studien hierzu derzeit in Umsetzung befinden (s. Schulze et al. 2010). Weiterhin wurde ein möglicher Einfluss des *BDNF*-Gens auf das Therapieansprechen bei bipolarer Depression berichtet (Mandelli et al. 2010).

4.7 Diskussion und Ausblick

Die klinisch-genetische Forschung vor allem der letzten 30 Jahre hat übereinstimmend ergeben, dass genetische Faktoren zu einem wesentlichen Teil zur Entstehung der bipolaren Störungen beitragen. Wichtig zu betonen ist dabei, dass es sich bei bipolaren Störungen nicht um eine klassische Erbkrankheit im Mendelschen Sinne, sondern um eine multifaktoriell bedingte Erkrankung mit einem Zusammenwirken von zahlreichen Umweltfaktoren und Genen handelt.

Molekulargenetische Befunde sind damit vereinbar, dass Varianten in Vulnerabilitätsgenen das Risiko für die Erkrankung um einen Faktor kleiner als 1,5, also um weniger als 50 % erhöhen. Derzeit ist trotz der Identifikation von einigen wenigen zuverlässig replizierten Risiko-Loci und möglichen Vulnerabilitätsgenen das Netzwerk der komplex-genetischen Ätiologie der bipolaren Störungen mit genetischen Risikovarianten und das Risiko erhöhenden Lebensereignissen, die jedoch durch protektive Genvarianten und die Resilienz erhöhende Umwelteinflüsse antagonisiert werden können, lediglich ansatzweise verstanden. Zudem werden in Zukunft epigenetische Prozesse deutlich mehr mit in Rechnung gestellt werden müssen, und es wird gelten, in funktionellen Untersuchungen die Auswirkung genetisch-epigenetischer Variation im Hinblick auf eine veränderte Expression, Struktur oder Funktion des jeweiligen Proteins zu klären. Aussagen prädiktiver (z. B. in utero) oder prognostischer Art auf der Grundlage von genetischen Untersuchungen lassen sich damit aktuell und auf absehbare Zeit noch nicht treffen. Allerdings weisen die ersten pharmakogenetischen Befunde bei bipolaren Störungen auf ein erhebliches Potenzial genetischer Forschung hinsichtlich der Entwicklung innovativer Pharmakotherapien hin und könnten in Zukunft über die Definierung individueller Verläufe und Charakteristika die Voraussetzung für die Anwendung individueller Therapien und Therapiekombinationen und damit eine zunehmend personalisierte Medizin darstellen. Forschung zu den genetischen Ursachen gilt damit heute als der vielversprechendste wissenschaftliche Ansatz für die Entwicklung innovativer und individueller Therapien für Patienten mit bipolarer Störung. Dies und nicht die Selektion der Betroffenen ist das Ziel moderner genetischer Forschung (Deckert und Arolt 2000).

5 Epidemiologie

Hans-Jörg Assion und Georg Juckel

Kapitelübersicht

5.1 Prävalenz, Manifestationsalter, Geschlechtsverteilung

5.1.1 Bipolar-I-Störung

Das typische Manifestationsalter der bipolaren Störungen ist zu Beginn des 3. Lebensjahrzehnts. Es ist jedoch nicht ungewöhnlich, dass sich erste Symptome bereits früher – ab dem 15. Lebensjahr – einstellen. Im Mittel erkranken die Patienten erstmals mit 21 Jahren (Kessler et al. 1994). In einem länderübergreifenden Vergleich von zehn epidemiologischen Studien streute das mittlere Alter bei Erstmanifestation zwischen 17 und 27 Jahren (Weissman et al. 1996). Erste, vor allem retrospektive Untersuchungen des bipolaren Prodroms unterstreichen den frühen Beginn in später Pubertät und jungem Erwachsenalter (Correll et al. 2007; Özgürdal et al. 2009). Eine späte Manifestation jenseits des 4. Lebensjahrzehnts ist eher unwahrscheinlich; dann kommen vielmehr somatische Ursachen für die Manifestation von affektiven Symptomen in Betracht.

Die Angaben über die Lebenszeitprävalenz bipolarer Erkrankungen differieren zwar, im Gegensatz zu den (unipolaren) Depressionen bestehen jedoch keine größeren regionalen Unterschiede in den jeweiligen Studien. Das stützt zusätzlich die Kenntnis über die substanzielle Bedeutung der genetischen Prädisposition von bipolaren Störungen (▶ **Kap. 4**). Entsprechend fand sich in einer Metaanalyse von acht Familienstudien ein gegenüber der Kontrollgruppe siebenfach höheres Erkrankungsrisiko für Angehörige bipolar Erkrankter. Ein früher Erkrankungsbeginn und eine größere Anzahl erkrankter Angehörige erhöhten zusätzlich das Erkrankungsrisiko (Craddock und Jones 1999; s. a. Hauser et al. 2007). In der komplexen Interaktion mit multiplen Genloci haben Umweltfaktoren wie Tagesrhythmus, soziale Kontakte oder belastende Lebensereignisse eine geringere Bedeutung für die (Erst-)Manifestation bipolarer Erkrankungen, als für das Wiederauftreten von Krankheitsepisoden, d. h., sie nehmen somit eher Einfluss auf den Krankheitsverlauf. Wenn es auch widersprüchliche Ergebnisse gibt, so haben offenbar Schulbildung, Berufstätigkeit und das Einkommen keinen direkten Einfluss auf die Prävalenz bipolarer Erkrankungen (Robins und Regier 1991). Die bipolare Erkrankung jedoch wirkt sich negativ auf diese sozialen Faktoren aus (Lish et al. 1994).

Bei einem Vergleich der Prävalenzraten verschiedener Studien sind hier das Studiendesign, die Auswahl und Anzahl der Patienten, die Unterschiede der psychometrischen Erhebungsinstrumente sowie die Besonderheiten der jeweiligen Diagnosemanuale mit unterschiedlichen diagnostischen Kriterien kritisch zu beachten.

Grundlegende epidemiologische Arbeiten wurden in den USA durchgeführt. Das sind zum einen die »Epidemiological Catchment Area Study« (ECA) (Robins und Regier 1991), zum anderen der »National Comorbidity Survey« (NCS) (Kessler et al. 1994).

Die *ECA-Studie* (Robins und Regier 1991) ist als eine der umfangreichsten Erhebungen eine Meilenstein-Studie zur Epidemiologie (> 20 000 Personen!). Anfang der 1980er Jahre wurde sie durchgeführt, zahlreiche Arbeiten, die Angaben über die Häufigkeit psychischer Erkrankungen machen, beziehen sich auf sie. Diese Studie wurde anhand des am »National Institute of Mental Health«, Bethesda, entwickelten, strukturierten Interviews »Diagnostic Interview Schedule« (NIMH-DIS) durchgeführt, bei der die Diagnosen nach DSM-III gestellt wurden. Die Studie weist die bipolaren Störungen mit einer Lebenszeitprävalenz von 0,9 % aus. Hinzuweisen ist auf die hohen Prävalenzraten von komorbidem Alkohol- oder Substanzmissbrauch unter bipolar Erkrankten (Regier et al. 1990). In den letzten Jahren tritt auch die Komorbidität mit ADHS immer deutlicher in den Vordergrund (s. z. B. Arnold et al. 2011).

Die Angaben über die Lebenszeit- und 1-Jahres-Prävalenz des *National Comorbidity Survey* (Kessler et al. 1994) basieren auf einer Erhebung in den USA in den Jahren 1990 bis 1992 an fast 8100 Personen im Alter zwischen 15 und 54 Jahren. Anders als in der ECA nutzt der NCS als Diagnoseinstrument das von der WHO entwickelte »Composite International Diagnostic Interview« (CIDI); hier wurden die Diagnosen nach DSM-III-R gestellt. Die NCS-Studie ermittelte landesweit eine Prävalenz von 1,6 % für manische Episoden ohne wesentlichen Unterschied zwischen Frauen und Männern.

Einen internationalen Vergleich der Prävalenz bipolarer Störungen unternimmt die Arbeit von Weissman und Mitarbeiter (*cross-national epidemiologic survey*). In ihr wurden die Ergebnisse von umfänglichen epidemiologischen Studien aus insgesamt zehn verschiedenen Ländern (USA, Kanada, Puerto Rico, Frankreich, Deutschland, Italien, Libanon, Taiwan, Korea, Neuseeland) einander gegenübergestellt (Weissman et al. 1996). Die Arbeit bezieht sich insgesamt auf die Befragung von ungefähr 38 000 Personen. Der Studienvergleich wird durch das in den Studien ähnliche methodische Vorgehen ermöglicht. Die in den einzelnen Studien angegebenen Lebenszeitprävalenzen und das Geschlechtsverhältnis sind in ▸ **Tab. 5.1** aufgeführt.

Eine von 1996 bis 1999 in der niederländischen Allgemeinbevölkerung durchgeführte prospektive Erhebung untersuchte die Prävalenz bipolarer Störungen an 7076 Personen im Alter zwischen 18 und 64 Jahren – »The Netherlands Mental Health Survey and Incidence Study«; NEMESIS (Ten Have et al. 2002). Als Diagnoseinstrument wurde entsprechend dem NCS das »Composite International Diagnostic Interview« (CIDI) eingesetzt, um die Diagnosen nach DSM-III-R zu stellen. Die Lebenszeitprävalenz betrug insgesamt 1,9 % (Männer: 2,2 %; Frauen: 1,6 %) für bipolare Störungen, mit einer

Prävalenz von 1,3 % für Bipolar-I und 0,6 % für Bipolar-NOS (not otherwise specified). Als Nachteile der Studie erwähnten die Autoren, dass bestimmte Teile der Bevölkerung nicht erreicht wurden (welche?), das Diagnoseinstrument (CIDI) die Prävalenzraten eher zu niedrig abbildet und Persönlichkeitsstörungen nicht erfasst wurden.

Tab. 5.1: Studien zur Epidemiologie bipolarer Störungen, Lebenszeitprävalenzen

Land	Studie, Autor(en)	Prävalenz	Diagnose-manual	Stichproben-umfang	F/M	Ersterkr. (J.)
USA, ECA	Robins u. Regier 1991	0.9 %	DSM-III, DIS	20 291	1,2 : 1	18.1 (0.68)
USA, NCS	Kessler et al. 1994	1.6 %	DSM-III-R, CIDI	8098	0,9 : 1	21
Kanada, Edmonton	Orn et al. 1988	0,6 %	DSM-III, DIS	3258	0,7 : 1	17.1 (1.12)
Puerto Rico	Canino et al. 1987	0,6 %	DSM-III, DIS	1513	0,6 : 1	27.2 (3.4)
Deutschland	Wittchen et al. 1992	0,5 %	DSM-III, DIS	1356		29.0
Taiwan	Hwu et al. 1989	0,3 %	DSM-III, DIS	11 004	1,0 : 1,0	22.5 (1.9)
Korea	Lee et al. 1990	0,4 %	DSM-III, DIS	5100	0.3	23 (2.54)
Neuseeland	Wells et al. 1989	1,5 %	DSM-III, DIS	1498	0.7	18.2 (5.9)
Niederlande	Ten Have et al. 2002	1,9 %	CIDI	7076	1,4 : 1	

Als allgemeiner Richtwert ist sicherlich davon auszugehen, dass die Lebenszeitprävalenz für die Bipolar-I-Störung um 1 % liegt. Die Erkrankungshäufigkeit der Bipolar-II-Störung und der Zyklothymie wird im Folgenden aus diagnostischen und methodischen Gründen gesondert angegeben.

5.1.2 Bipolar-II-Störung

Die Prävalenzraten für die Bipolar-II-Störung sind weniger gut untersucht. Das beruht vor allem auf konzeptuellen Gründen der Diagnostik, denn die bereits dargelegten umfänglichen Studien (ECA, NCS, NEMESIS u. a.) orientierten sich am DSM-III oder DSM-III-R. In diesen Diagnosemanualen mangelt es wiederum an einer expliziten Ausgestaltung der Diagnose »Bipolar-II« und so finden sich diese Erkrankungen in der Regel unter der unspezifischen Diagnose »BD NOS« (296.70). Erst jüngere epidemiologische Untersuchungen orientieren sich am DSM-IV (TR), das die Bipolar-II-Störung gesondert mit einem entsprechenden Kriterienkatalog auflistet (296.89). Leider haben spezielle Verlaufsformen wie das »Rapid Cycling« auch im DSM-IV keine eigene Diagnoseziffer, sondern sind unter »Bipolare Störung NOS« verschlüsselt.

In der ECA wird für die Bipolar-II-Störung daher eine Lebenszeitprävalenz von nur 0,5 % ermittelt (Regier et al. 1990). In Studien hingegen, die das DSM-IV verwenden, sind die Angaben zur Lebenszeitprävalenz der Bipolar-II- gegenüber der Bipolar-I-Störung meistens höher. Jules Angst fasst in einer Arbeit zur Epidemiologie der Hypomanie und Bipolar-II-Störung die Prävalenzraten von neun Studien zusammen, in denen die Angaben zur Prävalenz der Bipolar-II- oder sog. »atypischen« bipolaren Störung zwischen 0,3 % und 3 % streuen (► **Tab. 5.2**).

Tab. 5.2: Studien zu Bipolar-II- und atypischen bipolaren Störungen, Lebenszeitprävalenzen (nach Angst 1998)

Faravelli und Incerpi 1985[a]	0,3 %
Stefansson et al. 1991[a]	0,5 %
Oliver und Simmons 1985[a]	3,0 %
Regier et al. 1990[b]	0,2–0,5 %
Heun und Maier[b]	0,5 %
Weissman et al. 1990[a]	0,5 %
Weissman und Myers 1978[b]	0,6 %
Levav et al. 1993[b]	0,9 %
Szadoczky et al.	2,0 %

a – atypische bipolare Störung
b – Bipolar-II

Für das bipolare Spektrum geht Angst sogar von Prävalenzen zwischen 3 % bis 6,5 % aus (► **Tab. 5.3**; Angst 1998). Diese hohen Prävalenzraten entsprechen der Vermutung von Janice Egeland, die bereits vor mehr als 20 Jahren im Titel ihrer Arbeit fragt: »Bipolarity, The Iceberg of Affective Disorders?« (Egeland 1983).

Tab. 5.3: Studien zum bipolaren Spektrum, Lebenszeitprävalenzen (nach Angst 1998)

Weissman und Myers 1978	3,0 %
Oliver und Simmons 1985	3,3 %
Heun und Maier 1993	6,5 %
Angst 1995	5,5 %
Szadoczky et al. 1998	5,1 %

5.1.3 Zyklothymia und bipolares Spektrum

Die Diagnose Zyklothymia wird in epidemiologischen Studien meist nicht gesondert erwähnt und entsprechend spärlich sind die Angaben zur Prävalenz dieser Erkrankung. Marneros weist in seinem Handbuch über bipolare Störungen (2004) auf die Schwierigkeiten der Abgrenzung zwischen Temperament, Persönlichkeitsvariante, Persönlichkeitsstörung und affektiver Störung hin und hält die Zyklothymia gemäß den Definitionen in ICD-10 und DSM-IV für eine vermutlich seltene Störung (Marneros 2004).

In einer erneuten Auswertung seiner Zürich-Studie – eine seit 1978 in Abständen nachuntersuchte Kohorte von 4547 Personen – unternimmt Jules Angst eine Erweiterung der Sichtweise des bipolaren Spektrums und führt in Ergänzung des »weichen bipolaren Spektrums« den Begriff der »minor bipolar disorder« (MinBP) ein (MinBP = Dysthymia oder »recurrent brief depression« + hypomanes Syndrom oder hypomane Symptome). Für die Zyklothymia ermittelte er eine Lebenszeitprävalenz von 2,0 % (Angst et al. 2003).

5.1.4 Dysthymia, depressive Neurose

Die unter die depressiven Störungen einzuordnende Dysthymia wird in den umfänglichen epidemiologischen Erhebungen üblicherweise mit erfasst, soll aber in diesem Beitrag, der sich auf das bipolare Spektrum beschränkt, nicht weiter Gegenstand sein. In der »ECA« wurde konstant 3,3 % sowohl für die 1-Monats-, 6-Monats- als auch Lebenszeitprävalenz ermittelt, was durch das lange Zeit-Kriterium der Dysthymia zu erklären ist (Regier et al. 1990). In der »NCS« wurde eine Lebenszeitprävalenz von 6,4 % (M: 4,8 %, F: 8,0 %) angegeben (Kessler et al. 1994).

5.2 Geschlechterverhältnis bei bipolarer Störung

Gut belegt ist, dass im Gegensatz zu depressiven Störungsbildern das männliche und weibliche Geschlecht bei der bipolaren Störung ungefähr gleich häufig betroffen ist (Diflorio und Jones 2010). Jedoch erkranken Frauen häufiger an Bipolar-II-Störungen, Rapid Cycling und gemischte Episoden (Hendrick et al. 2000). Frauen mit einer bipolaren Störung entwickeln deutlich mehr depressive Episoden während der Menopause und der Wechseljahre. Bezüglich verschiedener Krankheitsmerkmale wie Ersterkrankungsalter, Krankheitsschwere oder Behandlungsverläufe gibt es keine signifikanten Unterschiede bei den Geschlechtern (Arnold 2003). Kawa et al. (2005) berichten, dass Männer zu Beginn der Bipolar-I-Störung mehr manische Episoden zeigen. Bzgl. Komorbiditäten weisen Männer mehr Abhängigkeitserkrankungen gegenüber Essstörungen bei den Frauen (Hendrick et al. 2000). Interessanterweise scheint die bipolare Erkrankung bei Frauen später zu beginnen als bei Männern (Arnold 2003; Vega et al. 2011), sodass sich auch der Einfluss der Geschlechtshormone zeigt. Es ist auf jeden Fall Vega et al. (2011) beizupflichten, dass bzgl. der Geschlechtsunterschiede gerade auch im Hinblick auf die hormonellen Veränderungen in Schwangerschaft, postpartum und in der Lebensspanne mehr Forschung nottut.

Teil 2 Diagnostik

6 Diagnostik, Klassifikation und Differenzialdiagnose

Hans-Jörg Assion und Jürgen Höffler

Kapitelübersicht

6.1 Symptomatik

Bipolare Störungen sind Erkrankungen mit einem vielgestaltigen klinischen Bild. Sie sind durch abgrenzbare depressive, manische, hypomanische oder gemischte Episoden gekennzeichnet, die hier im Einzelnen beschrieben werden. Die Diagnose einer bipolaren Störung erfolgt durch die klinische Bewertung des aktuellen psychopathologischen Befundes und dem genau zu erfragenden Krankheitsverlauf. Sie gründet sich also auf die Querschnitt- und Längsschnittdiagnostik. Dazu dienen Informationen vom Patienten über Beschwerden und Erlebnisse, Vorbehandlungen, Lebensereignisse, Persönlichkeitseigenschaften und soziale Beziehungen. Die Verhaltensweisen des Betroffenen sind diagnostisch wegweisend, ebenso können die Schilderungen Angehöriger hilfreich sein. Psychometrische Skalen und Bewertungsinstrumente werden bisher noch zu wenig im klinischen Alltag genutzt. Die Zusatzdiagnostik mittels bildgebender Verfahren (MRT, CCT, etc.), EEG und klinischer Chemie dienen dem Ausschluss organischer Ursachen.

6.2 Depression

Eine depressive Episode ist durch eine Vielzahl heterogener Symptome auf psychischer, körperlicher und vegetativer Ebene charakterisiert. Die jeweiligen Gefühlszustände gewinnen auf dem Kontinuum von der normalen Reaktion zur krankhaften Störung erst einen Krankheitswert, wenn sie das formale Zeitkriterium einer zweiwöchigen Dauer sowie einen bestimmten Ausprägungsgrad überschreiten (▸ **Tab. 6.1**). Depressive Syndrome können dann zu einer erheblichen emotionalen, sozialen und beruflichen Beeinträchtigung führen. Eine bipolare Depression unterscheidet sich hinsichtlich der Symptomatik zunächst einmal nicht von einer unipolaren Depression. Die markanten Symptome einer depressiven Episode oder Major Depression sind Folgende (die Auswahl ist angelehnt an das DSM-IV-TR):

- Depressive Verstimmung
- Vermindertes Interesse, reduzierte Ansprechbarkeit
- Gewichtsverlust oder Gewichtszunahme
- Schlaflosigkeit
- Psychomotorische Unruhe
- Müdigkeit und Energieverlust
- Gefühle von Wertlosigkeit, Schuldgefühle
- Konzentrationsstörung
- Verminderte Entschlusskraft
- Suizidgedanken

Eine *depressive Verstimmung*, Herabgestimmtheit, Deprimiertheit oder Traurigkeit beinhaltet auch das Unvermögen zu weinen und kann zu einer zunehmend eingeengten pessimistischen Sichtweise führen. Auch kann sich ein Gefühl der Leere, eine Gefühlsverarmung einstellen oder lediglich wahrgenommen werden als im Kopf-, Brust- und Bauchbereich empfundene »leibliche« Traurigkeit. Es mangelt an der Fähigkeit, sich an etwas zu freuen.

Die *Interesselosigkeit* hat die Vernachlässigung des üblichen Tagesrhythmus und der anstehenden Aufgaben zur Folge. Alltagsverrichtungen oder berufliche Aufgaben fallen schwer und benötigen zunehmende Anlaufzeit. Die Gleichgültigkeit bezieht sich auch auf die sozialen Beziehungen und die eigene Körperpflege.

Neben dem Interessensschwund gehören *Appetitlosigkeit* und *Gewichtsverlust* typischerweise zu einem depressiven Syndrom neben einer Reihe weiterer vegetativer und somatischer Störungen (Missempfindungen, Kopfdruck, Herzsensationen, Verdauungsstörungen, sexuelle Funktionsstörungen, etc.). Die *atypische Depression* ist durch eine Gewichtszunahme, vermehrten Appetit, ein verlängertes Schlafbedürfnis und Tagesmüdigkeit charakterisiert.

Schlaflosigkeit ist ein im Verlauf von Depressionen früh auftretendes und häufiges Symptom, wobei es zu Ein- und Durchschlafstörungen kommen kann. Früherwachen geht mit Grübelneigung einher und kann zum »Morgentief« führen. Die Betroffenen fühlen sich durch das Schlafdefizit erschöpft, müde und zerschlagen.

Das Symptom *psychomotorischer Unruhe* kann sich von einer inneren Anspannung und Unruhe bis zu einem aufgebrachten Hin- und Herlaufen entwickeln und prägt dann als »agitierte Depression« das Erscheinungsbild.

Das Symptom des *Energieverlusts* fasst das Erleben von Schwäche, Passivität, Ermüdbarkeit und Erschöpfbarkeit zusammen; es fehlt an Elan, Schwung, Antrieb und Ausdauer. Im depressiven Stupor wirken die Betroffenen apathisch und wie »versteinert«.

Zu *Schuldgefühlen* kommt es bei einer Überbewertung von Ereignissen mit bei Befürchtungen, versagt, sich versündigt zu haben oder nichts vorweisen zu können. Die Befürchtungen können sich bis ins Wahnhafte steigern und sich zu einem (stimmungskongruenten) Schuld-, Versündigungs-, Verarmungswahn oder hypochondrischen Wahn ausgestalten. Neben halluzinativem Erleben kann sich dann auch ein Entfremdungserleben in Form von Depersonalisation oder Derealisation einstellen.

Tab. 6.1: Symptomatologie depressiver Auffälligkeiten (nach Stieglitz 2005)

Verhalten/ Motorik/Erscheinungsbild	emotional	physiologisch-vegetativ	imaginativ-kognitiv	motivational
Körperhaltung: kraftlos, gebeugt, spannungsleer, Verlangsamung der Bewegungen, Agitiertheit, nervös, zappelige Unruhe, Hndereiben o. a. *Gesichtsausdruck:* traurig, weinerlich, besorgt; herabgezogene Mundwinkel, vertiefte Falten,	Gefühl von Niedergeschlagenheit, Hilflosigkeit, Trauer, Verlust, Verlassenheit, Einsamkeit, innere Leere, Unzufriedenheit, Schuld, Feindseligkeit, Angst und Sorgen, Gefühl der Gefühllosigkeit und Distanz zur Umwelt	innere Unruhe, Erregung, Spannung, Reizbarkeit, Weinen, Ermüdung, Schäwche, Schlafstörungen, tageszeitliche und jahreszeitliche Schwankungen im Befinden, Wetterfühligkeit, Appetit- und Gewichtsverlust, Libidoverlust, allgemeine vegetative	negative Einstellung gegenüber sich selbst (als Person, den eigenen Fähigkeiten und dem eigenen Erscheinungsbild) und der Zukunft (z. B. imaginierte Vorstellung von Sackgasse, schwarzem Loch), Pessimismus, permanente Selbstkritik,	Misserfolgsorientierung, Rückzugs- bzw. Vermeidungsverhalten, Flucht und Vermeidung von Verantwortung, Erleben von Nichtkontrolle und Hilflosigkeit, Interessenverlust, Verstärkerverlust, Antriebslosigkeit, Entschlussunfähigkeit, Gefühl des Überfordertseins,
maskenhaft erstarrte, manchmal auch nervöse, wechselnd angespannte Mimik *Sprache:* leise, monoton, langsam Allgemeine *Aktivitätsverminderung* bis zum Stupor, wenig Abwechslung, eingeschränkter Bewegungsradius, Probleme bei der praktischen Bewältigung alltäglicher Anforderungen		Beschwerden (u. a. Kopfdruck, Magenbeschwerden, Verdauungsbeschwerden) *Zu achten ist bei der Diagnose auf:* Blutdruck, Blutzuckerspiegel, Kalziummangel, Eisenwerte, Serotonin-/ Adrenalin-Mangel bzw. -überschuss	Selbstunsicherheit, Hypochondrie, Einfallsarmut, mühsames Denken, Konzentrationsprobleme, zirkuläres Grübeln, Erwartung von Strafen oder Katastrophen, Wahnvorstellungen, z. B. Versündigungs-, Insuffizienz- und Verarmungsvorstellungen, rigides Anspruchsniveau, nihilistische Ideen der Ausweglosigkeit und Zwecklosigkeit des eigenen Lebens, Suizidideen	Rckzug bis zum Suizid oder Zunahme der Abhängigkeit von anderen

Konzentrationsstörungen stehen für die von Depressiven geklagten Merkfähigkeits- und Aufmerksamkeitsstörungen, die gerne auch als »Leere im Kopf« beschrieben werden. Das Denken fällt schwer, ist mühsam und umständlich, was zu ermüdend wirkender Einsilbigkeit und Ideenarmut führt. Damit geht eine *eingeschränkte Entschlussfähigkeit* einher. Die Betroffenen sind wankelmütig, wägen in einem anstrengenden Hin und Her sorgenvoll ab und können sich doch nicht entscheiden.

Über die Mutlosigkeit und ein Verzagen können sich Lebensüberdruss und Todeswünsche entwickeln. Der Wunsch nach Abstand und Ruhe, auch das Verzweifeln über die (wahnhaften) Befürchtungen treiben diese an. Die *Suizidgedanken* können mit konkreten Suizidabsichten und -plänen einhergehen.

Weitergehende, differenzierte Beschreibungen des depressiven Erscheinungsbildes finden sich reichlich in der Literatur (z. B. Jaspers 1913; Kielholz 1971; Tellenbach 1982; Faust 1995).

6.3 Manie

Die Manie ist durch eine Konstellation typischer Symptome auf Kognitions-, Emotions-, Wahrnehmungs- und Verhaltensebene gekennzeichnet. Als Zeitkriterium gilt eine mindestens einwöchige Dauer (► **Tab. 6.2**).

- gehobene oder gereizte Stimmung
- übersteigertes Selbstwertgefühl
- gesteigerte Betriebsamkeit
- Rededrang (Logorrhö)
- Ideenflucht
- vermindertes Schlafbedürfnis
- erhöhte Ablenkbarkeit
- Aktivitäten mit möglicherweise nachteiligen Konsequenzen

Bei einer *gehobenen Stimmung* fühlen sich die Betroffenen zunächst wohl, glücklich und heiter und werden im Verlauf dann euphorisch, erregt bis gereizt. Der expansive Charakter wird durch den wahllosen Einbezug fremder Personen und die Umgebung deutlich. Den graduellen Stimmungswechsel von normaler zu krankhafter Gestimmtheit vermag der Betroffene selbst zunächst gar nicht richtig wahrzunehmen, sondern wird eher von engen Bezugspersonen darauf aufmerksam gemacht. Typischerweise kommt es in der Manie zur Reizbarkeit, die besonders bei Widerstand entgegen dem Ziel oder Vorhaben des Betroffenen deutlich wird. Ein plötzlicher Umschwung von überschwänglich-euphorischer Stimmung in ärgerlich-gereizte Aufgebrachtheit ist dann möglich. Kritikempfindlichkeit, Streitbarkeit und Irritierbarkeit gehen damit einher. Selbst belanglose Bemerkungen können dann eine Erregtheit entfachen und zu Verbalattacken und -injurien führen, selten auch einmal körperliche Übergriffe nach sich ziehen.

Die Differenzierung des Symptoms »Stimmung« während einer Manie nahmen Goodwin und Jamison (1990) anhand von 14 Studien vor. Diese analysierten sie auf die Häufigkeit von Stimmungssymptomen hin und unterschieden: Reizbarkeit (80 %), Depression (72 %), Euphorie (71 %), Affektlabilität (69 %) und Expansivität (60 %).

Ein *übersteigertes Selbstwertgefühl* reicht in der Bandbreite von einem unkritischen Selbstvertrauen über ein ausgeprägtes großartig-grandioses Selbsterleben bis an die Grenze zur wahnhaften Verkennung und zum Größenwahn, der dann einem psychotischen Symptom entspricht. Die Betroffenen fühlen sich als Experten auf Gebieten, in denen sie aber keine Expertise haben, sehen sich bei durchschnittlichem Talent als überdurchschnittlich talentiert an, vermeinen außergewöhnliche Fertigkeiten und Fähigkeiten zu haben, geben Ratschläge und prahlen von ihren unrealistischen Taten. *(So gab ein 62-jähriger Mann mit einer bipolaren Störung in der Akutphase einer erneuten manischen Episode an, er habe das Wissen von 24 Professoren.)*

Eine *gesteigerte Betriebsamkeit* geht meist mit einer gehobenen Stimmung einher. Die Betroffenen geben sich dabei übermäßig gesellig, wollen alte Freundschaften wieder aufleben lassen, beginnen mit wenig Durchhaltevermögen dies oder jenes, planen neue Projekte oder sind – mehr als üblich – sexuell aktiv. Die mangelnde (oder auch fehlende) Kritikfähigkeit bei einem aufgeblasenen Selbsterleben und der nicht zu korrigierende Optimismus beinhalten die *Gefahr einer Selbstschädigung* durch übermäßiges Geldausgeben im Kaufrausch, risikoreiche Finanzgeschäfte, waghalsige Unternehmungen, rücksichtsloses Verhalten im Straßenverkehr oder infektiöse Erkrankungen infolge ungeschützten Sexualverkehrs. Soziale Auffälligkeit und Desintegration resultieren aus einem desorganisierten oder bizarr wirkenden Verhalten oder einem auffällig-außergewöhnlichen Äußeren (exzentrische Kleidung und Frisur, grelle Schminke, etc.). Schließlich kann sich die psychomotorische Unruhe in ziellos gesteigertem Antrieb äußern.

Ein *Rededrang* ist in akut manischen Episoden nur schwer zu stoppen, die Stimme ist üblicherweise laut und erhoben, blumige oder sich im Detail verlierende Belanglosigkeiten prägen den Redefluss neben Wiederholungen, Wortspielen und Witzeleien. Es kann auch zu dramatisch oder theatralisch vorgebrachten Schilderungen kommen. Mit erhöhter Reizbarkeit fließen auch unfreundliche Kommentare, Beleidigungen, aggressive Bemerkungen oder Beschwerden in den Wortschwall ein.

Die *Ideenflucht* wird bei einer sprunghaften Redseligkeit deutlich. Einhergehend mit dem zunehmenden Drang nach Aktivität lockern sich typischerweise auch die formalen Denkstrukturen, die Assoziationen werden lose bis zur Inkohärenz oder Unverständlichkeit. Mit der Ideenflucht kommt es auch zu einer erhöhten Ablenkbarkeit.

Ein für manische Episoden besonders typisches und im Erkrankungsverlauf früh auftretendes Symptom ist ein *vermindertes Schlafbedürfnis*, das durch ein Früherwachen oder eine geringere Schlafdauer deutlich wird und zu einer mehrtägigen, vollständigen Schlaflosigkeit führen kann. Kennzeichnend sind die fehlende Müdigkeit am Folgetag und das ausbleibende Bedürfnis nach Ruhe und Erholung. Schlafstörungen sollten als Frühwarnzeichen einer beginnenden Manie beachtet werden. Eine Normalisierung des Schlafrhythmus geht meist mit einer Besserung auch anderer manischer Symptome einher.

Eine *erhöhte Ablenkbarkeit* wird deutlich, wenn sich die Aufmerksamkeit auf unwesentliche Stimuli, wie Hintergrundgeräusche oder unbedeutende Objekte, richtet. Die Ablenkbarkeit ist an der mangelnden Konzentration im Gespräch oder an der Unterbrechung von Tätigkeiten zu erkennen.

Besondere Formen der Manie sind die *psychotische* oder *wahnhafte Manie*, die *katatone Manie* und die *deliröse Manie*. Für diese von den üblichen klinischen Erscheinungsformen abweichenden Zustände wird auch der Begriff *atypische Manie* verwendet.

In den meist schweren manischen Krankheitsphasen können sich *psychotische Symptome* mit üblicherweise stimmungskongruenten Wahnsymptomen entwickeln und auch akustische oder optische Halluzinationen ausbilden. Die Wahnvorstellungen umfassen inhaltlich Größenfantasien, sexuelle, religiöse oder auch Verfolgungsthemen.

Manische Episoden mit stimmungs*in*kongruenten psychotischen Symptomen sind aufgrund ihres charakteristischen Erscheinungsbildes auch mit dem Begriff der *überkochenden Manie* belegt und bewegen sich diagnostisch an der Grenze zur schizoaffektiven oder schizophrenen Störung.

Idealtypische Ausprägungen manischer Verläufe wurden von Zeh (1956) als klinische Prägnanztypen der Manie beschrieben, die aber in dieser Reinform kaum auftreten und sich im klinischen Alltag mischen: heitere Manie, gereizte Manie, erregte Manie, ideenflüchtige Manie, verworrene Manie und expansive Manie.

Die sekundären Folgen einer manischen Episode zeigen sich im sozialen und privaten Umfeld durch Arbeitsplatzverlust, Scheidung oder Straffälligkeit.

Tab. 6.2: Symptomatologie manischer Auffälligkeiten (nach Stieglitz 2005)

Verhalten/Motorik/ Erscheinungsbild, Interaktion	emotional, affektiv	physiologisch-vegetativ	imaginativkognitiv	motivational
Körperhaltung: kraftvoll, aufrecht, gespannt, auf dem Sprung, unruhig, hektisch, zappelig, getrieben, kann nicht stillsitzen, herumlaufen, starke Gestik *Gesichtsausdruck:* lebendig, viel Mimik, übertrieben, aufdringlich *Sprache:* laut, drängend, deftig, beleidigend, unterbrechend *Aktivität:* gesteigert, wechselnd, unruhig, ruhelos, wenig zielgerichtet, überrollend, erdrückend, bedrängend, unterhaltsam, im Mittelpunkt, vermehrte Geldausgaben	Stimmung erhoben, expansiv, gereizt, enthemmt, lustig, überzogen, positiv, angstfrei, gesellig, sorglos, optimistisch	erregt, hektisch, unter Strom, ohne Ermüdung, angespannt, ohne (wenig) Schlafbedürfnis, wenig Schlaf, kaum Appetit, Gewichtsverlust, beschwerdefrei, gesteigerte Libido, sexuell überaktiv	positive Einstellung gegenüber sich selbst, den eigenen Fähigkeiten und der Zukunft, unbändiger Optimismus, Gedankenrasen, Konzentrationsprobleme, schlechte Problemlösefähigkeit, Größenideen, wahnhafte Selbstüberschätzung, verantwortungslos, kann Risiken schlecht bzw. nicht einschätzen, grandiose Wahrnehmungsverzerrung	voll Energie, erfolgsorientiert, expansiv, konfrontativ, nicht vermeidend, übertriebenes Interesse, entschlussfreudig, unabhängig, egoistisch

Tab. 6.3: Kriterien für eine Manie (nach ICD-10)

Die Episode dauert wenigstens eine Woche an und ist schwer genug, um die berufliche und soziale Funktionsfähigkeit mehr oder weniger vollständig zu unterbrechen. Die gehobene Stimmung ist dabei von vermehrtem Antrieb und mehreren der genannten Symptome, besonders Rededrang, vermindertem Schlafbedürfnis, Größenideen und bertriebenem Optimismus begleitet.

6.4 Hypomanie

Der Begriff »Hypomanie« wurde 1881 von Emanuel Mendel für abortive Formen der Manie verwendet (Mendel 1881). Dunner und Mitarbeiter (1976) griffen den Begriff in ihrem Konzept der Bipolar-II-Störung auf und beschrieben ein durch hypomane und depressive Episoden gekennzeichnetes Krankheitsbild. Im Verlauf der letzten Jahre hat sich die Bipolar-II-Störung als eine häufige Störung von klinischer Relevanz erwiesen und wurde in das DSM-IV als eigene Kategorie neu aufgenommen (Angst 2003).

Die Hypomanie ist in ihrer Ausprägung leichter als die Manie, es kommt zu keinen psychotischen Symptomen. Während im DSM-IV ein Zeitkriterium von 4 Tagen festgelegt wurde, fordert das ICD-10 lediglich für »einige Tage« das Vorliegen von hypomanen (oder manischen) Symptomen.

Zustände, die der Hypomanie ähnlich sind und ausgelöst werden durch eine antidepressive Therapie, wie Antidepressiva, EKT, Lichttherapie, etc., durch psychotrope Substanzen, organische Erkrankungen, wie eine Hyperthyreose, oder psychische Störungen – Unruhezustände bei agitierter Depression, Anorexia nervosa, etc., sollten von einer Hypomanie unterschieden und nicht als solche bezeichnet werden.

Tab. 6.4: Diagnostische Leitlinien für eine Hypomanie (nach ICD-10)

Einige der genannten Merkmale gehobener oder veränderter Stimmung bzw. gesteigerter Aktivität sollen zumindest einige Tage deutlicher und durchgehender vorhanden sein, als für Zyklothymia (F34.0) gefordert. Eine deutliche Beeinträchtigung der Berufstätigkeit oder der sozialen Aktivität ist mit der Diagnose einer Hypomanie (F30.0) vereinbar. Wenn die Störung dieser Funktionen allerdings schwer oder vollstndig ist, ist eine Manie (F30.1 oder F30.2) zu diagnostizieren.

Tab. 6.5: Kriterien für eine hypomane Episode (nach DSM-IV-TR)

a) Eine umschriebene Zeitspanne von mindestens vier Tagen mit anhaltend gehobener, expansiver oder reizbarer Stimmung, die sich deutlich von der normalen, nicht depressiven Stimmungslage unterscheidet.
b) Während der Phase der Stimmungsveränderung bestehen dauerhaft mindestens drei der folgenden Symptome in deutlicher Ausprägung (bei nur reizbarer Verstimmung mindestens vier):
   - erhöhtes Selbstwertgefühl oder Größenideen,
   - verringertes Schlafbedürfnis (z. B. fühlt sich nach nur drei Stunden Schlaf erholt),
   - vermehrte Gesprächigkeit oder Rededrang,
   - Ideenflucht oder subjektives Gefühl des Gedankenrasens,
   - vermehrte Ablenkbarkeit (Aufmerksamkeit wird zu leicht auf irrelevante Außenreize gelenkt),
   - gesteigerte Betriebsamkeit (im sozialen, beruflichen, schulischen oder sexuellen Bereich) oder psychomotorische Unruhe,
   - übermäßige Beschäftigung mit vermeintlich angenehmen Aktivitten, die mit hoher Wahrscheinlichkeit negative Konsequenzen nach sich ziehen (wie unkontrollierte Einkaufstouren, sexuelle Eskapaden oder törichte geschäftliche Investitionen).
c) Die Episode geht mit einer eindeutigen und für den Betroffenen uncharakteristischen Veränderung im Verhalten und in der Leistung im Vergleich zu symptomfreien Zeiten einher.
d) Stimmungsveränderungen und Funktionsbeeintrchtigungen sind für andere beobachtbar.
e) Die Episode ist nicht schwer genug, um deutliche soziale oder berufliche Funktionsbeeinträchtigungen zu verursachen oder eine Hospitalisierung erforderlich werden zu lassen, und es bestehen keine psychotischen Symptome.
f) Die Symptome gehen nicht auf die direkte körperliche Wirkung einer Substanz (z. B. Droge, Medikament oder andere Behandlung) oder eines medizinischen Krankheitsfaktors zurück.

Beachte: Hypomanie ähnliche Episoden, die eindeutig durch eine antidepressive Behandlung (wie Medikamente, Elektrokrampftherapie, Lichttherapie) ausgelöst wurden, werden nicht einer Bipolar II Störung zugerechnet.

6.5 Mischzustände, »mixed states«

Aktuelle Bedeutung bekommen die Mischzustände (»mixed states«) durch eine Reihe von Arbeiten von Himmelhoch (1976), Akiskal (1992), McElroy (1992), Swann (1993) und Marneros (2004). Akiskal entwirft dabei eine Einteilung, die durch eine Mischung des Temperaments (depressives, zyklothymes, hyperthymes Temperament) mit einer Psychose oder Depression gekennzeichnet ist (Akiskal 1997). Krüger machte auf das katatone Syndrom bei gemischt manischen Episoden aufmerksam (Krüger et al. 2003).

Mischzustände werden in den operationalisierten Diagnosemanualen des ICD-10 und DSM-IV vergleichsweise eng gefasst. Die ICD-10 legt fest, dass sich die manischen (oder hypomanischen) und depressiven Symptome mischen oder im Zeitverlauf rasch wechseln und über 2 Wochen bestehen (► **Tab. 6.6**).

Das DSM-IV verlangt neben weiteren Kriterien das zeitgleiche Auftreten einer manischen Episode und einer Major Depression über mindestens eine Woche (► **Tab. 6.7**).

Die engen definitorischen Vorgaben wurden in der Vergangenheit bereits mehrfach kritisiert (Akiskal 1992; Perugi 1997; Marneros 2004) und haben zur Entwicklung von moderateren Definitionen beigetragen, so den »Cincinnati-Kriterien für die dysphorische Manie« (McElroy 1992) und den »Pisa-Kriterien« (Perugi 1997). Auch die »Wiener Diagnostischen Kriterien« sind in diesem Zusammenhang zu erwähnen (Marneros 2004).

Tab. 6.6: Kriterien für eine gemischt affektive Episode (nach ICD-10, Forschungskriterien)

a) Die Episode ist durch eine Mischung oder einen raschen Wechsel (im Allgemeinen innerhalb weniger Stunden) von hypomanischen, manischen und depressiven Symptomen gekennzeichnet.
b) Manische und depressive Symptome müssen gleichermaßen die meiste Zeit während einer Periode von wenigstens zwei Wochen vorhanden sein.

Tab. 6.7: Kriterien für eine gemischte Episode (nach DSM-IV-TR)

a) Die Kriterien für sowohl eine manische Episode als auch für eine Episode einer Major Depression sind, mit Ausnahme des Zeitkriteriums, fast täglich über einen mindestens einwöchigen Zeitraum erfüllt.
b) Die Stimmungsveränderung ist schwer genug, um eine deutliche Beeinträchtigung der beruflichen Funktionsfähigkeit, der sozialen Aktivität oder der zwischenmenschlichen Beziehungen zu verursachen oder eine Hospitalisierung wegen Selbst- oder Fremdgefährdung notwendig zu machen, oder es bestehen psychotische Symptome.
c) Die Symptome gehen nicht auf die direkte körperliche Wirkung einer Substanz (z. B. Droge, Medikament oder andere Therapie) oder eines medizinischen Krankheitsfaktors zurück.

Beachte: Episoden, die gemischten Episoden ähneln, aber eindeutig durch eine somatische antidepressive Behandlung (Medikation, Elektrokrampftherapie, Lichttherapie) ausgelöst wurden, werden nicht einer Bipolar I Störung zugerechnet.

6.6 Phasische und zykloide Psychosen

Sehr verdienstvoll sind hier die wissenschaftlichen Leistungen der Wernicke-Kleist-Leonhard-Schule. Karl Kleist (1879–1960) führte die Begriffe »unipolar« und »bipolar« in die psychiatrische Literatur ein und entwickelte eine eigene Auffassung zur Einteilung der manisch-depressiven Erkrankung, womit er nicht der Kraepelin'schen Krankheitslehre folgte. Leonhard (1904–1988) entwickelte die Kleist'sche Konzeption wiederum weiter und unterschied Krankheitsverläufe, die er »phasische« und »zykloide Psychosen« nannte und voneinander abgrenzte. Ebenso unterschied er die »manisch-depressiven Erkrankungen« von den »reinen Manien« und grenzte diese wiederum von den »reinen Euphorien« ab. Eine Übersicht über die Krankheitslehre und die Konzeption von Karl Leonhard ist ▸ Tab. 6.8 zu entnehmen (Leonhard 1957).

Tab. 6.8: Klassifikation der »phasischen Psychosen« nach K. Leonhard (1957)

1. **reine phasische Psychosen**
   - Melancholie
   - Manie
   - Depression
   - gehetzte, hypochondrische, selbstquälerische, argwöhnische, teilnahmsarme Psychosen
   - Euphorie
   - unproduktive, hypochondrische, schwärmerische, konfabulatorische, teilnahmsarme Psychosen
2. **vielgestaltige phasische Psychosen**
   - manisch-depressive Krankheit
   - zykloide Psychosen
   - Angst-Glücks-Psychose, erregt-gehemmte Verwirrtheitspsychose, hyperkinetisch-akinetische Motilitätspsychose

6.7 Einteilung bipolarer Störungen

6.7.1 Kategorien bipolarer Störung, bipolares Spektrum

Die konzeptuelle Einteilung der bipolaren Störung in Bipolar-I und Bipolar-II geht auf Dunner und Mitarbeiter (1976) zurück, die mit dem Konstrukt der Bipolar-II-Störung auf eine durch den klinischen Verlauf sowie hereditäre und biologische Faktoren abgrenzbare Entität wiesen. Klerman (1981, 1987) erweiterte diese Einteilung durch eine formale Systematik der Bipolar-I- bis -VI-Erkrankungen (▸ **Tab. 6.9**).

Tab. 6.9: Einteilung der bipolaren Störungen nach Klerman (1981)

Bipolar I:	Manische und depressive Episoden
Bipolar II:	Hypomanische und depressive Episoden
Bipolar III:	Hypomanische oder manische Episoden durch Pharmaka (z. B. Antidepressiva)
Bipolar IV:	Zyklothymia
Bipolar V:	Familiäre Belastung mit bipolarer Erkrankung bei ausschließlich depressiven Episoden
Bipolar VI:	Unipolar manische oder hypomanische Episoden

In den letzten Jahren wurde durch zahlreiche, insbesondere epidemiologische Untersuchungen deutlich, dass ein enges diagnostisches Konzept aufgrund der Häufigkeit bipolarer Erkrankungsformen der klinischen Versorgungsrealität nicht gerecht wird. Das hat zur Diskussion einer Erweiterung der Sichtweise auf die bipolaren Erkrankungen unter dem Begriff des »bipolaren Spektrums« geführt und ist in seiner konzeptuellen Ausgestaltung noch im Fluss (Akiskal und Pinto 1999; Dunner 2002).

Tab. 6.10: Bipolares Spektrum (mod. nach Akiskal 2002, Marneros 2004)

Sicher	Möglich	Fraglich
Bipolar I	Depressive Mischzustände	Borderline-Persönlichkeit
Bipolar II (Hypo)Manie unter Antidepressiva	Hyperthyme Depression	Stimmungsschwankungen bei Substanzabhängigkeit
Zykothymia	Rekurrente kurzdauernde Manie	
Rapid Cycling	Agitierte Dysthymia	
Mischzustände		

6.8 Besonderheiten des Verlaufs

6.8.1 Rapid Cycling

Das Rapid Cycling bezeichnet einen häufigen Episodenwechsel einer bipolaren Störung mit mindestens vier abgrenzbaren Episoden innerhalb von einem Jahr. Das schlechtere Ansprechen dieser Verlaufsform auf eine prophylaktische Therapie mit Lithium veranlasste Dunner und Fieve (1974) dazu, diese Verlaufsform in ihren Studien gesondert zu beachten. Mittlerweile hat das Rapid Cycling auch Eingang in das DSM-IV (► **Tab. 6.11**) gefunden. Im ICD-10 wird es hingegen nicht berücksichtigt.

Bisher findet das Rapid Cycling zwar nur im Kontext mit bipolaren Störungen Beachtung, es wurde aber auch bei unipolar depressiven Verläufen beschrieben (Zisook 1988; Goodwin und Jamison 1990). Berichte über häufige Episodenwechsel bei schizoaffektiven Störungen fehlen bisher in der Literatur.

Die Angaben zur Häufigkeit des Rapid Cyclings gehen in der wissenschaftlichen Literatur weit auseinander und schwanken aufgrund ausstehender systematischer Untersuchungen zwischen 5 und 20 % der bipolaren Störungen (Coryell 1992; McElroy und Keck 1993; Marneros 2004). Charakteristisch ist die Geschlechtsverteilung, denn mehr als 80 % der Betroffenen sind Frauen. Ursächlich wurde dafür u. a. eine gestörte Schilddrüsenfunktion verantwortlich gemacht (Cowdry 1983).

Rapid Cycling kann in jedem Alter auftreten und prägt nicht unbedingt die bipolare Erkrankung von Beginn an, sondern stellt sich erst im Verlauf der Erkrankung ein, durchaus auch nur für eine gewisse Zeit. Auch wurde zwischen einer Früh- und Spätform (vor/nach 25. Lebensjahr) des Rapid Cyclings unterschieden (Fujiwara et al. 1998).

Einiges spricht dafür, dass das Rapid Cycling keine eigene Krankheitsform darstellt, sondern sich in das Kontinuum der üblichen bipolaren Verläufe einfügt und Ausdruck einer schweren und schwer zu behandelnden bipolaren Verlaufsform ist. Ob Antidepressiva ein Rapid Cycling provozieren, wird kontrovers beurteilt (Arnold und Kryspin-Exner 1965; Wehr 1988, Goodwin und Jamison 1990; Coryell 2003; Marneros 2004). Ebenso uneinheitlich ist die Meinung bezüglich einer Behandlung des Rapid Cyclings mit Lithium; es gibt weiterhin einige (wenige) Befürworter dieser Substanz beim Rapid Cycling (Baldessarini 2000), was auch durch eine Metaanalyse von Tondo und Mitarbeiter (2003) gestützt wird.

Es liegen Studien über die Behandlung des Rapid Cyclings mit Lamotrigin und Valproat vor (Calabrese et al. 2000), das durchaus in Kombination mit Antipsychotika oder Antidepressiva gegeben werden kann.

Zur Verlaufsdokumentation des Rapid Cyclings empfiehlt sich die Darstellung der Krankheitsepisoden und freien Intervalle im Längsschnitt anhand einer Life-Chart (Post 1992).

Tab. 6.11: Kriterien für Rapid Cycling (nach DSM-IV-TR: Zusatzcodierung)

Die Zusatzcodierung Rapid Cycling kann auf Bipolar I oder Bipolar II Störungen angewendet werden. Mindestes vier Episoden einer affektiven Störung in den vergangenen 12 Monaten, die die Kriterien für eine manische, gemischte oder hypomane Episode oder eine Episode einer Major Depression erfüllen.
Beachte: Die Episoden sind entweder durch eine zweimonatige Remission voneinander abgegrenzt oder durch einen Wechsel zu einer Episode mit entgegengesetzter Polarität (z. B. von depressiver Episode zu manischer Episode).

6.8.2 Falsch-unipolare und pseudounipolare Depressionen

Ein diagnostisches Dilemma ergibt sich aus der Nicht-Unterscheidbarkeit von unipolaren und bipolaren Depressionen anhand der Symptomatik. Bei der Erstmanifestation einer depressiven Episode erlauben die klinischen Mittel keine Aussage über den prospektiven Verlauf und somit ist die korrekte Diagnosestellung zunächst auch nicht möglich. Das führt möglicherweise zur Diagnose einer unipolaren Depression, die mit weiteren depressiven Episoden auch wahrscheinlicher wird, sich aber im Verlauf mit dem Auftreten einer manischen (oder hypomanischen) Episode als falsch erweisen kann. Die Diagnose ist dann zu korrigieren und die *falsch unipolare Depression* als bipolare Störung zu klassifizieren.

Anders wird der Begriff *pseudounipolar* verwendet. Er trifft auf unipolar depressive Patienten mit positiver Familienanamnese zu, deren Familienangehörige also bipolar erkrankt sind. Pseudounipolare Patienten entwickeln im Verlauf eher eine bipolare Störung.

Weitere »weiche Zeichen«, die einen gewissen prädiktiven Wert für die bipolare Störung haben, sind: Depressionen bei einem hyperthymen oder zyklothymen Temperament, hypomane Phasen unter Antidepressiva nach einer depressiven Episode, atypische Depressionen, u. a. Darauf weisen Akiskal und Mallya (1987) in ihrer Arbeit hin.

6.8.3 Rekurrente kurzdauernde Depression und Hypomanie

Während die »rekurrente kurzdauernde Depression« (RBD: *recurrent brief depression*) – eine durchschnittlich einmal monatlich für nur wenige Tage auftretende depressive Störung – bereits Eingang in die gängigen Diagnosemanuale gefunden hat, ist dies bei der

»rekurrenten kurzdauernden Hypomanie« (RBH: *recurrent brief hypomania*) bisher (noch) nicht der Fall. Sowohl die RBD als auch die RBH basieren konzeptuell auf den Arbeiten von Jules Angst (1990, 1997). Die kurzdauernden Störungen können durchaus auch bei Bipolar-I- oder -II-Erkrankten auftreten und sind als »minor« Syndrome Verlaufsvarianten des (»weichen«) bipolaren Spektrums.

6.9 Diagnostik und Klassifikation nach ICD-10 und DSM-IV

Tab. 6.12: Diagnostische Kriterien nach ICD-10

Affektive Störungen		
F30	**manische Episode**	
	F30.0	Hypomanie
	F30.1	Manie ohne psychotische Symptome
	F30.2	Manie mit psychotischen Symptomen
	F30.8	andere
	F30.9	nicht näher bezeichnete
F31	**bipolare affektive Störung**	
	F31.0	gegenwärtig hypomanische Episode
	F31.1	gegenwärtig manische Episode, ohne psychotische Symptome
	F31.2	gegenwärtig manische Episode, mit psychotischen Symptomen
	F31.3	gegenwärtig mittelgradige oder leichte depressive Episode
	.30	ohne somatische Symptome
	.31	mit somatischen Symptomen
	F31.4	gegenwärtig schwere depressive Episode ohne psychotische Symptome
	F31.5	gegenwärtig schwere depressive Episode mit psychotischen Symptomen
	F31.6	gegenwärtig gemischte Episode
	F31.7	gegenwärtig remittiert
	F31.8	andere
	F31.9	nicht näher bezeichnete

6.9.1 Bipolar-I-Störung

Das DSM-IV verwendet den auf Dunner und Mitarbeiter (1976) zurückgehenden Begriff der Bipolar-I-Störung, während das ICD-10 den Begriff »bipolar affektive Störung« wählt. Zur Diagnose einer Bipolar-I-Störung bzw. einer »bipolar affektiven Störung« muss neben der aktuellen Episode zumindest eine weitere manische oder gemischte Episode in der Vorgeschichte aufgetreten sein und die Symptomatik im sozialen oder beruflichen Bereich zu klinisch bedeutsamen Beeinträchtigungen geführt haben. Andere Krankheitsursachen sind auszuschließen.

Tab. 6.13: Kriterien für eine bipolar affektive Störung (nach ICD-10: F30.1, F30.2)

F31 bipolare affektive Störung Hierbei handelt es sich um eine Störung, die durch wiederholte (d. h. wenigstens zwei) Episoden charakterisiert ist, in denen Stimmung und Aktivitätsniveau des Betreffenden deutlich gestört sind. Bei dieser Störung treten einmal eine gehobene Stimmung, vermehrter Antrieb und Aktivität (Manie oder Hypomanie) auf, dann wieder eine Stimmungssenkung, verminderter Antrieb und Aktivität (Depression). Charakteristischerweise ist die Besserung zwischen den Episoden vollständig. (...)

Tab. 6.14: Kriterien für eine bipolar affektive Störung (nach DSM-IV-TR: 296.0x bis 296.7)

Exemplarisch für »letzte Episode unspezifisch«

a) Die aktuelle (oder letzte) Episode erfüllt (außer dem Zeitkriterium) die Symptomkriterien für eine manische Episode, eine hypomane Episode, eine gemischte Episode oder eine Episode einer Major Depression.
b) Mindestens eine manische Episode oder gemischte Episode in der Vorgeschichte.
c) Die affektive Symptomatik verursacht in klinisch bedeutsamer Weise Leiden oder Beeinträchtigungen in sozialen, beruflichen oder anderen wichtigen Funktionsbereichen.
d) Die affektiven Symptome aus A und B können nicht besser durch eine schizoaffektive Störung erklärt werden und überlagern eine Schizophrenie, schizophreniforme Störung, wahnhafte Störung oder nicht näher bezeichnete psychotische Störung.
e) Die affektiven Symptome aus A und B gehen nicht auf die direkte Wirkung einer Substanz (z. B. Droge, Medikament oder andere Behandlung) oder eines medizinischen Krankheitsfaktors (z. B. Hyperthyreose) zurück.

6.9.2 Bipolar-II-Störung

Das ICD-10 weist keine eigene Kategorie für die Bipolar-II-Störung aus, sondern klassifiziert lediglich die hypomane Episode. Dagegen berücksichtigt das DSM-IV den aktuellen Forschungsstand und ermöglicht explizit die Diagnose Bipolar-II-Störung. Zur Diagnose gehören mindestens eine hypomane Episode und mindestens eine Episode einer Major Depression (▸ **Tab. 6.15**).

Kritik wurde an der engen DSM-IV-Definition der Bipolar-II-Störung geäußert, die das Auftreten einer Major Depression fordert, jedoch besondere Verläufe – z. B. mit subdepressiven Phasen – nicht in diese Diagnose einbezieht (Marneros 2004). Unter einer dimensionalen Sichtweise und unter Berücksichtigung des Konzepts eines »bipolaren Spektrums« wäre eine durchlässigere Definition wünschenswert, die zwar der klinischen Realität näher kommt, dafür aber zu diagnostischen Unschärfen führt.

Tab. 6.15: Kriterien für eine Bipolar-II-Störung (nach DSM-IV-TR: 296.89)

a) Aktuell (oder in der Anamnese) eine oder mehrere Episoden einer Major Depression.
b) Aktuell (oder in der Anamnese) mindestens eine hypomane Episode.
c) Keine manische Episode oder gemischte Episode in der Anamnese.
d) Die affektiven Symptome aus A und B können nicht durch eine schizoaffektive Störung besser erklärt werden und überlagern nicht eine Schizophrenie, schizophreniforme Störung, wahnhafte Störung oder nicht näher bezeichnete psychotische Störung.
e) Die Symptome verursachen in klinisch bedeutsamer Weise Leiden oder Beeinträchtigungen in sozialen, beruflichen oder anderen wichtigen Funktionsbereichen.

6.9.3 Zyklothymia

Die Zyklothymia gilt nach den gängigen Diagnosemanualen als eine Störung, die durch anhaltende, mindestens 2 Jahre bestehende, wechselnd (sub)depressive oder hypomanische Symptome gekennzeichnet ist. Die Erkrankung entwickelt sich im jungen Erwachsenenalter und nimmt üblicherweise einen chronischen Verlauf. Diagnostische Schwierigkeiten ergeben sich durch die notwendige Kenntnis des Krankheitsverlaufs im Längsschnitt. Mit einer Zyklothymia gehen häufig andere affektive und psychische Erkrankungen einher (Hantouche 2003).

Tab. 6.16: Kriterien für eine Zyklothymia (nach ICD-10: F34.0)

F34.0 Zyklothymia
Hierbei handelt es sich um eine andauernde Instabilität der Stimmung, mit zahlreichen Perioden leichter Depression und leicht gehobener Stimmung. Diese Instabilität entwickelt sich in der Regel im frühen Erwachsenenleben und nimmt einen chronischen Verlauf, auch wenn die Stimmung gelegentlich normal und monatelang stabil sein kann. Die Stimmungsschwankungen werden im Allgemeinen von den Betroffenen ohne Bezug zu Lebensereignissen erlebt. Es ist schwierig, die Diagnose ohne eine längere Beobachtungsperiode oder ohne besonders gute anamnestische Informationen über das Verhalten zu stellen. Da die Stimmungsschwankungen relativ leicht sind und die Perioden gehobener Stimmung angenehm und fruchtbar sein können, gelangen Personen mit Zyklothymia häufig nicht in ärztliche Behandlung. In einigen Fällen kann dies darauf beruhen, dass die auftretende Änderung der Stimmung weniger auffällt als die zyklischen Veränderungen in Aktivität, Selbstvertrauen, Geselligkeit oder Appetenzverhalten. Wenn erforderlich, kann der Beginn genauer bezeichnet werden: früh, in der späten Adoleszenz oder im frühen Erwachsenenalter; oder spät, meist im dritten oder vierten Lebensjahrzehnt im Anschluss an eine affektive Episode.

Diagnostische Leitlinien:
Wesentliches Kennzeichen ist die anhaltende Stimmungsinstabilität, mit zahlreichen Perioden leichter Depression und leicht gehobener Stimmung. Von diesen darf aber keine ausreichend schwer oder andauernd genug gewesen sein, um die Beschreibungen und Leitlinien für bipolare affektive Störungen (F31) oder rezidivierende depressive Störungen (F33) zu erfüllen. Dies bedeutet, dass die einzelnen Episoden von Stimmungsschwankungen nicht die Kriterien für manische (F30) oder depressive Episode (F32) erfüllen.

Tab. 6.17: Kriterien für eine zyklothyme Störung (nach DSM-IV-TR: 301.13)

a) Für die Dauer von mindestens zwei Jahren bestehen zahlreiche Perioden mit hypomanen Symptomen und zahlreiche Perioden mit depressiven Symptomen, die nicht die Kriterien einer Episode einer Major Depression erfüllen. Beachte: Bei Kindern und Heranwachsenden muss die Dauer ein Jahr betragen.
b) Während dieser Zweijahres-Periode (ein Jahr bei Kindern und Heranwachsenden) bestand nicht länger als zwei Monate Symptomfreiheit gemäß Kriterium A.
c) Während der ersten zwei Jahre der Störung bestand keine Episode einer Major Depression, manische Episode oder gemischte Episode. Beachte: Wenn nach den ersten zwei Jahren einer zyklothymen Störung (ein Jahr bei Kindern und Heranwachsenden) manische oder gemischte Episoden die Störung überlagern, kann zusätzlich eine Bipolar I Störung diagnostiziert werden. Bei überlagernden Episoden einer Major Depression nach dem ersten Zweijahreszeitraum kann zusätzlich eine Bipolar II Störung diagnostiziert werden.
d) Die Symptome aus Kriterium A können nicht besser durch eine schizoaffektive Störung erklärt werden und überlagern nicht eine Schizophrenie, schizophreniforme Störung, wahnhafte Störung oder »nicht näher bezeichnete psychotische Störung«.
e) Die Symptome gehen nicht auf die direkte körperliche Wirkung einer Substanz (z. B. Droge, Medikament) oder eines medizinischen Krankheitsfaktors zurück.
f) Die Symptome verursachen in klinisch bedeutsamer Weise Leiden oder Beeinträchtigungen in sozialen, beruflichen oder anderen wichtigen Funktionsbereichen.

6.10 Differenzialdiagnosen

Verschiedene psychische und organische Erkrankungen müssen neben einer Reihe pharmakologischer Ursachen bei der Diagnostik bipolarer Störungen beachtet und ausgeschlossen werden. Die wichtigsten sind ► **Tab. 6.18** zu entnehmen. Meist dürfte sich die Differenzialdiagnose durch die Querschnitt- und Längsschnittsymptomatik erschließen. Organische Erkrankungen lassen sich durch zusätzliche diagnostische Maßnahmen abgrenzen.

Tab. 6.18: Differenzialdiagnosen bipolarer Störungen (nach Laux 2000)

I. Psychische Erkrankungen

Affektive Erkrankungen
- unipolare Depression
- rekurrente kurzdauernde Depression
- Dysthymia
- schizoaffektive Psychosen

Andere psychische Erkrankungen
- schizophrene Psychose
- Persönlichkeitsstörungen
- ADHS
- Missbrauch/Abhängigkeit von psychotropen Substanzen, einschließlich Alkohol

II. Organische Erkrankungen

Neurologische Erkrankungen
- Epilepsie
- Neurolues
- Encephalomyelitis disseminata
- Frontalhirntumoren
- M. Pick

Internistische Erkrankungen
- Hyperthyreose
- Cortisolismus

III. Pharmakologische Ursachen

Antidepressiva
Psychostimulantien
- Amphetamine, Kokain, Ecstasy

Hormonpräparate
- Kortison, ACTH

Antiparkinsonmittel
- L-Dopa, Bromocriptin, Amantadin

Antihypertensiva
- ACE-Hemmer

7 Komorbidität bei bipolar affektiven Störungen

Peter Brieger

Kapitelübersicht

7.1 Was ist Komorbidität?

Komorbidität ist definiert als »das gemeinschaftliche Auftreten von zwei oder mehreren Erkrankungen zum selben Zeitpunkt« und in der Psychiatrie eher die Regel als die Ausnahme (Brieger und Marneros 2000). Komorbidität ist eine »Aufhebung« der Jasperschen Schichtenregel (organisch – endogen – neurotisch; vgl. Jaspers 1973): Moderne diagnostische Systeme (von DSM-III bis zum Entwurf des DSM-5) verstehen sich als atheoretisch und beabsichtigen die Abschaffung diagnostischer Hierarchien, sodass Ausschlusskriterien vermieden werden. Das gleichzeitige Anwachsen der Zahl klassifizierbarer psychischer Störungen – die Zahl hat sich von DSM-III zu DSM-IV fast verdoppelt – führt damit zwangsläufig zu einer Zunahme komorbider psychischer Störungen. Gleichzeitig gibt es administrative Mechanismen, die Komorbidität begünstigen: In der Falldokumentation (respektive Abrechnung) gemäß § 17d Krankenhausfinanzierungsgesetz werden Ärzte indirekt aufgefordert, möglichst viele Diagnosen zu verschlüsseln, um daraus wirtschaftlichen Nutzen zu ziehen. Wenn aber die Schlafstörung beim affektiv erkrankten Menschen zur eigenen – komorbiden – Diagnose wird, verliert das Komorbiditätsprinzip an Überzeugungskraft.

Mario Maj (2005) hat das Phänomen Komorbidität tiefgründig theoretisch analysiert und geht davon aus, dass unsere heutige Psychopathologie heterogen ist.

Er sieht:

1. echte Krankheiten,
2. Formenkreise und
3. dysfunktionale Reaktionsmuster mit unklaren Grenzen zur Normalität.

Da moderne diagnostische Systeme alle drei Kategorien gleichwertig als »Morbi« ansehen, kann es zum Artefakt »Komorbidität« kommen. Die Entwicklung breiter Spektra und dimensionaler Konzepte anstelle von klar definierten Morbi birgt die Gefahr der Unexaktheit hinsichtlich der Grenzen und der Definition der jeweiligen Störung, wie dies gerade für bipolar affektive Störungen überzeugend problematisiert wurde (Strakowski et al. 2011).

7.2 Komorbidität bei bipolar affektiven Störungen

Etwa 50–70 % aller Patienten mit einer bipolar affektiven Störung erfüllen gemäß DSM-IV bzw. ICD-10 zeitgleich die Kriterien einer weiteren psychischen Störung (Brieger 2011). Leboyer und Kupfer (2010) haben grundsätzlich diskutiert, dass bipolar affektive Störungen angesichts der hohen Komorbiditätsraten und ihrer erheblichen psychosozialen Auswirkungen als »komplexe Multisystemerkrankungen« betrachtet werden sollten. Überzufällig häufig finden sich bei Menschen mit bipolar affektiven Störungen zusätzliche Angststörungen, Persönlichkeitsstörungen, Suchterkrankungen und möglicherweise auch Aufmerksamkeitsdefizit-Hyperaktivitätsstörungen (ADHS).

Nachfolgend sind die Zusammenhänge zwischen verschiedenen Störungen und bipolar affektiven Störungen dargestellt. Eine Zusammenfassung findet sich in ► **Tab. 7.1.**

Tab. 7.1: Komorbidität von bipolar affektiven Störungen mit anderen Störungen

Störung	Häufigkeit bei bipolaren Störungen (Lebenszeitprävalenz)	Bemerkung
Angststörung	> 60 %, besonders häufig sind Panikstörung und soziale Phobie	Frauen sind häufiger betroffen als Männer; sind Angstsymptome Teil des »bipolaren Spektrums«?
Zwangsstörung	20–25 %	
PTSD	doppelt so häufig wie in der Allgemeinbevölkerung	Frauen sind häufiger betroffen als Männer
Alkoholabhängigkeit	40–60 %	verkompliziert Verlauf; Männer sind häufiger betroffen; primäre Alkoholabhängigkeit hat bessere Prognose als sekundäre; bei vielen Suchtkranken wird komorbide bipolare Störung übersehen; Valproinsäure zur Phasenprophylaxe erwägen
Abhängigkeit bzw. Missbrauch von illegalen Drogen	stark gehäuft, regional sehr unterschiedlich	verkompliziert Verlauf; Männer sind häufiger betroffen

Tab. 7.1: Komorbidität von bipolar affektiven Störungen mit anderen Störungen (Fortsetzung)

Störung	Häufigkeit bei bipolaren Störungen (Lebenszeitprävalenz)	Bemerkung
Persönlichkeitsstörungen	40–50 %	Borderline-, anankastische und histrionische Persönlichkeitsstörungen treten besonders häufig auf; teilweise symptomatische und ätiologische Überlappung mit Borderline-Persönlichkeitsstörung
ADHS	20 %	Überlappung auf der Ebene der Phänomenologie und Psychopathologie
Essstörungen	20 %, mehr Bulimia nervosa als Anorexia nervorsa häufig Adipositas	Essstörungen erhöhen auch das Risiko von Substanzmissbrauch und somatischen Komplikationen; Adipositas verschlechtert Krankheitsverlauf bipolar affektiver Störungen
Andere psychische Störungen	Vorsicht Berkson Bias!	
Bluthochdruck, metabolisches Syndrom, Diabetes mellitus, kardiovaskuläre Erkrankungen	sämtlich erhöht	sowohl primärer Zusammenhang wie auch evtl. Medikamentennebenwirkung
Migräne	signifikant erhöht	

7.2.1 Angsterkrankungen

Angsterkrankungen sind Teil bipolar affektiver Störungen. Eine Diagnose oder relevante Symptome einer Angsterkrankung sind bei der Mehrzahl bipolar erkrankter Patienten festzustellen. Die entsprechende Odds-Ratio (»Quotenverhältnis«) als statistisches Maß der Risikoerhöhung ist hoch und liegt bei 14 (Bipolar-I) bzw. 18 (Bipolar-II) (Merikangas et al. 2007). Über 60 % der Patienten mit bipolarer Störung kennen schwerere Panikattacken, etwa 30 % erfüllten im Laufe ihres Lebens die Diagnose einer Panikstörung. Soziale Phobien treten bei mehr als 50 % aller Patienten mit bipolar affektiver Störung im Verlauf ihres Lebens auf: Schüchternheit und die Schwierigkeit, vor anderen zu sprechen oder mit anderen zu essen sind dann häufige und potenziell beeinträchtigende Symptome. Solche Symptome können an akute Krankheitsepisoden gebunden sein, sie können aber auch unabhängig von ihnen auftreten.

Zwangsstörungen sind nach dem National Comorbidity Survey (NCS), einer großen epidemiologischen US-amerikanische Studie, bei 25 % der an einer Bipolar-I-Störung Erkrankten und bei 20 % der Patienten mit einer Bipolar-II-Störung zu finden. Die entsprechende Odds-Ratio liegt bei 20 (Merikangas et al. 2007). Auch andere Studien haben deutlich erhöhte Raten von Zwangsstörungen bei bipolar affektiven Störungen bestätigt (Angst et al. 2005; Krüger et al. 1995). Posttraumatische Belastungsstörung (PTSD) werden bei Patienten mit bipolar affektiven Störungen etwa doppelt so häufig wie in der Allgemeinbevölkerung berichtet (Otto et al. 2004). Gerade bei PTSD – aber auch bei allen anderen Angststörungen – ist dabei ein geschlechtsspezifischer Aspekt zu beobachten: Frauen mit bipolar affektiven Störungen leiden häufiger an einer zusätzlichen Angststörung oder PTSD als Männer (Saunders et al. 2012).

Das Vorhandensein einer »komorbiden« Angststörung wird im klinischen Alltag oft nicht angemessen berücksichtigt (vgl. z. B. Brieger und Marneros 2005). Es gibt aber deutliche Hinweise, dass Patienten mit Angststörung plus bipolar affektiver Störung weniger Zeit in der Euthymie verbrachten, d. h., sie litten im Verlauf ihrer Erkrankung gehäuft an manischen, depressiven oder gemischten Episoden. Auch hatten sie mehr Suizidversuche in der Vorgeschichte (Simon et al. 2004). Ungeklärt bleibt, ob Angststörungen bei bipolar affektiven Störungen tatsächlich zusätzliche eigenständige Störungen sind, oder ob sie in bestimmten Verlaufstypen bipolar affektiver Störungen aufgehen. Einige Autoren argumentieren, dass eine konsequente Therapie der bipolar affektiven Störungen auch zur Besserung der komorbiden Angststörung führt (Perugi und Akiskal 2002). Damit bleibt letztlich offen, ob die klassischen Methoden der Angsttherapie hier tatsächlich genauso wirksam sind wie bei genuin an Angst erkrankten Menschen.

7.2.2 Suchterkrankungen

Eine Bipolar-I-Störung ist ein Risikofaktor für eine Suchterkrankung: Das entsprechende Risiko im nächsten Jahr eine Alkoholabhängigkeit zu entwickeln ist mehr als zweifach erhöht (Grant et al. 2009). Der National Comorbidity Survey (NCS) berichtete, dass 60 % der Patienten mit einer Bipolar-I-Störung und 40 % der Patienten mit einer Bipolar-II-Störung eine Lebenszeitdiagnose für Substanzmissbrauch aufwiesen (Merikangas et al. 2007). Dies war in 38 % (Bipolar-I) bzw. 19 % (Bipolar-II) der Fälle eine Alkoholabhängigkeit. Abhängigkeit von illegalen Drogen lag bei 14 % (Bipolar-I) bzw. 9 % (Bipolar-II) vor. Das Risiko gegenüber der Allgemeinbevölkerung war massiv erhöht. Die Odds-Ratio (OR) lag jeweils bei über 10 bei den Bipolar-I-Störungen und bei 3–4 bei den Bipolar-II-Störungen. Das deutlich erhöhte Risiko für den Missbrauch und die Abhängigkeit von illegalen Drogen wies hinsichtlich der genutzten Substanzen große geographische Unterschiede auf.

Das STEP-BD-Programm, ein großes naturalistisches US-amerikanisches Forschungsprojekt für bipolare Störungen, zeigte, dass Patienten mit bipolar affektiver Störung plus Suchterkrankung häufiger instabile Verläufe hatten, nicht jedoch notwendigerweise einen schlechteren Ausgang (Ostacher et al. 2010). Nach Depression entwickelten sie öfter Manien als Patienten mit bipolar affektiver Störung ohne Alkoholabhängigkeit. Insgesamt wird aber davon ausgegangen, dass Suchterkrankungen bei bipolar affektiven Störungen zu schwereren Symptomen, mehr Krankheitsepisoden, mehr Suizidversuchen, häufigeren körperlichen Erkrankungen, niedrigerem Funktionsniveau und niedrigerer Lebenszufriedenheit führen. Wie allgemein bei Sucherkrankungen, sind Männer überrepräsentiert.

Prognostisch ist die Abfolge von Suchterkrankung und bipolar affektiver Störung bedeutsam: Patienten, bei denen zuerst die Substanzabhängigkeit vorliegt und sich später eine bipolar affektive Störung entwickelt, haben eine bessere Prognose als Patienten, die zuerst bipolar affektiv erkranken und dann eine Substanzabhängigkeit entwickeln (Strakowski et al. 2005). Nicht selten wird übersehen, dass Patienten mit Suchterkrankungen ein erhöhtes Risiko aufweisen, auch an einer bipolar affektiven Störung zu leiden, da das Krankheitsgeschehen oft auf eine Kategorie reduziert wird. Gerade Patienten mit bipolar affektiver Störung plus Suchterkrankung können von einer konsequenten Therapie der bipolar affektiven Störung profitieren. Zur Phasenprophylaxe einer bipolar affektiven Störung mit Alkoholabhängigkeit ist am ehesten Valproinsäure zu empfehlen (Azorin et al. 2010), auch aufgrund ihrer Anti-Craving-Eigenschaften.

7.2.3 Persönlichkeitsstörungen

Der Zusammenhang zwischen Persönlichkeit und affektiver Störung ist schon seit der Antike bekannt (Fritze et al. 2002). Temperamentsauffälligkeiten bei Menschen mit bipolar affektiven Störungen sind häufig (Akiskal et al. 2002; vgl. auch ► **Kap. 2**): Dabei bleibt aber ungeklärt, ob es sich hierbei um Prädispositionen oder eine subsyndromale Verlaufsform handelt. Manifeste Persönlichkeitsstörungen gemäß den Kriterien des DSM-IV treten bei etwa 40–50 % der bipolar affektiv erkrankten Patienten auf (Brieger et al. 2003) – am häufigsten sind Borderline-Persönlichkeitsstörungen, histrionische Persönlichkeitsstörungen, zwanghafte Persönlichkeitsstörungen und auch narzisstische Persönlichkeitsstörungen. Dabei besteht das Problem der diagnostischen Überlappung: Bestimmte Symptome können sowohl aus der Persönlichkeitspathologie wie auch aus der Psychopathologie affektiver Erkrankungen erklärt werden. Emotionale Instabilität ist beispielsweise ein Kernsymptom sowohl der Borderline-Persönlichkeitsstörung als auch der bipolar affektiven Störung und führt somit zu einer gewissen natürlichen Überlappung. Welche Folgen die neuen Operationalisierungen des DSM-5 (http://www.dsm5.org/ProposedRevisions/Pages/PersonalityandPersonalityDisorders.aspx) und der ICD-11 für diesen Bereich haben werden, ist momentan nicht sicher absehbar. Bassett (2012) hat in einer Übersichtsarbeit dargestellt, welche Gemeinsamkeiten und Unterschiede zwischen Borderline-Persönlichkeitsstörungen und bipolar affektiven Störungen bestehen. Als Unterschiede wurden identifiziert: Selbstbild, Beziehungsgestaltung, genetische Familienbelastung, das Ansprechen auf Medikation, das Ausmaß kognitiver Defizite und der Störung der Affektregulation, die Häufigkeit und Form von Suiziden und Suizidversuchen, die Psychopathologie von psychotischen Episoden, die Häufigkeit frühkindlichen sexuellen Missbrauchs sowie verschiedene biologische Marker (Hirnsubstanzverlust, Veränderung der Glucocorticoidachse und mitochondriale Störungen). Andere Aspekte wurden als Gemeinsamkeiten beschrieben (u. a. unspezifische Aspekte der Affektregulation, das Auftreten atypischer Depressionen, Transporter-Polymorphismen, Häufigkeit von Selbstverletzung, Auftreten von Schlafstörungen und Störungen bestimmter Hirnregionen – Hippocampus, Amygdala und limbisches System). Das Fazit lautet dementsprechend, dass es sich um eigenständige Störungen mit relevanten gemeinsamen Aspekten handelt. Es gibt somit eine relevante Überlappung zwischen Borderline-Persönlichkeitsstörung und bipolar affektiver Störung, ohne dass aber – wie manche Autoren dies provokant formuliert haben – die Borderline-Persönlichkeitsstörung als Subform bipolar affektiver Störungen verstanden werden könnten (Akiskal 2000).

Dennoch ist eine Entwicklung von Borderline-Persönlichkeitsstörung zu bipolar affektiven Störungen im Längsschnitt einer Erkrankung möglich: Eine große prospektive Studie zum natürlichen Verlauf von Persönlichkeitsstörungen (Gunderson et al. 2006) zeigte, dass bei Einschluss der Kohorte etwa 20 % der Menschen mit Borderline-Persönlichkeitsstörung auch an einer bipolar affektiven Störung litten. Nach vier Jahren war die Zahl auf 28 % gestiegen.

Moderne Behandlungskonzepte zeigen Ähnlichkeiten – zumindest hinsichtlich der Behandlung bipolar affektiver Störung und Borderline-Persönlichkeitsstörungen: Die Anwendung atypischer Neuroleptika oder stimmungsstabilisierender Medikamente (v. a. Antiepileptika) wie auch von Psychotherapieverfahren, die zur Affektregulation und Stabilität führen, sind zentrale Therapiestrategien sowohl in der Behandlung von bipolar affektiven Störungen wie auch in der Behandlung von Borderline-Persönlichkeitsstörungen.

7.2.4 Aufmerksamkeitsdefizit-Hyperaktivitätssyndrom (ADHS)

ADHS im Erwachsenenalter führt zu erheblichen Beeinträchtigungen von Leistungsfähigkeit und subjektivem Wohlbefinden (Philipsen et al. 2008). Menschen mit bipolar affektiven Störungen im Alter von 18 bis 44 Jahren leiden gemäß NCS zu 21 % an einer ADHS. Umgekehrt erfüllen 19,4 % der ADHS-Patienten die diagnostischen Kriterien einer bipolar affektiven Störung (Kessler et al. 2006). Solche Zahlen bewegen sich aber auf der Ebene der Phänomenologie: Störungen der Aufmerksamkeit und Aktivität wie auch der Impulsivität sind neuropsychologische und psychopathologische Auffälligkeiten, die sowohl bipolar affektive Störungen wie auch ADHS definieren und zur »Kernsymptomatik« der jeweiligen Störung gehören. Es ist von daher zu erwarten, dass es eine gewisse »natürliche« Überlappung zwischen beiden Störungen gibt (Youngstrom et al. 2010). Auch die neuropsychologische Forschung (Swann 2009) unterstützt das. Bis heute ist von daher ungeklärt, welche therapeutischen Konsequenzen aus einer Komorbidität bipolar affektiver Störungen und ADHS erwachsen. Kontrollierte Studien fehlen.

7.2.5 Essstörungen

Essstörungen treten bei Menschen mit bipolar affektiven Störungen deutlich gehäuft auf. Wildes et al. (2008) berichteten diesbezüglich eine Lebenszeitprävalenz von über 20 %, wobei solche Störungen – wie auch sonst – häufiger Frauen als Männer betrafen und Bulimia nervosa häufiger auftrat als Anorexia nervosa. Essstörungen bei bipolar affektiven Störungen gingen oft mit Substanzmissbrauch einher. Störungen des Essverhaltens, die nicht als andere Essstörung zu klassifizieren sind (»loss of control over eating«), traten gehäuft bei Patienten mit bipolar affektiven Störungen auf und führten zu höheren Raten von Adipositas, was natürlich angesichts der potenziell negativen Nebenwirkung von Medikamenten auf das Gewicht problematisch ist. Die negativen Auswirkungen von Adipositas auf den Krankheitsverlauf bipolar affektiver Störungen sind gut belegt – inklusive der negativen Wirkungen auf Psychopathologie und soziales Funktionsniveau (Fagiolini et al. 2003; Wildes et al. 2006).

7.2.6 Andere psychische Störungen

Der Berkson Bias (Berkson 1946) besagt, dass in epidemiologischen Studien Krankenhauspatienten immer höhere Komorbiditätsraten haben als die Allgemeinbevölkerung. Dementsprechend gibt es kaum eine andere psychische Störung, die nicht häufiger bei bipolar affektiven Patienten als in der Allgemeinbevölkerung beobachtet wird – insbesondere wenn klinische Populationen betrachtet wurden. So gibt es beispielsweise einige Berichte, wonach Dysmorphophobien gehäuft bei Patienten mit bipolar affektiven Störungen auftreten (Perugi et al. 1997c, 2011). Welche tatsächliche Relevanz solchen Befunden beizumessen ist, bleibt aber offen.

7.2.7 Körperliche Erkrankungen

Bipolar affektiv erkrankte Menschen haben ein erhöhtes Risiko, an nicht-psychiatrischen körperlichen Erkrankungen zu leiden, selbst wenn der Berkson Bias Berücksichtigung findet. Es wurde bereits dargestellt, dass bipolare affektiv erkrankte Patienten häufiger Adipositas oder Störungen des Essverhaltens zeigen (Wildes et al. 2006). Dies führt dann – unter Umständen verstärkt durch Nebenwirkungen der Medikamente – zu entsprechenden internistischen Komplikationen wie Bluthochdruck, kardiovaskuläre Erkrankungen (Goldstein et al. 2009), metabolisches Syndrom oder Diabetes mellitus (Fagiolini et al. 2008). Dass Menschen mit bipolarer Erkrankung vorzeitig sterben und somit ihre Lebenserwartung statistisch geringer ist, lässt sich deshalb nicht alleine mit vollendeten Suiziden erklären (Osby et al. 2001). Vielmehr gibt es ein erhöhtes Risiko, an neoplastischen Erkrankungen, Herz-Kreislauf-Erkrankungen und Lungenerkrankungen zu versterben. Welcher exakte Mechanismus diesem Erkrankungsrisiko jeweils zugrunde liegt, ist nicht völlig geklärt. Ungesunder Lebensstil, mangelnde körperliche Aktivität, Nikotinabusus, Adipositas und unter Umständen Nebenwirkungen einer Langzeitmedikation sind Faktoren, die bedacht werden müssen, da sie bei Menschen mit bipolar affektiven Störungen gehäuft festzustellen sind (Chuang et al. 2008). Auch ist aus der Versorgungsforschung bekannt, dass Menschen mit chronischen psychischen Erkrankungen einen schlechteren Zugang zu einer leitliniengerechten medizinischen Behandlung nicht psychiatrischer Erkrankungen haben als Menschen ohne chronische psychische Erkrankungen (Druss et al. 2001).

In der psychiatrischen Literatur wurden wiederholt (teilweise deutlich) erhöhte Raten von Migräne bei bipolar affektiven Patienten berichtet (Breslau et al. 1994; Oedegaard et al. 2011; Oedegaard und Fasmer 2005), während dies in der neurologischen Literatur lange eher zurückhaltend besprochen wurde. Ein neuerer neurologischer Review (Antonaci et al. 2011) bestätigt nun den Zusammenhang zwischen Migräne und bipolar affektiver Störung.

7.2.8 Alter und Geschlecht als modifizierende Faktoren

Die Relevanz bipolar affektiver Störungen des höheren Lebensalters und das Auftreten komorbider Erkrankungen wird bislang zu wenig beachtet. Auch ältere Menschen leiden nämlich häufig an bipolar affektiven Störungen, wobei in dieser Population oft die Diagnose übersehen wird (Brieger et al. 2005). Ältere Patienten (über 65 Jahre) mit bipolar affektiver Störung leiden ähnlich wie die Jüngeren gehäuft an Alkoholmissbrauch (38,5 % 1-Jahres-Prävalenz), generalisierter Angststörung (9,5 % 1-Jahres-Prävalenz)), Panikstörung (11,9 % 1-Jahres-Prävalenz)) (Goldstein et al. 2006). Diese Häufigkeiten sind gegenüber einer entsprechenden Alterskohorte der Allgemeinbevölkerung erheblich erhöht, sind aber etwas geringer als in jüngeren Altersgruppen mit bipolar affektiven Störungen. Gerade im höheren Lebensalter werden Nebenwirkungen der Langzeittherapie relevant, so etwa nephrotoxische Effekte einer jahr(zehnt)elangen Lithiumdauertherapie. Dies verkompliziert Behandlungskonzepte und kann zu iatrogen bedingter Komorbidität führen (McKnight et al. 2012; Shulman und Herrmann 1999).

Komorbidität hat – wie bereits mehrfach erwähnt – einen engen Zusammenhang mit dem Faktor Geschlecht (Brieger 2006): Frauen erkranken häufiger an Angsterkrankungen, führen mehr Suizidversuche durch und haben öfter Essstörungen und Borderline-Persönlichkeitsstörungen. Männer dagegen leiden häufiger an Substanzmissbrauch, an antisozialen Persönlichkeitsstörungen, ADHS und suizidieren sich weit öfter. Solche geschlechtsspezifischen Grundmuster finden sich auch bei den Komorbiditätsraten bipolar affektiver Störungen: Frauen mit bipolar affektiven Störungen leiden dementsprechend häufiger an Angststörungen als Männer; umgekehrt leiden die Männer mit bipolar affektiven Störungen häufiger an Substanzmissbrauch und ADHS.

7.3 Konsequenzen

Dass bei Menschen mit bipolar affektiven Störungen vermehrt Substanzmissbrauch, Angststörungen, Persönlichkeitsstörungen und ADHS auftreten, ist gut belegt. Bipolar affektive Patienten mit einer weiteren psychischen Störung haben ein schlechteres Funktionsniveau, ein früheres Ersterkrankungsalter und sprechen schlechter auf die Therapie an, als wenn sie keine solche zusätzliche Diagnose haben (Brieger 2004). Dennoch mangelt es an naturalistischen prospektiven Beobachtungsstudien wie auch an randomisierten kontrollierten Interventionsstudien (RCTs) zum Verlauf solcher »komorbider« bipolar affektiver Störungen. Wenig Kenntnis haben wir bislang darüber, welche Behandlungsstrategien bei Patienten mit bipolar affektiver Störung plus komorbider Störung anzuraten sind. Es gibt hier aus der klinischen Erfahrung bestimmte Beobachtungen und resultierende Überlegungen, so etwa: bei Patienten mit bipolar affektiver Störung plus Alkoholabhängigkeit bevorzugt Valproinsäure einzusetzen, auch um dessen Anti-Craving-Effekt zu nutzen, oder etwa in der Psychotherapie von bipolar affektiven Störungen mit Borderline-Persönlichkeitsstörung gezielt bestimmte Elemente des DBT anzuwenden, da sie zur Affektstabilisierung führen. Gesichert im Sinne der evidenzbasierten Medizin sind aber solche Überlegungen nicht.

Komplizierend kommt hinzu, dass in den meisten Bereichen der Psychiatrie inzwischen mit dimensionalen bzw. Spektrumskonzepten gearbeitet wird, sodass subsyndromale Störungsbilder wachsende Beachtung finden. Kann aber beispielsweise bei einer subsyndromalen Zwangsstörung, die die diagnostischen Kriterien der ICD-10 noch nicht erfüllt, von einem »Morbus« ausgegangen werden, der zu Komorbidität führt? Die anfänglich zitierte Kritik von Maj am Komorbiditätskonzept ist gerade für die bipolar affektiven Störungen zutreffend: Macht es tatsächlich Sinn, bestimmte Syndrome und Symptomkomplexe (z. B. Panik bei bipolar affektiven Störungen) als einzelne Störungen zu sehen, oder ist es nicht – auch aufgrund der genetische Forschung – überzeugender, sie als Teil eines breit definierten Morbus (oder »Formenkreis« oder »Spektrum«) zu verstehen? Falsch erscheint es jedenfalls, den Blick soweit zu beschränken, dass nur noch ein Aspekt gesehen wird. Damit würden Behandlungskonzepte verkürzt. Sind solche »zusätzlichen« Diagnosen aber tatsächlich eigene Krankheiten oder sind sie einem breiten bipolaren Spektrum zuzurechnen (Perugi et al. 2011)? Aus der genetischen Forschung ist bekannt, dass in »bipolaren Familien« das Auftreten komorbider Suchterkrankungen stark und das komorbider Panikstörungen mäßig stark »vererbt« wird (Schulze et al. 2006). Wenn aber das gemeinschaftliche Auftreten von Suchterkrankung und bipolarer Störung einem (gemeinsamen?) genetischen Muster folgt, ist es dann gerechtfertigt, von »Komorbidität« zu sprechen? Werden dann nicht einzelne Symptome bzw. Syndrome, die möglicherweise tiefer gehend zusammenhängen, auseinanderdividiert?

Mehr Beachtung verdient der Bereich der nicht psychiatrischen Komorbidität: Patienten mit bipolar affektiven Störungen erkranken häufiger an metabolischen, neoplastischen und vor allem kardiovaskulären Erkrankungen, was auch zu erhöhter Mortalität und geringerer Lebenserwartung führt. Gerade in diesem Bereich muss die Psychiatrie – gemeinsam mit Ärzten anderer Fachrichtungen – wirkungsvolle therapeutische Interventionen entwickeln.

8 Psychometrische Skalen und Bewertungsinstrumente

Peter Fangmann und Hans-Jörg Assion

Kapitelübersicht

8.1 Überblick über psychometrische Testverfahren

Diagnostik, Behandlung und Verlaufsbeobachtung sind bei bipolaren Störungen prinzipiell auch ohne standardisierte psychometrische Skalen möglich. Üblicherweise ist die klinische Beurteilung durch einen erfahrenen Untersucher für die Bewertung depressiver und manischer Episoden sowie für die Abgrenzung von anderen Störungsbildern ausreichend. Im »klinischen Alltag« erfolgt entsprechend – auch aus Zeit- und Kostenersparnis – keine standardisierte Psychometrie, um nach den aktuellen Kriterien der WHO (ICD-10) und der APA (DSM-IV) eine Diagnose zu stellen. Das ist inzwischen z. B. bei der Diagnostik und Verlaufsdokumentation der Demenzen anders. Zur reliablen Einschätzung des Schweregrads einer depressiven oder manischen Symptomatik, zur Abgrenzung von »subdepressiven« oder »hypomanischen« Syndromen sowie zur untersucherunabhängigen Verlaufsbeobachtung sind jedoch die teils mit nur wenig Zeitaufwand verbundenen psychometrischen Beurteilungsinstrumente hilfreich. Möglicherweise werden sich diese zukünftig in der klinischen Routine mehr und weiter etablieren, nicht zuletzt aufgrund der zunehmenden Bedeutung von Standardisierung und Qualitätssicherung im Gesundheitssystem. Ein »Mindestprogramm« psychometrischer Diagnostik ist sicherlich bei depressiven und manischen Erkrankungen zu empfehlen (Gardner 2004, Möller 2011).

Prinzipiell gibt es verschiedene formale, methodische und inhaltliche Gesichtspunkte, anhand derer psychodiagnostische Verfahren klassifiziert werden können (Stieglitz 2000, Stieglitz 2007):

- Selbst- vs. Fremdbeurteilung
- Ein- vs. Mehrdimensionalität
- Störungsbezogene vs. störungsübergreifende Diagnostik

Da die Entwicklung psychometrischer Verfahren zur reliablen und validen Befunderhebung (psycho-)pharmakologischer Effekte – auch unter dem Einfluss der von der amerikanischen Zulassungsbehörde (FDA) für den lukrativen US-Markt vorgegebenen Arzneimittelkriterien – vor allem in den 1960er Jahren vorangetrieben wurde, als um Marktanteile der Antidepressiva besonders konkurriert wurde (Healy 1997), sind für die Beurteilung depressiver Syndrome schon seit Längerem eine Reihe störungsbezogener Fremd- und Selbstbeurteilungsverfahren verfügbar. Diese erfüllen die testtheoretischen Gütekriterien der Objektivität, Reliabilität und Validität inzwischen hinreichend, sodass aussagekräftige Verlaufsbeurteilungen möglich sind. Der Vorteil der Entwicklung verschiedener Testverfahren erweist sich aber auch als Nachteil, da einige der in den 1960er Jahren entwickelten psychometrischen Tests trotz erkannter Unzulänglichkeiten in Wissenschaft und Praxis verbreitet sind. Das gilt z. B. für das Fremdbeurteilungsverfahren der »Hamilton Depression Rating Scale« (HAMD) und für das Selbstbeurteilungsverfahren des »Beck Depressions-Inventars« (BDI). (In der Datenbank »PubMed« waren im Jahr 2011 immerhin 384 Publikationen verzeichnet, in denen auf die »HAMD« und 598 Veröffentlichungen, in denen auf das »BDI« inhaltlich Bezug genommen wurde.)

Aufgrund der hohen Anzahl gut evaluierter Testverfahren ist es mittlerweile durchaus möglich, bei depressiven Syndromen eine sowohl auf die Störungsgruppen bezogene als auch eine die Störungsgruppen übergreifende Diagnostik mit Selbst- und Fremdbeurteilungsverfahren durchzuführen. Dadurch kann zum einen die Kernsymptomatik erfasst werden (eindimensionale Verfahren); zum anderen mit depressiven Störungen assoziierte Syndrome (z. B. Ängstlichkeit oder Zwanghaftigkeit) oder die allgemeine Befindlichkeit abgegrenzt werden (ein- und mehrdimensionale Verfahren) (Stieglitz 2000, Stieglitz 2007). Welches Testverfahren sich im Einzelfall besonders eignet, hängt in erster Linie von der Fragestellung ab, so z. B., ob eine Diagnose gestellt oder der Schweregrad eingeschätzt werden soll. Durch die psychometrischen Verfahren kann der klinische Verlauf der Symptomatik dann reliabel beurteilt oder einer wissenschaftlichen Auswertung Rechnung getragen werden.

Folgende Bewertungsinstrumente stehen derzeit zur Verfügung (Auswahl der relevantesten Verfahren):

Diagnosestellung
Strukturierte Interviews: SKID-I, SCAN
Standardisierte Interviews: DIA-X, CIDI

Diagnoseunterstützung
Halbstrukturiertes Interview: AMDP
Fremdbeurteilungsskalen: MADRS, HAMD-17, BRMES, IDS; BRMAS, YMRS

Schweregradeinschätzung
Fremdbeurteilungsskalen: MADRS, HAMD-17, BRMES; BRMAS, YMRS
Selbstbeurteilungsskalen: BDI, evtl. DS, SDS; ISS, MSS; SCL-90

Klinischer Verlauf
Fremdbeurteilungsskalen: MADRS, HAMD-17, BRMES; BRMAS, YMRS
Selbstbeurteilungsskalen: BDI, evtl. DS, SDS nach Zung; ISS, MSS; SCL-90

Verlaufsdokumentation bei primär wissenschaftlichen Fragen
Fremdbeurteilungsskalen: MADRS, HAMD-17, BRMES; BRMAS, YMRS
Selbstbeurteilungsskalen: BDI, evtl. DS; ISS, MSS

8.1.1 Interviews

Strukturierte Interviews

Das Fremdbeurteilungsinstrument »Hamilton-Depression-Skala« (HAMD) und das Selbstbeurteilungsverfahren »Beck-Depressions-Inventar« (BDI) gelten zwar noch als »Goldstandard«, sind aber für die Diagnosestellung aufgrund von methodischen Schwächen nur eingeschränkt geeignet (Hamilton 1960; Beck et al. 1967; Stieglitz 2001). Für die Diagnostik gemäß der klinischen Diagnosemanuale wie ICD-10 und DSM-IV eignen sich dagegen strukturierte und standardisierte Interviews. Unter einem strukturierten Interview ist zu verstehen, dass die Fragen, der Ablauf und die Auswertung vorgegeben sind, während die Antwortmöglichkeiten des Probanden frei sind. Unter einem standardisierten Interview ist zu verstehen, dass nicht nur der Ablauf, die Fragen und die Auswertung, sondern auch die Antwortmöglichkeiten des Probanden vorgegeben sind.

Folgende strukturierten Interviews orientieren sich an den gängigen operationalisierten Diagnoseverfahren:

- DIPS (Margraf et al. 1991), gemäß DSM-III-R-Kriterien (mittlerweile »veraltete« Kriterien)
- SKID-I (Wittchen et al. 1997), gemäß DSM-IV-Kriterien
- SCAN (Gülick-Bailer et al. 1995), gemäß ICD-10-Kriterien

Umfangreicher, dafür aber aufwändiger und mit höheren Anschaffungskosten verbunden, sind folgende standardisierten Interviewverfahren:

- CIDI (Wittchen und Semler 1991)
- DIA-X (Wittchen und Pfister 1997)

CDI erfasst sowohl die ICD-10- als auch die DSM-IV-Kriterien.

Sämtliche Verfahren zeichnen sich durch eine hohe Testgüte aus. Die standardisierten Verfahren könnten nach einem entsprechenden Training sogar von geschulten Laien durchgeführt werden (auch in einer PC-Version) (Wittchen et al. 2001). Interviews erlauben eine umfangreichere diagnostische und differenzialdiagnostische Beurteilung des psychischen Befunds unter Berücksichtigung mehrerer Dimensionen. Sie eignen sich daher sehr gut für die Überprüfung einer klinischen Verdachtsdiagnose, für differenzialdiagnostische Erwägungen, für wissenschaftliche Studien und/oder spezielle gutachterliche Fragen. Nachteilig ist für ihren klinischen Gebrauch allerdings, dass die meisten Interviews ein Training des Beurteilers (Raters) voraussetzen, was u. U. recht zeitaufwändig sein und mehrere Tage umfassen kann. In der Untersuchungssituation wird dies den Bedürfnissen des Patienten nach einem empathischen Gesprächspartner oft nicht ohne Weiteres gerecht. Zeitökonomische Gründe sind hier ebenfalls negativ anzumerken, denn es erscheint fraglich, ob ein Zugewinn an diagnostischer Sicherheit den höheren Zeitaufwand rechtfertigt. Je nach Version erfordert die Bearbeitung nämlich ca. 45–120 Minuten.

SKID-I

Das seit 1997 erhältliche SKID-I (Strukturiertes Klinisches Interview für DSM-IV) ist sicherlich klinisch am weitesten verbreitet und auch als Computer-Version reliabel durchzuführen (Wittchen et al. 1997). Es dient der Erfassung und Diagnostik psychischer Störungen entsprechend der Achse-I des DSM-IV. Das Interview ist in zehn Sektionen gegliedert. Es ermöglicht für depressive und manische Störungsbilder eine zuverlässige Erfassung der DSM-IV-Kriterien, die Einschätzung des Schweregrads und eine Verlaufsdokumentation (Stieglitz 2001). Außerdem gibt es Kodierungsmöglichkeiten für die körperlichen Störungen (Achse III) und das psychosoziale Funktionsniveau (Achse-V-Störungen). Die Diagnosen werden dabei im Längs- und Querschnitt sowie durch Zusatzinformationen über Beginn und Verlauf erhoben. Differenzialdiagnostisch fließen auch die DSM-IV-Kriterien für psychotische, somatoforme, Angst- und Anpassungsstörungen ein. Diagnostisch nicht relevante Fragen können übersprungen werden. Dennoch beträgt die Durchführungszeit eines SKID-I noch etwa 60 Minuten, von denen der freie Teil etwa 10 Minuten und der strukturierte Interviewteil etwa 50 Minuten beansprucht (Wittchen et al. 2001; Hautzinger und Meyer 2002).

SCAN

Die »Schedules for Clinical Assessment in Neuropsychiatry« (SCAN) werden seit 1992 experimentell angewandt, jedoch erst seit 1995 international. Entsprechend lang sind sie auch in Deutschland im klinischen Einsatz. Sie bestehen aus einem strukturierten Interview (»PSE 10«, zehnte Version der »Present State Examination«) und einem zugehörigen Glossar, in dem die zu erfragenden Phänomene detailliert beschrieben und festgelegt werden, entsprechend ICD-10 (► **Kap. V**), DSM-IV und DSM III-R. Die psychopathologische Symptomatik wird hier primär diagnoseunabhängig erfasst, sodass auch Klassifikationen künftiger Diagnosesysteme kompatibel wären. Bei der Entwicklung wurde darauf Wert gelegt, dass die SCAN unabhängig von der Sprache zu international vergleichbaren Ergebnissen kommt (Gülick-Bailer et al. 1995; Wittchen et al. 1997).

DIPS

Das »Diagnostische Interview bei Psychischen Störungen« (DIPS) (Margraf et al. 1991) erfasst als strukturiertes Interview psychische Störungen nach den DSM-III-R-Kriterien. 2005 ist eine Ausgabe mit den DSM-IV-Kriterien erschienen, 2011 eine weitere überarbeitete Auflage (Margraf und Schneider 2011). abe des DIPS nach DSM-IV-TR-Kriterien (Text-Revision) vorgesehen (Suppinger und Schneider 2005). Es wurde konzeptuell aus dem »Anxiety Disorders Interview Schedule« heraus entwickelt und ist daher vor allem zur diagnostischen Einordnung von Angststörungen sowie zur Planung und Durchführung psychotherapeutischer Maßnahmen sinnvoll (Stieglitz 2001). Neben Angststörungen werden auch schwere depressive Syndrome, manische und zyklothyme Syndrome, Dysthymia, somatoforme Störungen und Essstörungen erfasst. Bei einer korrekten Durchführung gemäß dem Interviewleitfaden sind Reliabilität und Validität gut. Für die Durchführung wird ca. 1 Stunde benötigt (Brickenkamp 2002, 1997). Für die neuere Testversion liegen allerdings noch keine Gütekriterien vor (Suppiger und Schneider 2005).

Mini-DIPS

Das »Diagnostische Kurz-Interview bei Psychischen Störungen« (Mini-DIPS) von Margraf dient der orientierenden Erfassung der für den psychotherapeutischen Bereich relevanten psychischen Störungen gemäß den DSM-IV- und ICD-10-Kriterien (Margraf 1994). Es ist eine Kurzfassung des DIPS (Dauer nur ca. 30 Minuten) und eignet sich bei guter Sensitivität in erster Linie als Screening-Verfahren. Zentraler Bestandteil ist der strukturierte Interviewleitfaden mit einem Überblicksteil (Basisdaten und offene Problembeschreibung), einem speziellen Teil zur Erfassung von sechs Störungsgruppen (Angst-, affektive, somatoforme Störungen, Essstörungen, Sucht sowie einem Screening zum Ausschluss psychotischer Störungen). Reliabilität und Validität sind hinreichend gut (Margraf 1994; Brickenkamp 2002).

Standardisierte Interviews

CIDI, CIDI-Auto (PC-Version), DIA-X

Eine noch höhere Reliabilität als strukturierte Interviews weisen standardisierte Interviews auf, da hier – wie bereits erwähnt – alle

Aspekte des Interviews (Ablauf, Fragen, Auswertung, Antwortmöglichkeiten des Probanden) vorgegeben sind. International ist das CIDI (Composite International Diagnostic Interview) am verbreitetsten. Es ist als Projekt der WHO und der früheren »US Alcohol and Drug Abuse Administration« entstanden. Die Antworten des Patienten sind fast ausschließlich Grundlage für die Beurteilung (2 der 15 Sektionen dienen der standardisierten Interviewbeurteilung durch den Untersucher). Das Interview ist für ein Alter von 15–70 Jahren genormt und liegt auch als PC-Version vor (drei Disketten und ein Handbuch), die eine automatische Auswertung ermöglicht (CIDI-Auto). Kinder- und jugendpsychiatrische Erkrankungen sowie Persönlichkeitsstörungen werden von CIDI allerdings nicht erfasst (WHO 1990; Wittchen et al. 2001; Brickenkamp 2002). 1997 wurde von Wittchen und Pfister eine modifizierte deutsche Version unter dem Namen DIA-X veröffentlicht. Bei dieser Version beträgt die Bearbeitungszeit ebenfalls etwa 50–70 Minuten. Bei demenziellen Syndromen, akuten Psychosen und schweren Intelligenzminderungen sind die Daten allerdings nicht mehr ausreichend reliabel und valide (Wittchen und Pfister 1997; Hautzinger und Meyer 2002).

Halbstrukturierte Interviews

AMDP-System (AMDP)

Auch halbstrukturierte Interviews sind zur Diagnosesicherung bei depressiven oder manischen Syndromen empfehlenswert. Das System der »Arbeitsgemeinschaft für Methodik und Dokumentation in der Psychiatrie« (AMDP-System) ist inzwischen national und international weit verbreitet. Es besteht aus einem Manual und fünf »Belegblättern« (drei Blätter zur Anamnesebefundung, ein Blatt für den psychischen Befund mit 100 Symptomen und ein weiteres für den somatischen Befund mit 40 Symptomen). Durch ein Training lässt sich die ohnehin gute Interrater-Reliabilität bei der Erfassung der Merkmale noch verbessern. Das AMDP-System zeichnet sich vor allem durch eine hohe Validität bei der Trennung diagnostischer Gruppen und der Erfassung von Veränderungen im Krankheitsverlauf aus (AMDP 2000; Stieglitz et al. 2001; Stieglitz 2005a).

IDCL

Die »Internationalen Diagnosen Checklisten« (IDCL) für DSM-IV von Hiller, Zaudig und Mombour (1997) sind im deutschsprachigen Raum als halbstrukturiertes Instrument zur psychiatrisch-psychologischen Diagnosenstellung, zur Dokumentation des diagnostischen Befunds und zur Verlaufsbeschreibung weit verbreitet. Insgesamt gibt es 31 Checklisten für die wichtigsten und häufigsten psychischen Störungen nach DSM-IV, u. a. auch für affektive Störungen sowie differenzialdiagnostisch für Angststörungen, somatoforme Störungen etc. Die jeweiligen Diagnosekriterien (z. B. Symptome, Zeit- und Verlaufsmerkmale, Schweregrad, Ausschlusskriterien) sind in übersichtlicher Form angeordnet, was die Überprüfung auch komplexer Diagnosen vereinfacht (Hiller et al. 1997).

Analog werden 32 »Internationale Diagnose Checklisten« (IDCL) für ICD-10 verwendet, um Diagnosen im Sinne der ICD-10-Klassifikation zu stellen. Sie berücksichtigen zusätzlich die »Forschungskriterien« des ICD-10, ▶ **Kap.** V(F). Es liegen inzwischen ein Manual und Listen für die häufigsten psychischen Störungen vor – u. a. affektive Störungen, Angststörungen, Abhängigkeit und Missbrauch von psychotropen Substanzen, Schizophrenie und verwandte Störungen, Essstörungen sowie organisch bedingte Störungen (Hiller et al. 1995).

Tab. 8.1: Charakteristika strukturierter und standardisierter Interviews (Wittchen 2001, 8.5)

Verfahren	Kennzeichen (inkl. Zeitraum)	Qualifikation der Rater	Dauer der Durchführung	Vorscreening	Auswertung	Reliabilität[1]
DIPS	Querschnitt und Lebenszeit	Kliniker 2 Tage Training	45–50 min.	nein	Hand	+
SKID	Querschnitt und Lebenszeit	Kliniker 2 Tage Training	Stationär 100 min, ambulant 70 min	ja	Hand	+
SCAN	Querschnitt und Lebenszeit	Kliniker 1 Woche Training	Mindestens 2 Stunden	nein	z. z. nur per Hand möglich	?
CIDI	Querschnitt und Lebenszeit	Laien 1 Woche Training	ca. 1 Stunde	ja	PC	+
DIA-X	Querschnitt und Lebenszeit	Laien 2 Tage Training PC-Version 5 Tage paper-pencil	Lebenszeit ca. 75 min, letzten 12 Monate 55 min	ja	PC	+

[1)] + = umfassende empirische Überprüfungen; ? = unklar

8.1.2 Fremdbeurteilungsverfahren

Zur reliablen und validen standardisierten Erfassung des Verlaufs einer affektiven Symptomatik, zur Einschätzung des Schweregrades, zur Beurteilung von Veränderungen der Ausprägung (durch medikamentöse, psychotherapeutische oder andere Verfahren) sowie zur Diagnoseabsicherung eignen sich eine Reihe von Fremdbeurteilungsverfahren sowohl bei depressiven als auch bei manischen Syndromen. Eine Diagnosestellung ist allein anhand dieser Verfahren aber nicht möglich.

Beurteilungsverfahren für depressive Syndrome

HAMD

Die 1960 von Max Hamilton publizierte »Hamilton-Depression-Rating-Scale« (HAMD) (Hamilton 1960, 1967) ist bis dato das weltweit am meisten verwendete psychometrische Bewertungsverfahren für depressive Syndrome. Es wird zumeist zur Beurteilung des Verlaufs von Therapiestudien benutzt, oft leider auch fehlerhaft ohne vorausgehende Diagnosestellung. In verschiedenen Versionen wurden initial 17, später 21 bzw. 24 Items für die Beurteilung von Depressivität herangezogen (Bech et al. 1991; Snaith 1996; Möller 2001; Williams 2001). Entsprechend der ursprünglichen Konzeption von Hamilton wird in psychopharmakologischen Studien mittlerweile überwiegend wieder die 17-Item-Skala eingesetzt (CIPS 1996), obwohl auch die 21-Item-Skala durchaus verbreitet ist (Hautzinger 2005).

Der Untersucher bewertet gemäß seines klinischen Eindrucks sowie eigen- und durchaus auch fremdanamnestischer Angaben 17 (bzw. 21 oder 24) klinische Symptombereiche, die sich auf den Zeitraum der letzten sieben Tage beziehen. Alle Items sind dabei – mit gelegentlich nur unscharfen Trennvorgaben – drei- oder fünfstufig skaliert (die 21-Item-Version hat ein vierstufiges Item), d. h., bei 8 Items werden bis 2, bei den übrigen 9 Items 0 bis 4 Punkte vergeben. Die Interrater-Reliabilität (ohne Training) liegt zwischen 0.52 und 0.98, die Korrelation zum

BDI zwischen r = 0.16 und 0.82. Die großen Unterschiede erklären sich aus den unterschiedlichen Studien-Designs. Ein häufig angewandter Cut-Off-Score (z. B. Diagnose einer Depression bei mehr als 25 Punkten) ist nicht empfehlenswert, da die HAMD in erster Linie änderungssensitiv konzipiert worden ist. In Studien wird deshalb zumeist eine Änderung um 4 bis 6 Punkte im Vergleich zum Ausgangswert als klinisch relevant angesehen (CIPS 2002). Die Untersuchungsdauer liegt bei allen HAMD-Versionen inklusive Auswertung unter 15 Minuten, erweist sich somit als klinisch durchaus praktikabel.

Ein schon seit den 60er Jahren vorgebrachter wesentlicher Kritikpunkt ist, dass sich Veränderungen in der HAMD durch sedierende trizyklische Antidepressiva überproportional auswirken. Gleich 3 Items gehen nämlich auf das Schlafverhalten ein, sodass sedierende Substanzen im Vergleich zu aktivierenden Antidepressiva größere Score-Veränderungen und somit einen vermeintlich besseren klinischen Erfolg bewirken. Weiterhin ist zu bemängeln, dass neben Gewichts- und Libidoverlust weitere 3 Items somatische Symptome erfragen (somatische Angstsymptome, gastrointestinale Beschwerden, sonstige somatische Symptome). Kognitive oder psychomotorische Symptome werden dagegen unzureichend berücksichtigt. Bei klinisch sehr unterschiedlichen Syndromen können somit gleiche Scores resultieren (Stieglitz 2001; Demyttenaere und de Fruyt 2003). Nicht zuletzt führt die Anwendung verschiedener HAMD-Versionen zu Unklarheiten (Snaith 1996), sodass die Angabe der jeweiligen Version (z. B. HAMD-17; HAMD-21 oder HAMD-24 statt lediglich HAMD) erforderlich ist. Die Anwendung von Interview-Leitfäden und Rater-Trainings (z. B. bei klinischen Studien) erhöht die Interrater-Reliabilität erheblich (Stieglitz 2000, Stieglitz 2007).

Auch in primär nicht-psychiatrischem Umfeld lässt sich eine gute Interrater-Reliabilität feststellen (Morris et al. 2008).

MADRS

Ursprünglich 1979 in London und Stockholm entwickelt, ist die »Montgomery Asberg Depression Rating Scale« (MADRS) mittlerweile insbesondere im angloamerikanischen Kulturraum als Alternative oder Ergänzung zur HAMD gebräuchlich.

10 Items (offensichtliche Traurigkeit, berichtete Traurigkeit, Spannung, Appetit, Schlaf, Konzentration, Antrieb, Gefühllosigkeit, negativistische Gedanken/wahnhaftes Erleben, suizidale Gedanken) werden hinsichtlich ihres Schweregrades vom Untersucher von 0 bis 6 anhand definierter Kriterien bewertet. Beurteilungszeitraum ist die jeweils vorangegangene Woche. Validität und Reliabilität sind ähnlich gut wie bei der HAMD-17 und der BRMS (Bech-Rafaelsen-Melancholia-Scale, s. u.). Die Diagnostik einer Depression ist mit dieser Skala nicht möglich, da die MADRS lediglich zur Verlaufsdokumentation einer bereits diagnostizierten depressiven Episode konzipiert worden ist. Ein MADRS-Score unter 9 spricht dabei für die Remission einer depressiven Episode (Zimmermann 2004). Aufgrund der klaren Struktur, der einfachen Anwendbarkeit, überzeugender Gütekriterien und des geringen zeitlichen Aufwands von weniger als 15 Minuten wird die MADRS in den letzten Jahren zunehmend bei psychopharmakologischen Therapiestudien als Referenzskala eingesetzt (Müller 2003; Martinsen 1995). Somatische Symptome werden nicht erfragt, was bei Antidepressiva-Prüfungen durchaus sinnvoll sein kann, da so durch Medikamente bedingte körperliche Veränderungen unberücksichtigt bleiben. Bei der MADRS sollte darauf geachtet werden, dass der Beurteilungszeitpunkt gleich bleibt (z. B. morgens), um vergleichbare Ergebnisse zu erzielen (Schmidtke et al. 1988). Die Reliabilität (r zwischen 0.76 und 0.97) und Validität – insbesondere auch für die deutsche Version (r zwischen 0.67 und 0.92 im Vergleich zu HAMD-21 und CGI) – sind in Studien gut

untersucht (Neumann und Schulte 1988). Die Änderungssensitivität ist mit der HAMD vergleichbar (Khan et al. 2002).

BRMES

Von der Arbeitsgruppe um Per Bech wurden modifizierte Versionen der HAMD mit guter Validität und Reliabilität entwickelt: zuerst eine Erweiterung der HAMD-17 um sechs Items, später die reduzierte Version einer Skala mit nur noch 11 Items (und jeweils einer klar operationalisierten fünfstufigen Skalierung), um die Kernsymptomatik schärfer zu erfassen (Bech und Rafaelsen 1986; Bech et al. 1991; CIPS 2005). In dieser »Bech-Rafaelsen-Melancholie-Skala« (BRMES) sind nur noch die 6 Rasch-homogenen der ursprünglichen HAMD-Items erhalten. Hinzu kamen geeignete 5 Items aus der »Cronholm-Ottosson Depressions-Skala« von 1960. Die BRMES ist analog zur »Bech-Rafaelsen-Manie-Skala« aufgebaut (in weiten Teilen eine Art »Spiegelbild-Skala«). Mit ihr kann der Schweregrad eines depressiven Syndroms im Querschnitt wie im Verlauf zuverlässig beurteilt werden (Stieglitz et al. 1998; Stieglitz 2005b). Beurteilungsgrundlage sind die vorangegangenen drei Tage. Zu beachten ist, dass sich somatische Symptome nicht direkt auf den Gesamt-Score auswirken. Als Zeitaufwand müssen 10–20 Minuten veranschlagt werden (gemäß strukturiertem Interviewleitfaden bis zu 25 Minuten). Zur einheitlichen Informationserhebung für klinische Studien wurde ein Interviewleitfaden entwickelt. Ferner existieren Cut-Off-Werte für die Gesamtbevölkerung. Eine vierstufige Klassifizierung des Schweregrades ist möglich (6 bis 14 Punkte leichte Depression, ab 15 Punkten Major-Depression) (Bech und Rafaelsen 1986; Bech et al. 1988). Die BRMES hat eine hohe innere Konsistenz, eine gute Reliabilität und eine vermutlich bessere Veränderungssensitivität (unter Antidepressiva) als der HAMD-17 (Maier et al. 1988).

Eine Reihe weiterer Fremdbeurteilungsverfahren sind weniger verbreitet als die oben bezeichneten Verfahren. Dies ist beispielhaft das IDS.

IDS

Im deutschsprachigen Bereich ist noch das »Inventar Depressiver Symptome« (IDS) geläufig, ein an den Kriterien von ICD-10 und DSM-IV angelehntes Fremdbeurteilungsverfahren, das sich durchaus zur Diagnosesicherung eignet. Die 28 Items werden dabei vom Untersucher vierstufig (0 bis 3) im Hinblick auf die vergangene Woche beurteilt. Werte bis zu 14 Punkten gelten als unauffällig, ab 25 Punkten ist eine manifest depressive Symptomatik anzunehmen. Reliabilität (innere Konsistenz 0.88 bis 0.92) und Validität (Korrelation zum HAMD 0.73 bis 0.92) sind gut (Hautzinger und Meyer 2002). In der englischsprachigen Originalversion (Rush et al. 1986) existiert neben der Fremd- auch eine Selbstbeurteilungsskala.

Beurteilungsverfahren für manische Syndrome

Auch zur standardisierten Erfassung manischer Syndrome sind einige gut untersuchte reliable und valide Testverfahren entwickelt worden.

YMRS

Den »Goldstandard« in der Psychometrie der Manie stellt die 1978 von R.C. Young und Kollegen an der Washington University, St. Louis, entwickelte »Young Mania Rating Scale« (YMRS) dar. In jüngerer Zeit wurde die YMRS in Therapiestudien als einziges psychometrisches Verfahren zur Bewertung der antimanischen Wirkung von Neuroleptika eingesetzt (daneben noch Störungsgruppen übergreifende Verfahren wie die Skala »Clinical Global Impression«, CGI).

Bei der YMRS bewertet ein in der Beurteilung psychischer Störungen erfahrener Untersucher gemäß seinem klinischen Eindruck 11 Items bezogen auf die vergangene Woche. Die Items werden fünfstufig mit 0 bis 4 Punkten, jeweils einfach (gehobene Stimmung, motorische Aktivität, sexuelle Aktivität, Schlafverhalten, formaler Gedankengang, äußeres Erscheinungsbild, Krankheitseinsicht) oder doppelt (Irritabilität, Sprechweise, Denkinhalte, Anspannung) gewertet. 20 Punkte oder mehr gelten als Hinweis auf eine manische Symptomatik (bei maximal 60 möglichen Punkten). Reliabilität (r = 0.93) und Validität (r = 0.86 bis 0.89) des Verfahrens sind gut untersucht (Young et al. 1978; Hautzinger und Meyer 2002).

BRMAS

Ebenfalls seit 1978 gebräuchlich ist die »Bech-Rafaelsen-Manie-Skala«, eine Art »Spiegelskala« zur BRMES, bei der analog 11 Items fünfstufig (0 bis 4) bewertet werden (motorische Aktivität, sexuelle Aktivität, Sprechweise, Ideenflucht, Lautstärke, Anspannung, Stimmung, Selbstwertgefühl, Kontaktfreudigkeit, Schlaf, Arbeitsweise). Grundlage der Beurteilung sind die vergangenen zwei Tage (Bech et al. 1978). Aufgrund der nur geringen inhaltlichen Unterschiede zwischen den Manie-Selbstbeurteilungsverfahren (vgl. insbesondere YMRS) besteht auch hier eine hohe Validität bei guter Reliabilität (Cronbach Alpha zwischen 0.77 und 0.87; CIPS 2002) (Wciorka et al. 2011). Scores unter 15 Punkten sprechen für Hypomanie, Werte um 20 Punkte für eine mäßige, Werte um 28 Punkte für eine schwer ausgeprägte Manie. Insbesondere für pharmakologische Therapiestudien erwies sich die BRMAS als geeignet (Bech 2002). Die praktische Kombination mit der BRMES erweist sich als günstiger für die Langzeitbeurteilung von bipolaren Störungen.

CARS-M

Die »Clinician Administered Rating Scale for Mania« (CARS-M) ist eine 15-Item-Fremdbeurteilungsskala, die manische und psychotische Symptome gemäß den DSM-IV-Kriterien für manische Episoden erfasst. Sie ist ebenfalls zur Schweregraderhebung, zur klinischen Verlaufsbeurteilung und für Therapiestudien geeignet.

Es können zwei Subskalen gebildet werden. Die ersten 10 Items (gehobene Stimmung, Anspannung, Sprechweise, 2 Items zur motorischen Aktivität, Ideenflucht, Irritabilität, Größenideen, Schlafverhalten, Urteilsfähigkeit) – allesamt sechsstufig einzuschätzen – bilden die Manie-Subskala, die übrigen 5 Items eine Subskala psychotischer Symptome. Richtwerte werden von den Autoren auch für die Manie-Subskala (maximal 50 Punkte) angegeben (8 bis 15 Punkte: leicht, 16 bis 25 Punkte: mäßig, über 26 Punkte: schwer ausgeprägte manische Symptomatik). Die Testdauer liegt bei 15–30 Minuten; Reliabilität (r = 0.78 bis 0.95) und Validität (Korrelation zur YMRS r = 0.94) waren gut (Altman et al. 1994; Poolsup et al. 1999).

Nachfolgend werden einige weniger verbreitete Beurteilungsverfahren manischer Syndrome aufgeführt.

Von Beigel und Mitarbeitern wurde 1971 die erste Manie-Skala (»Manic State Rating Scale«) entwickelt, bei der anhand von Beobachtungen des Pflegepersonals während der vergangenen 8 Stunden einer stationären Behandlung 26 Items fünfstufig beurteilt werden. Trotz guter Testgütekriterien wird das Verfahren kaum noch eingesetzt. Es ist schlicht zu zeitaufwendig, überdies sind manche Itemeinstufungen unscharf definiert und trotz seines Umfangs erfasst es bestimmte Manie-Symptome (Schlafstörungen, Affektlabilität) nur unzureichend (Beigel und Murphy 1971; Poolsup et al. 1999).

Petterson et al. publizierten eine Skala mit lediglich 7 symptomorientierten Items sowie 2 Items für die globale Wertung. Interrater-Reliabilität (r = 0.88) und Konstruktvalidität (r = 0.65 im Vergleich zur Beigel-Skala) waren ausreichend. Allerdings werden durch die Petterson-Skala manische Symptome im Sozialkontakt, beim Schlafverhalten und bei der Arbeit nicht bewertet. Die Petterson-Skala ist nicht mehr gebräuchlich (Petterson et al. 1973; Poolsup et al. 1999).

Die beiden zuvor genannten Skalen waren auch »Ausgangspunkt« für die Entwicklung weiterer Manie-Fremdbeurteilungsskalen, u. a. auch der bereits beschriebenen YMRS und der BRMAS.

Die »Manchester Nurse Rating Scale for Mania« (MNRS-M) basiert ebenfalls teilweise auf der »Mania State Rating Scale« (s. Beigel und Murphy 1971). In 9 Items beurteilen dabei Pflegekräfte das Verhalten des Patienten während einer Schicht. Interrater-Reliabilität (r = 0.81) und Konstruktvalidität (Korrelation zur Mania State Rating Scale r = 0.79) erscheinen zufriedenstellend, bedürfen allerdings noch weiterer Evaluation. Interessant erscheint diese Skala als Erweiterung der Fremdbeurteilung, da Pflegekräfte mehr als Ärzte in engem Kontakt zum Patienten stehen; überdies ist der zeitliche Aufwand bei 9 Items nur gering. Hinsichtlich der Psychometrie bei bipolaren Störungen ist erwähnenswert, dass es eine korrespondierende Skala für depressive Symptome gibt (Brierley et al. 1988).

8.1.3 Selbstbeurteilungsverfahren

Mithilfe von Selbstbeurteilungsskalen lassen sich keine sicheren Diagnosen stellen. Eine Reihe dieser Skalen eignet sich jedoch gut zum Screening und zur Bewertung des Ausprägungsgrades sowie zum Verlaufs- und Therapiemonitoring einer affektiven Symptomatik.

Beurteilungsverfahren für depressive Symptome

BDI

Am weitaus gebräuchlichsten und am besten untersucht ist das 1961von Aron Beck aufgrund klinischer Beobachtungen entwickelte und 1978 modifizierte »Beck Depression Inventory« (BDI-I). Mit ihm können Schweregrad und Verlauf depressiver Syndrome reliabel und valide eingeschätzt werden (Beck 1961; Beck und Steer 1987; Hautzinger et al. 1995). Auch als Screening-Instrument mit guter Sensitivität wird das BDI-I häufig eingesetzt, ist allerdings angesichts unzureichender Spezifität mit bis zu 27 % falsch positiven Beurteilungen nicht zur endgültigen Diagnosestellung geeignet (Roberts et al. 1991).

Aufgrund der zahlreichen Studien zur Testgüte und der weiten Verbreitung bleibt es bis dato dennoch das »Mittel der Wahl« zur Selbstbeurteilung vordiagnostizierter depressiver Syndrome. Reliabilität (innere Konsistenz zwischen 0.73 und 0.95, in den meisten Studien um 0.90) und Validität (Korrelation zum HAMD-17 0.73, zur SDS-Zung-Skala 0.74, zu anderen Selbstbeurteilungsverfahren noch höher) sind gut, die Konstruktvalidität ist belegt (Hautzinger et al. 1995).

Eine umfangreiche Vorbereitung des Probanden ist beim BDI nicht notwendig. In dem leicht verständlichen Fragebogen werden jeweils auf die vergangenen sieben Tage bezogene Antwortmöglichkeiten zu insgesamt 21 Items angeboten, die mit Scores zwischen 0 und 3 beurteilt werden (4 Items zur Affektivität, Versagens-, Schuld- und Beeinträchtigungserleben, Antriebsverhalten, Suizidalität, Anspannung, Interesselosigkeit, sozialer Rückzug, Arbeitsunfähigkeit, Ambivalenz, 2 Items zum Schlafverhalten, 3 Items zur Appetenz inkl. Libido). Ein BDI-

Wert von 20 oder mehr Punkten findet sich bei mehr als 2/3 der depressiven Patienten (Hautzinger et al. 1995). Im Testhandbuch werden Grenzwerte der deutschen BDI-I-Version angegeben: bis 11 Punkte unauffällig, 12 bis 17 Punkte mäßig depressiv, ab 18 Punkten »klinisch relevant« (zwei Standardabweichungen über Mittelwert der gesunden Probanden 6,5 +/- 5,2, eine halbe Standardabweichung unter Mittelwert der depressiven Patienten, 23,7 +/- 9,8). Der Aussagewert bleibt vom Lebensalter (validiert für 18–80 Jahre), dem Geschlecht und der diagnostischen Eingruppierung des Patienten weitgehend unberührt, wenngleich erwartungsgemäß bei jungen Patienten affektive und motivationale Symptome, bei älteren Menschen somatische Symptome häufiger angegeben werden. Depressive Symptome, wie Hypersomnie, Agitation, emotionale Retardierung und Appetitzunahme, werden vom BDI-I nicht erfasst (Beck et al. hielten diese Beschwerden auch bei Gesunden für zu häufig), sodass die depressive Selbstbeschreibung bei bipolar affektiven Störungen verzerrt sein könnte (Hautzinger und Meyer 2002). Das BDI-I erfasst sechs von neun DSM-III-Kriterien für depressive Episoden vollständig, zwei weitere teilweise und lediglich ein Kriterium (Agitation) nicht. In zahlreichen Untersuchungen wurden Faktorenanalysen mit uneinheitlichen Ergebnissen durchgeführt. Es darf davon ausgegangen werden, dass das BDI-I bei hoher Interkorrelation der einzelnen Faktoren nur einen Generalfaktor aufweist (Beck et al. 1988; CIPS 2005). Seit 1996 existiert ein ebenfalls von Beck und Mitarbeitern entwickeltes BDI-II mit gleichfalls 21 Items und vergleichbarem Aufbau. Die Modifikationen orientieren sich an den Veränderungen des DSM-IV im Vergleich zum DSM-III, sodass die Items nun alle neun DSM-IV-Kriterien einer depressiven Episode erfragen, sodass das BDI-II in Kliniken und Studien zunehmend präferiert wird (Beck et al. 1996). International ist bislang allerdings weiterhin das BDI-I üblich.

SDS

Die »Self Rating Depression Scale« (SDS) von Zung war in den 1970er und 1980er Jahren auch international weit verbreitet, wird mittlerweile aber kaum noch eingesetzt. Der Patient soll dabei 20 Aussagen vierstufig danach beurteilen, inwiefern diese auf ihn in der vergangenen Woche zugetroffen haben (von »nie/selten« bis »meistens/immer«). Aus den Antworten lässt sich ein Index errechnen, für den eine vierstufige Einschätzung der vorhandenen Depressivität angegeben wird (z. B. Index ab 70: »schwer depressiv«) (Zung 1965). Kritisch zu beachten ist, dass bei 9 von 20 Items somatische Symptome im Vordergrund stehen (Hautzinger und Meyer 2002). Die SDS eignet sich gut als ergänzende Verlaufsbeurteilung, zumal der Zeitaufwand gering ist, das Format (eine Seite) praktisch ist und Reliabilität sowie Validität (Korrelation zum HAMD und zum BDI-I um 0.70) zufriedenstellend sind (CIPS 2002).

ADS

Die »Allgemeine Depressionsskala« (ADS) von Hautzinger und Bailer (1993) ist die deutsche Überarbeitung und Erweiterung der »CES-D« (des Screeninginstruments »Depression Scale« des »Centers for Epidemiological Studies« am »National Institute of Mental Health«, NIMH). Die ADS wird ab einem Alter von 14 Jahren als Selbstbeurteilungsinstrument eingesetzt, um das Vorliegen und die Dauer der Beeinträchtigung durch depressive Symptome, somatische Beschwerden, motorische Hemmung und negative Denkmuster zu erfragen. Sie liegt in einer Lang- und einer Kurzform vor (20 bzw. 15 Items), die sich auch aufgrund des geringen zeitlichen Aufwands (5–10 Minuten) und der einfachen Handhabung gut zur wöchentlichen Verlaufsbeurteilung eignen. Die erfragten depressiven Merkmale sind Verunsicherung, Erschöpfung, Hoffnungslosigkeit,

Selbstabwertung, Niedergeschlagenheit, Einsamkeit, Traurigkeit, Antriebslosigkeit, Weinen, Rückzug und Angst, jeweils bezogen auf die vergangene Woche. Somatische Symptome werden auch hier weniger berücksichtigt. Punktwerte bis 12 gelten noch als normal, ab 23 Punkten (20-Item-Version) als manifest depressiv. Reliabilität (innere Konsistenz bis r = 0.89, Testhalbierung r = 0.81) und Validität (Korrelationen mit anderen Selbstbeurteilungsverfahren r = 0.73 bis 0.94, mit Fremdbeurteilungsverfahren HAMD und IDS r = 0.49 bis 0.90) erreichen gute Werte (Hautzinger und Meyer 2002; Brickenkamp 2002). ADS-Werte von 23 oder mehr Punkten (bzw. von 18 in der Kurzform) weisen auf eine depressive Problematik hin (Hautzinger-Meyer 2002). Die ADS korreliert eher mit den Kriterien einer Dysthymia (Wilcox et al. 1998).

D-S

Die »Depressivitäts-Skala« (D-S) von von Zerssen besteht aus 16 der ursprünglich 43 Aussagen der »Paranoid-Depressivitätsskala«, mit denen die momentane affektive Befindlichkeit beurteilt werden soll (vierstufig zwischen »trifft zu« bis »trifft gar nicht zu«). Mit dem Gesamt-Score kann die ängstlich-depressive Gestimmtheit bei psychiatrischen Patienten eingeschätzt werden. Ein Test dauert etwa 5 Minuten; mit der Durchführung der Parallelform D-S' (ebenfalls 16 Aussagen) lässt sich die Reliabilität erhöhen (Paralleltest-Reliabilität r = 0.76 bis 0.91). Die inhaltliche Validität ist gut belegt. Je nach verfügbarer Zeit lässt sich die D-S in ihrem Aussagegehalt noch erweitern, insbesondere wenn die formal gleich aufgebauten Items der »Paranoid-Skala« oder die rasch und einfach durchzuführende Befindlichkeits-Skala (Bf-S, s. u.) erfragt werden (von Zerssen 1973; CIPS 2002).

Von den recht zeitaufwendigen Interviewverfahren abgesehen, lassen sich in einem mehrdimensionalen Kontext mit Depressivität assoziierte psychopathologische Symptome und Syndrome durchaus rasch und gut evaluiert durch einige weitere Selbstbeurteilungsverfahren erfassen.

Bf-S

Die erwähnte »Befindlichkeits-Skala« von von Zerssen registriert Schwankungen in der subjektiven Befindlichkeit und wird entsprechend als Verlaufskontrolle bei Störungen des allgemeinen Wohlbefindens eingesetzt. Dabei kann das Ausmaß der aktuellen Beeinträchtigung mit einem Schwerpunkt auf der Affektivität eingeschätzt werden. Vom Probanden werden 28 Gegensatzpaare zum momentanen Stand der eigenen Empfindungen beurteilt (z. B. »eher teilnahmsvoll«, »eher teilnahmslos«, »weder teilnahmsvoll noch teilnahmslos«). Die wiederholte Anwendung der Skala ermöglicht eine Objektivierung von Befindlichkeitsänderungen. Bei gleichzeitiger Benutzung der ebenfalls 28 Paare umfassenden Parallelform erhöht sich die Zuverlässigkeit der Aussage. Die Skala wurde genormt für 20- bis 64-Jährige. Reliabilität (Paralleltest-Zuverlässigkeit r = 0.86 bis 0.95, Halbierungszuverlässigkeit: r = 0.94) und Validität (Korrelation mit klinischer Einschätzung der Depressivität bei r = 0.85) sind zufriedenstellend, die Bearbeitungsdauer von lediglich 2 Minuten ist sehr günstig. Entsprechend eignet sich die Skala gut als akzessorisches Verlaufsbeurteilungsinstrument (von Zerssen und Koeller 1976; Brickenkamp 2002; CIPS 2005).

SCL-90-R

Die »Symptom Checklist 90 Items-Revised« (SCL-90-R) von Derogatis, in der deutschen Version von Franke, kann im psychologisch-psychotherapeutischen und im psychiatrischen Kontext eingesetzt werden, durchaus aber auch als Screening-Instrument im allgemeinmedizinischen Bereich (Derogatis 1977; Franke 1995). Die SCL-90-R misst die subjektiv empfundene Beeinträchtigung einer Person durch körperliche und psychische Symptome innerhalb der letzten sieben Tage. 90 Items werden dabei fünfstufig vom Probanden in ihrem Ausprägungsgrad bewertet. Jeweils 6 bis 13 Items werden zu insgesamt 9 Skalen zusammengefasst (Somatisierung, Zwanghaftigkeit, Unsicherheit im Sozialkontakt, Depressivität, Ängstlichkeit, Aggressivität/Feindseligkeit, phobische Angst, paranoides Denken und Psychotizismus). Die Skala für Depressivität umfasst dabei 13 Items, die sich aufgrund der umfangreichen Normstichproben auch als Screening-Instrument für Depressivität eignen. Mit den übrigen Skalen können via Selbstbeurteilung – mehrdimensional – Hinweise auf assoziierte Störungssyndrome erfasst werden. Drei globale Kennwerte messen die »grundsätzliche psychische Belastung«, die »Intensität der Antworten« und die »Anzahl der Symptome, bei denen eine Belastung vorliegt«.

Die internen Konsistenzen (Cronbach Alpha) der einzelnen Skalen liegen zwischen r = 0.75 und r = 0.97 (auch gut validiert bei stationären Psychotherapiepatienten). Es stehen auch Normstichproben für Jugendliche zur Verfügung. Die Reliabilität ist dabei für klinische Gruppen gut bis sehr gut (Retest-Reliabilität zwischen r = 0.69 und r = 0.92), die Validität für den gesamten Test und speziell auch für die Subskala »Depressivität« gut belegt (Korrelation zwischen Skala »Depressivität« und DS r = 0.81; CIPS 2002). Die durchschnittliche Testdauer beträgt etwa 15 Minuten. Der SCL-90-R liegt auch in einer praktischen Computer-Version mit automatischer Auswertung vor.

DDF

Der »Differenzielle Depressionsfragebogen« (DDF) erhebt in seiner Konzeption den Anspruch, Depressivität mehrdimensional zu erfassen. Aus der Beantwortung von 76 Items lassen sich 6 Skalen erstellen, die die qualitative Ausrichtung einer depressiven Symptomatik näher bezeichnen (»phobisch«, »somatisiert«, »hypochondrisch«, »selbstquälerisch«, »paranoid«, »anankastisch«) (Hautzinger und Meyer 2002).

EDS

Die »Erlanger-Depressions-Skala« (EDS) ist einfach und schnell zu handhaben. Bei zufriedenstellender Validität ist die Reliabilität allerdings nur mäßig gut untersucht (an einer Stichprobe von Patienten einer Zahnarztpraxis). Anhand von Aussagen zu 9 Items können zwei Faktoren (depressive Stimmung, Antriebsminderung) beurteilt werden (Lehrl und Gallwitz 1983). In den letzten Jahren wird die EDS angesichts zahlreicher besser untersuchter und schärfer abbildender Psychometrie-Verfahren lediglich noch zum Screening oder als ergänzende Untersuchung eingesetzt.

Beurteilungsverfahren für manische Symptome

Selbstbeurteilung ist entgegen einer weit verbreiteten Ansicht nicht nur bei depressiven, sondern auch durchaus bei manischen Syndromen reliabel und valide möglich (Altman 1998). Der Prozentsatz der Verweigerer (z. B. auch durch »absichtliches Falschausfüllen«) ist nicht signifikant höher als bei nicht manischen Patienten (Altman et al. 1997).

MSS, SMRI

Die 1997 in Bochum entwickelte und evaluierte »Manie Selbstbeurteilungs-Skala« (MSS) stellt die leicht modifizierte deutsche Version des »Self Rating Mania Inventory« (SRMI) dar (Krüger et al. 1997; Shugar et al. 1992). In der Skala werden 48 Aussagen vom

Patienten mit »ja« oder »nein« beantwortet; Zeitraum der Bewertung ist der vergangene Monat. Innere Konsistenz (Cronbach Alpha = 0.94) und Test-Retest-Reliabilität (r = 0.80 bis 0.93) sind gut; hohe Korrelationen zu YMRS und ISS weisen auf eine zufriedenstellende Validität hin (Hautzinger und Meyer 2002). Der MSS lässt sich bei manischen Patienten mit und ohne Krankheitseinsicht gleichermaßen gut einsetzen. Auch hypomane Stimmungsschwankungen werden valide erfasst, sodass sich die MSS angesichts der guten Evaluierung, internationalen Akzeptanz und geringen Bearbeitungsdauer (3–6 Minuten pro Test) als gutes Instrument zur Schweregradeinschätzung und Verlaufsdokumentation eignet. Hinsichtlich der Selbstbeurteilung manischen Erlebens ist die MSS unserer Ansicht nach als psychometrisches Mittel der Wahl anzusehen.

ISS

In der »Internal State Scale« (ISS) werden vom Patienten 16 Aussagen zur eigenen Befindlichkeit am Untersuchungstag anhand einer (10 cm langen) visuellen Analogskala beurteilt (z. B. Stellungnahme zu »heute war ich reizbar« oder »heute war ich niedergeschlagen«; Selbsteinschätzung von »überhaupt nicht« bis »sehr stark« – Wert 0 bis 100). Aus den angegebenen Werten lassen sich ein »Wohlbefinden-Index« und ein »Aktivierungs-Index« berechnen. Hohe Indizes in beiden Bereichen sprechen für ein manisches Zustandsbild (genauere Differenzierung und Einordnung der Indizes, s. Bauer 2000). Vorteilhaft ist bei der ISS, dass mit ihr sowohl manische, hypomanische als auch euthyme und depressive Befindlichkeiten quantifiziert werden können, sodass sie sich gut zur Längsschnitterfassung bipolaren Erlebens eignet (Bauer et al. 1991; Hautzinger und Meyer 2002).

ASRM

Mit der »Altman Self Rating Mania Scale« (ASRM) wird die Ausprägung einer manischen Symptomatik beurteilt. Die Skala besteht aus 5 Items, die vom Probanden fünfstufig bewertet werden (0 bis 4). Die Items sind an die Manie-Kriterien des DSM-IV angelehnt. Beurteilungszeitraum ist auch bei dieser Skala die vergangene Woche. Ab Werten von 6 Punkten (bei maximal 20 möglichen Punkten) ist die Wahrscheinlichkeit eines manischen Syndroms erhöht (Sensitivität 86 %). Die ASRM ist hinreichend validiert, eignet sich gut zum Screening und auch zur Verlaufsbeurteilung (Altman et al. 1997, 2001). Auch eine deutsche Version wurde eingesetzt (Bräunig et al. 2009).

8.2 Besondere Altersgruppen

Die Untersuchungen zur Normierung und Testgüte wurden bei allen bisher beschriebenen psychometrischen Verfahren mit Altersstichproben zwischen 18 Jahren (bzw. 14, 16 Jahren) und 65 Jahren (bzw. 60, 70 Jahren) durchgeführt. Deshalb ergeben sich im klinischen Alltag die Fragen, ob diese Verfahren auch für Kinder und Jugendliche sowie Senioren Gültigkeit haben, und welche Verfahren bei jeder Altersgruppe angewandt werden sollten.

8.2.1 Kinder und Jugendliche

DIPS für Kinder und Jugendliche

Für Kinder und Jugendliche gibt es das an das DIPS angelehnte, speziell für diese Altersgruppe genormte »Diagnostische Interview Psychischer Störungen bei Kindern und Jugendlichen« (Kinder-DIPS) (Unnewehr et al. 1994). Durch direkte Befragung der Kinder und Jugendlichen sowie der Eltern wird beim Kinder-DIPS eine explizit an den DSM-IV und ICD-10-Kriterien orientierte diagnostische Beurteilung ermöglicht, unter anderem auch für affektive Störungen (schweres depressives Syndrom, dysthymes Syndrom) (Brickenkamp 2002).

CASCAP-D

Eine ausführliche Befundung von psychopathologischen Symptomen mittels eines Interviews ist für Kinder und Jugendliche mit dem »Child and Adolescent Psychopathology« (CASCAP-D) möglich, von dem es auch eine deutsche Version gibt. Es erfasst das gesamte Spektrum der ICD-10- und DSM-IV-Kriterien. 11 der 98 fremdbeurteilten Merkmale beziehen sich auf den Merkmalsbereich »Stimmung und Affekt«. Eine ausführliche Validierung ist bereits erfolgt (Döpfner et al. 1999).

DIKJ

An das Beck Depressions-Inventar angelehnt ist das weit verbreitete »Depressionsinventar für Kinder und Jugendliche« (DIKJ), das sich bei 8- bis 17-Jährigen zur Einschätzung des Schweregrads, zur Verlaufsbeurteilung und zur Diagnosesicherung eignet. Bei ursprünglich 27 – mittlerweile nur noch 26 – Items ist von den Probanden eine von drei Antwortmöglichkeiten auszuwählen. Die Items orientieren sich an den DSM-IV-Kriterien für eine depressive Episode. Die Testgütekriterien sind zufriedenstellend evaluiert (Stiensmeier-Pelster et al. 1989; Brickenkamp 2002; Hautzinger und Meyer 2002).

Das DIKJ stellt eine modifizierte Version des im angloamerikanischen Raum sehr gebräuchlichen »Kinder-Depressions-Test« dar (Kovacs 1985).

DTK

Auch im »Depressionstest für Kinder« (DTK) werden via Selbstbeurteilung depressive Symptome erfragt. 9- bis 14-Jährige beurteilen dabei 55 einfache Fragen mit »Ja« oder »Nein« (Rossmann 1993).

CES-D

Das Screeninginstrument »Depression Scale« des »Centers for Epidemiological Studies« (CES-D) wurde am National Institute of Mental Health Bethesda (NIMH) entwickelt. Das CES-D ist an einer Stichprobe von 14- bis 18-jährigen Jugendlichen normiert und evaluiert. Auch die deutsche Version ADS (siehe unter IV.) kann in dieser Altersgruppe eingesetzt werden (Radloff 1977, Hautzinger und Bailer 1993).

K-SADS-MRS

Für manische Syndrome bei Kindern wurden 14 Items aus dem seit 1986 gebräuchlichen »Kiddie Schedule for Affective Disorders and Schizophrenia« (K-SADS) zu einer speziellen »Children mania rating scale« (MRS) zusammengefasst. Bei einer (allerdings kleinen) Stichprobe ergaben sich eine Sensitivität von 87 % und eine Spezifität von 81 %. Die weitere Evaluierung steht noch aus (Axelson et al. 2003).

Des Weiteren gibt es Untersuchungen, die eine Übertragbarkeit der o. g. YMRS für Erwachsene als sinnvolles psychometrisches Instrument auch auf Kinder mit bipolaren affektiven Störungen nahe legen (Fristad et al. 1995).

Senioren

Bei Patienten in höherem Lebensalter werden für wissenschaftliche Untersuchungen und in der Praxis – und zwar sowohl zur Verlaufsbeobachtung als auch zur Schweregradeinschätzung – die oben beschriebenen Verfahren ohne explizite alterskorrelierte Werte durchgeführt.

Die o. g. Selbstbeurteilungsskalen ADS und BDI wurden speziell für die Altersgruppe bis 80 Jahre genormt. Dabei bietet sich zur Bewertung des Verlaufs insbesondere die rasch zu beurteilende ADS-Kurzform mit 15 Items (Wertungen zwischen 0 und 3) für diese Altersgruppe an (Hautzinger und Petermann 2000). Allerdings bleiben einige in dieser Altersgruppe relativ häufige Symptome weitgehend unberücksichtigt (z. B. Unruhe, somatische Symptome etc.).

GDS

Die »Geriatrische Depressionsskala« (GDS) enthält 30 Fragen, die vom Patienten dichotom beantwortet werden (in der Kurzform nur 15 Items). Die GDS zeichnet sich als reliables, homogenes, trennscharfes und durchaus valides Beurteilungsinstrument aus. Bei einem Cut-Off-Wert (depressiv/nicht depressiv) von 14 ergeben sich eine Spezifität von 100 % und eine Sensitivität von 80 % (Yesavage et al. 1983; Hautzinger 2000; Hautzinger und Meyer 2002; Wancata et al. 2006).

Speziell für das höhere Lebensalter konzipierte Manie-Skalen sind nicht bekannt; in der Praxis ist trotz fehlender Evaluierung am ehesten die »Young Mania Rating Scale« (YMRS) zu empfehlen.

9 Bildgebung bei bipolaren Störungen

Harald Scherk

Kapitelübersicht

Bildgebende Untersuchungen des Gehirns können dazu beitragen, die Ursachen psychiatrischer Erkrankungen aufzuklären. Trotz der bestehenden neurobiologischen Erklärungsansätze der bipolaren Störungen bleiben derzeit noch viele Fragen unbeantwortet. In den letzten Jahrzehnten wurde weltweit eine Vielzahl von bildgebenden Untersuchungen an Patienten mit bipolaren Störungen durchgeführt. Dies waren insbesondere Untersuchungen zur Struktur einzelner Hirnregionen (Größenveränderungen), zur neurochemischen Funktionalität und zur neuronalen Aktivität. In diesem Kapitel werden die wichtigsten Ergebnisse dieser Studien übersichtsartig dargestellt.

Für alle Methoden wie auch für nahezu alle untersuchten Regionen gilt jedoch, dass die Befunde der einzelnen durchgeführten Studien sehr heterogen bis widersprüchlich sind. Möglicherweise ist dies durch klinische, diagnostische, therapeutische und epidemiologische Unterschiede zwischen den einzelnen Untersuchungen bedingt. Eine zusammenfassende Untersuchung aller Einzelstudien in Metaanalysen kann solche kleinen Abweichungen ausgleichen. Die größere Probandenzahl erhöht die statistische Aussagekraft. Deutliche Befunde treten mit diesem Vorgehen stärker hervor. Kleinere Befunde, die möglicherweise nur bei einer bestimmten klinischen Untergruppe bipolarer Patienten auftreten, können durch ein solches Vorgehen verloren gehen. Die Qualität der Ergebnisse von Metaanalysen ist direkt abhängig von der Qualität der Originalstudien. Auch sie zeigen nicht die Wahrheit, sondern nur den derzeitigen Mehrheitsbefund. Dieser Einschränkung bewusst, werden in diesem Artikel überwiegend die Ergebnisse aktueller Metaanalysen dargestellt. Ergänzend werden jedoch relevante abweichende Befunde dargestellt, um so die Bandbreite der aktuellen Forschung wiederzugeben.

9.1 Ergebnisse struktureller Untersuchungen

Zur Untersuchung der Gehirnstruktur mit bildgebenden Verfahren werden zwei Methoden angewendet. Zum einen die »Region-of-Interest«-Methode (ROI), bei der in einem halb automatischen Verfahren einzelne Schnittbilder eines kernspintomografisch gewonnenen 3-D-Bilds des Gehirns untersucht werden. Zur Größenbestimmung einzelner Gehirnregionen werden diese von Hand mit Software-Unterstützung markiert. Wenn dies auf allen Schnittbildern, auf denen die jeweilige Region zu sehen ist, durchgeführt wurde, kann aus der Addition aller markierten Ebenen die Größe der Gehirnregion berechnet werden. Bei der anderen Methode, der »Voxel-based-Morphometry« (VBM), besteht das 3-D-Bild des Gehirns aus einer Unzahl in der Regel 1 mm³ großen Würfeln, den sog. Voxeln. Mit der VBM-Methode können die kompletten Gehirnbilder vieler Untersuchungspersonen gleichzeitig vollautomatisch analysiert werden.

9.1.1 Ergebnisse der ROI-Studien

Die Vielzahl der mit dieser Methode durchgeführten Studien wurde in den letzten Jahren in Übersichtsartikeln und durch Metaanalysen zusammengefasst (Scherk et al. 2004; Kempton et al. 2008; Konarski et al. 2008; Arnone et al. 2009; Vita et al. 2009).

Gesamtgehirn und kortikale Strukturen

Untersuchungen der Gesamtgröße des Gehirns von Patienten mit einer bipolaren Störung im Vergleich zu gesunden Kontrollprobanden zeigten keine Unterschiede (Kempton et al. 2008; Konarksi et al. 2008).

Untersuchungen zur Größe des Stirnhirns, des Scheitelhirns und des Hinterhaupthirns sind sehr widersprüchlich. Es werden sowohl Volumenverminderungen in einzelnen Regionen als auch unveränderte Volumina beschrieben. Werden Unterregionen des Stirnhirns genauer untersucht, gibt es deutliche Hinweise auf verringerte Größen des orbitalen frontalen, des dorsolateral präfrontalen und des anterioren cirngulären Kortex. Gleichwohl wurden in den verschiedenen Studien unterschiedliche Anteile dieser Strukturen untersucht, sodass eine direkte Vergleichbarkeit nicht besteht und sich daher diese Untersuchungen für eine metaanalytische Überprüfung nicht eignen (Konarski et al. 2008).

Eine weitere Metaanalyse zeigte jedoch eine Verminderung von Gesamthirnvolumen und dem Volumen des vorderen Stirnhirns. Dass dieser Befund nicht durch andere Metaanalysen gefunden werden konnte, ist möglicherweise darauf zurückzuführen, dass es sich um einen sehr kleinen Effekt handelt, der erst bei einer großen Anzahl von Studien (wie 25 in der vorliegenden Metaanalyse) aufgefunden werden kann (Arnone et al. 2009). Trotz dieser metaanalytischen Aufarbeitungen ist wegen der Heterogenität der Originalbefunde eine eindeutige Beurteilung struktureller Veränderungen von Gesamthirn und Stirnhirn derzeit nicht möglich.

Ventrikelsystem

Patienten mit einer bipolaren Störung zeigten im Vergleich zu gesunden Kontrollprobanden eine Vergrößerung der Seitenventrikel um 17 %. Dieser Befund ist rechts deutlicher als links (Kempton et al. 2008). Die Vergrößerung des Liquorsystems geht mit der oben beschriebenen unveränderten Gesamtgehirngröße einher. Daher deutet diese Ventrikelvergrößerung auf eine Größenabnahme anderer Gehirnbestandteile hin. Neuropathologisch könnte dies durch eine Abnahme der neuronalen Dichte verursacht sein und die reduzierte Anzahl von Gliazellen in angrenzenden Gehirnbereichen (Harrison 2002).

Neben der Vergrößerung der Seitenventrikel wurde auch eine Volumenzunahme des 3. Ventrikels nachgewiesen (Kempton et al. 2008). Zum jetzigen Zeitpunkt ist jedoch unklar, ob diese Ventrikelerweiterungen vor, während oder nach Ausbruch der Erkrankung auftreten. Es gibt jedoch Hinweise darauf, dass diese Erweiterungen mit zunehmender Krankheitsdauer nicht weiter voranschreiten (Kempton et al. 2008).

Weiße Substanz

Hyperintensitäten in der tiefen weißen Substanz wurden 2,5-mal häufiger bei Patienten mit einer bipolaren Störung gefunden als bei Kontrollprobanden. Das Auftreten dieser Läsionen ist jedoch nicht spezifisch für bipolare Störungen allein, auch bei unipolaren Depressionen, normalem Altern, Demenz, Herz-Kreislauf-Erkrankungen und erhöhtem Blutdruck sind sie zu finden (Kempton et al. 2008; Beyer at al. 2009).

Corpus callosum

Das Corpus callosum ist das Hauptnervenfaserbündel zwischen beiden Gehirnhälften. Die Querschnittsfläche ist um 7 % kleiner bei Patienten mit einer bipolaren Störung im Vergleich zu Kontrollprobanden (Kempton et al. 2008; Arnone et al. 2008). Andere Untersuchungen konnten diesen Befund jedoch nicht bestätigen (Konarski et al. 2008).

Mit einer weiteren Bildgebungstechnik, der sog. »diffusion tensor imaging«-Technik (DTI), können Auffälligkeiten der Faserverbindungen der weißen Substanz nachgewiesen werden – und in mehreren Studien wurden damit Auffälligkeiten der Faserverbindungen im Corpus callosum nachgewiesen (Hang et al. 2010). Diese Befunde deuten auf eine gestörte Verbindung der beiden Gehirnhälften hin.

Hippocampus

Die überwiegende Anzahl von Untersuchungen an bipolaren Patienten konnte zeigen, dass die Größe des Hippocampus unverändert ist (Kempton et al. 2008). Im Gegensatz hierzu deuten alle Untersuchungen bei Patienten mit einer unipolaren Depression darauf hin, dass diese Erkrankung mit einer Verkleinerung des Hippocampus einhergeht. Die Verkleinerung insbesondere des Hippocampus der rechten Gehirnhälfte ist umso größer, je mehr depressive Episoden aufgetreten waren (Konarski et al. 2008). Diese unterschiedlichen Befunde der Bildgebung deuten möglicherweise unterschiedliche neuropathologische Veränderungen und Mechanismen bipolarer Störungen im Vergleich zu unipolaren Depressionen an.

Amygdala

Es liegen genauso viele Untersuchungen vor, die nachweisen konnten, dass die Amygdala bei Patienten mit einer bipolaren Störung größer ist als bei Kontrollprobanden, wie auch Studien, die das Gegenteil zeigen konnten. Eine einfache metaanalytische Bewertung konnte daher keinen signifikanten Wert ermitteln, da die Streubreite sehr groß war (Kempton et al. 2008).

Es fällt jedoch auf, dass eine Vielzahl von Studien an jugendlichen Patienten eine Verkleinerung zeigen konnte, während einige Studien an erwachsenen Patienten eine unveränderte Größe und andere eine Größenzunahme der Amygdala beschrieben. Daher wurde eine weitere Metaanalyse durchgeführt, die neben der Amygdalagröße auch noch das Alter der untersuchten Patienten berücksichtigte (Usher et al. 2010a). Diese Regressionsanalyse konnte eine positive Korrelation zwischen dem mittleren Alter und der Größe der Amygdala bei den Patienten mit einer bipolaren Störung nachweisen. Je jünger die Patienten waren, desto kleiner war das Amygdalavolumen verglichen mit dem von Kontrollprobanden. Je älter die Patienten waren, desto größer war das Amygdalavolumen im Vergleich zu dem von Kontrollprobanden.

Dieser Befund deutet darauf hin, dass die Amygdala zu Beginn der Erkrankung durch – bislang ungeklärte – neuropathologische Einflüsse verkleinert ist und im Verlauf der Erkrankung das Volumen stetig zunimmt. Unter welchen Einflüssen das Volumen der Amygdala zunimmt, bleibt zum jetzigen Zeitpunkt jedoch spekulativ. Möglicherweise kann die Medikation mit Lithium zu dieser Volumenzunahme führen. Eine Untersuchung wies nach, dass Patienten unter Lithiumbehandlung ein größeres Amygdalavolumen hatten als Patienten ohne Lithiumeinnahme. Deren Amygdalagröße unterschied sich nicht von der von Kontrollprobanden (Usher et al. 2010b).

Eine weitere Metaanalyse konnte zeigen, dass der Gebrauch von Stimmungsstabilisatoren zu einem vergrößerten Amygdalavolumen führt. Der Befund war jedoch statistisch lediglich ein Trend (Arnone et al. 2009). Bei Betrachtung der linken Amygdala stieg deren Volumen mit der Dauer der Erkrankung, das unterstützt den zuvor beschriebenen Prozess der Amygdalavergrößerung mit zunehmendem Alter (Arnone et al. 2009).

Basalganglien

Die Befunde zu Basalganglien sind so widersprüchlich und heterogen, dass zum jetzigen Zeitpunkt keine eindeutige Bewertung vorgenommen werden kann. Metaanalytisch betrachtet zeigen die Basalganglien keine Größenveränderung (Kempton et al. 2008).

9.1.2 Ergebnisse von VBM-Studien

Auch mit der VBM-Methode wurden Untersuchungen an Patienten mit bipolaren Störungen durchgeführt. Einzelne Befunde konnten sowohl Volumenverminderungen als auch -zunahmen in verschiedenen Regionen von Stirn- und Scheitelhirn zeigen. Jedoch konnte bislang keine Studie den Befund einer der anderen Studien wiederholen. Wegen dieser sehr widersprüchlichen und heterogenen Datenlage kann eine eindeutige Bewertung zum derzeitigen Zeitpunkt nicht erfolgen.

Eine kürzlich veröffentlichte Metaanalyse aller VBM-Studien erzielte ein eindeutiges Ergebnis: Im Vergleich zu gesunden Kontrollprobanden zeigten Patienten mit einer bipolaren Störung ein reduziertes Volumen der grauen Substanz in einem Cluster, der Teile von ventralem präfrontalem Kortex, temporalem Kortex und Claustrum einschloss. Auch diese Studie zeigte eine hohe Heterogenität zwischen den einbezogenen Einzeluntersuchungen. Nach Abzug der Heterogenität blieb jedoch der beschriebene Cluster erhalten (Selvaraj et al. 2012). Trotz dieses metaanalytischen Befundes gilt es hervorzuheben, dass mehrere Untersuchungen an großen Patientengruppen keine Unterschiede der grauen oder weißen Substanz finden konnten (Bruno et al. 2004; Scherk et al. 2008a).

9.2 Neurochemische Untersuchungen

Mit der Technik der Magnetresonanzspektroskopie (MRS) können in unterschiedlichen Hirnregionen Stoffwechselmetaboliten verschiedener Gehirnzellen untersucht werden. Größte Bedeutung kommt der Resonanzspektroskopie von Wasserstoffatomen zu. Die wichtigsten Metaboliten, die hiermit bestimmt werden können, sind N-Acetyl-Aspartat (NAA), Kreatin + Phosphokreatinin (CR + PCR) sowie Cholin enthaltene Komponenten (CHO). NAA gilt als Marker der neuronalen Funktionalität und Vitalität, da es ausschließlich in Neuronen synthetisiert wird. Bei verschiedenen Prozessen, die zu einem Neuronenverlust oder einem Neuronenschaden führen, wurde es vermindert gefunden. Es liegt frei gelöst im Zytosol, insbesondere in den Mitochondrien der Nervenendigungen vor. Kreatinin ist ein Energieträger, der für die Aufrechterhaltung des elektrochemischen Gleichgewichts bzw. des Ruhepotenzials der Nervenzellen verantwortlich ist und er gilt als Marker für den Energieumsatz der Zelle. Cholin befindet sich hauptsächlich in den Zellmembranen und der Myelinschicht. Veränderungen des Metaboliten entstehen durch Verschiebungen des dynamischen Gleichgewichts der löslichen Cholinkomponenten. Erhöhungen wurden beispielsweise bei akuten demyelinisierenden Prozessen und bei Hirntumoren beobachtet.

In mehreren Studien mit Protonen-Magnetresonanzspektroskopie wurden in der Regel kleinere Untersuchungsgruppen in verschiedenen Stimmungszuständen untersucht. Überwiegend wiesen diese Untersuchungen reduzierte NAA-Spiegel im dorsolateralen präfrontalen Kortex, im anterioren cingulären Kortex und im Hippocampus nach. Diese Befunde könnten auf einen Neuronenverlust oder eine mitochondriale Dysfunktion zurückzuführen sein (Langan und McDonald 2009). Einige dieser Untersuchungen wurden an überwiegend euthymen Patienten durchgeführt und könnten somit auf eine Veränderung des NAA-Spiegels unabhängig von spezifischen Krankheitsphasen vor allem im Hippocampus hindeuten (Scherk et al. 2008b). Es gibt Hinweise darauf, dass sich die NAA-Spiegel durch Lithium, Valproat und Quetiapin normalisieren (Langan und McDonald 2009). Ob dies dem therapeutischen Prozess oder anderen Ursachen geschuldet ist, kann derzeit nicht beurteilt werden, da verminderte NAA-Spiegel im Hippocampus auch bei langfristig euthymen, stabil medizierten Patienten nachgewiesen wurden (Scherk et al. 2008b).

Eine erhöhte Konzentration von Cholin wurde vor allem in den Basalganglien bei depressiven und euthymen Patienten mit einer bipolaren Störung berichtet. Gleichwohl gibt es Befunde über reduzierte Cholinspiegel in unmedizierten Patienten im Stirnhirn. Die Befunde sprechen für einen gestörten Phospholipid-Metabolismus (Langan und McDonald 2009).

9.3 Funktionelle Bildgebung

Bei der funktionellen Bildgebung werden in erster Linie die beiden Methoden der Positronen-Emissions-Tomografie (PET) und der funktionellen Magnetresonanz-Tomografie (fMRT) unterschieden. Bei der PET kann über den radioaktiven Zerfall zuvor markierter

Moleküle u. a. die regionale Gehirnaktivität durch Messung des Glucosestoffwechsels oder des regionalen Gehirnblutflusses in Ruhe oder während der Durchführung kognitiver Aufgaben ermittelt werden. Bei der fMRT werden relative Veränderungen des regionalen Gehirnblutflusses abhängig von kognitiven oder affektiven Aufgaben gemessen.

9.3.1 Ergebnisse der PET-Untersuchungen

Depressive unmedizierte Patienten mit einer bipolaren Störung zeigten im Vergleich zu gesunden Kontrollprobanden einen geringeren Blutfluss und eine geringere Glucosestoffwechselaktivität im subgenualen präfrontalen Kortex. Demgegenüber zeigten manische Patienten einen gesteigerten Blutfluss im linken dorsalen anterioren cingulären Kortex und im linken Kopf des Nucleus caudatus im Vergleich mit euthymen Patienten (Langan und McDonald 2009). Andere Untersuchungen zeigten, dass manische Patienten bei kognitiven Aufgaben eine geringere Aktivität im rechten präfrontalen Kortex aufwiesen als euthyme Patienten oder gesunde Kontrollprobanden. Diese Untersuchungen deuten darauf hin, dass in einer Manie – passend zum klinischen Befund – die Kontrolle der präfrontalen exekutiven Funktionen reduziert ist (Langan und McDonald 2009).

9.3.2 Ergebnisse der fMRT-Untersuchungen

Eine aktuelle Metaanalyse wertete die Daten von 65 Studien aus, an denen insgesamt 1 470 gesunde Probanden und 1040 Patienten mit einer bipolaren Störung teilgenommen hatten. Verglichen mit gesunden Kontrollprobanden zeigten Patienten mit einer bipolaren Störung eine neuronale Minderaktivität im inferioren frontalen Kortex und im Putamen. Eine Überaktivität wurde hingegen in limbischen Strukturen nachgewiesen und betraf den mittleren Temporallappen einschließlich des parahippocampalen Gyrus, des Hippocampus und der Amygdala sowie der Basalganglien. Die verminderte Aktivität im inferioren frontalen Kortex wurde sowohl bei emotionalen wie auch kognitiven Aufgaben nachgewiesen, insbesondere im manischen Zustand. Eine verminderte Aktivität in dieser Hirnregion wird mit einer gestörten Antwortinhibition in Verbindung gebracht und könnte in Beziehung stehen zu Krankheitssymptomen einer bipolaren Störung wie Impulsivität, Ablenkbarkeit und emotionale Regulationsstörung (Chen et al. 2011).

Die gesteigerte neuronale Aktivität in linken medialen, temporalen Strukturen vom parahippocampalen Gyrus über den Hippocampus bis hin zur Amygdala wurde in sechs einzelnen Studien nachgewiesen. Die gesteigerte Aktivität der Amygdala wurde vor allem bei Patienten in euthymen Zuständen nachgewiesen. Die Amygdala ist eine Region, der eine entscheidende Rolle bei der emotionalen Wahrnehmung und Erregung zukommt. Hippocampus und parahippocampaler Gyrus hingegen regulieren emotionale Prozesse. Beide Regionen sind intensiv miteinander verbunden. Die gleichzeitige Aktivität dieser Regionen bei emotionalen Aufgaben ist möglicherweise zurückzuführen auf das Zusammenspiel von Produktion und Regulation von Emotionen. Es ist schwierig zu unterscheiden, ob diese Überaktivität eine gesteigerte emotionale Reaktion oder Regulation repräsentiert. Da die Amygdala vor allem auf gefährliche, unerwartete und neue Reize reagiert, wird sie generell auch als Zentrale der Vigilanzsteuerung angesehen. Eine gesteigerte Aktivität der Amygdala mag in diesem Zusammenhang mit einer gesteigerten Sensitivität positiv oder negativ besetzter Stimuli assoziiert sein (Chen et al. 2011).

Die überwiegende Anzahl der Studien zeigte eine gesteigerte Aktivität der Amygdala alleine bei der Bearbeitung emotionaler Aufgaben. Hingegen konnte eine aktuelle Untersuchung bei Patienten mit einer bipolaren Störung auch beim Lösen einer kognitiven Aufgabe im Vergleich zu gesunden Kontrollprobanden eine überaktive Amygdala beobachten (Gruber et al. 2010). Es wurde postuliert, dass die nicht aufgabenbedingte Überaktivität der Amygdala durch eine gestörte cortico-amygdaläre Vernetzung bedingt ist. Zwar können Patienten mit einer bipolaren Störung die zur Lösung kognitiver Aufgaben notwendigen kortikalen Netzwerke aktivieren, es gelingt ihnen aber nicht, gleichzeitig die Aktivität der Amygdala herunterzuregulieren. Hierdurch kann die noch aktive Amygdala das Lösen der Aufgaben erschweren (Gruber et al. 2010).

9.4 Zusammenfassung

Zwei getrennte neuronale Netzwerke, die für die Bildung und Regulation von affektiven Zuständen verantwortlich sind, wurden postuliert. Das eine besteht vorwiegend aus ventralen Strukturen wie der Amygdala, dem ventralen Striatum, dem anterioren cingulären, orbitofrontalen und ventrolateralen präfrontalen Kortex. Dieses Netzwerk ist an der Identifikation emotional bedeutender Stimuli und an der Bildung von affektiven Zuständen beteiligt. Hingegen ist ein Netzwerk aus vorwiegend dorsalen Strukturen wie dem Hippocampus, dem dorsalen anterioren cingulären, dorsolateralen wie dorsomedialen frontalen Kortex in die Regulation der resultierenden affektiven Zustände involviert (Philipps et al. 2003).

Bei einigen der oben genannten Strukturen konnten strukturelle oder funktionelle bzw. neurochemische Veränderungen nachgewiesen werden. So sind die Amygdala (Größenzunahme mit dem Alter, Hyperaktivität in der euthymen Phase) sowie der präfrontale Kortex (Hinweise auf Volumenverminderungen in Subregionen sowie Unteraktivität vor allem in manischen Phasen) möglicherweise daran beteiligt, hoch sensitiv aber dysfunktional emotionale Stimuli zu identifizieren und Stimmungszustände zu produzieren. Der strukturell unveränderte aber neurochemisch funktionell beeinträchtigte Hippocampus sowie die funktionellen Minderaktivitäten im dorsalen präfrontalen Kortex können die effektvolle Regulation des emotionalen Verhaltens stören. Obwohl spezifische bipolare Symptome wie z. B. Stimmungsumschwünge, emotionale Labilität und Reizbarkeit durch die beschriebenen Auffälligkeiten entstehen könnten, lässt sich zum gegenwärtigen Zeitpunkt diese Hypothese nicht belegen (Kunarski et al. 2008).

Zusätzlich zu den beschriebenen strukturellen und funktionellen Störungen in den neuronalen Netzwerken können auch die Verbindungen zwischen den jeweiligen Strukturen gestört sein. Die um das 2,5-fach erhöhte Zahl an Läsionen in der weißen Substanz, der verkleinerte Querschnitt des Corpus callosum sowie die Ergebnisse der DTI-Messungen deuten darauf hin, dass bei den Patienten mit einer bipolaren Störung auch die Faserverbindungen beeinträchtigt sein können. Gleichwohl treten die Läsionen nicht bei jedem Patienten an den gleichen Stellen auf, sondern sind zufällig verteilt. Daher können diese Läsionen individuell höchst unterschiedliche Auswirkungen haben.

Immer noch sind die meisten der durchgeführten Bildgebungsstudien durch zu kleine Fallzahlen, nicht vergleichbare Patientengruppen zwischen den Studien und mögliche Medikationseffekte in ihrer Aussagekraft beeinträchtigt. Zukünftige Studien sollten diese Einflussfaktoren berücksichtigen. Nur so kann die beschriebene Heterogenität der Ergebnisse verringert werden und lassen sich brauchbarere Ergebnisse mit mehr Aussagekraft erzielen.

Teil 3 Therapie

10 Pharmakologische Wirkprinzipien bei bipolaren Störungen

Tobias Freyer und Dietrich van Calker

Kapitelübersicht

Einleitung

Seit über einem halben Jahrhundert ist die antimanische Wirksamkeit von Lithium-Ionen bekannt. Trotz der überzeugenden empirischen Datenlage zur antimanischen und prophylaktischen Wirksamkeit von Lithium konnte der zugrunde liegende Wirkmechanismus bislang nicht identifiziert werden. Zu vielseitig sind die Befunde zu multiplen neurobiologischen Effekten, zu unsicher die Hypothesen darüber, welche dieser Effekte für die klinische Wirkung bedeutsam sind und welche lediglich Epiphänomene darstellen bzw. für Nebenwirkungen verantwortlich sind. Gleiches gilt für die anderen Stimmungsstabilisierer, die verglichen mit Lithium in bedeutend geringerem Umfang untersucht worden sind.

Das analoge Problem bei der Erforschung der Wirkungsmechanismen von Antidepressiva wurde gelöst, indem man erkannte, dass fast alle bekannten Wirkstoffe die Wiederaufnahme von Serotonin und/oder Noradrenalin hemmen. Zudem konnte gezeigt werden, dass neu synthetisierte und in ihrer Wirkung auf diese Eigenschaft begrenzte chemische Verbindungen (SSRIs, SNRIs) tatsächlich als Antidepressiva wirksam sind. Es stellt sich die Frage, ob eine ähnliche Strategie auch bei Stimmungsstabilisierern erfolgreich sein könnte.

Die Identifizierung biochemischer Prozesse, die durch verschiedene Stimmungsstabilisierer trotz ihrer unterschiedlichen chemischen Struktur in gleicher Weise beeinflusst werden, stellte daher einen Schwerpunkt der pharmakologischen Forschung in den letzten Jahren dar. Die gegenwärtig verfügbaren Stimmungsstabilisierer sind chemisch sehr heterogen (ein Metallion bei Lithium, eine einkettige Fettsäure bei der Valproinsäure und eine komplexe heterozyklische Struktur beim Carbamazepin) und haben daher sehr unterschiedliche direkte Angriffspunkte (Gould et al 2004). Nichtsdestotrotz hat die Identifizierung der einzelnen Wirkungs-Endstrecken erstaunliche Übereinstimmungen gezeigt: Alle Stimmungsstabilisierer haben signifikante Effekte auf die Differenzierung und das Überleben von Nervenzellen sowie auf die Modulation der synaptischen Signalübertragung und der synaptischen Plastizität (Gould et al 2004; van Calker et al. 2000; van Calker und Biber 2005, Manji et al. 2001). Diese Ergebnisse in Verbindung mit neueren Erkenntnissen bzgl. der molekularen Pathophysiologie der bipolaren Störung (Quiroz et al. 2004) geben Hinweise darauf, welche der vielseitigen biochemischen Effekte von Stimmungsstabilisierern für ihre klinische Wirksamkeit relevant ein könnten. Diese sollen nachfolgend dargestellt werden. Zunächst werden die Einflüsse auf die zelluläre Signaltransduktion (▸ **Abschnitt 10.1**), dann die daraus resultierenden Veränderungen der Aktivität von Proteinkinasen (▸ **10.2**), anschließend neurotrophe Wirkmechanismen (▸ **10.3**) und schließlich Effekte auf die Gentranskription (▸ **10.4**) diskutiert.

10.1 Zelluläre Signaltransduktion

Als zelluläre »Signaltransduktion« bezeichnet man den Prozess, der die Informationen, die an Rezeptoren auf der Zelloberfläche ankommen, in das Zellinnere überträgt. Dieser Prozess beinhaltet sowohl kurzfristige zelluläre Funktionsänderungen (z. B. Änderungen der Phosphorylierung eines Ionenkanals) als auch langdauernde Wirkungen (z. B. Änderungen der Gentranskription). Besonders wichtige Bestandteile des Signalübertragungssystems sind die sogenannten »G-Proteine«. Diese Familie Guanylnukleotide bindender, membranassoziierter Proteine vermittelt die Kopplung hormonell aktivierter Rezeptoren an »Effektor«-Proteine. Ungefähr 80 % aller bekannten Hormone, Neurotransmitter und Neuromodulatoren wirken über G-Proteine, die an verschiedene intrazelluläre Effektor-Proteine binden können (Übersicht: Birnbaumer 1990). G-Proteine sind heterotrimere Komplexe, die an der inneren Plasmamembran liegen und aus einer α-Untereinheit und den eng assoziierten βγ-Untereinheiten bestehen. Die α-Untereinheit bindet Guanylnukleotide. Interaktion mit einem aktivierten Rezeptor induziert einen Austausch des gebundenen GDP mit GTP und die Dissoziation des heterotrimeren Komplexes. Die freien α- und βγ-Untereinheiten aktivieren verschiedene Effektorproteine, z. B. Adenylylcyclase oder Phospholipasen. Beendet wird die Aktivierung durch Hydrolyse von GTP zu GDP durch die intrinsische GTPase-Aktivität der α-Untereinheit und Reassoziierung der Untereinheiten zum heterotrimeren αβγ-Komplex. Die Signalbeendigung wird durch eigenständige Proteine unterstützt, die »Regulatoren der G-Protein-vermittelten Signaltransduktion« (RGS), die die GTPase-Aktivität der α-Untereinheit verstärken.

G-Proteine können in vier Hauptkategorien (G_s, G_i, G_q, $G_{1,2}$) unterteilt werden, die eine begrenzte Spezifität für Effektor-Proteine zeigen. So aktiviert z. B. G_s die Adenylylcyclase, während G_i sie hemmt, G_q aktiviert die Phospholipase C. Effektor-Proteine umfassen nicht nur Enzyme wie die Adenylylcyclase und verschiedene Phospholipasen (C, D, A2), welche die »second-messenger«-Moleküle (s. u.) synthetisieren, sondern auch z. B. Ionenkanäle, deren Öffnung G-Proteine regulieren.

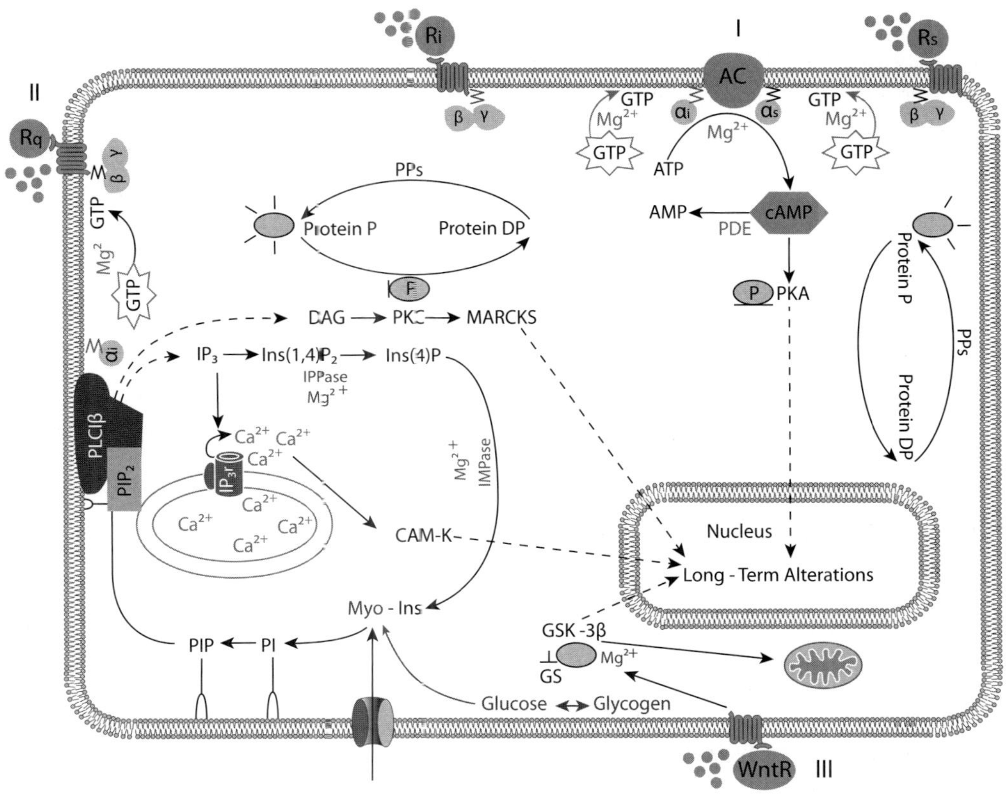

Abb. 10.1: Zelluläre Signaltransduktion (aus: Mota de Freitas et al. 2006)
I Adenylylcyclase-System
II Phosphatidylinositol-abhängige Signalübertragung
III Glykogensynthase-Kinase 3

»Second messenger« sind kleine Moleküle, die meist wasserlöslich sind und folglich leicht ins Zytoplasma diffundieren können (wie zyklisches AMP (cAMP), zyklisches GMP (cGMP) oder Inositolphosphate). Es gibt aber auch lipophile Signalmoleküle, die mit der Zellmembran verbunden bleiben (z. B. Diacylglycerin, DAG). »Second messenger« wirken in der Regel über eine Aktivierung von Proteinkinasen, die verschiedene Zielproteine phosphorylieren und dadurch ihren Funktionszustand ändern. So aktiviert z. B. cAMP die Proteinkinase A (PKA), während DAG – zusammen mit Ca^{2+} – die Proteinkinase C (PKC) aktiviert. Angriffsorte für die Phosphorylierung durch Proteinkinasen sind z. B. Ionenkanäle, Proteine des Zytoskeletts, Bestandteile des Signal-Übertragungs-Systems wie G-Proteine oder Transkriptionsfaktoren, die die Gentranskription regulieren und somit langdauernde Veränderungen hervorrufen (Calkhoven und Ab 1996). Die von G-Proteinen abhängige Signalübertragung hat eine mehr als tausendfache Verstärkung des ursprünglichen Signals zur Folge. Da ein Rezeptortyp an diverse unterschiedliche G-Proteine binden kann und unterschiedliche G-Proteine die Funktion eines einzelnen Effektors modulieren können, entsteht ein kompliziertes Netzwerk, das die Vielseitigkeit neuraler Systeme bei der Integration, Feinabstimmung und Verarbeitung von verschiedenen Signalen erklärt (Bhalla und Iyengar 1999).

Aufgrund dieser wesentlichen Bedeutung der Signaltransduktionssysteme bei neuralen Integrationsprozessen ist es nicht überraschend, dass sie auch an Phänomenen wie neuronaler Plastizität und Gedächtnis (Kandel 2001), »kindling« und Verhaltenssensitisierung (Ghaemi et al. 1999; Manji und Lenox 2000, Gelowitz und Berger 2001) beteiligt sind und daher in besonderer Weise als potenzielle Angriffsorte stimmungsstabilisierender Medikamente infrage kommen (Übersicht: Manji et al. 2001). Die Untersuchung der Lithiumeffekte auf Signalübertragungsmechanismen bildete einen Forschungsschwerpunkt der letzten Jahrzehnte (Manji 1992; Jope und Williams 1994; Manji et al. 1995; 2001), während die Wirkung anderer Stimmungsstabilisierer auf diese Mechanismen erst seit Kurzem untersucht wird.

10.1.1 Effekte der Stimmungsstabilisierer auf das Adenylylcyclase-System

Sutherland und Rall (1958) identifizierten als Erste das cAMP, den Prototypen eines »second-messengers«. Dieser Meilenstein der biologischen Forschung wurde mit dem Nobelpreis geehrt. Forn und Valdecasas (1971) beschrieben erstmals den hemmenden Lithiumeffekt auf die durch Noradrenalin stimulierte cAMP-Synthese. Seitdem wurden analoge Effekte in verschiedenen Geweben einschließlich des Gehirns gefunden (Übersicht: Mork et al. 1992; Manji et al. 1995). Auch die Aktivierung der Adenylylcyclase beim Menschen wird durch Lithium in therapeutischen Konzentrationen gehemmt. Gezeigt werden konnte dies anhand von Messungen des cAMPs im Plasma nach Stimulierung mit Adrenalin (Ebstein et al. 1976) und durch Untersuchungen an peripheren Zellen (Murphy et al. 1973; Lonati-Gallani et al. 1989) und Gehirngewebe (Übersicht: Manji et al. 1995).

Die hemmende Wirkung von Lithium-Ionen setzt distal vom Rezeptor an, da auch die Stimulierung der Adenylylcyclase durch GTP-Analoga oder Ca^{2+}/Calmodulin akut durch Lithium-Ionen gehemmt wird (Manji et al. 1995; Mork et al. 1992). Da diese akuten Lithiumeffekte durch Mg^{2+}-Ionen verhindert werden, scheint die Lithiumwirkung auf einer Konkurrenz mit Mg^{2+}-Ionen an der katalytischen Einheit der Adenylylcyclase zu beruhen. Die chronischen hemmenden Lithiumeffekte auf die beta-adrenerge Stimulierung der Adenylylcyclase werden dagegen nicht durch Mg^{2+}-Ionen beeinflusst, sondern von GTP aufgehoben (Mork und Geissler 1989). Insofern wird angenommen, dass diese chronischen Effekte durch Lithiumwirkungen auf G-Proteine bedingt sind (s. u.). Dass Lithium-Ionen die stimulierte Adenylylcyclase nicht nur in vitro oder ex vivo, sondern auch in vivo (im intakten Gehirn) hemmen, konnte durch die Mikrodialyse-Technik bewiesen werden (Masana et al. 1992; Manji et al. 2000).

Bereits nach der ersten Beschreibung der inhibierenden Lithiumwirkung auf die Adenylylcyclase berichteten Murphy und Mitarbeiter (1973), dass Lithium-Ionen auch die hemmende Wirkung von Noradrenalin auf die Aktivität von Prostaglandin E1-stimulierter Adenylylcyclase inhibieren. Inzwischen ist bekannt, dass diese hemmende Noradrenalinwirkung durch alpha-2-adrenerge Rezeptoren vermittelt wird, die das hemmende G-Protein G_i aktivieren. Neuere Forschungsergebnisse bestätigen einen inhibitorischen Lithiumeffekt auch auf die hemmende Interaktion der Rezeptoren mit der Adenylylcyclase (Übersicht: Manji et al. 1995, 2000, 2001; Mork et al. 1992) und zeigten seine Vermittlung durch Lithiumwirkungen auf das G_i-Protein (s. u.). Diese »Hemmung der Hemmung« erklärt zumindest teilweise den nach dauerhafter Lithiumbehandlung beobachteten Anstieg von basalem cAMP in einigen Regionen des Gehirns. Zusätzlich verursacht die dauerhafte Behandlung mit Lithiumsalzen einen Anstieg des Proteingehalts und der mRNA zweier Adenylylcyclase-Subtypen – am wahrscheinlichsten aufgrund einer Zunahme der Gentranskription (s. u.).

Die Effekte der anderen Stimmungsstabilisierer auf die Adenylylcyclase sind nicht so eingehend untersucht. Carbamazepin hemmt basales cAMP und stimuliert die cAMP-Akkumulation sowohl in Nervenzellkulturen in vitro als auch in vivo im Nagetiergehirn. Darüber hinaus reduziert Carbamazepin den erhöhten cAMP-Gehalt im Liquor von manischen Patienten (Übersicht: Manji et al. 2000). Während die akuten Effekte von Carbamazepin auf die cAMP-Akkumulation und die Adenylylcyclase-Aktivität (van Calker et al. 1991; Chen et al. 1996) auf einer direkten Interaktion mit dem Enzym beruhen, könnten die chronischen Effekte in vivo prinzipiell indirekt durch Adenosin-A_1-Rezeptoren vermittelt sein, welche die cAMP-Akkumulation hemmen (van Calker et al. 1978, 1979) und durch Carbamazepin aufreguliert werden (van Calker et al. 1991; Biber et al. 1999). Jedoch potenziert die Aufregulation durch Carbamazepin überwiegend die Effekte der A_1-Rezeptor-Aktivierung auf die Phosphoinositol-Signalübertragung (s. u.) und hat eine geringe Wirkung auf die cAMP-Bildung (Biber et al. 1999).

Die physiologischen Effekte von cAMP werden überwiegend durch die Aktivierung der Proteinkinase A vermittelt (PKA). Dieses Enzym phosphoryliert und reguliert zahlreiche Proteine, darunter Ionenkanäle, Bausteine des Zytoskeletts und Transkriptionsfaktoren. Einer dieser Transkriptionsfaktoren ist das sog. »cAMP-responsive element-binding protein« (CREB), das eine entscheidende Rolle in der Langzeit-Neuroplastizität spielt. Eines der Gene, welches durch den Transkriptionsfaktor CREB aktiviert wird, ist der sog. »brain-derived neurotrophic factor« (BDNF). Dieses Protein wiederum beeinflusst das neuronale Überleben und die neuronale Plastizität (s. u.).

10.1.2 Effekte der Stimmungsstabilisierer auf die Phosphatidylinositol abhängige Signalübertragung

Das große Interesse an den Wirkungen von Lithium auf Prozesse der intrazellulären Signalübertragung wurde insbesondere angeregt durch die Entdeckung des Phosphatidylinositol(PI)-Ca^{2+}-Signaltransduktionssystems und die beinahe gleichzeitige Entdeckung der modulatorischen Wirkung von Lithium-Ionen auf dieses System (s. Berridge 1993). PIs sind Lipide und Bestandteile der Zellmembran. Sie spielen eine wichtige Rolle bei der rezeptorvermittelten Signalübertragung, besonders im Zentralnervensystem. Neurotransmitter, wie z. B. Noradrenalin, Serotonin und Acetylcholin, deren Regulation bei affektiven Störungen vermutlich gestört ist, stimulieren über bestimmte Rezeptorsubtypen (z. B. muscarinische, α_1, $5HT_2$) und Aktivierung der G-Proteine die Hydrolyse von IPs zu zwei »second-messenger«-Molekülen, DAG und Inositol-1,4,5-trisphosphat (IP_3), die Proteinkinase C bzw. die intrazelluläre Freisetzung von Ca^{2+} aktivieren. IP_3 wird durch Dephosphorylierung schrittweise zu Myo-Inositol umgewandelt, das zusammen mit CDP-DAG für die Resynthese von PIs dient. Der letzte Schritt im Metabolismus von IP_3, die Hydrolyse von Inositolmonophosphat (IMP) zu Myo-Inositol durch IMPase, wird durch Li^+-Ionen im therapeutischen Konzentrationsbereich (Ki = 0.8 mM) gehemmt. Dagegen hemmen Valproat und Carbamazepin die IMPase nicht (Vadnal und Parthasarathy 1995). Die »Inositol-Verarmungs-Hypothese« (Übersicht: Berridge 1993) postuliert, dass die lithiuminduzierte Hemmung der IMPase eine Verarmung der Zellen an Myo-Inositol zur Folge hat. Hierdurch soll es bei chronischer Lithiumeinwirkung zu einer verminderten Synthese von PIs in der Zellmembran und in der Folge durch Substratmangel letztlich zur Hemmung der Aktivität des PI-Systems kommen.

Diese Hypothese fand große Beachtung, da sie zum ersten Mal eine Erklärung für den rätselhaftesten Aspekt der klinischen Effekte von Lithium zu geben schien, nämlich seine nahezu ausschließliche Wirkung auf die pathologisch veränderte Stimmung von Patienten mit affektiven Störungen, bei nahezu fehlendem Einfluss auf die psychologischen Funktionen gesunder Kontrollpersonen. Entsprechend der Hypothese ist diese Eigenschaft zurückzuführen auf die »unkompetitive« Art der hemmenden Lithiumwirkung auf die IMPase. Diese eher ungewöhnliche Art der Enzymhemmung (Cornish-Bowden 1986) ist umso stärker, je mehr Substrat (IMP) für das Enzym vorhanden ist. Auch die Tatsache, dass umso mehr Inositolphosphat auf Kosten von Myo-Inositol akkumuliert, je häufiger das System angeregt ist, könnte zu der sehr spezifischen Wirkung von Lithium beitragen. Aus diesen ungewöhnlichen Eigenschaften leiteten Berridge und Mitarbeiter die Hypothese ab, dass eine ausgeprägte Hemmung des PI-Systems durch Lithium nur relevant wird, wenn die jeweiligen Rezeptoren und ihr Signalübertragungs-System pathologisch überaktiviert sind.

Besonders dieser letzte Teil der Hypothese macht verständlich, warum es nicht möglich war, die Inositol-Verarmungs-Hypothese durch Experimente mit Versuchstieren definitiv zu beweisen oder zu widerlegen: Diese »normalen« Tiere zeigen eben unter üblichen Versuchsbedingungen keine »pathologische Überaktivierung« des PI-Systems. Das Ausmaß einer »Inositol-Verarmung« im Gehirn von Ratten, die mit Lithium behandelt wurden, beträgt maximal 35 % und ist limitiert auf die akute Behandlung mit wahrscheinlich bereits toxischen Lithiumdosen. Unklar ist, ob solch ein begrenzter Abfall des Inositolgehalts funktionelle Konsequenzen für die PI-Signalübertragung haben könnte. Es ist jedoch darauf hingewiesen worden, dass eine lithiuminduzierte Inositolverarmung auf bestimmte Gehirnbereiche oder sogar -zellen begrenzt sein könnte, die für diesen Effekt wegen einer eingeschränkten Inositolverfügbarkeit und/ oder der gesteigerten Aktivität des PI-Systems besonders vulnerabel sein könnte (Übersicht: Gani et al. 1993; Jope und Williams 1994). Tatsächlich konnte gezeigt werden, dass sowohl der Inositolgehalt als auch die Inositolaufnahmekapazität in vivo in verschiedenen Bereichen des Rattenhirns deutliche Unterschiede aufweisen (Patishi et al. 1996), und dass ein Abfall des Inositolgehalts nach chronischer Lithiumgabe auf den Hypothalamus begrenzt war, eine Gehirnregion, die während der Behandlung mit Lithium tatsächlich besonders aktiviert sein könnte (Lubrich et al. 1997; Belmaker et al. 1998). Untersuchungen von Lithiumeffekten bei Tiermodellen der Depression wie z. B. dem »learned-helpnessness-Model« oder anderen stressbezogenen Paradigmen könnten daher eher eine Chance haben, durch Lithium verursachte Veränderungen im Inositolgehalt und bei der PI-Signalübertragung zu ermitteln. Studien von Belmaker und Mitarbeitern zeigten interessanterweise, dass Myo-Inositol die Effekte der Lithiumbehandlung auf das Verhalten von Versuchstieren (»rearing«) und die Auslösung epileptischer Anfälle durch Kombination von Pilocarpin und Lithium verhindert (Belmaker et al. 1995) – ein klarer Hinweis auf eine Bedeutung einer Inositoldepletion bei diesen Effekten.

Effekte einer Lithiumbehandlung auf den Inositolgehalt im menschlichen Gehirn sind erst seit einigen Jahren untersucht worden. Moore und Mitarbeiter (1999) und Davanzo et al. (2001) fanden in Magnetresonanz-Spektroskopie-Untersuchungen bei manisch-depressiven Patienten intraindividuell tatsächlich Verminderungen des Inositolgehalts nach Neueinstellung auf eine Lithiumtherapie in Hirnregionen, denen eine Rolle in der Pathophysiologie der Erkrankung zugeschrieben wird. Diese lithiuminduzierten Verminderungen im Myo-Inositolgehalt wurden aber schon nach fünftägiger Lithiumbehandlung beobachtet, zu einem Zeitpunkt, an dem der klinische Zustand der Patienten noch völlig unverändert war (Moore et al. 1999). Die Reduktion des Myo-Inositolgehalts *per se* ist also nicht mit dem therapeutischen Ansprechen assoziiert. Vielmehr wird, in Modifikation der ursprünglichen Inositol-Depletions-Hypothese, jetzt vermutet, dass die Inositolverarmung eine Kaskade von sekundären Veränderungen in der Signaltransduktion und der Genexpression im ZNS initiiert, die letztendlich für den therapeutischen Effekt verantwortlich sind (Übersichten: Manji et al. 1999, 2001; Ikonomov und Manji 1999; Gould und Manji 2002).

Zusammengefasst haben die Forschungen der letzten Dekade Hinweise erbracht, dass Lithium-Ionen, wie in der Inositolverarmungshypothese angenommen, tatsächlich den Inositolgehalt und die PI-Signalübertragung im Nervengewebe verändern, dass aber das Ausmaß und sogar die Richtung dieser Effekte anscheinend subtil von Faktoren wie Spezies, Gehirnregion, Zelltyp und Aktivierungszustand der Zellen und dem Gewebe abhängen. Dies führt zu der Frage, ob neuronale Regelkreise im Gehirn durch Lithium-Ionen unterschiedlich stark beeinflusst werden und in welchem Maß diese Effekte mit dem Aktivierungszustand bei depressiven oder manischen Verstimmungen variieren könnten. Eine wesentliche Aufgabe zukünftiger Forschung wird sein, die Faktoren zu identifizieren, welche die spezifische Reaktion unterschiedlicher neuraler Zellen oder Zellverbände auf die modulierenden Wirkungen von Lithium-Ionen bestimmen. Einer dieser Faktoren ist der hochaffine Natrium/Myoinositol-Cotransporter (SMIT), der im Folgenden ausführlicher dargestellt wird.

Der hochaffine Natrium/Myoinositol-Cotransporter (SMIT)

Die Inositolverarmungshypothese basierte auf der Annahme, dass Hirnzellen vollständig auf das aus Inositolmonophosphaten gebildete Inositol angewiesen sind. Hirnzellen können jedoch Inositol auch aus dem Extrazellulärraum aufnehmen. Eine wesentliche Ursache der spezies- und hirnregionspezifischen Unterschiede in der Empfindlichkeit für lithiuminduzierte Veränderungen im Inositolgehalt und der Sensitivität des PI-Systems könnte daher eine unterschiedliche Expression und Aktivität der Inositoltransportsysteme sein. Der Transport von Inositol über die Zellmembran wird von zwei Mechanismen vermittelt, deren Bedeutung in unterschiedlichen Zelltypen zu variieren scheint: Da ist zum einen ein niedrig affines, natriumunabhängiges System hoher Kapazität, das unter physiologischen Bedingungen wohl den Auswärtstransport vermittelt, und zum anderen ein sättigbares, natriumabhängiges, hochaffines System mit geringer Kapazität, das den Einwärtstransport gegen einen steilen Konzentrationsgradienten (mM außen, mM innen) vermittelt (»*s*odium/*m*yo-*i*nositol co-*t*ransporter«, SMIT) (Übersicht: Gani et al. 1993). Astrozytenkulturen aus unterschiedlichen Hirnteilen zeigten z. T. ausgeprägte Unterschiede in der Inositolaufnahmekinetik (unterschiedliche K_m- und v_{max}-Werte), wobei die v_{max}-Werte mit dem Ausmaß der Expression der mRNA des hochaffinen SMIT korrelierten (Lubrich et al. 2000).

Das Gen für den SMIT (SLC5A3) beim Menschen ist auf dem langen Arm von Chromosom 21 (21q22.1) lokalisiert (Berry et al. 1996), einer Region, die in Kopplungsuntersuchungen verschiedener Arbeitsgruppen als ein möglicher Lokus eines Vulnerabilitätsgens für bipolare Störungen identifiziert wurde (Gershon et al. 1998). Deletion des SMIT-Gens in »knock-out«-Mäusen ist letal, die Mäuse sterben kurz nach der Geburt an den Folgen einer zentralen Ateminsuffizienz (Berry et al. 2003), können aber durch die Gabe von Myo-Inositol während der Schwangerschaft am Leben erhalten werden. Trotz eines etwa 90 % reduzierten Myo-Inositolgehalts im Gehirn zeigen diese Mäuse keine Reduktion des PI-Gehalts im Gehirn (Berry et al. 2004). Dies schließt einen relevanten Effekt einer lithiuminduzierten Inositolverarmung auf den PI-Gehalt des Gehirns aus, sodass diese ursprüngliche Annahme der Inositol-Depletions-Hypothese als widerlegt gelten muss. Heute wird vielmehr angenommen, dass die Folgeeffekte der lithiuminduzierten Inositolverarmung vor allem durch eine Akkumulation von DAG und damit einer Aktivierung der PKC bedingt werden (s. u.). Sowohl die Aktivität von SMIT als auch die Expression seiner mRNA in Astrozyten und Astrozytomzellen werden nach chronischer Lithiumbehandlung in therapeutischen Konzentrationen abreguliert. Dieser Effekt entwickelt sich langsam über einen Zeitraum von acht Tagen, in bemerkenswerter Übereinstimmung mit der Zeitlatenz bis zum Einsetzen der klinischen Effekte von Lithiumsalzen. Auch Valproat und Carbamazepin hemmen mit einem ähnlichen Zeitverlauf die Aktivität und mRNA-Expression des SMIT (Lubrich und van Calker 1999; Wolfson et al. 2000). In einer klinischen Untersuchung konnten wir eine Abregulierung der SMIT mRNA-Expression unter chronischer Behandlung mit Stimmungsstabilisierern auch in vivo an neutrophilen Granulozyten von Patienten nachweisen (Willmroth et al. 2007). Die Hemmung bzw. Abregulierung der Aktivität des SMIT könnte daher einen gemeinsamen Wirkungsmechanismus stimmungsstabilisierender Medikamente darstellen (Übersicht: van Calker & Belmaker 2000; Harwood und Agam 2003; Harwood 2005).

Zusammenfassend zeigen die bisherigen Daten, dass eine Verarmung von Hirnarealen bzw. neuraler Regelkreise an Myo-Inositol nicht nur, wie in der ursprünglichen Inositoldepletionshypothese angenommen, durch lithiuminduzierte Hemmung von Inositolmonophosphatase zustande kommen kann, sondern auch durch eine Hemmung des hochaffinen Myo-Inositol-Transports. Dieser Effekt wird nicht nur durch Lithium-Ionen, sondern auch durch die übrigen stimmungsstabilisierenden Medikamente hervorgerufen. Inositolverarmung ist daher gegenwärtig der wahrscheinlichste Mechanismus, der den klinischen Wirkungen von Stimmungsstabilisierern zugrunde liegen könnte, auch wenn dieser nur den initialen Trigger nachgeschalteter Prozesse darstellt, die letztlich den klinischen Effekt bestimmen. Die Bedeutung der Inositolverarmung als gemeinsamer Wirkungsmechanismus von Lithium, Valproat und Carbamazepin zeigte sich auch in einer In-vitro-Untersuchung zum Wachstumsverhalten von Axonen (Williams et al. 2002; Übersicht: Harwood und Agam 2003; Harwood 2005).

Klinische Relevanz der Regulation des Inositoltransports und des Inositolgehalts im Gehirn

Die Regulation des Inositoltransports durch neurohormonelle Stimulation, durch die Inositolkonzentration in der extrazellulären Umgebung und durch stimmungsstabilisierende Medikamente ist bedeutsam im Zusammenhang mit verschiedenen klinischen Befunden: Untersuchungen an depressiven Patienten sowie Post-mortem-Untersuchungen an Suizidopfern zeigten einen reduzierten Gehalt an Inositol im Liquor (Barkai et al. 1978) bzw. im frontalen Kortex (Shimon et al. 1997) von depressiven Patienten. Andererseits zeigten MR-spektroskopische Messungen an (meist) unbehandelten, akut manischen, jugendlichen Patienten einen erhöhten Gehalt an Myo-Inositol im anterioren Cingulum und frontalen Kortex (Davanzo et al. 2001, 2003; Cecil et al. 2003), während erwachsene bipolare Patienten sich diesbezüglich nicht von unbehandelten gesunden Kontrollen unterscheiden (Moore et al. 2000; Cecil et al. 2002; Silverstone et al. 2002; Dager et al. 2004). Die Behandlung mit Lithium führte bei bipolaren Patienten (Moore et al. 1999) – aber nicht bei Gesunden (Silverstone et al. 1999) – zur Erniedrigung de Myo-Inositolsignals im frontalen Kortex. Patienten mit bipolaren Störungen scheinen also unbehandelt einen erhöhten Myo-Inositolgehalt in bestimmten Hirnregionen (frontaler Kortex, ant. Cingulum) aufzuweisen, der unter Therapie mit Stimmungsstabilisierern reduziert und damit normalisiert wird. Eine Ursache hierfür könnte eine erhöhte Expression des Inositoltransporters bei unbehandelten Patienten sein, die durch Stimmungsstabilisierer vermindert und damit normalisiert wird (Willmroth et al. 2007).

Therapeutische Effekte von Myo-Inositol

Klinische Studien erbrachten klare Hinweise auf einen therapeutischen Effekt von hoch dosiertem Inositol in Doppelblindstudien bei Patienten mit depressiven Störungen (Levine et al. 1995), Panik- (Benjamin et al. 1995) und Zwangstörungen (Fux et al. 1996). Inositol scheint daher klinisch ein Wirkungsspektrum zu besitzen, das dem von selektiven Serotoninwiederaufnahmehemmern ähnelt. Obgleich klinisch vielversprechend, bedeuteten diese Ergebnisse doch ein erhebliches heuristisches Dilemma: Einerseits werden die therapeutischen Effekte von Lithium auf eine Inositolverarmung in bestimmten sensitiven Hirnteilen zurückgeführt, andererseits ist Inositol selbst antidepressiv wirksam. Dieses Paradoxon könnte durch die Annahme erklärt werden, dass Lithium und Inositol in unterschiedlichen Hirnarealen und/oder auf verschiedene Neurotransmittersysteme unterschiedliche Wirkungen haben, indem – im Sinne einer Dysbalance-Hypothese von Neurotransmittersystemen – überaktive Regionen gehemmt (Lithium) und vermindert aktiviert (Inositol) werden.

Wirkungen von Lithiumtherapie auf das PI-Signalsystem beim Menschen

Da das PI-System nicht nur im ZNS, sondern auch in peripheren Zellen Effekte hormoneller Agonisten vermittelt, könnte in peripheren Blutzellen des Menschen überprüft werden, ob eine chronische Lithiumbehandlung tatsächlich, wie von der Inositol-Depletions-Hypothese postuliert, zur Hemmung dieses Systems führt. In der Tat fand sich in neutrophilen Granulozyten von Patienten, die dauerhaft mit Lithium behandelt wurden, eine Hemmung der agoniststimulierten intrazellulären Freisetzung von Inositolphosphaten und Ca^{2+}-Ionen im Vergleich zu unbehandelten gesunden Kontrollgruppen (Greil et al. 1991; van Calker et al. 1993).

Andererseits zeigen neutrophile Granulozyten und Thrombozyten von akut depressiven oder manischen Patienten verglichen mit Kontrollen eine erhöhte Empfindlichkeit des PI-Systems (Bohus et al. 1996; Warsh und Li 1996). Studien, in denen transformierte Lymphozyten bipolarer Patienten untersucht wurden, zeigten ebenfalls eine erhöhte Sensitivität der Ca^{2+}-Antwort auf hormonelle Stimulation (Emanghoreishi et al. 1997). Eine gesteigerte Sensitivität des PI-Systems wird auch durch den Befund nahegelegt, dass die Proteinkinase C-Aktivität in Thrombozyten (Friedman et al. 1993) und post mortem in Gehirnen (Wang und Friedman 1996) von bipolaren Patienten erhöht ist. Zusammenfassend weisen diese Ergebnisse darauf hin, dass bei bipolaren Patienten eine erhöhte Empfindlichkeit des PI-Systems vorliegen könnte, die durch Behandlung mit Lithium (und eventuell anderen Stimmungsstabilisierern) ausgeglichen oder sogar überkompensiert wird.

Effekte von Stimmungsstabilisierern auf die Signalkaskade der Arachidonsäure

Die Arachidonsäure (AA) ist ebenfalls ein entscheidender Bestandteil von Second-Messenger-Systemen im Gehirn und wird über die Aktivierung der Phospholipase A2 aus Phospholipiden der Zellmembran freigesetzt. Dies führt zur durch Cyclooxygenase (COX) vermittelten Produktion von Eicosanoid-Metaboliten, wie Prostaglandinen oder Thromboxanen. Aufgrund ihrer lipophilen Eigenschaften vermitteln diese Metaboliten multiple biologische Effekte sowohl intra- als auch interzellulär (Rapoport 2003; Sellmayer et al. 1997; Xiao und Li 1999; McGahon et al. 1997). Während der normalen Neurotransmission wird Arachidonsäure aus Membranphospholipiden in moderaten Mengen freigesetzt. Unter pathologischen Bedingungen wie Entzündungen, Ischämie oder Epilepsie ist diese Freisetzung jedoch stark gesteigert (Jones et al. 1996). Hohe intrazelluläre Konzentrationen an AA verursachen über verschiedene Mechanismen neuronale Schädigungen (Rosenberger et al. 2004; Rao et al. 2007). Im Tierversuch führte die Behandlung von Ratten mit Lithium oder Valproat zu einem selektiven Rückgang der Arachidonsäure-Freisetzung aus Phospholipiden um bis zu 80 % (Übersicht: Rapoport et al. 2009). Ein signifikanter Effekt konnte außerdem bei Versuchstieren unter Behandlung mit Carbamazepin festgestellt werden, wohingegen Lamotrigin keine Auswirkung auf die Fettsäurenfreisetzung hatte (Lee et al. 2008). Darüber hinaus konnte gezeigt werden, dass Lithium und Carbamazepin die Genexpression einer AA-spezifischen Phospholipase (cPLA2) hemmen (Rao et al. 2007). Weder für Valproat noch für Lamotrigin konnte diese Wirkungsweise nachgewiesen werden, allerdings fanden Bazinet und Mitarbeiter, dass Valproat eine mikrosomale Acyl-CoA Synthetase nicht-kompetitiv hemmt, welche selektiv AA zu Arachidonoyl-CoA konvertiert. Des Weiteren konnte gezeigt werden, dass auch die nachgeschaltete COX-vermittelte Produktion von Eicosanoid-Metaboliten wie Prostaglandinen oder Thromboxanen von den Stimmungsstabilisierern gehemmt wird (Bosetti et al. 2002; Basselin et al. 2007). Insofern erscheint es wahrscheinlich, dass die Wirkung der Stimmungsstabilisierer auf die Zellmembranen u. a. über eine verminderte Freisetzung von Arachidonsäure und die daraus resultierende Modifikation der Eicosanoid-Metaboliten vermittelt wird.

10.1.3 Effekte der Stimmungsstabilisierer auf die Glykogensynthase-Kinase-3 (GSK3)

Das Enzym Glykogensynthase-Kinase-3 wurde ursprünglich nach seiner Rolle bei der

Regulation der Glykogensynthese benannt, ist aber inzwischen als wesentlicher Regulator von Apoptoseprozessen (programmierter Zelltod) identifiziert worden. Es gibt zwei Unterformen, GSK-3a und GSK-3b. Für eine Rolle von GSK-3 bei bipolaren Störungen spricht seine wesentliche Funktion in der Regulation von neuronaler Architektur, Funktion und Überlebensfähigkeit (Übersicht: Li et al. 2002). Spezifische GSK-3-Inhibitoren und Lithium ähneln sich in ihrer Wirkung auf das Verhalten von Versuchstieren in Verhaltensparadigmen, die antidepressive Wirkungen voraussagen (O'Brien et al. 2004; Gould et al. 2004; Kaidanovich-Beilin et al. 2004). Lithium hemmt die GSK-3 direkt durch Konkurrenz mit Mg^{2+}-Ionen und indirekt über vermehrte Phosphorylierung (Kirshenboim et al. 2004; Übersicht: Jope 2003). Auch Valproat soll eine Hemmung der GSK-3 hervorrufen (Chen et al. 1999), diese Effekte sind jedoch umstritten (Übersicht: Harwood und Agam 2003; Harwood 2005). Die GSK-3-Hemmung durch Lithium und evtl. Valproat ist wahrscheinlich wenigstens zum Teil für die Effekte dieser Medikamente auf die CREB-DNA bindende Aktivität (Grimes und Jope 2001) und neuronales Überleben verantwortlich (s. u.).

Ein weiterer möglicher Wirkmechanismus von GSK-3 konnte in den letzten Jahren identifiziert werden und betrifft seinen Einfluss auf die zytoplasmatische Konzentration des multifunktionalen Proteins β-Catenin. β-Catenin hat im Zusammenspiel mit Cadherinen und α-Catenin eine regulatorische Wirkung in der Organisation des Zytoskeletts und der synaptischen Plastizität. So konnte gezeigt werden, dass eine verminderte zytoplasmatische Konzentration von β-Catenin und anderer Elemente des Catenin-Cadherin-Komplexes die Differenzierung von Dendriten in Zellkulturen von Hippocampus-Neuronen hemmt (Yu et al. 2003). GSK-3 führt über die Phosphorylierung des monomeren β-Catenins zu seinem proteosomalen Abbau (Doble et al. 2003). Die Hemmung von GSK-3 durch Lithium und Valproat könnte also zu einer veränderten Konzentration von β-Catenin führen und darüber Einfluss auf die synaptische Morphologie und die Genexpression haben. Interessanterweise konnte im Tierversuch gezeigt werden, dass eine anhaltende Behandlung mit Lithium die β-Catenin-Expression in verschiedenen Regionen des Mäusehirns steigert (O'Brien et al. 2004). Darüber hinaus zeigen transgene Mäuse mit einer Überexpression von β-Catenin ähnliche Verhaltensweisen wie Tiere, die mit hohen Dosen von Lithium behandelt wurden (Gould et al. 2007). Insgesamt lassen diese Studien darauf schließen, dass β-Catenin eine wichtige Rolle in der Wirkungsweise psychotroper Substanzen spielen könnte.

10.1.4 Effekte der Stimmungsstabilisierer auf G-Proteine

Ein weiterer Mechanismus, durch den Stimmungsstabilisierer die Aktivität der Signaltransduktions-Systeme modulieren, ist die Veränderung der Aktivität der G-Proteine. Daher fanden frühe Studien viel Aufmerksamkeit, die einen direkten hemmenden Einfluss von Lithium-Ionen auf die Koppelung verschiedener Rezeptoren an G-Proteinen zeigten (Avissar et al. 1988; Drummond 1988). Inzwischen ist jedoch die Reproduzierbarkeit dieser Befunde fraglich (Ellis und Lenox 1991; Mork et al. 1992; Manji et al. 1995). Eine direkte Analyse des Effekts von Lithium auf die Funktion von G-Proteinen wird durch Substanzen möglich, die G-Proteine ohne die Beteiligung von Rezeptoren direkt aktivieren oder inaktivieren. Solche Mittel sind Cholera- und Pertussis-Toxin, die über ADP-Ribosylierung das G_s-Protein aktivieren, das die Adenylylcyclase stimuliert, beziehungsweise das G_i-Protein hemmen, das die Adenylylcyclase inhibiert. Mit dieser Methode und Mikrodialyse-Technik wurde in vivo gezeigt, dass chronische Lithiumbehandlung die Funktion von G_i hemmt und dadurch den basalen cAMP-Gehalt in Rattengehirnen erhöht (Masana et al. 1992; Manji et al. 2000). Untersuchungen am Menschen, die langfristig mit Lithium behandelt wurden, zeigten sowohl einen Anstieg des basalen cAMPs als auch eine vermehrte Akkumulation von cAMP nach Stimulierung, wenn diese die Rezeptoren umging (Übersicht: Manji et al. 1995). Auch diese Effekte wurden durch eine lithiuminduzierte Inaktivierung des hemmenden G_i erklärt. Andererseits hemmt eine chronische Lithiumbehandlung anscheinend auch die G_s-Funktion, da die durch chronische Lithiumgabe hervorgerufene Hemmung der rezeptorvermittelten Adenylylcyclase-Aktivierung durch GTP verhindert wird (Mork et al. 1992; Jope und Williams 1994). Die biochemischen Mechanismen der Lithiumwirkung auf die G_s- und G_i-Funktion sind bislang unklar.

Auch die Gentranskription der G-Proteine kann durch chronische Lithiumbehandlung verändert werden. In den neutrophilen Granulozyten bipolarer Patienten unter chronischer Lithiumbehandlung findet sich ein erhöhter Gehalt an α_i-mRNA im Vergleich zu Kontrollen oder unbehandelten Patienten (Spleiss et al. 1998). Zusätzlich findet sich ein erhöhter Gehalt an α_s-mRNA in Granulozyten bei bipolaren, aber nicht bei unipolaren Patienten. Dieser erhöhte α_s-Gehalt wird auch bei unbehandelten bipolaren Patienten beobachtet und ist demnach unabhängig von einer dauerhaften Lithiumbehandlung. Ähnlich wurde ein erhöhter Gehalt des α_s-Proteins auch in »post-mortem«-Gehirnen (Warsh und Li 1996) und Thrombozyten von bipolaren Patienten (Mitchell et al. 1997) gefunden. Da die α_s-Erhöhung offenbar unabhängig vom psychopathologischen Zustand ist, könnte sie ein mit der Krankheit assoziierter »Trait-Marker« oder »Endophänotyp« (Übersicht: Lenox et al. 2002) sein.

10.2 Effekte der Stimmungsstabilisierer auf Proteinkinaseaktivität und Protein-Phosphorylierung

Wie zuvor besprochen, bewirkt Lithium eine Zunahme der basalen Aktivität der Adenylylcyclase, aber eine Abnahme der agoniststimulierten Aktivität. Lithium und andere Stimmungsstabilisierer verursachen außerdem komplexe modulatorische Wirkungen auf die PI-Signalübertragung, deren Ausmaß und Richtung in besonderem Maße von verschiedenen Faktoren wie Spezies, Zelltyp und Aktivierungszustand abhängen. Im Fall einer Inositol-Depletion sollte die verringerte Resynthese von Inositolphospholipiden zu einem verminderten Verbrauch und folglich zu einer Akkumulation von DAG und seines Stoffwechselprodukts CDP-DAG führen (Übersicht: Fisher et al. 1992). Ein erhöhter zellulärer Gehalt von CDP-DAG wird daher als zuverlässiger Indikator für eine Inositolverarmung angesehen (Stubbs und Agranoff 1993). Insgesamt modulieren Lithium-Ionen – weniger gut untersucht auch andere stimmungsstabilisierende Medikamente – die basalen und agoniststimulierten Konzentrationen der »second-messenger«-Moleküle cAMP, IP_3, Ca^{2+} und DAG und sollten demnach auch die Aktivität der Proteinkinasen A, C, A_2 und anderer beeinflussen, die von diesen »second-messengern« reguliert werden.

Eine Reihe von Studien zeigte, dass Lithium die durch Proteinkinase A vermittelte Proteinphosphorylierung moduliert (Casebolt und Jope 1991; Guitard und Nestler

1992; Jensen und Mork 1997; Zanardi et al. 1997; Mori et al. 1996, 1998). Chronische Lithiumbehandlung erhöht im frontalen Kortex von Ratten den Spiegel von DARPP-32 (»*D*opamine and c*AMP*-*R*egulated *P*hospho-*P*rotein-32 KDa«) (Guitard und Nestler 1992). DARPP-32 gilt als »Integrator« der dopaminergen Neurotransmission, der je nach eigenem Phosphorylierungszustand sowohl als Proteinphosphatase-Inhibitor als auch als Inhibitor der Proteinkinase A wirken kann und bei der Regulation der zellulären Reaktion auf eine Reihe von Psychopharmaka eine wesentliche Rolle spielt (Übersicht: Svenningsson et al. 2004).

Bereits kurz nach Formulierung der Inositol-Verarmungs-Hypothese wurden lithiuminduzierte Veränderungen der PKC-Aktivität vermutet (Drummond 1987), da eine Inositolverarmung zu einer verstärkten DAG-Akkumulation und damit zur Aktivierung von PKC führen sollte. Tatsächlich wird vermutet, dass eine Modulation der PKC-Aktivität durch dauerhafte Lithiumgabe eine Schlüsselrolle bei den therapeutischen Lithiumeffekten spielt (s. Manji und Lenox 1994; Jope und Williams 1994; Manji et al. 1995; Manji et al. 1996b; Lenox et al. 1996, 1998). Die PKC-Aktivität repräsentiert die Wirkung einer Familie nah verwandter Subspezies. Sie reguliert viele prä- und postsynaptische Aspekte der Neurotransmission, einschließlich langfristiger Veränderungen der Genexpression und neuronalen Plastizität (Dekker und Parker 1994; Shearman et al. 1998; Ben Ari et al. 1992). Andauernde PKC-Aktivierung hat einen raschen proteolytischen Abbau und Abregulation der Enzymaktivität zur Folge. Dieses erklärt, warum in einigen Zellsystemen akute oder subchronische Lithiumbehandlung eine Zunahme, chronische Behandlung aber eine Abnahme der PKC-Aktivität zur Folge hat (s. Manji und Lenox 1994). Die durch Lithium verursachte Abnahme der PKC-Aktivität scheint auf spezifische PKC-Isoenzyme wie α und ε beschränkt zu sein, die offenbar eine besondere Rolle in der Regelung der Neurotransmitterfreisetzung spielen (Manji et al. 1996a, b; Li und Jope 1995; Manji und Lenox 1999). Valproat hat in therapeutischen Dosierungen ähnliche Effekte auf PKC-Isoenzyme (Chen et al. 1994) wie Lithium. Die exakten molekularen Mechanismen, über die Lithium und Valproat PKC-Isoenzyme modulieren, sind bislang noch ungeklärt. Die mögliche Bedeutung einer PKC-Hemmung für die klinische Wirkung der Stimmungsstabilisierer wurde in klinischen »proof-of-concept« Studien untersucht. Kleine offene und doppelblinde placebo-kontrollierte Studien zeigten einen signifikanten antimanischen Effekt von Tamoxifen, einem PKC-Inhibitor. Größere Studien mit selektiveren PKC-Inhibitoren werden zeigen, ob die PKC-Hemmung tatsächlich einen neuen klinisch brauchbaren Weg zur Behandlung bipolarer Störungen darstellt (Übersicht: Zarate und Manji 2009).

10.3 Signalkaskaden der Neurotrophine

Neurotrophine sind eine Familie bestimmter Regulationsfaktoren. Sie vermitteln die Differenzierung und das Überleben von Neuronen und modulieren darüber hinaus die synaptische Transmission und Plastizität. Mitglieder dieser Familie sind der sog. »nerve growth factor« (NGF), der »brain-derived neurotrophic factor« (BDNF) und die Neurotrophine NT-3, NT-4, NT-5 und NT-6. Eine dauerhafte Konzentrationsverminderung dieser Faktoren scheint die neuronale Lebensfähigkeit negativ zu beeinflussen. Neben den akuten Einflüssen von BDNF auf die synaptische Plastizität und Neurotransmission, wie die Freisetzung von Glutamat, GABA, Dopamin und Serotonin, scheinen die lang anhaltenden neurotrophischen und neuroprotektiven Effekte gerade im Hinblick auf die Pathophysiologie und die Behandlungsstrategien bipolarer Störungen von großer Relevanz. Ursprünglich ging man davon aus, dass die Verbesserung der Überlebensfähigkeit von Neuronen durch die Bereitstellung trophischer Faktoren vermittelt wird. Mittlerweile ist klar, dass die zellschützenden Effekte der Neurotrophine hauptsächlich auf der Hemmung von Zelltod (Apoptose)-Kaskaden beruhen (Du et al. 2003). Diese Apoptose-Hemmung wird vornehmlich über die Aktivierung zweier »Überlebens«-Kaskaden vermittelt: ERK (Extrazellulär-Regulierte Kinase, welche CREB phosphoryliert und aktiviert), Phospholipase C und Phosphoinositide-3-Kinase (PI-3K/Akt-Weg). Umgekehrt scheint chronischer Stress mit einer Reduktion von Phospho-CREB einherzugehen und dadurch zu einer Verminderung der Transkription einiger neurotropher Gene zu führen. Insgesamt ist es wahrscheinlich, dass die Kaskade aus Neurotrophin – ERK/MAP-Kinase – bcl-2 eine zentrale Rolle bzgl. der neuronalen Überlebensfähigkeit spielt. Eine Veränderung im Gleichgewicht von ERK, CREB und BDNF könnte demnach einen Mechanismus darstellen, über den anhaltender Stress zum Untergang spezifischer Neurone führt.

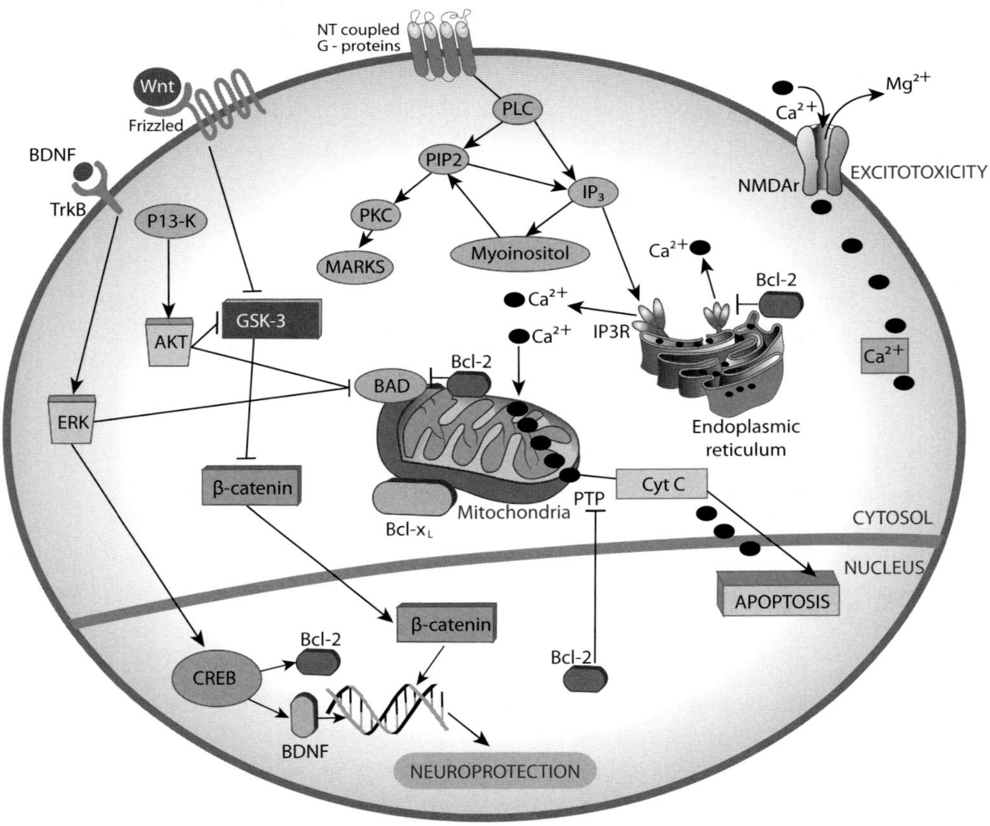

Abb. 10.2: Signalkaskaden der Neurotrophine (aus: Machado-Viera et al. 2009)

10.3.1 Signalkaskade der extrazellulär regulierten Kinase (ERK)/Mitogen-aktivierten Proteinkinase (MAPK)

Wie bereits im Abschnitt zum Adenylylcyclase-System beschrieben, ist der Transkriptionsfaktor CREB einer der Hauptangriffspunkte der Proteinkinase A. CREB wird darüber hinaus auf einem weiteren Weg aktiviert, nämlich über die sog. ERK/MAPK-Kaskade. Durch Stimulation des BDNF-Rezeptors Trk-B wird diese Kaskade aktiviert und führt zu einer gesteigerten Expression von CREB. In menschlichen Neuroblastom-Zellreihen (SH-SY5Y) konnte gezeigt werden, dass sowohl Lithium als auch Valproat die ERK/MAPK-Kaskade in therapeutischen Konzentrationen aktivieren (Yuan et al. 2001). Auch in vivo konnte der Nachweis erbracht werden, dass beide Stimmungsstabilisierer diese Kaskade im Hippocampus und Frontalkortex des Nagerhirns aktivieren (Einat et al. 2003). Über CREB führt eine Stimulation der ERK/MAPK-Kaskade zu einer gesteigerten Transkription von BDNF, darüber hinaus wird die Expression des antiapoptotischen bcl-2 Gens induziert. Nach Behandlung mit Lithium oder Valproat in äquivalenten Dosierungen zeigte sich im Rattenhirn eine vermehrte Aktivierung von ribosomaler S6 Kinase (einem Element in der MAPK-Kaskade) und von CREB. Dies ging einher mit deutlich erhöhten bcl-2 Konzentrationen im Frontalkortex (Chen et al. 1999; Chen et al. 2001; Manji et al. 2002).

10.3.2 Signalkaskade der Phosphoinositol-3 Kinase (PI3K)/Proteinkinase B (Akt)

Bereits in ► **Kap. 10.1** wurde die Rolle von Lithium als Inhibitor der GSK-3 diskutiert. Wie genau Lithium seine inhibitorische Wirkung auf GSK-3 entfaltet ist nach wie vor nicht vollständig verstanden. Neben der direkten Hemmung durch die Konkurrenz von Lithium mit Mg^{2+}-Ionen scheint die inaktivierende Phosphorylierung einer einzelnen Serin-Position in der N-terminalen regulatorischen Domäne von GSK-3 (Ser 21 bei GSK-3a und Ser9 bei GSK-3b) eine zentrale Bedeutung für den hemmenden Einfluss von Lithium auf GSK3 zu haben (Frame et al. 2001). Diese Phosphorylierung wird durch die PI3K/Akt-Kaskade vermittelt: Die Serin/Threonin Kinase Akt, auch Protein Kinase B (PKB) genannt, inhibiert GSK-3a und GSK-3b nach Stimulation durch verschiedene Hormone und Wachstumsfaktoren, darunter BDNF, IGF und Insulin (Cross et al. 1995; Chen et al. 2005). Dies erfolgt über Vermittlung durch PI3K, welche PIP2 zu PIP3 umwandelt und zu einem Andocken von Akt an die Plasmamembran führt. Hier wird Akt nach Phosphorylierung durch PDK (Phosphatidylinositol-dependent Kinase) aktiviert und kann anschließend seine Wirkung als Proteinkinase auf GSK-3 entfalten. Einige Studien deuten darauf hin, dass sowohl Lithium als auch Valproat die aktivierende Phosphorylierung von Akt fördern und so ihre zytoprotektiven Wirkungen via GSK-3-Hemmung entfalten (De Sarno et al. 2002; Zhang et al. 2003).

10.4 Effekte der Stimmungsstabilisierer auf die Genexpression

Wie bereits erwähnt, kann die Aktivierung von Proteinkinasen durch »second-messenger« zur Phosphorylierung von nukleären Transkriptionsfaktoren führen, die die Genexpression regulieren. Stimmungsstabilisierer beeinflussen daher über ihre Wirkung auf »second-messenger«-Systeme auch die Expression einer Reihe von Genen, wahrscheinlich vor allem vermittelt durch ihre Wirkung auf PKC- und/oder GSK-3 (s. Manji et al. 1995, 2001). Valproat kann darüber hinaus die Gentranskription über eine direkte Hemmung von Histon-Deacetylase, einem Transkriptionsrepressor, aktivieren (Phiel et al. 2001). Von besonderem Interesse sind die Wirkungen der Stimmungsstabilisierer auf sogenannte »immediate early genes«, Mitglieder der c-fos und c-jun Familien, die für Bestandteile der AP-1(Aktivator-Protein 1)-Transkriptionsfaktor-Familie kodieren. Diese Gene sind von entscheidender Bedeutung für langfristige Änderungen neuronaler Funktionen (Silva und Giese 1994). Gene, die von AP-1 reguliert werden, codieren z. B. für Neurotrophine, Neuropeptide, Neurotransmitter synthetisierende Enzyme sowie andere Transkriptionsfaktoren (Hughes und Dragunow 1995). Sowohl Lithium als auch Valproat regulieren AP-1 (Cheng et al. 1999; Yuan et al. 1998, 1999). Es gibt jedoch eine verwirrende Vielfalt zunächst unvereinbar erscheinender Befunde in diesem Gebiet. Jope (1999) hat versucht, diese Daten in seinem Modell einer »bimodalen« Wirkungsweise von Lithium zu integrieren. Dieses Modell postuliert als entscheidenden Mechanismus eine »ausbalancierende« Wirkung, wodurch die AP-1 Aktivität innerhalb eines optimalen Bereichs stabilisiert wird. Die Mechanismen, durch die Lithium und Valproat AP-1 regulieren, sind nicht geklärt, eine Rolle sowohl von PKC-Isoenzymen und GSK-3 (s. o.) ist wahrscheinlich (Manji et al. 2001). Die Regulierung der Transkriptionsfaktoren durch Lithium ist offensichtlich nicht auf AP-1 beschränkt, da darüber hinaus zwei weitere Faktoren, CREB (s. o.) und NF (nuclear Factor) kappaB, moduliert werden (Ozaki und Chuang 1997; Jope und Song 1997). Zusätzlich ändert Lithium den Spiegel zahlreicher anderer mRNAs im Gehirn und in Nervenzellkulturen (z. B. für Neuropeptide, Tyrosinhydroxylase, Glucocorticoid-Typ-II-Rezeptor), die bei der Regulation neuronaler Funktionen von Bedeutung sind (s. Manji et al. 1995; Lenox et al. 1998).

10.5 Schlussfolgerungen

Arbeiten der letzten Jahre haben eine Reihe von Wirkungen identifiziert, die Lithium-Ionen sowie Valproat und, in geringerem Maße, auch Carbamazepin gemeinsam sind. Diese Ergebnisse haben zur Entwicklung eines konzeptuellen Rahmens geführt, der helfen konnte, die bisher verwirrend uneinheitlichen Lithiumwirkungen auf z. B. Neurotransmitter und Membrantransportsysteme (Wood und Goodwin 1987; Bunney und Garland-Bunney 1987) in ein einheitliches Modell zu integrieren. So könnten z. B. eine Reihe der Lithiumeffekte auf die Neurotransmitterfreisetzung mit der lithiuminduzierten Modulation der PKC-Aktivität erklärbar sein. Da die Prozesse der Sensitisierung und Desensitisierung von Rezeptoren durch die Funktion der Signalübertragungssysteme (s. Hadcock und Malbon 1993) bestimmt werden, ist es wahrscheinlich, dass auch die seit Langem diskutierten (s. Bunney und Garland-Bunney 1987) Lithiumeffekte auf die Rezeptorempfindlichkeit durch Wirkungen auf »second-messenger«-Systeme vermittelt werden. Die Effekte von Stimmungsstabilisierern auf die Signalübertragung, und besonders die Modulation von Phänomenen der neuronalen Plastizität und der adulten Neurogenese, sind von großem Interesse in Bezug auf das Konzept, dass die »kindling«-artige Sensitisierung neuronaler Bahnen für den langfristigen Verlauf affektiver Störungen verantwortlich sein könnte (Post 1992; Ghaemi et al. 1999): Psychosozialer Stress als Auslöser für affektive Episoden wird häufig vor allem in den ersten Phasen angetroffen, weitaus seltener dagegen bei späteren Episoden, während Frequenz und Schwere der Episoden im weiteren Verlauf der Erkrankung zunehmen. Dieses Phänomen stellt eine formale Ähnlichkeit zu den Prozessen »des kindling« und der »Verhaltenssensitivierung« dar, in denen wiederholte Stimuli wie Stress, Drogen oder elektrische Stimulierung keine adaptive Verminderung der Reaktion hervorrufen, sondern im Gegenteil eher eine stufenweise Zunahme, bis schließlich die Reaktion ohne irgendein auslösendes Ereignis spontan auftritt. Die konträren Phänomene Sensitisierung und Adaptation (Hyman und Nestler 1996) sind wahrscheinlich durch ein eindeutiges Muster des Zeitverlaufs und der Intensität der Stimuli bestimmt. Die molekularen Mechanismen dieser Prozesse sind bisher nicht gut verstanden, Änderungen von Komponenten der Signaltransduktion sind aber zweifellos von entscheidender Bedeutung. Über die Effekte von Stimmungsstabilisierern auf solche Phänomene der neuronalen Plastizität und der stressinduzierten Verhaltenssensitisierung ist wenig bekannt. Die Untersuchung der Wirkung von Stimmungsstabilisierern in Tiermodellen affektiver Störungen unter Verwendung moderner molekular-biologischer Analysemethoden sollte helfen, die biochemischen Wirkmechanismen dieser Medikamente zu identifizieren. Auf der Grundlage dieser Erkenntnisse könnten dann neue, wirksamere und nebenwirkungsärmere Medikamente entwickelt werden (NIMH 2002).

11 Die Versorgung bipolar affektiver Störungen

Peter Brieger, Andrea Pfennig und Georg Juckel

Kapitelübersicht

11.1 Sozialmedizinische Situation

Die sozialmedizinische Bedeutung bipolar affektiver Störungen ist enorm: Der Bericht 2011 von European College of Neuropsychopharmacology (ECNP) und European Brain Council (EBC) »The Size and Burden of Mental Disorders in Europe« geht von einer Zwölfmonatsprävalenz von 0,9 % aus, wenn eine enge Krankheitsdefinition angewandt wird (Wittchen et al. 2011). Für die Europäische Union bedeutet dies, dass mindestens drei Millionen Menschen von einer bipolar affektiven Störung betroffen sind. Dabei steht die bipolar affektive Störung hinsichtlich ihrer Folgen auf Platz 6 der neuropsychiatrischen Störungen – nach unipolarer Depression, Alkoholabhängigkeit, Demenz, Schlaganfall und Drogenabhängigkeit, jedoch u. a. vor der Schizophrenie. Bipolar affektive Störungen beeinträchtigen die Lebensqualität der Betroffenen (Brieger et al. 2004b; Michalak et al. 2005), sie führen zu vorzeitiger Berentung (Brieger et al., 2004a) und reduzieren die Lebenserwartung (Kleinman et al. 2003). Ein entsprechend gestaltetes gemeindepsychiatrisches Versorgungssystem hat das Ziel, Menschen mit bipolar affektiven Störungen bestmöglich zu helfen, sodass zum einen die Wünsche und Bedürfnisse der Betroffenen berücksichtigt werden (einschließlich ihrer Angehörigen). Zum anderen soll auch, durch entsprechend evidenzbasierte Interventionen, der Verlauf bipolar affektiver Störungen positiv beeinflusst werden sowie entsprechende Outcome-Parameter, wie Episodenhäufigkeit, Behinderung, Lebensqualität, neuropsychologische Beeinträchtigung, aber auch subjektive Krankheitskonzepte und schließlich die Mortalität.

Im Zuge der S3-Leitlinie bipolar affektive Störung (www.leitlinie-bipolar.de/) wurden entsprechende Konsequenzen für das Versorgungssystem in der Bundesrepublik Deutschland dargestellt (Brieger et al. 2012).

► **Tab. 11.1** fasst die Indikatoren zusammen, die die Qualität institutioneller Hilfen für Menschen mit chronischen psychischen Erkrankungen gewährleisten. Gemeindenähe, Gewaltfreiheit, Respekt und evidenzgeprüfte Interventionen sind hierbei einige wesentliche Aspekte. Die Trialogische Orientierung, d. h. der Einbezug von Betroffenen und Angehörigen auf gleicher Augenhöhe, ist ein weiteres Prinzip, das sich in der gemeindepsychiatrischen Versorgung bewährt hat und bereits im Prozess der Erarbeitung der S3-Leitlinie »Bipolare Störungen« umfassend Berücksichtigung gefunden hat (Gielen et al. 2012).

Tab. 11.1: Evidenzgeprüfte Faktoren einer guten Versorgung für Menschen mit chronischen psychischen Erkrankungen (nach Taylor et al. 2009)

- Gemeindenähe
- Flexibilität der Hilfen
- geringe »Dichte« für Nutzer, größtmögliche Privatsphäre
- spezifische, evidenzgeprüfte Interventionen (z. B. Psychotherapie oder Supported Employment) als Teil der Standardversorgung
- Vermeidung von Zwang und Gewalt
- Angemessene Ausbildung der Mitarbeiter einschließlich des Angebots der Supervision und des Erlernens von Maßnahmen der Deeskalation
- Einbeziehung der Nutzer bei Entscheidungen
- Gewährleistung positiver therapeutischer Beziehungen sowie
- das Umsetzen klinischer Leitlinien.

11.2 Evidenz für eine »gute Versorgung«

Insgesamt ist die Literatur zum Thema »gemeindepsychiatrische Versorgung bipolar affektiver Störungen« begrenzt. Zum einen liegt es daran, dass randomisierte kontrollierte Studien (RCTs) in der Versorgungsforschung schwieriger durchzuführen sind als in der pharmakologischen Forschung und ein grundsätzliches Ungleichgewicht vorliegt (Kallert 2005). Auch gibt es eine nur geringe Zahl von RCTs, die speziell die Versorgung bipolar affektiver Störungen betrachtet haben. Häufig finden sich stattdessen unspezifische Studienstichproben mit einer Population von Menschen mit Severe Mental Disorders (SMD), was auch (aber nicht nur) Individuen mit »bipolar affektiven Störungen« umfasst. Zudem müssen regionale und nationale Besonderheiten des Gesundheitssystems bedacht werden: Evidenz, die für das US-amerikanische Gesundheitssystem gilt, muss nicht notwendigerweise im Deutschen Gesundheitssystem dieselben Effekte haben.

11.2.1 Psychoedukation

Insbesondere im Gruppensetting ist die Wirksamkeit von Psychoedukation bestens belegt (Brieger und Bernhard 2012). Scott et al. (2007) haben in einer Metaanalyse gezeigt, dass Psychotherapie und Psychoedukation die Wiedererkrankungsrate bei bipolar affektiven Störungen um etwa 40 % senken kann. Die Fülle von Studien, die eine Überlegenheit von Psychoedukation und Psychotherapie gegenüber einer Standardversorgung belegen, ist inzwischen überzeugend. Salkow und Meyer stellen dies hier in ► **Kap. 15** dar. Psychoedukation ist ein wertvolles Instrument in der Versorgungskette: Noch in der Klinik können postakute Patienten in entsprechende Gruppen eingeschlossen werden, die sie dann ambulant nach der Entlassung fortführen. Wünschenswert ist es, dass nach Beendigung des Psychoedukationsmoduls die Möglichkeit besteht, eine störungsspezifische Selbsthilfegruppe zu besuchen. Entsprechende Manuale für die Psychoedukation sind leicht verfügbar und haben sich gut bewährt (Schaub et al. 2004; Wagner und Bräunig 2006): Deren Anwendung ist multiprofessionell möglich, und auch in Zeiten knapper personeller Ressourcen gelingt es, mit verschiedenen Berufsgruppen (nicht notwendigerweise ausschließlich Ärzte) entsprechende Angebote vorzuhalten. Bemerkenswert ist, dass eine Intervention bei Angehörigen einen signifikanten Effekt auf die depressive Symptomatik der Betroffenen hatte, ohne dass die Betroffenen direkt mit der Intervention konfrontiert gewesen wären – hier besteht ein Hinweis, wie bedeutsam Psychoedukation bei Angehörigen ist (Perlick et al. 2010).

Eine Cluster-randomisierte Interventionsstudie aus dem Britischen Gesundheitssystem belegte, dass positive Effekte mit recht geringem Ressourcenaufwand erreichbar sind (Lobban et al. 2010): In der Studie wurde eine störungsspezifische zwölfstündige Schulung von gemeindepsychiatrischen Teams (alle Berufsgruppen) zur Rezidivprophylaxe von bipolaren Störungen durchgeführt. Danach wurden Krankheitsverläufe ambulanter bipolar affektiver Patienten mit der Standardversorgung verglichen. Patienten, die in Regionen mit geschulten Teams lebten, wiesen geringere Rezidivraten und ein über die Zeit besseres psychosoziales Funktionsniveau auf als Patienten, die in Standardversorgungsregionen lebten. Das Ergebnis weist darauf hin, dass mit wenig Aufwand ein guter Effekt herstellbar ist. Hier ist anzunehmen, dass gerade die Schulung von nicht ärztlichem Personal dazu geführt hat, dass frühzeitige und nachhaltige Interventionen durchgeführt werden konnten.

11.2.2 Selbsthilfe

Dass Selbsthilfegruppen im Sinne von trialogischen Konzepten den Heilungs- und Genesungsprozess unterstützen, ist mehr durch die klinische Erfahrung als durch Evidenz belegt. Dennoch kann es keinen vernünftigen Zweifel daran geben, dass Selbsthilfegruppen wie auch entsprechende Angehörigengruppen ein unverzichtbares und zentrales Element einer »guten Versorgung« bipolar affektiver Störungen sind (Gielen et al. 2012). Dabei muss gerade in diesem Bereich auf Störungsspezifität geachtet werden: Die Interessen und Bedürfnisse von Menschen mit bipolar affektiven Störungen sind oft anders als die von Menschen, die an anderen psychischen Erkrankungen leiden.

Recovery meint die Sichtweise der Entwicklung aus der Beschränkung der Patientenrolle hin zu einem selbstbestimmten, sinnerfüllten Leben (Amering und Schmolke 2011) – Recovery ist zentral für das Selbstverständnis der Betroffenen. Neuerdings haben Ex-In-Projekte (Experienced-Involvement) (Utschakowski et al. 2009) viel Beachtung gefunden: Entsprechend geschulte Betroffene werden zu Genesungsbegleitern in der Psychiatrie: Sie bringen ihre persönliche Erfahrung mit fachlicher Expertise ein und begleiten andere Betroffene partnerschaftlich. In der Gesundheitsmetropolregion Hamburg sind solche Versorgungskonzepte inzwischen flächendeckend realisiert.

Selbsthilfe und Nutzerorientierung müssen selbstverständlich die Rolle der Angehörigen berücksichtigen: Ein Großteil der betroffenen bipolar affektiven Patienten lebt in Familien. Während die professionelle Seite »von der Krankheit lebt«, müssen die Angehörigen »mit der Krankheit leben« (Perlick et al. 2004; 2007). Wie bereits dargestellt gibt es inzwischen standardisierte und gut belegte Psychoedukations- und Interventionsprogramme für Angehörige, die zum einen deren Belastung mindern, zugleich aber auch nachgewiesene positive Effekte auf die Betroffenen haben (Perlick et al. 2010). Nicht selten sind nämlich die Angehörigen durch die chronische Belastung der Erkrankung der Betroffenen so stark belastet, dass sie unter anhaltendem Dauerstress selbst behandlungsbedürftig werden können.

11.2.3 Aufsuchende gemeindepsychiatrische Behandlung (ACT)

In der englischsprachigen Gemeindepsychiatrie haben sich in den letzten 20 Jahren Konzepte des ACT (Assertive Community Treatment) weit verbreitet (Becker 2010). Für die Wirksamkeit dieser Behandlung schwer psychisch erkrankter Menschen gibt es gute Evidenz (Dieterich et al. 2010). In Deutschland gelang es der Arbeitsgruppe um Lambert und Bock in Hamburg, dies in den Gegebenheiten des dortigen gemeindepsychiatrischen Systems im Rahmen eines Projekts der Integrierten Versorgung zu replizieren (Lambert et al. 2010). Auch wenn sich die bisherige Publikation zum Thema auf schizophrene Menschen bezieht, ist doch aus dem Projekt wiederholt berichtet worden, dass auch Menschen mit bipolar affektiven Störungen dort mittels ACT gut versorgt werden konnten. Durch ein Therapiekonzept, das ein hohes Maß an Konstanz und Verbindlichkeit einschließt, wurden weniger Symptome, ein besseres Funktionsniveau, höhere Lebensqualität und Autonomie bewirkt. ACT bedeutet dabei, dass komplexe Interventionen verbindlich und nachgehend erbracht werden. Dies umfasst Hausbesuche und Terminmanagement, Krisenintervention und eine 24-stündige Erreichbarkeit. Gerade bei Menschen mit bipolar affektiven Störungen ist es wichtig, dass, wenn sie nicht in der Institutsambulanz oder der Praxis erscheinen, ihre Akte keineswegs »abgelegt« wird; vielmehr ist zu prüfen, warum der Termin nicht wahrgenommen wurde. Es muss gewährleistet werden, dass die Behandlungskontinuität tatsächlich erhalten bleibt.

11.2.4 Steuerung

Das gemeindepsychiatrische Versorgungssystem ist zersplittert: Unterschiedliche Kostenträger und Leistungsbringer haben nicht selten – teilweise aus durchaus nachvollziehbaren Gründen – ihre Partialinteressen im Blickfeld. Die Gesamtheit des Versorgungssystems und insbesondere die individuellen Bedürfnisse des Einzelnen im Sinne personenzentrierter Hilfen (Kunze 1999) werden dabei allzu oft aus den Augen verloren. Im Krankenhaus führen die Verkürzung der Verweildauer, die Fokussierung auf die anstehende Umstellung des Entgeltsystems (im Zuge des § 17d Krankenhausfinanzierungsgesetzes) sowie zunehmende Probleme der Personalgewinnung dazu, dass Behandlungen kurz und nicht selten mit geringer Vernetzung mit ambulanten Anbietern erfolgen (z. B. unzureichende Entlassungsvorbereitungen). Im ambulanten Bereich gibt es eine zunehmende Diskrepanz zwischen den Ressourcen der niedergelassenen Nervenärzte und Psychiater auf der einen Seite sowie der niedergelassenen ärztlichen und psychologischen Psychotherapeuten (Melchinger 2008) auf der anderen Seite, was zu einer nicht immer bedarfsgerechten Verteilung führt und schwerer erkrankte Menschen (wie z. B. mit bipolar affektiver Störung) nur eingeschränkten Zugang zu solchen Angeboten finden. Krankenkassen haben zunehmend das Bestreben, sich durch integrierte Versorgungsverträge (IV-Verträge gemäß § 140a SGB V) von anderen Krankenkassen abzuheben und hier besonders (»smarte«) Versorgungskonzepte für ihre Versicherten anzubieten. Die dahinter stehenden Konzepte sind oft innovativ und interessant. Sie führen aber zu einer weiteren Zersplitterung und Fragmentierung des Versorgungssystems. Wenn die Versichertenkarte entscheidet, welche Hilfen den Betroffenen zur Verfügung stehen, wird an den Grundfesten eines solidarischen Gesundheitssystems gerüttelt. Hilfeplankonferenzen, Gemeindepsychiatrische Verbünde, entsprechende Hilfeplanverfahren, wie beispielsweise der IBRP (Integrierter Behandlungs- und Rehabilitationsplan; Kauder und Aktion psychisch Kranke 1998) oder auch die ICF (DIMDI 2005) sind methodische Ansätze, um einer entsprechenden Zersplitterung entgegenzuwirken – im Sinne der personenzentrierten Hilfen.

11.2.5 Komplexe gemeindepsychiatrische Hilfen für bipolar affektive Patienten

Ein US-amerikanisches RCT hat gezeigt, dass die spezifische Versorgung bipolar affektiver Störungen der Standardversorgung überlegen ist (Bauer et al. 2006a, b; Simon et al. 2006). Menschen mit bipolar affektiven Störungen waren in eine spezielle Intervention mit einem spezialisierten Versorgungskonzept für bipolar affektive Störungen oder Standardversorgung randomisiert worden. Die dahinter stehenden Konzepte sind in ▸ **Tab. 11.2** dargestellt. Es zeigte sich, dass bei 441 Patienten die Dauer von Manien in 2 Jahren um 5,5 Wochen verkürzt werden konnte. Psychoedukation, Supervision der Behandler und ein verbindliches Behandlungskonzept ähnlich dem o. g. ACT mit Terminmanagement und telefonischen Kontakten sowie nachgehende Hausbesuche waren Bestandteile.

Tab. 11.2: Essenzielle Faktoren einer guten Versorgung von Menschen mit bipolar affektiven Störungen (vgl. Bauer et al. 2006b)

1. *Qualität der gemeindepsychiatrischen Hilfen:* Eine an Leitlinien orientierte Therapie (insbesondere medikamentös), die einfach verfügbar ist und zuverlässig im Alltag umgesetzt wird.
2. *Kontinuität und Koordination:* Hier sind Konzepte von Case-/Care-Management und ein hohes Maß an Verbindlichkeit erforderlich.
3. *Psychoedukation und Empowerment:* Sie stärken die Selbstverantwortung und Autonomie der Betroffenen.

Die Qualität der gemeindepsychiatrischen Hilfen, Kontinuität, Koordination sowie Psychoedukation und Empowerment sind somit zentrale Aspekte eines Versorgungssystems, das Menschen mit bipolar affektiven Störungen zugutekommt. Die S3-Leitlinie Bipolar affektive Störungen hat deswegen die in ▸ **Tab. 11.3** aufgeführten Empfehlungen ausgesprochen.

Tab. 11.3: Ausgewählte Statements und Empfehlungen der S3-Leitlinie Bipolar affektive Störung zur Versorgung (www.leitlinie-bipolar.de)

Statement Anzustrebende Versorgungsstruktur (Versorgung 5)
Ein strukturiertes Vorgehen bestehend aus leitlinienorientierter ärztlicher (medikamentöser) Therapie, verbindlicher und kontinuierlicher Behandlung inklusive Telefonkontakten und Krisenmanagement wie auch Angeboten der Psychoedukation und des Empowerment (d. h. Stärkung der eigenen Fähigkeiten) für Betroffene reduziert die Dauer manischer Episoden.

Statement Versorgungsstrukturen (Versorgung 6)
Für eine qualitativ gute Versorgung von Menschen mit bipolar affektiven Störungen ist zu fordern:

- Zeitnaher Zugang zu entsprechender qualifizierter störungsspezifischer psychiatrischer Behandlung, Psychoedukation und psychotherapeutischer Behandlung
- Verfügbarkeit verbindlicher und bei Bedarf nachgehender Hilfen
- Verfügbarkeit von Kriseninterventionsbehandlungsplätzen (stationär ggf. teilstationär)

Tab. 11.3: Ausgewählte Statements und Empfehlungen der S3-Leitlinie Bipolar affektive Störung zur Versorgung (www.leitlinie-bipolar.de) (Fortsetzung)

- Zugang und Verfügbarkeit zu rehabilitativen Angeboten mit störungsspezifischen Schwerpunkten, wenn Bedarf besteht.
- Verfügbarkeit und Zugang zu störungsspezifischen Selbsthilfegruppen.

Dabei muss das Versorgungssystem von einer Grundhaltung des Respekts und des trialogisch-partnerschaftlichen Umgangs zwischen Behandlern, Angehörigen und Betroffenen geprägt sein.

Statement Sektorenübergreifende Versorgungs- und Finanzierungsmodelle (Versorgung 4)
Sektorenübergreifende Versorgungs- und Finanzierungsmodelle, die die strikte Trennung in ambulant, teilstationär und stationär überwinden, sollten für Menschen mit schweren psychischen Erkrankungen und somit auch für einen Teil der bipolar affektiven Patienten in Deutschland weiter entwickelt werden.

11.2.6 Arbeit

Der Arbeit kommt für Menschen mit psychischer Erkrankung, die oft ohne Arbeit sind, eine wesentliche Rolle zur Gesundung zu. Fehlende Arbeit kann zu sozialer Exklusion führen. Umgekehrt verschafft Arbeit die Möglichkeit, persönliche Erfolge und Sicherheit zur Bewältigung äußerer Anforderung zu gewährleisten. Sie macht es möglich, normale soziale Rollen zu erfüllen. Sie verschafft sozialen Status und Identität und führt zu sozialen Kontakten und Unterstützung wie auch zur Tagesstrukturierung. Arbeit erbringen zu können, kann Kriterium der Genesung und Gesundung sein (Aktion Psychisch Kranke 2004). Supported Employment (»first place then train«) ist hierbei in seiner Evidenz das am besten belegte Konzept, Menschen in Arbeit zu bringen (Brieger und Hoffmann 2012) und sollte auch im Bereich der bipolar affektiven Störungen entsprechend verfügbar sein.

11.3 Resümee

Es gibt eine Diskrepanz zwischen dem prinzipiellen Wissen, wie ein evidenzbasiertes und zugleich trialogisch orientiertes Versorgungssystem, das Menschen mit bipolar affektiven Störungen zugutekommt, aussehen soll, und dem, wie unser Gesundheitswesen tatsächlich strukturiert ist. Respekt, psychotherapeutische Kompetenz, Bedarfsgerechtigkeit, Ressourcenorientierung, die Überwindung von Sektorengrenzen, der Einbezug von Betroffenen und Angehörigen, Psychoedukation als zentraler Bestandteil und eine störungsspezifische Mitarbeiterschulung (ggf. inklusive EX-IN) sind wesentliche Aspekte. Wichtig sind verbindliche, nachgehende und bei Bedarf aufsuchende Hilfen im Sinne des ACT.

Versorgungskonzepte, die sich in diese Richtung entwickeln, sind für Menschen mit bipolar affektiven Störungen nach momentanem Kenntnisstand am besten geeignet, den Krankheitsverlauf zu verbessern, aber auch die individuellen Bedürfnisse bestmöglich zu berücksichtigen. Dabei gibt es zunehmende Evidenz, dass eine störungsspezifische Versorgung einer unspezifisch allgemein-psychiatrischen Versorgung überlegen ist (Brieger und Becker 2007; Lobban et al. 2010).

Evidenzbasierte Studien weisen darauf hin, dass durch eine Verbesserung der Versorgung die individuelle Krankheitslast von Menschen mit bipolar affektiven Störungen gemindert werden kann. Dafür ist es notwendig, dass

- Psychiatrische Institutsambulanz und sozialpsychiatrisch orientierte Praxen verbindlich und aufsuchend im Sinne des Assertive Community Treatments (ACT) arbeiten sollten – evtl. bis hin zum Home-Treatment,
- flächendeckend störungsspezifische Psychoedukations- und Selbsthilfegruppen angeboten werden, wie auch störungsspezifische Psychotherapie,
- lebensweltorientierte Arbeitsangebote im Sinne des Supported Employment vorhanden sein sollten,
- Betroffene und Angehörige im Sinne des Trialogs als Partner in wesentliche Organisations- und Behandlungsprozesse eingebunden sind (vgl. Brieger et al. 2012).

12 Behandlung depressiver Episoden bei bipolaren Störungen

Tom Bschor und Michael Bauer

Kapitelübersicht

Einleitung

Eine depressive Episode im Verlauf einer bipolar affektiven Erkrankung wird als bipolare Depression bezeichnet. Die Behandlung der bipolaren Depression stellt eine besondere therapeutische Herausforderung dar. Im Vergleich zur (unipolaren) majoren Depression ist die Erkenntnislage dünner und zugleich mit mehr Risiken und Fallstricken versehen.

Häufig werden Therapiestrategien per Analogieschluss von der unipolaren auf die bipolare Depression übertragen, ohne dass dies wissenschaftlich belegt ist. Weiter verkompliziert wird die Datenlage durch die verschiedenen Verlaufstypen bipolar affektiver Erkrankungen, insbesondere durch die Unterteilung in Bipolar-I und Bipolar-II (Typ I mit voll ausgeprägten manischen Phasen; Typ II mit lediglich hypomanen Phasen), die in vielen Untersuchungen nicht getrennt berücksichtigt werden (Müller-Oerlinghausen et al. 2002).

Es ist zu beachten, dass Patienten aufgrund nicht erfasster, leichter oder nur kurz andauernder hypomaner Episoden oftmals falsch als unipolar diagnostiziert werden (Akiskal 1995; Vieta et al. 2004; Smith und Griffiths 2011; Angst et al. 2010). Die internationale BRIDGE-Studie mit über 5 600 Patienten, die wegen einer depressiven Episode in psychiatrische Behandlung kamen, zeigte, dass je nach angewandten Kriterien bei bis zu 40 % die Diagnose einer bipolaren Erkrankung zu stellen war (Angst et al. 2011; Bschor et al. 2012).

12.1 Unterschiede zwischen uni- und bipolaren Depressionen

Da Depressionen, die im Verlauf einer bipolar affektiven Erkrankung auftreten, einige bedeutsame Unterschiede zu unipolaren Depressionen aufweisen, ist es auch klinisch bedeutsam, die richtige Diagnose zu stellen. Bipolare Depressionen unterscheiden sich insbesondere bezüglich des Verlaufs, epidemiologischer Merkmale und der Pharmakotherapie, weniger im psychopathologischen Querschnittsbild (Bschor und Bauer 2005): Die bipolare affektive Erkrankung hat ein höheres Rezidivrisiko, eine höhere Episodenfrequenz und ein höheres Suizidrisiko als die unipolare Depression. Frühere Erstmanifestation und ausgeglichenes Geschlechterverhältnis (bei unipolaren Erkrankungen doppelt so viele Frauen wie Männer) sind ein weiteres Unterscheidungsmerkmal (Beesdo et al. 2009). Komorbidität mit Angsterkrankungen und Missbrauch oder Abhängigkeit von Alkohol oder anderen Suchtstoffen sind bei bipolaren affektiven Erkrankungen häufiger (Fogarty et al. 1994; Suppes et al. 2001).

Bezüglich der Behandlung weist die bipolare Depression folgende Besonderheiten auf, die bei therapeutischen Überlegungen beachtet werden müssen:

- Gefahr des Umschlagens in ein manisches Syndrom (»switch«) – bereits spontan besteht bei bipolaren Depressionen ein Risiko des Umschlagens, das unter antidepressiver Therapie möglicherweise erhöht ist (Altshuler et al. 1995).
- Gefahr der zyklischen Akzeleration durch antidepressive Behandlung: zunehmende Verkürzung der Zyklusdauer (Zeitspanne vom Beginn einer affektiven Phase bis zum Beginn der nächsten affektiven Phase), im ungünstigen Fall in ein schwer behandelbares Rapid Cycling (vier oder mehr affektive Phasen in 12 Monaten) mündend (Altshuler et al. 1995).
- Gefahr des Übergangs der depressiven Symptomatik in einen Mischzustand (Dilsaver und Swann 1995).
- Therapeutisches Dilemma im Anschluss an die Remission der depressiven Symptomatik: Fortführen der antidepressiven Medikation mit dem Risiko einer Manieinduktion oder baldiges Absetzen mit dem Risiko eines depressiven Rezidivs (Altshuler et al. 2003b).
- Viele gängige Antidepressiva sind nur für unipolare Depressionen untersucht.
- Viele der zur Behandlung kommenden bipolar depressiven Patienten sind bereits medikamentös vorbehandelt, z. B. mit einem Phasenprophylaktikum (sog. Durchbruchsepisode, »break through episode«).

Im Folgenden soll die Behandlung der bipolaren Depression unter Beachtung der genannten Besonderheiten besprochen werden.

12.2 Pharmakologische Behandlungsstrategien bei bipolaren Depressionen

12.2.1 Allgemeine Prinzipien der Pharmakotherapie

Den aktuellen, umfassendsten und methodisch hochwertigsten Überblick zur Pharmakotherapie der bipolaren Depression gibt die S3-Leitlinie Bipolare Störungen, die im Internet unter www.leitlinie-bipolar.de eingesehen werden kann (Bauer 2012; DGBS und DGPPN 2012; Pfennig et al. 2012). Zur pharmakologischen Behandlung einer bipolaren Depression kommen insbesondere Antidepressiva, die in die Kategorie Stimmungsstabilisierer (Phasenprophylaktika; engl.: mood stabiliser) eingeordneten Pharmaka und sogenannte atypische Neuroleptika in Betracht (Bschor 2008; Möller und Grunze 2000; Müller-Oerlinghausen et al. 2002). Schon zu Beginn einer Pharmakotherapie sollte aufgrund des hohen Rezidivrisikos bipolarer Erkrankungen bei der Auswahl des Akut-Pharmakons dessen Eignung zur Fortführung als Phasenprophylaktikum (▶ **Kap. 14**) mitbedacht werden. Wie lange eine erfolgreiche antidepressive Therapie fortgeführt werden soll, ist in der Literatur nicht genau definiert. Für die Behandlung der bipolaren Depression ist das Konzept der Erhaltungstherapie (Begriff aus der Behandlung unipolarer Depressionen: etwa sechsmonatige Fortführung einer erfolgreichen Therapie nach Remission) nicht ohne Weiteres übertragbar, da prospektive kontrollierte Studien zur Frage, wie lange eine antidepressive Pharmakotherapie ab Remission fortgeführt werden soll, fehlen. Außerdem muss bei der Fortführung der antidepressiven Pharmakotherapie das Risiko der Manieinduktion bedacht werden.

12.2.2 Stimmungsstabilisierer

Bei allen Subtypen bipolarer Erkrankungen sollte eine Therapie mit einem Stimmungsstabilisierer die Basis sein. Es kann auch eine Monotherapie mit bestimmten Stimmungsstabilisierern zur akut antidepressiven Therapie in Betracht gezogen werden.

Lithium ist als wirksames Antimanikum und Phasenprophylaktikum zentraler Standard in der Pharmakotherapie bipolar affektiver Störungen (Bschor 2009). Ältere Übersichten (Adli et al. 1998) und eine Metaanalyse (Souza und Goodwin 1991) zeigen auch eine akut antidepressive Wirkung von Lithium, wobei diese bei bipolaren Depressionen stärker ausgeprägt zu sein scheint als bei unipolaren Depressionen. Allerdings waren die Fallzahlen dieser älteren Studien ebenso wie der Anteil bipolar depressiver Patienten gering (Goodwin et al. 1972; Baron et al. 1975; Souza und Goodwin 1991; Adli et al. 1998). Neuere Untersuchungen gezielt bei bipolarer Depression konnten eine akut antidepressive Wirksamkeit nicht mit Sicherheit bestätigen. In dem einzigen Vergleich mit Placebo bei ausschließlich bipolar depressiven Patienten (Young et al. 2010), der aktuellen methodischen Anforderungen genügt, war Lithium nicht signifikant besser als das Scheinmedikament. Bei der Interpretation der Studie ist allerdings zu beachten, dass der mittlere Serumspiegel von Lithium nur bei 0,61 mmol/l lag und nur 64 % der Patienten tatsächlich den angestrebten Mindest-Serumspiegel von 0,6 mmol/l erreichten. In einer weiteren neueren Studie zur Behandlung einer Depression bei Bipolar-II-Erkrankung wurde Lithium ebenfalls eher sparsam dosiert und schnitt signifikant schlechter ab als die Vergleichssubstanz Venlafaxin (Amsterdam und Shults 2008). Beim Vergleich mit Lamotrigin hingegen schnitten beide Substanzen gleich ab (Suppes et al. 2008).

Lithium kann daher nicht uneingeschränkt als Monotherapeutikum zur Behandlung einer akuten bipolaren Depression empfohlen werden. Dennoch gibt es verschiedene Gesichtspunkte, die für eine Lithiumbehandlung sprechen können: die zentrale Stellung als Phasenprophylaktikum, da – wie schon ausgeführt – dieser Aspekt bereits bei der Akutbehandlung mitbedacht werden sollte; die antimanische Wirkung (z. B. Bowden et al. 2005), die es zu einem günstigen Kombinationspartner in der Depressionsbehandlung macht und so die Gefahr eines Umschlagens der Depression in eine Manie senkt; und schließlich die einzigartige, inzwischen gut belegte antisuizidale Wirkung (z. B. Cipriani et al. 2005; Goodwin et al. 2003; Lauterbach et al. 2008).

Für Carbamazepin gibt es neben einigen unkontrollierten Untersuchungen (Matkowski und Rybakowski 1992; Dilsaver et al. 1996) mit Hinweisen auf eine antidepressive Wirksamkeit nur eine randomisierte, doppelt verblindete Studie zur Behandlung bipolarer Depressionen (Zhang et al. 2007), in der Carbamazepin dem Placebo signifikant überlegen war. Carbamazepin ist daher durchaus ein Pharmakon der zweiten Wahl für diese Indikation, jedoch muss sein hohes Interaktionspotenzial mit anderen Medikamenten beachtet werden.

Für Valproat ist nur eine akut antimanische Wirkung überzeugend belegt (Macritchie et al. 2003). Akut antidepressive Effekte bei bipolarer Störung sind in kleineren Studien und in einer Metaanalyse nur schwach ausgeprägt (Davis et al. 2005; Bond et al. 2010). Daher ist Valproat als Monotherapeutikum in dieser Indikation nicht zu empfehlen.

Lamotrigin ist nur zur Phasenprophylaxe (Verhinderung depressiver Episoden im Rahmen einer bipolaren Erkrankung) zugelassen. Eine kontrollierte, doppelblinde Studie zeigte auch eine Wirksamkeit von Lamotrigin in der Behandlung der akuten bipolaren Depression, allerdings nur in sekundären Zielparametern (Calabrese et al. 1999). Eine Metaanalyse von fünf kontrollierten Studien (vier dieser Studien nicht mit signifikantem Ergebnis) konnte nur eine zwar signifikant, aber schwach ausgeprägte Überlegenheit (NNT = 11) von Lamotrigin über Placebo in dieser Indikation zeigen (Geddes et al. 2009). Hinderlich für die akut antidepressive Behandlung ist neben der fehlenden Zulassung die Erfordernis, Lamotrigin sehr langsam aufzudosieren.

12.2.3 Antidepressiva

Wirksamkeit

Es liegt zunächst nahe, zur Behandlung einer bipolaren Depression ein Antidepressivum in Erwägung zu ziehen. Allerdings ist zu beklagen, dass nur wenige systematische Erkenntnisse aus kontrollierten Studien zur Wirksamkeit von Antidepressiva bei bipolarer Depression vorliegen. So gibt es nur zwei randomisierte und doppelblinde Studien, in denen Antidepressiva in Monotherapie mit Placebo verglichen wurden. In der ersten waren die beiden untersuchten Antidepressiva Fluoxetin und Imipramin signifikant besser wirksam als Placebo, mit gewissen Vorteilen für Fluoxetin (Cohn et al. 1989). In der zweiten Studie war Paroxetin nicht effektiver als Placebo (McElroy et al. 2010). In einer Vergleichsstudie ohne Placeboarm schnitt Tranylcypromin besser ab als Imipramin (Himmelhoch et al. 1991).

In weiteren Untersuchungen wurde die zusätzliche Gabe eines Antidepressivums zu einem stimmungsstabilisierenden Medikament erprobt. Paroxetin oder Bupropion zusätzlich zu einem Stimmungsstabilisierer waren nicht wirksamer als Placebo (Sachs et al. 2007). Fluoxetin zusätzlich zu Olanzapin hingegen schnitt signifikant besser ab als Placebo zusammen mit Olanzapin (Tohen et al. 2002c). Schließlich gibt es mehrere Studien, in denen verschiedene Medikamente gegeneinander verglichen wurden und in etwa gleich gut abschnitten (Pilhatsch et al. 2010). Da diese Studien aber keine Placebokontrolle hatten, kann letztlich keine Aussage getroffen werden, ob beide Medikamente effektiv waren oder ob ihre Wirkung überhaupt über einen Placeboeffekt und die natürliche Tendenz bipolarer Depressionen zu enden, hinaus ging. Sie werden hier daher nicht detailliert dargestellt.

Bezüglich der Frage, wie nach Remission der depressiven Episode weiter behandelt werden soll, ergab sich in einer interessanten, randomisierten und kontrollierten Studie (Ghaemi et al. 2010) durch die Fortführung des Antidepressivums zusätzlich zu einem Stimmungsstabilisierer weder ein Vor- noch ein Nachteil hinsichtlich der Schwere oder Prävalenz neuer depressiver oder manischer Episoden im Vergleich zur alleinigen Gabe eines Stimmungsstabilisierers.

Zusammengefasst muss die Erkenntnislage also als zu spärlich bezeichnet werden, um eine klare Einschätzung abzugeben, ob und gegebenenfalls welche Antidepressiva zur Behandlung bipolarer Depressionen eingesetzt werden sollen. Hinzu kommt die Sorge, durch Antidepressiva bei bipolaren Erkrankungen eine Manie auszulösen.

Induktion einer Manie durch Antidepressiva

Frühere, zum Teil retrospektive Analysen zeigten, dass unter Placebobehandlung das Risiko des Umschlagens einer bipolaren Depression in eine Manie circa 4 % beträgt (Peet 1994) und unter antidepressiver Medikation 4–35 % (Peet 1994; Benazzi 1997; Bottlender et al. 1998; Keck et al. 2003a). Wird parallel zum Antidepressivum ein antimanisches Pharmakon wie Lithium, Carbamazepin oder Valproat gegeben, reduziert sich das Risiko der Manieinduktion (Bottlender et al. 2001). Das Risiko des Umschlages in eine Manie ist nicht für alle Substanzklassen gleich. Vor allem die trizyklischen Antidepressiva (TZA) schneiden beim Vergleich der Umschlagrisiken am schlechtesten ab (Boerlin et al. 1998; 2001; Peet 1994; Gijsman et al. 2004b). Eine naturalistische Studie wies nach, dass der Einsatz von primär serotonerg wirksamen Antidepressiva keinen Einfluss auf die Switch-Rate hat (Bauer et al. 2006).

Die oben genannten prospektiven und randomisiert kontrollierten Studien zeigen, dass es für Fluoxetin (Tohen et al. 2002c; Cohn et al. 1989), Paroxetin und Bupropion (McElroy et al. 2010; Young et al. 2000; Sachs et al. 2007) keine sicheren Hinweise darauf gibt, dass sie mit einer gegenüber Placebo erhöhten Umschlagsrate assoziiert sind. Imipramin als trizyklisches Antidepressivum hingegen schnitt ungünstiger ab als Placebo (Cohn et al. 1989), als Tranylcypromin (Himmelhoch et al. 1991) und als Moclobemid (Silverstone 2001). Venlafaxin scheint mit einem höheren Umschlagrisiko als Sertralin oder Bupropion verbunden zu sein (Leverich et al. 2006; Post et al. 2006).

Zusammengefasst ist die Erkenntnislage zum Umschlagrisiko von Antidepressiva zwar deutlich verbesserungswürdig, sie spricht aber dafür, dass SSRI wie Fluoxetin, Sertralin und Paroxetin, der selektive Noradrenalin- und Dopamin-Wiederaufnahmehemmer Bupropion und die MAO-Hemmer Tranylcypromin und Moclobemid eher mit keinem relevanten Risiko verknüpft sind. Bei Fluoxetin sollte jedoch bedacht werden, dass, falls es doch zu einem Übergang in eine manische Symptomatik kommt, der antidepressive Effekt aufgrund der sehr langen Halbwertszeit dieses Pharmakons trotz Absetzens noch über Wochen fortbestehen kann. Bei Venlafaxin und trizyklischen Antidepressiva ist eher von einer Risikoerhöhung auszugehen. Die parallele Gabe eines antimanisch wirksamen Medikaments wie Lithium, Valproinsäure oder Carbamazepin (*cave*: Interaktionspotenzial) verringert das Risiko vermutlich.

12.2.4 Neuroleptika

Im Gegensatz zu den klassischen Neuroleptika ist für die atypischen Neuroleptika keine depressiogene Wirkung beschrieben. Überzeugende Hinweise aus größeren kontrollierten Studien auf eine antidepressive Wirksamkeit klassischer Neuroleptika in der Akutbehandlung der bipolaren Depression liegen nicht vor (Zornberg und Pope 1993). Die in der Gruppe der atypischen Neuroleptika zusammengefassten Medikamente müssen getrennt betrachtet werden, da sie sehr unterschiedliche pharmakologische Profile aufweisen. Es kann keinesfalls auf eine generelle Wirksamkeit aller atypischen Neuroleptika zur Behandlung bipolarer Depressionen geschlossen werden.

Mit Abstand am besten untersucht für die Indikation »Akutbehandlung einer bipolaren Depression« ist Quetiapin, das in fünf randomisierten und placebokontrollierten Studien in den Dosierungen 300 und 600 mg pro Tag eine antidepressive Wirksamkeit zeigen konnte (Calabrese et al. 2005; Thase et al. 2006; Young et al. 2010; McElroy et al. 2010; Suppes et al. 2010). Es gab keine Hinweise auf eine gegenüber Placebo erhöhte Umschlagsrate in die Manie. In Deutschland hat Quetiapin als einziges Medikament aus der Gruppe der atypischen Neuroleptika eine Zulassung für die Indikation Akutbehandlung der bipolaren Depression.

Für Olanzapin liegt eine randomisierte und doppelblinde Studie vor, in der sich eine Dosierung zwischen 5 und 20 mg pro Tag als signifikant wirksamer bei bipolarer Depression erwiesen hat als Placebo (Tohen et al. 2002c). Noch wirksamer allerdings war die in einem weiteren Studienarm untersuchte Kombination aus Olanzapin und Fluoxetin. Unter Olanzapin kam es nicht zu mehr Induktionen einer Manie als unter Placebo.

Als einziges weiteres Medikament aus der Gruppe der atypischen Neuroleptika wurde Aripiprazol doppelblind und randomisiert untersucht. In zwei gemeinsam publizierten Studien (Thase et al. 2008) war das Pharmakon jeweils nicht wirksamer als Placebo, aber mit einer doppelt so hohen Rate von Studienabbrüchen aufgrund unerwünschter Wirkungen verknüpft. Weitere atypische Neuroleptika wurden nicht in qualitativ hochwertigen Studien gezielt für die Akutbehandlung bipolarer Depressionen untersucht.

Zusammenfassend ist festzuhalten, dass die antidepressive Wirksamkeit von Quetiapin bei bipolaren Depressionen ohne ein erhöhtes Induktionsrisiko für eine Manie klar belegt ist. Dies gilt eingeschränkt auch für Olanzapin, während der Einsatz von Aripiprazol nicht empfohlen werden kann.

Bei den atypischen Neuroleptika muss allerdings das spezifische Nebenwirkungsprofil, insbesondere die Gefahr der Gewichtszunahme und eines metabolischen Syndroms mit den entsprechenden Spätfolgen bedacht werden. Dies gilt insbesondere, wenn an die Eignung zur langfristigen Fortführung in der Indikation Phasenprophylaxe gedacht wird.

12.2.5 Therapieempfehlungen zur Pharmakotherapie

Beginn der Pharmakotherapie

Bei einem depressiven Rezidiv im Rahmen einer bipolaren Erkrankung sollte vorzugsweise eine Monotherapie mit einem Stimmungsstabilisierer mit antidepressiver Aktivität oder mit Quetiapin versucht werden (▸ **Abb. 12.1**). Von einer Monotherapie mit einem Antidepressivum sollte wegen des unsicheren Wirksamkeitsnachweises und der Gefahr der Manieinduktion eher abgesehen werden. Dies gilt insbesondere für trizyklische Antidepressiva. Wird der Patient bereits mit einem Stimmungsstabilisierer behandelt, gilt es, zuerst den Serumspiegel oder die Dosis anzuheben (Nolen und Bloemkolk 2002), sofern der Spiegel noch nicht im oberen therapeutischen Bereich ist und die Verträglichkeit dies zulässt.

Bei Patienten mit langjährigem Verlauf einer bipolar affektiven Erkrankung vom Typ II ist das Auslösen einer voll ausgeprägten manischen Phase, die dann eine Änderung der Diagnose zu einer Typ-I-Erkrankung bedeuten würde, kaum zu erwarten (relative Stabilität der diagnostischen Subtypen) (Judd et al. 2003a). Bei einem Patienten mit einem langjährigen Bipolar-II-Verlauf wird man also dem Risiko des Umschlagens einer depressiven Phase unter Behandlung zwar nicht das gleiche Gewicht beimessen wie bei einem Patienten mit Bipolar-I-Verlauf. Aber auch das Umschlagen der Symptomatik in eine hypomane Episode ist als Ausdruck affektiver Instabilität mit dem Risiko einer Zunahme schneller Phasenwechsel zu betrachten und daher zu vermeiden.

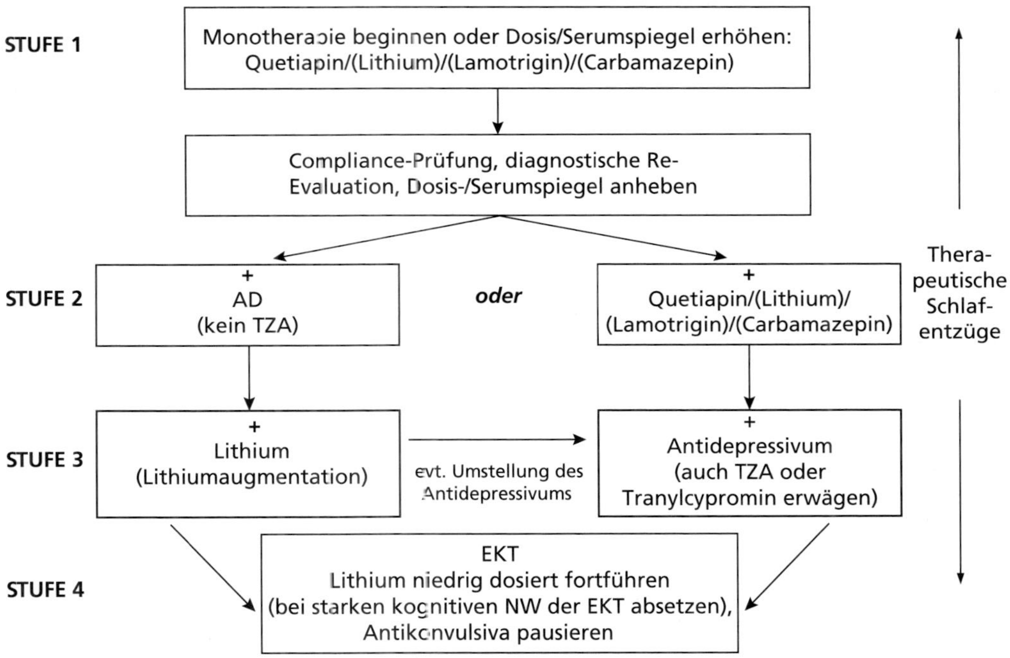

Jede Stufe muss über einen Zeitraum, der lang genug für die Beurteilung des Behandlungserfolgs ist, beibehalten werden. Für die meisten Stufen sind das 4 bis 6 Wochen.

AD = Antidepressivum; CBZ = Carbamazepin; EKT = Elektrokrampftherapie; TZA = trizyklisches Antidepressivum; NW = Nebenwirkungen

Abb. 12.1: Algorithmus für die Somatotherapie bipolarer Depressionen

Zweite Stufe der Pharmakotherapie

Spricht eine bipolare Depression nach einer adäquaten Behandlungsdauer von vier bis sechs Wochen auf die initiale Therapie nicht an, so sollte zunächst die Compliance des Patienten, eine mögliche Komedikation (pharmakokinetische Interaktionen) und eventuelle Begleiterkrankungen oder Komorbiditäten (Sucht?) überprüft werden. Beim

Vorliegen einer »echten« Non-Response kommen – abhängig von der initialen Behandlung – verschiedene Möglichkeiten in Betracht, wobei sich Behandlungsempfehlungen in Form von Therapiealgorithmen (Stufenpläne) gut bewährt haben (▸ **Abb. 12.1**).

Wurde zunächst eine Monotherapie mit einem Stimmungsstabilisierer oder einem atypischen Neuroleptikum durchgeführt, so kann ein Antidepressivum (kein TZA) hinzugefügt werden. Der Stimmungsstabilisierer sollte dabei fortgeführt werden, auch um das Risiko der Manieinduktion zu senken. Alternativ kann ein weiterer Stimmungsstabilisierer hinzugefügt werden. Von der Kombination zweier atypischer Neuroleptika ist wegen der Addition der Nebenwirkungen allerdings abzuraten. Welche der beiden Strategien höhere Response-Raten zeigt, kann anhand kontrollierter Studien nicht beantwortet werden.

Dritte Stufe der Pharmakotherapie

Sofern der initiale Stimmungsstabilisierer nicht bereits Lithium ist, ist eine Augmentation des Antidepressivums mit Lithium in besonderer Weise sinnvoll und bei unipolarer Depression eine besonders gut belegte Therapiestrategie im Falle einer Non-Response auf ein Antidepressivum (Bschor et al. 2003b, 2007; Crossley und Bauer 2007). Eine Metaanalyse von zehn randomisierten Studien, in denen bei überwiegend unipolaren Depressionen (255 von 269 Studienteilnehmern) eine Lithiumaugmentation mit einer Placeboaugmentation verglichen wurde, belegte die Wirksamkeit der Lithiumaugmentation. Die mit Lithium behandelten Patienten sprachen mehr als dreimal so häufig an (Bauer et al. 2010). Bei ca. 20 % der Patienten wurde über ein Ansprechen bereits in der ersten Woche berichtet. Nach den vorliegenden Literaturdaten muss nach der Lithiumgabe zwei bis vier Wochen abgewartet werden, bevor die Wirksamkeit sicher beurteilt werden kann. Bei den empfohlenen Lithiumdosierungen (16–33 mmol Lithium/d) erreichen die Patienten einen Serum-Lithiumspiegel von 0,6 bis 0,8 mmol/L.

Die Lithiumaugmentation ist überwiegend für unipolare Depressionen belegt. Für bipolare Depressionen ist diese Strategie wissenschaftlich noch unzureichend untersucht. Es sprechen jedoch mehrere Argumente für eine gute Wirksamkeit auch bei bipolaren Depressionen (Bschor et al. 2003a): Rybakowski und Matkowski (1992) fanden unter den 51 Patienten ihrer Studie signifikant häufiger eine Response auf eine Lithiumaugmentation bei den 14 bipolar depressiven Patienten (in 79 %) als bei den unipolar depressiven (in 46 %). In einer retrospektiven Untersuchung von wahnhaft-depressiven Patienten sprachen ebenfalls bipolar Depressive deutlich häufiger auf eine Lithiumaugmentation an als unipolar Depressive (Nelson und Mazure 1986). Hinzu kommt, dass Lithium einen effektiven Schutz vor der Induktion einer Manie durch das Antidepressivum bietet und zugleich die Initiierung eines hervorragend zur phasenprophylaktischen Fortführung geeigneten Medikaments bedeutet.

Zeigt sich eine bipolare Depression über zwei Behandlungsschritte als therapieresistent, tritt die Sorge vor einem möglichen Umschlag in die Manie zunehmend in den Hintergrund, sodass auch Behandlungsmaßnahmen mit einem größeren Umschlagrisiko in Betracht gezogen werden sollten. An diesem Punkt ist daher auch die Gabe eines trizyklischen Antidepressivums (TZA) zu empfehlen, z. B. das für die bipolare Depression besonders gut untersuchte Imipramin. Nach einer großen, systematischen Metaanalyse haben TZA bei stationär behandelten unipolar depressiven Patienten einen Wirksamkeitsvorteil gegenüber SSRI; für Amitriptylin bestand dieser Vorteil auch unabhängig vom Behandlungssetting (ambulant oder stationär) (Anderson 2000).

Auch der irreversible MAO-Hemmer Tranylcypromin, der bei Therapieresistenz eine besondere Wirksamkeit besitzt (Lewitzka 2008), ist an dieser Stelle eine sinnvolle Alternative, da – wie schon dargestellt – bei bipolarer Depression wirksam und mit einem geringen Risiko einer Manieinduktion behaftet. Unter Tranylcypromin muss der Patient eine tyraminarme Diät einhalten (siehe Fachinformation). Ein antimanisches Pharmakon sollte zur Verringerung des Umschlagrisikos fortgeführt werden.

Vierte Stufe der Therapieresistenz

Die Elektrokrampftherapie (EKT) ist die wirksamste Behandlungsmethode depressiver Episoden. Der Einsatz ist vor allem indiziert bei Therapieresistenz, schwerer wahnhafter Depression, depressivem Stupor oder drängender Suizidalität. Die Wirksamkeit der Elektrokrampftherapie bei bipolaren Depressionen und unipolaren Depressionen wurde mehrmals verglichen (Abrams und Taylor 1974; Black et al. 1987). Sie ist bei beiden Formen gut wirksam und führt nach großen Untersuchungen (Daly et al. 2001) bei bipolarer Depression sogar schneller zum Erfolg. Obwohl auch in der Maniebehandlung effektiv (Mukherjee 1994), kann eine Elektrokrampftherapie bei bipolaren Patienten eine Hypomanie oder Manie hervorrufen und sollte daher unter antimanisch wirksamer Medikation durchgeführt werden. Lithium kann während einer EKT weiter gegeben werden (Lippmann und El-Mallakh 1994; Jha et al. 1996; Müller-Oerlinghausen 1997), jedoch muss mit einer höheren Rate an kognitiven Nebenwirkungen gerechnet werden (Small et al. 1980; Small und Millstein 1990). Die Fortführung von Antikonvulsiva ist problematisch, da sie die Induzierbarkeit eines generalisierten Krampfanfalls verringern. Schlägt die Symptomatik unter der EKT-Behandlung in eine Manie oder Hypomanie um, sollte die EKT zunächst ausgesetzt und mit der Aufdosierung des Stimmungsstabilisators begonnen werden.

Eine weitere Therapieoption bei refraktärer bipolarer Depression ist die hoch dosierte Therapie mit L-Thyroxin (L-T4). Während der überwiegende Teil der bipolaren Patienten zwar laborchemisch euthyreot ist, stellen subklinische Abweichungen der Schilddrüsen-Stoffwechsellage möglicherweise einen ätiologischen und/oder krankheitsunterhaltenden Faktor dar. Die adjuvante Therapie mit Hochdosis-L-T4 beeinflusst akute depressive Episoden wie auch den längerfristigen Verlauf der bipolaren Störung positiv, insbesondere bei Frauen (Bauer et al. 1998, 2005, Bauer et al. eingereicht).

12.3 Psychotherapie bei bipolarer Depression

Kontrollierte Studien zur Wirksamkeit von Psychotherapie bei bipolar affektiven Erkrankungen untersuchten fast ausschließlich die langfristig stabilisierende, phasenprophylaktische Wirkung (► **Kap. 15**). Es ist zu vermuten, aber nicht gesichert, dass Psychotherapieverfahren, die in der Behandlung unipolarer Depression wirksam sind, wie zum Beispiel tiefenpsychologisch/psychoanalytische Psychotherapie, kognitive Verhaltenstherapie oder Interpersonelle Psychotherapie, auch bei einer bipolaren Depression wirken.

In einer randomisierten kontrollierten Studie (Miklowitz et al. 2007), die im Rahmen der STEP-BD-Studie (Systematic Treatment Enhancement Programs for Bipolar Disorder) durchgeführt wurde, war das primäre Ziel die Akutbehandlung bipolarer depressiver Episoden. Die Patienten wurden randomisiert einer intensiven Psychotherapie (familienfokussierter Therapie [FFT], kognitiver Verhaltenstherapie [KVT], interpersoneller und sozialer Rhythmustherapie [IPS-RT]) oder als Kontrollbedingung einer kurzen Psychoedukation zugeteilt. Nach 12 Monaten zeigten die Patienten mit intensiver Psychotherapie eine signifikant höhere Remissionsrate als die Patienten der Kontrollgruppe (64 % vs. 52 %). Besonders gut schnitt die FFT ab.

12.4 Nicht pharmakologische Therapieverfahren bei bipolarer Depression

Die gute Wirksamkeit der Schlafentzugsbehandlung beschränkt sich nicht auf unipolare Depressionen (Smeraldi et al. 1999). Vergleiche mit unipolar depressiven Patienten ergaben eine gleich gute (Riemann et al. 2002) oder bessere (Altshuler et al. 2003a) Wirksamkeit bei bipolar depressiven Patienten. Auch bei der Schlafentzugsbehandlung besteht ein Risiko für ein Umschlagen in eine Manie, sodass diese Behandlung bei bipolaren Patienten nur unter einer Medikation zur Manieprophylaxe empfohlen wird.

Die Lichttherapie wird vor allem bei depressiven Episoden mit saisonalem Muster, die sowohl im Rahmen einer bipolaren Erkrankung als auch im Rahmen einer rezidivierenden Major Depression auftreten können, angewendet. Die Wirksamkeit der Lichttherapie ist für saisonal abhängige Depressionen besser belegt als für jahreszeitlich unabhängig auftretende Depressionen (Golden et al. 2005). Größere Studien nur mit bipolar depressiven Patienten liegen nicht vor. Dennoch kann diese Therapie aufgrund ihrer guten Verträglichkeit insbesondere bei saisonal abhängigen, bipolaren Depressionen als Zusatztherapie empfohlen werden.

Fazit

Die Behandlung der bipolaren Depression stellt eine große Herausforderung dar. Als Richtlinie gilt, dass depressive Episoden zunächst eher mit einem antidepressiv wirksamen Stimmungsstabilisierer oder atypischen Neuroleptikum behandelt werden sollten. Bei Non-Response kann die Gabe eines Antidepressivums notwendig sein unter Fortführung des Stimmungsstabilisierers. Bei Therapieresistenz der depressiven Episode hat sich das konsequente Vorgehen nach einem Stufenplan bewährt, wobei auf die ausreichende Dosierung der Substanz und die richtige Dauer eines therapeutischen Versuchs geachtet werden sollte. Zusätzlich zur Pharmakotherapie hat sich die Psychoedukation als hilfreich erwiesen, da dadurch das Verständnis des Patienten für die Erkrankung, seine Akzeptanz ihr gegenüber und auch die Compliance günstig beeinflusst werden kann.

13 Akutbehandlung der Manie

Thomas Aubel und Hans-Jörg Assion

Kapitelübersicht

Einleitung

Akute manische Episoden sind ernsthafte psychische Störungen und stellen eine große Herausforderung für das diagnostische und therapeutische Vorgehen dar. Die meist nur geringe oder nicht selten gar fehlende Krankheitseinsicht geht mit einer mangelnden Therapiebereitschaft der Patienten einher, was die (pharmako)therapeutischen Bemühungen erschwert. Bis heute wird ein Teil der manischen Syndrome im Quer- und Längsschnitt leider immer noch verkannt oder fehldiagnostiziert und es unterbleibt von daher ein effektives Therapieangebot. Davon sind besonders Patienten mit einer gemischt-manischen Symptomatik, einer komorbiden Persönlichkeitsauffälligkeit und einem Substanz- oder Alkoholmissbrauch betroffen.

Zur Therapie der akuten Manie stehen eine Reihe unterschiedlicher pharmakologischer Substanzen zur Verfügung. Es kann mittlerweile unter verschiedenen, in der klinischen Effektivität teils gleichwertigen Vorgehensweisen ausgewählt werden. Die Auswahl der jeweiligen Therapiestrategie richtet sich nach der individuellen Vorgeschichte, den Erfahrungen aus den Vorbehandlungen und den Besonderheiten der Symptomatik und des Verlaufs. Neben der Pharmakotherapie sind psychoedukative und psychosoziale Maßnahmen hilfreich, um das klinische und funktionelle Outcome zu verbessern und die Kenntnisse der Betroffenen zu erweitern, damit erste Krankheitszeichen für eine frühe Intervention genutzt werden können. Diese Maßnahmen gehören deshalb zu einem umfassenden, vollständigen Behandlungsangebot dazu.

Es gibt in der wissenschaftlichen Literatur zahlreiche Beiträge zur Akutbehandlung einer Manie. Eine Internet-Recherche ergab unter dem englischen Stichwort »mania« über 32 000 Treffer, während sich unter dem Begriff »acute mania« mehr als 2700 Einträge fanden (pubmed 05/2011). Entsprechend vielfältig ist die Erfahrung über die antimanische Behandlung, über die dieser Beitrag einen Überblick gibt.

13.1 Pharmakotherapie

Im klinischen Alltag werden zur antimanischen Therapie oft mehrere Substanzen parallel verordnet, nicht zuletzt, weil nur ca. ein Drittel der bipolaren Patienten auf eine Monotherapie anspricht. So erhalten nach einer Studie (Emblem Study, n = 3461) fast 40 % der Patienten in der akuten Manie eine Kombinationstherapie (Vieta 2005). Der Schweregrad und die Charakteristika der klinischen Symptomatik bestimmen die jeweilige Auswahl und Kombination, wobei sich ein differentes medikamentöses Vorgehen bei bestimmten klinischen Prägnanztypen empfiehlt. Die pharmakotherapeutische Behandlung einer euphorischen Manie unterscheidet sich nämlich von der einer dysphorischen Manie, einem Mischzustand oder einem Rapid Cycling (> 4 Episoden/Jahr). Die empfohlene Vorgehensweise ist den Behandlungsrichtlinien zu entnehmen. Üblicherweise wird ein Stimmungsstabilisierer oder ein atypisches Neuroleptikum verordnet, kombiniert mit einem Tranquilizer oder einem niederpotenten Neuroleptikum.

Bei der pharmakologischen Behandlung sollte zudem beachtet werden, dass antidepressive Substanzen während einer manischen Episode abgesetzt werden. Die vergleichsweise häufig zur Behandlung der bipolaren Depression verordneten trizyklischen Antidepressiva erweisen sich nämlich in einigen Studien (z. B. Stoll et al. 1994; Peet 1994) als Risikofaktor für ein Umschlagen in eine manische Episode (»Switch-Risiko«).

Die im klinischen Alltag oder in klinischen Prüfungen zur antimanischen Akutbehandlung eingesetzten pharmakologischen Substanzen sind unabhängig von ihrem aktuellen Zulassungsstatus in Deutschland in ▸ Tab. 13.1 aufgelistet.

Tab. 13.1: Therapieoptionen der Manie (jeweils in alphabetischer Reihenfolge)

1. **Stimmungsstabilisierer („mood stabilizer")**
   Carbamazepin
   [*Lamotrigin** – nicht geeignet, langsame Aufdosierung]
   Lithium
   [*Oxcarbazepin** – mit Einschränkung wegen geringer Datenlage]
   Valproinsäure, Valproat* (Divalproex*)*
2. **Neuroleptika**
   a) atypische Neuroleptika
   *Amisulprid**
   Aripiprazol
   Asenapin
   *Clozapin**
   Olanzapin
   Quetiapin
   Quetiapin retard
   Risperidon
   Ziprasidon
   b) konventionelle Neuroleptika
   hochpotente Neuroleptika
   [Haloperidol, u. a. – mit Einschränkung wegen NW]
   niederpotente Neuroleptika (zur Sedation)
   [Levomepromazin* – mit Einschränkung wegen NW]
   Melperon(*)
   Pipamperon(*)
   u. a.
3. **Benzodiazepine** (zur Sedation)
   Clonazepam(*)
   Diazepam(*)
   Lorazepam(*)
   Oxazepam(*)
   u. a.
4. **Weitere Substanzen**
   Clonidin*
   Propranolol*
   Verapamil*
   u. a.
5. **Elektrokonvulsionstherapie (EKT)**

*die Substanz ist nicht zur Behandlung der Manie zugelassen; (*)Zulassung für Erregungszustände

13.1.1 Stimmungsstabilisierer

Der Begriff »Stimmungsstabilisierer« ist eine direkte Übersetzung der englischen Bezeichnung »mood stabilizer« für Substanzen, die ausgleichend auf die Stimmung wirken. Sie sollen vor dem Auftreten erneuter depressiver bzw. manischer Episoden schützen und beziehen sich damit besonders auf die prophylaktische Wirkung. Neben Lithium – von dem diese Wirkung am längsten bekannt ist – haben sich im Verlauf eine Reihe von primär zunächst in der Epilepsiebehandlung eingesetzte Substanzen in dieser Eigenschaft als wirkungsvoll erwiesen. Sie gelten als die eigentlichen »Stimmungsstabilisierer«. Inzwischen sind die stimmungsstabilisierenden Eigenschaften aber auch von einer Reihe der atypischen Neuroleptika bekannt, was in umfangreichen, kontrollierten Studien belegt werden konnte. Es liegt die Frage nahe, ob Neuroleptika also auch »mood stabilizer« sind. Schließlich wird mit diesem Begriff relativ unspezifisch eine Wirkweise umschrieben und keine bestimmte Substanzklasse. Die Stimmungsstabilisierer sind auch bei der akuten Manie wirksam.

13.1.1.1 Lithium

Die Bedeutung von Lithium bei der akuten Manie lässt sich allein schon aus der Vielzahl der wissenschaftlichen Veröffentlichungen erkennen. Eine Literaturrecherche (»pubmed«) ergab mehr als 1500 Beiträge zu dieser Thematik. Lithium gilt bis heute als die Therapie der ersten Wahl bei der euphorischen Manie von leichter bis mittelschwerer Ausprägung. Weniger überzeugend sind die Ergebnisse bei der Behandlung von speziellen Krankheitsformen, wie den Mischzuständen, dem Rapid Cycling, einer Manie mit psychotischen Symptomen oder einem sekundären Substanzmissbrauch. Es liegen mehrere ausführliche Übersichten zum Einsatz von Lithium bei der akuten Manie vor (Volz und Sauer 1997; Baldessarini et al. 2002; Grunze 2003). Der Substanz Lithium wird eine besondere antisuizidale Eigenschaft zugeschrieben (Thies-Flechtner et al. 1996).

Lithium ist als Hypnorex® retard, Quilonum®retard, u. a. im Handel erhältlich. Zu den vorbereitenden Untersuchungen vor einer Einstellung auf Lithium gehören eine allgemein-körperliche Untersuchung (einschließlich Halsumfang, Körpergewicht, Blutdruck), eine Bestimmung von Laborwerten (Kreatinin-Clearence, Kreatinin, Harnstoff, Urinstatus, Schilddrüsenwerte, Blutbild, Elektrolyte) sowie die Durchführung von EKG und EEG. Bei der Therapie der akuten Manie werden hoch-normale Lithiumspiegel von 1,0 bis 1,2 mmol/l angestrebt (Marneros 2004).

Häufige Lithium-Nebenwirkungen sind Händetremor, Gewichtszunahme, Durstgefühl und milde kognitive Störungen, seltener kommt es zu Polyurie, Polydipsie, Übelkeit und Erbrechen.

Das therapeutische Fenster für die Therapie mit Lithium ist bekanntlich eng, folglich besteht das Risiko einer Intoxikation (Tremor, Ataxie, Erbrechen, Somnolenz bis zum Koma, u. a.). Gerade bei einer verminderten Flüssigkeitszufuhr oder starkem Flüssigkeitsverlust (z. B. durch Schwitzen bei höheren Außentemperaturen) ist diese Gefahr gegeben. Nebenwirkungen sind ab 1,5 mmol/l zu erwarten, erste Intoxikationszeichen treten in aller Regel ab 2,0 mmol/l auf und werden ab 3,0 mmol/l durch Schock und Herzstillstand lebensbedrohlich (Müller-Oerlinghausen et al. 1997). Eine intensivmedizinische Überwachung ist bei einer Intoxikation angezeigt, eventuell auch eine Hämodialyse (> 2,5 mmol/l).

Prospektive, kontrollierte Studien

Seit den 1970er Jahren wurde eine Reihe von randomisierten, kontrollierten Studien durchgeführt (► **Tab. 13.2**). Lithium erwies sich dabei gegenüber Chlorpromazin als überlegen und gleichwertig zu Haloperidol. In einer weiteren Studie (Johnstone et al. 1988) war Lithium nach vierwöchiger Behandlung dem Neuroleptikum Pimozid unterlegen, während beide signifikant wirksamer als Placebo waren.

Die unter methodischen Gesichtspunkten bisher beste Studie und daher auch als »Meilenstein-Studie« bezeichnet, ist ein randomisierter, placebokontrollierter Vergleich zwischen Lithium, Valproat und Placebo über 3 Wochen an 176 Patienten (Bowden et al. 1994). Lithium und Valproat erwiesen sich bei einer niedrigen Responder-Quote von ungefähr 50 % als gleichwertig und waren Placebo signifikant überlegen.

Vergleichende Studien zur Wirksamkeit von Lithium und Carbamazepin (Lerer et al. 1987; Luznat et al. 1988; Small et al. 1991) ergaben zwischen beiden Substanzen keinen Unterschied, allenfalls einen tendenziellen Wirkvorteil für Lithium.

Tab. 13.2: Studien zu Lithium (Auswahl)

A. Kontrollierte Studien							
	Autor	**Jahr**	**Vergleich mit**	**Substanzen**	**n**	**Dauer**	**Ergebnis**
1.	Bowden et al.	1994	Placebo	Li vs. VPA vs. Plc	176	3 Wo	Li = VPA > Plc
2.	Garza-Trevino et al.	1992	Verapamil	Li vs. Verap	20	4 Wo	Li = Verap
3.	Lenox et al.	1992	Kombination	Li+HAL vs. Li+Lzp	20	2 Wo	Li+HAL ^{3} Li+Lzp
4.	Clothier et al.	1992	Valproat	Li vs. VPA	27	3 Wo	Li > VPA
5.	Small et al.	1991	Carbamazepin	Li vs. CBZ	48	8 Wo	Li = CBZ
6.	Lusznat et al.	1988	"	Li vs. CBZ	53	6 Wo	Li ^{3} CBZ
7.	Lerer et al.	1987	"	Li vs. CBZ	34	4 Wo	Li ^{3} CBZ
8.	Lenzi et al.	1986	Kombination	Li+CPZ vs. CBZ+CPZ	30	4 Wo	i+CPZ = CBZ+CPZ
9.	Garfinkel et al.	1980	Neuroleptikum	Li+Plc vs. HAL+Plc vs. HAL+Li	21	3 Wo	HAL+Plc = HAL+Li > Li+P
10.	Takahashi et al.	1975	"	Li vs. CPZ	80	5 Wo	Li > CPZ
11.	Shopsin et al.	1975	"	Li vs. CPZ vs. HAL	30	3 Wo	Li = CPZ = HAL
12.	Prien et al.	1972	"	Li vs. CPZ	125	3 Wo	Li < CPZ
13.	Johnson et al.	1971	"	Li vs. CPZ	21	3 Wo	Li > CPZ
14.	Spring et al.	1970	"	Li vs. CPZ	14	3 Wo	Li ^{3} CPZ
15.	Platman et al.	1970	"	Li vs. CPZ	23	3 Wo	Li ^{3} CPZ
B. Studien bei Kindern und Jugendlichen							
	Autor	**Jahr**	**Design**	**Substanzen**	**n**	**Dauer**	**Ergebnis**
1.	Kafantaris et al.	2004	Plc-kontrolliert	Lithium, Plc	23	2 Wo	Li > Plc, n.s.
2.	Kafantaris et al.	2003	offen	Lithium	k.A.	4 Wo	Effektiv

R: randomisiert; DB: doppelblind; MC: multizentrisch; PC: placebokontrolliert; N: naturalistisch
CPZ: Chlorpromazin; HAL: Haloperidol; Li: Lithium; VPA: Valproat; Lzp: Lorazepam; Verap: Verapamil
MS: Stimmungsstabilisierer; Plc: Placebo
n: Anzahl der Patienten; sig.: signifikant; Wo: Wochen; k. A.: Angabe fehlt; h: Stunde

Im Vergleich zu Valproat war Lithium – wie bereits erwähnt – gleich wirksam (Bowden et al. 1994), in einer weiteren Studie Valproat signifikant überlegen, bei den Mischzuständen hingegen unterlegen (Clothier et al. 1992).

Seit nunmehr über 30 Jahren ist das schlechtere Ansprechen von Rapid Cycling auf eine Therapie mit Lithium bekannt (Dunner und Fieve 1974). Die Responserate von Lithium bei einem Rapid Cycling verringert sich nach Dilsaver et al. (1993) auf 40 %.

Offene Studien

Bis 1970 wurden insgesamt zehn offene Studien mit Lithium bei der Manie an insgesamt 359 Patienten durchgeführt, von denen sich bei knapp 80 % eine Besserung einstellte (Volz und Sauer 1997). Gestützt auf diese Untersuchungen etablierte sich Lithium bereits früh als Therapie der Wahl bei der akuten Manie, obwohl die genannten Studien in ihrem offenen oder Cross-over-Design in ihrer Methode nicht überzeugen. Seit Anfang der 1970er liegen auch kontrollierte Untersuchungen vor (s. o.).

Kindes- und Jugendalter, höheres Lebensalter

Es gibt nur wenige kontrollierte Studien zur Wirksamkeit von Lithium bei *Kindern und Jugendlichen* in der akuten Manie. In einer offenen und einer placebokontrollierten Studie ließ sich kein überzeugender Wirkeffekt von Lithium nachweisen (Kafantaris 2003, 2004). Weitere Studien sind erforderlich.

Für das *höhere Lebensalter* liegen zwar retrospektive Studien vor, es fehlt jedoch bisher an kontrollierten Studien. Eine Übersicht fasst die derzeitige Studienlage zusammen (Young et al. 2004). Die Therapie im höheren Lebensalter erfordert Vorsicht bei der Dosierung unter dem Aspekt einer geringeren Einnahme von Flüssigkeit, einer verminderten renalen Ausscheidung und möglichen Interaktionen angesichts einer im höheren Lebensalter häufig praktizierten Polypharmazie. Als Richtlinie für die Dosierung gilt die Hälfte der üblichen Dosis.

13.1.1.2 Valproinsäure

Die Anwendung von Lithium ist durch die mäßige Wirkung bei bestimmten Verlaufsformen der Manie, das enge therapeutische Fenster und das Nebenwirkungsprofil begrenzt. So hat sich die Substanz Valproinsäure mittlerweile als die wichtigste alternative Behandlungsoption zu einer Lithiumtherapie und als Therapie der ersten Wahl bei den erwähnten besonderen Krankheitsformen etabliert.

Neben der Valproinsäure ist die Substanz als Salz (Valproat) oder als eine Mischung von Säure und Salz (in den USA: Divalproex, Depakote) im Handel. Bereits Mitte der 1960er Jahre wurde die psychotrope, stimmungsstabilisierende Wirkung von Valproinsäure erkannt (Lambert et al. 1966). Über die gute antimanische Wirkung gibt es seit Anfang der 1980er Jahre auch Arbeiten aus dem deutschen Sprachraum (Emrich 1980, 1981). Im Verlauf wurde eine Reihe offener und kontrollierter Studien mit Valproinsäure zur Akutbehandlung der bipolaren Manie durchgeführt. Mehrere Übersichten fassen diese Arbeiten zusammen und bewerten anhand der publizierten Daten die Wirksamkeit von Valproinsäure (Retzow et al. 1998; Macritchie et al. 2004).

Valproat ist als Orfiril®, Ergenyl®, Convulex®, u. a. im Handel. Die Konzentration von Valproinsäure im Plasma sollte wie bei der epileptologischen Behandlung über 50 µg/ml liegen (Richtwert 50–100 µg/ml). Zur antimanischen Akutbehandlung wird u. a. ein sog. »Loading« empfohlen, bei dem zu Beginn eine Tagesdosis von 20 mg/kg verabreicht wird (Oluboka et al. 2002). Eine intravenöse Applikationsform ist verfügbar. In einer offenen Studie (18 akut manische Patienten) wurde ein orales mit einem intravenösen Loading verglichen, dabei unterschieden sich die beiden Applikationsformen nicht in ihrer antimanischen Wirkung (Jagadheesan et al. 2003). Ein wesentlich schnelleres Ansprechen der intravenösen gegenüber der oralen Applikation ist somit nicht zu erwarten. Ein intravenöses Loading von 20 mg/kg innerhalb von 30 Minuten erbrachte in den folgenden zwei Stunden keinen antimanischen Effekt (Phrolov et al. 2004).

An Nebenwirkungen kann es unter Valproinsäure zu gastrointestinalen Nebenwirkungen, wie Magenbeschwerden und Übelkeit, neurologischen Nebenwirkungen, wie Händezittern und Sedierung, hämatologischen Veränderungen, wie Blutbildveränderungen, erhöhten Leberenzymen und weiteren unerwünschten Wirkungen, wie gesteigertem Appetit, Gewichtszunahme und Haarausfall bzw. Alopezie kommen.

Im ersten Trimenon einer Schwangerschaft besteht die Gefahr einer teratogenen Schädigung, was zu Neuralrohrdefekten, Missbildungen des Herzens, Fingeranomalien und kraniofazialen Missbildungen führen kann. Das Risiko soll durch die zusätzliche Einnahme von Folsäure verringert werden können (► **Kap. 21**).

Mädchen unter 18 Jahren sollten Valproinsäure wegen des Risikos eines polyzystischen Ovarsyndroms (PCO) nicht verordnet bekommen.

Interaktionen von Valproinsäure mit anderen Medikamenten sind möglich (CYP 2C, Lamotrigin, Clomipramin, etc.)

Prospektive, kontrollierte Studien

Folgt man der nach evidenzbasierten Kriterien vorgehenden Übersicht der Cochrane Collaboration (Macritchie et al. 2004), so stützen sich die Kenntnisse über die antimanische Wirkung von Valproinsäure auf derzeit zehn kontrollierte Studien, in denen Valproinsäure gegenüber verschiedenen Substanzen untersucht wurde. Diese Studien umfassen einen Vergleich von Valproinsäure mit Placebo an 316 Patienten, einen Vergleich mit Lithium an 158 Patienten, eine Untersuchung gegenüber Olanzapin an 363 Patienten, eine gegenüber Haloperidol an 36 Patienten und gegenüber Carbamazepin an 59 Patienten. In einer Metaanalyse dieser Studien erwies sich Valproat gegenüber Placebo signifikant überlegen, während die Wirksamkeit gegenüber Lithium und Carbamazepin vergleichbar war. Valproinsäure erwies sich jedoch gegenüber Olanzapin als weniger wirksam. Zusammenfassend belegen die kontrollierten Studien konsistent – wenn auch mit begrenzter Fallzahl – die Effektivität der Behandlung mit Valproinsäure bei der akuten Manie.

Die Wirksamkeit von Valproat auf depressive Symptome ist weniger überzeugend als auf manische Symptome. Lediglich eine kontrollierte Untersuchung liegt vor, in der Valproat gegenüber Placebo an Patienten mit bipolarer Depression untersucht wurde. Von den 43 Patienten remittierten 43 % in der Valproat-Gruppe gegenüber 27 % in der Placebo-Gruppe (Sachs et al. 2002).

Offene Studien

Die mehr als 32 offenen, retrospektiven oder naturalistischen Studien können an dieser Stelle nicht im Einzelnen erwähnt werden (s. Auszug in ► **Tab. 13.3**). Sie stützen entsprechend den kontrollierten Untersuchungen die Kenntnis über Valproat als wirksame antimanische Behandlungsoption und weisen auf die Wirksamkeit von Valproat bei der gemischten Manie und beim Rapid Cycling hin (Retzow et al. 1998; Macritchie et al. 2004).

In einer offenen Studie an 19 depressiven Bipolar-II-Patienten respondierten immerhin 12 Patienten (63 %) auf eine Monotherapie mit Divalproex (Winsberg et al. 2001).

Tab. 13.3: Studien zu Valproinsäure (Auswahl)

A. Kontrollierte Studien							
	Autor	**Jahr**	**Design**	**Substanzen**	**n**	**Dauer**	**Ergebnis**
1.	Zajecka et al.	2002	DB, MC	Olz vs. DVP	120	12 Wo	Olz = DVP
2.	Tohen et al.	2002	R/DB//MC	DVP vs. Olz	248	3 Wo	Olz > DVP
3.	Vasudev et al.	2000	R/DB	VPA vs. CBZ	30	4 Wo	VPA > CBZ
4.	Müller-O. et al.	2000	R/DB/PC/MC	VPA vs. Plc (+ NL, Benzo)	136	3 Wo	VPA + NL > NL
5.	Hirschfeld et al.	1999	R/DB	DVP (NL) vs. DVP (L) vs. Li	59	10 Tage	Loading effektiv, sicher
6.	McElroy et al.	1996	R/B	DVP (L) vs. HAL	36	6 Tage	DVP = HAL
7.	Bowden et al.	1994	R/DB/PC/MC	DVP vs. Li vs. Plc	179	3 Wo	DVP = Li > Plc
8.	Freeman et al.	1992	R/DB	VPA vs. Li	27	3 Wo	VPA = (<) Li
9.	Pope et al.	1991	R/DB/PC	VPA vs. Plc (+ NL, Benzo)	36	3 Wo	VPA > Plc
B. Offene Studien (Auswahl von > 30 Studien)							
	Autor	**Jahr**	**Design**	**Substanzen (sonstiges)**	**n**	**Dauer**	**Ergebnis**
1.	Phrolov et al.	2004	offen	VPA-Loading i.v.	7	2 Std.	nach 2h keine Wirkung
2.	Jagadheesan	2003	R/offen	VPA-Loading oral vs. i.v.	18	3 Wo	VPA-Loading oral = i.v.
3.	Kowatch et al.	2000	R/offen	DVP/Li/CBZ (Jugendliche)	42	6 Wo	DVP, Li, CBZ effektiv
4.	Goldberg et al.	1998	retrospektiv	VPA/CBZ/Li	120	k.A.	VPA effektiv
5.	Papatheodorou	1995	offen	DVP (Jugendliche)	15	7 Wo	DVP effektiv
6.	Brady et al.	1995	offen	VPA (Substanzabhängigkeit)	9	16 Wo	VPA effektiv
7.	West et al.	1994	offen	VPA/Li	11	k.A.	VPA effektiv
8.	Tohen	1994	offen	VPA/CBZ	17	k.A.	VPA effektiv
9.	Calabrese et al.	1992	P/offen	VPA (+Li) bei Rapid Cycling	78	k.A.	VPA effektiv
10.	Brown	1989	offen	VPA/Li/andere	405	k.A.	VPA effektiv

R: randomisiert; B/DB: (doppel)blind; PC: placebokontrolliert; MC: multizentrisch; P: prospektiv
VPA: Valproat/DVP: Divalproex; Li: Lithium; CBZ: Carbamazepin; HAL: Haloperidol
L: Loading; NL: Non-Loading/kein Loading
MS: Stimmungsstabilisierer; Plc: Placebo; NL: Neuroleptikum; Benzo; Benzodiazepin
n: Anzahl der Patienten; sig.: signifikant; Wo: Wochen; k. A.: Angabe fehlt; h: Stunde

13.1.1.3 Carbamazepin

Das 1957 von der Fa. J. R. Geigy entwickelte Carbamazepin kam zunächst als Antikonvulsivum in den Handel. Bald erwies es seine Wirksamkeit auch bei neuralgischen Schmerzen, während seine psychotropen Wirkungen erst in den 1970er Jahren durch die Arbeiten von Okuma und Mitarbeitern über die antimanischen Eigenschaften bekannt wurden (Okuma et al. 1973). Carbamazepin ist als Tegretal®, Timonil®, Sirtal®, Fokalepsin®, Finlepsin®, u. a. im Handel erhältlich. Eine Zulassung liegt für die Prophylaxe der bipolaren Störung unter der Maßgabe vor, dass eine Behandlung mit Lithium nicht möglich oder nicht ausreichend wirksam ist. Für die Behandlung der akuten Manie ist Carbamazepin hingegen nicht zugelassen, obwohl kontrollierte Studien die Wirksamkeit in dieser Indikation belegen.

Nebenwirkungen treten insbesondere zu Beginn einer Therapie oder bei Dosisänderungen auf. Besonders bei einem Plasmaspiegel über 5 mg/l sind Nebenwirkungen zu erwarten, die bei einem Plasmaspiegel über 9 mg/l deutlich an Intensität und Häufigkeit zunehmen. Öfter kommt es zu Schwindel, Ataxie, Kopfschmerzen, Nystagmus, Doppelsehen, gefolgt von Müdigkeit und Ruhelosigkeit. Gastrointestinale Beschwerden können ebenso wie dermatologische Nebenwirkungen (Exantheme, Alopezie) auftreten. Leuko- und Thrombopenien sind meist reversibel, nur sehr selten kommt es zu einer irreversiblen Agranulozytose. Ein Anstieg der Leberwerte (besonders der γ-GT) ist ebenfalls häufig. Beim Auftreten von Nebenwirkungen ist die pharmakologische Wirkung des aktiven Metaboliten Carbamazepin-Epoxid zu beachten (Assion 1991).

Besonders ausgeprägt ist das Interaktionspotenzial von Carbamazepin. Bei komedizierten Pharmaka, die über das Cytochrom P 450 abgebaut werden, sind Einflüsse auf die Metabolisierung zu erwarten. Carbamazepin verursacht selbst eine Induktion der Leberenzyme und damit eine Beschleunigung des eigenen Abbaus, wodurch es zu einem Wirkverlust im Verlauf der Behandlung kommen kann (Toleranzentwicklung).

Prospektive, kontrollierte Studien

Seit über 25 Jahren werden kontrollierte Studien zum Carbamazepin durchgeführt, umfängliche Studien besonders von Okuma (► **Tab. 13.4**). Weitere Studien mit einem hohen Evidenzgrad (große Patientenzahl, doppelblindes, placebokontrolliertes Design) wurden in den letzten Jahren publiziert (Weisler et al. 2004, 2005). Sie belegen eindrücklich die Effektivität von Carbamazepin in der akuten Manie. Carbamazepin eignet sich für die Kombinationsbehandlung mit Lithium, bei den schizoaffektiven Psychosen und als Alternative zur prophylaktischen Behandlung. Eine überlegene Wirkung kommt Carbamazepin beim Rapid Cycling zu. In einer Vergleichsstudie mit Valproat war die Wirkung von Carbamazepin weniger zuverlässig (Vasudev et al. 2000). Gegenüber Lithium war die Wirksamkeit meist gleich (Okuma et al. 1988; Lenzi et al. 1986), nur in einer Studie war Lithium besser als Carbamazepin (Lerer et al. 1987).

Offene Studien, Übersichten

In einer Erhebung von Denicoff äußerten sich über 2 500 Ärzte zu ihrer Erfahrung mit Carbamazepin. Über 80 % der Befragten bewertete die Substanz sowohl in der Behandlung von epileptischen Anfällen als auch in der Prophylaxe der Manie als effektiv. Über 60 % der Ärzte sahen Carbamazepin auch in der Therapie der akuten Manie und der bipolaren Depression als hilfreich an, wenngleich erst hinter Lithium (Denicoff et al. 1994).

Die bis 1990 durchgeführten Studien zu Carbamazepin sind in einer deutschsprachigen Übersicht umfassend dargestellt (Finzen 1991). Ein englischsprachiges Review fasst die wichtigsten Ergebnisse zu Carbamazepin bis zum Jahr 2004 zusammen (Hirschfeld und Kasper 2004).

Tab. 13.4: Studien zu Carbamazepin (Auswahl)

	Autor	Jahr	Design	Substanzen	n	Dauer	Ergebnis
A. Kontrollierte Studien							
1.	Weisler et al.	2005	MC/R/DB/PC	CBZ vs. Plc	239	3 Wo	CBZ > Plc
2.	Weisler et al.	2004	MC/R/DB/PC	CBZ vs. Plc	101/103	3 Wo	CBZ > Plc
3.	Vasudev et al.	2000	R/DB	VPA vs. CBZ	30	4 Wo	VPA > CBZ
4.	Small et al.	1991	DB/R	CBZ vs. Li	43	8 Wo	CBZ > Li
5.	Okuma et al.	1988	DB/R	CBZ vs. Li	50/51	4 Wo	CBZ = Li
6.	Lerer et al.	1987	B/R	CBZ vs. Li	14/14	26 Tage	CBZ < Li
7.	Lenzi et al.	1986	R/B	CBZ+CPZ vs. Li+CPZ	11/11	19 Tage	CBZ+CPZ = Li+CPZ
8.	Brown et al.	1986	B	CBZ vs. HAL	10/15	42 Tage	CBZ (5/8), Hal (2/9)
9.	Klein et al.	1984	DB/PC	CBZ+HAL vs. HAL+Plc	14	5 Wo	CBZ+HAL>HAL+Plc
10.	Grossi et al.	1984	DB/R	CBZ vs. CPZ	18/19	3 Wo	CBZ = CPZ
11.	Okuma et al.	1979	B	CBZ vs. CPZ	32/28	3–5 Wo	CBZ (66 %) > CPZ (54 %)
B. Offene Studien (Auswahl)							
1.	Kowatch et al.	2000	R/offen	DVP/Li/CBZ (Jugendliche)	42	6 Wo	DVP, Li, CBZ effektiv
2.	Goldberg et al.	1998	Retrospektiv	VPA/CBZ/Li	120	k.A.	VPA effektiv
3.	Tohen	1994	Offen	VPA/CBZ	17	k.A.	VPA effektiv

R: randomisiert; B/DB: (doppel)blind; PC: placebokontrolliert; MC: multizentrisch; P: prospektiv
CBZ: Carbamazepin; CPZ: Chlorpromazin; Li: Lithium; HAL: Haloperidol
L: Loading; NL: Non-Loading/kein Loading
MS: Stimmungsstabilisierer; Plc: Placebo; NL: Neuroleptikum; Benzo: Benzodiazepin
n: Anzahl der Patienten; sig.: signifikant; Wo: Wochen; k. A.: Angabe fehlt; h: Stunde

13.1.1.4 Oxcarbazepin

Obwohl die antimanischen Eigenschaften von Oxcarbazepin (z. B. Timox®, Trileptal®) seit Anfang der 1980er Jahre bekannt sind, wurden nur wenige kontrollierte Untersuchungen dazu durchgeführt, und entsprechend hat die Substanz bisher keine nennenswerte Berücksichtigung in der Therapie der akuten Manie gefunden. Die Substanz ist deshalb auch nicht für die Behandlung der akuten Manie oder die Prophylaxe zugelassen. Dabei weist Oxcarbazepin als Ketoderivat des Carbamazepins Vorteile in der Verträglichkeit und im Interaktionsprofil auf. Beim Abbau der Substanz entsteht kein pharmakologisch aktiver Metabolit (anders als beim Abbau von Carbamazepin, wobei das wirksame Carbamazepin-Epoxid entsteht, s. o.). Entsprechend ist die mittlere therapeutische Dosis höher als unter Carbamazepin.

Typische Nebenwirkungen sind Benommenheit, Schwindel, Übelkeit. Es kann zu Hyponatriämien, Hautausschlag und Leukopenien kommen.

Die bisher publizierten Studien zu Oxcarbazepin sind bis auf zwei kontrollierte Untersuchungen als offene Studien durchgeführt worden. Die Fallzahl der kontrollierten Untersuchungen ist klein, sodass die Aussage sehr begrenzt ist, wenngleich sich die Substanz als Reservepräparat oder zusätzliche Behandlungsoption empfiehlt (Benedetti et al. 2004). Eine ausführliche Übersicht zum Einsatz von Oxcarbazepin bei affektiven und schizoaffektiven Erkrankungen liegt vor (Dietrich et al. 2003). Die negativ bewertete randomisierte Studie von Wagner et al. (2006) führte jedoch dazu, dass Oxcarbazepin nur noch selten eingesetzt wird (► **Tab. 13.5**).

Tab. 13.5: Studien zu Oxcarbazepin (Auswahl)

	Autor	Jahr	Design	Substanzen	n	Dauer	Ergebnis
A. Kontrollierte Studien							
	Autor	**Jahr**	**Design**	**Substanzen**	**n**	**Dauer**	**Ergebnis**
1.	Emrich et al.	1984	DB	OXC vs. VPA	7/5	var.	OXC = VPA
2.	Müller und Stoll	1984	R	OXC vs. HAL	28/10	14 Tage	OXC » HAL
3.	Wagner et al.	2006	PC	OXC PLA	116	8 Wo	OXCl < PLA
B. Offene Studien							
	Autor	**Jahr**	**Design**	**Substanzen (sonstiges)**	**n**	**Dauer**	**Ergebnis**
1.	Benedetti et al.	2004	Offen	OXC + Li	18	8 Wo	OXC „effektiv"
2.	Emrich et al.	1994	Offen	OXC vs. Li	28/24	15 Tage	OXC = Li
3.	Emrich et al.	1990	Offen	OXC vs. HAL	19/19	15 Tage	OXC = HAL
4.	Müller und Stoll	1984	Offen	OXC	48	?	„gute Wirksamkeit"
5.	Velikonja et al.	1984	Offen	OXC + HAL	20	?	OXC „gut toleriert"

R: randomisiert; B/DB: (doppel)blind; PC: placebokontrolliert; MC: multizentrisch; P: prospektiv
OXC: Oxcarbazepin; VPA: Valproat; Li: Lithium; HAL: Haloperidol; Plc: Placebo
n: Anzahl der Patienten, sig.: signifikant; Wo: Wochen; k. A.: Angabe fehlt; h: Stunde

13.1.1.5 Lamotrigin

Die Substanz Lamotrigin (z. B. Elmendos®, Lamictal®) besitzt ebenfalls antimanische Eigenschaften, was in einer Reihe von kontrollierten Untersuchungen nachgewiesen werden konnte, ohne aber bei manischen Episoden eine signifikant überlegene Wirkung zu haben (► **Kap. 14**). Als signifikant überlegen hat sich Lamotrigin hingegen auf die bipolare Depression erwiesen (Calabrese et al. 1999), was mittlerweile zur Zulassung für die prophylaktische Behandlung von bipolaren Depressionen geführt hat. Da eine langsame, mehrwöchige Aufdosierung zwingend erforderlich ist, um allergische Nebenwirkungen zu vermeiden, eignet sich die Substanz nicht für die Behandlung der akuten Manie und hat deshalb ihren Stellenwert in der prophylaktischen Behandlung (Bowden et al. 2003) (► **Tab. 13.6**).

Tab. 13.6: Empfehlungen zur Anwendung von Lithium, Carbamazepin, Valproinsäure und Lamotrigin (aus Marneros 2004)

	Lithium	Carbamazepin	Valproinsäure	Lamotrigin
Tagesdosis bei Langzeittherapie	nach Serumspiegel	600–1 200 mg/d	900–1500 mg/d	50–400 mg/d
Tagesdosis in der Akuttherapie	nach Serumspiegel	bis 1 800 mg/d	bis 2400 mg/d	nicht ratsam
Therapeutischer Plasmaspiegel	0,6–0,8 mmol/l	6–10 µg/ml	50–100 µg/ml	5–10 mg/l
in der Akuttherapie	bis 1,2 mmol/l	bis 12 µg/ml	bis 140 µg/ml	nicht ratsam
Initialdosis bei psychiatrischen Patienten	bis zu 300–600 mg/d	100–200 mg	150–300 mg	12,5–25 mg
Dosissteigerung	nach Serumspiegel	100–200 mg alle 1–3 Tage	150–300 mg alle 1–3 Tage	12,5–50 mg pro Woche
Einzeldosen	1–2	3–4	3–4	1–3
Kontraindikation (KI)	Absolut: akutes Nierenversagen; akuter Myokardinfarkt, SS in 1. Trimenon; weitere KI	Überempfindlichkeit; Schwangerschaft, Stillperiode; Knochenmarkdepression; AV-Block	Überempfindlichkeit; Schwangerschaft; Stillperiode; Lebererkrankung	Leberinsuffizienz Vorsicht auch bei: z. B. älteren Patienten, bei beeinträchtigter Nierenfunktion, bei Kombination mit Valproat

13.1.2 Neuroleptika

13.1.2.1 Atypische Neuroleptika

In den letzten Jahren wurde die Wirkung der sog. atypischen Neuroleptika auf die manischen Syndrome intensiv untersucht, nicht zuletzt unterstützt und vorangetrieben durch die pharmazeutische Industrie. Die überlegene Wirkung auf die akute Manie konnte dabei für einige der atypischen Substanzen in groß angelegten, multizentrischen Studien überzeugend nachgewiesen werden. Das hat inzwischen zur arzneimittelrechtlichen Zulassung von Aripiprazol (Abilify®), Asenapin (Sycrest®), Olanzapin (Zyprexa®), Quetiapin (Seroquel®), Quetiapin retard (Seroquel Prolong®) und Risperidon (Risperdal®) in der Indikation »mäßig bis schwere manische Episoden« geführt. Ziprasidon (Zeldox®) hat die Zulassung nur für mäßige bis leichte Manien, aber auch für gemischte Episoden erhalten. Die Substanz Olanzapin (Zyprexa®) ist zudem als Phasenprophylaxe der bipolaren Störung zugelassen. Die breiteste Indikation liegt mittlerweile für Quetiapin retard (Seroquel Prolong®) vor, das zusätzlich zur Prävention von Rückfällen auch zur Behandlung schwerer depressiver Episoden bei bipolaren Störungen zugelassen ist.

13.1.2.1.1 Olanzapin

Olanzapin (OLZ) wurde als erste Substanz der sog. atypischen/modernen Neuroleptika zur Behandlung manischer Episoden eingesetzt und systematisch untersucht. In Fallberichten wurde zunächst auf dessen antimanische Wirkung hingewiesen (Soutullo et al. 1999). Bereits im gleichen Jahr belegte Tohen (Lilly Research Laboratories, Indianapolis) anhand einer placebokontrollierten Studie die antimanische Wirksamkeit von Olanzapin (Tohen et al. 1999), weitere Studien der gleichen Arbeitsgruppe folgten. Mittlerweile ist die Substanz in Deutschland unter dem Handelsnamen Zyprexa® nicht nur für die Behandlung der akuten Manie, sondern auch zur Phasenprophylaxe bipolarer Störungen zugelassen und wurde von den atypischen Neuroleptika hinsichtlich der antimanischen Wirkung am besten untersucht. Entsprechend gibt es über 100 wissenschaftliche Arbeiten, die sich mit den antimanischen Eigenschaften von Olanzapin beschäftigen.

Prospektive, kontrollierte Studien

In prospektiven Studien wurde die antimanische Wirkung von Olanzapin monotherapeutisch, gegenüber Haloperidol und in Kombination mit Valproat/Lithium verglichen. Gegenüber Placebo erwies sich Olanzapin in zwei Studien mit 139 und 115 Patienten signifikant überlegen. Als klinische Response wurde eine 50 %ige Reduktion in der Young-Mania-Rating-Skala (YMRS) definiert (Tohen 1999, 2000).

In einer Studie von Meehan wurden 201 agitierte Patienten entweder mit intramuskulärem Olanzapin, Lorazepam oder Placebo über 24 Stunden behandelt. Zielparameter war die Agitation (u. a. Subskala der PANSS, ACES). Olanzapin und Lorazepam waren nach 24 Stunden nicht unterschiedlich, aber signifikant wirksamer als Placebo. Olanzapin hatte nach der ersten Injektion einen rascheren Wirkeintritt als Lorazepam.

Bisher sind drei Studien über einen direkten Vergleich zwischen Olanzapin und Valproat (Divalproex) veröffentlicht worden. Während Zajecka an 120 Patienten (57 Olanzapin, 63 Divalproex) keinen Unterschied in der antimanischen Wirksamkeit (Mania Rating Scale, MRS) von Olanzapin und Valproat feststellen konnte (Zajecka et al. 2002), ermittelten zwei Studien aus der Arbeitsgruppe um Tohen (Lilly Research Laboratories) einen Wirkvorteil für Olanzapin (Tohen et al. 2002, 2003).

Hingegen erwies sich Olanzapin (234 Patienten) im Vergleich zu Haloperidol (219 Patienten) als nicht wirkungsvoller hinsichtlich der Remissionsrate in der YMRS (Tohen 2003). Haloperidol führte dabei rascher zu depressiven Symptomen und zeigte sich nebenwirkungsreicher hinsichtlich extrapyramidaler Symptome, während unter Olanzapin die Gewichtszunahme höher war.

In der bisher einzigen kontrollierten Kombinationsstudie von Olanzapin mit einem Stimmungsstabilisierer ergab sich ebenfalls ein Wirkvorteil zugunsten der Kombination gegenüber der Monotherapie (Tohen et al. 2002).

In allen Studien traten in der mit Olanzapin behandelten Gruppe Müdigkeit, Schwindel, Mundtrockenheit und Gewichtszunahme als typische Nebenwirkungen auf (► **Tab. 13.7**).

Von den Übersichtsarbeiten und Reanalysen der publizierten Studien ist das Review der Cochrane Database besonders aussagekräftig. Es weist Olanzapin in einer Metaanalyse von sechs Studien (1 422 Patienten) als eine effektive, dem Valproat überlegene und dem Haloperidol gleichwertige Therapie der Manie aus, mit dem Hinweis auf eine verstärkte Gewichtszunahme (Rendell et al. 2003).

Bisher fehlen kontrollierte Studien zu Olanzapin aus Europa; die vorliegenden Daten kommen aus einigen wenigen amerikanischen Forschungszentren.

Offene Studien

Die offene Langzeituntersuchung aus der Arbeitsgruppe um Tohen ist die Fortsetzung der ersten kontrollierten, doppelblinden Studie zu Olanzapin (Sanger et al. 2001). Von den anfangs 139 Patienten setzten 113 Patienten die Studie im Mittel über mehr als ein halbes Jahr mit einer durchschnittlichen Tagesdosis von 14 mg Olanzapin fort. Unter einer Monotherapie oder Kombination mit

Fluoxetin oder Lithium wurden Verbesserungen manischer und depressiver Symptome beschrieben.

Kindes- und Jugendalter, höheres Lebensalter
Es gibt nur wenige Untersuchungen zur antimanischen Wirkung von Olanzapin im Kindes- und Jugendalter. In einer offenen Studie an 23 Jugendlichen wurde Olanzapin nach einer zweimonatigen Therapie als wirksam bewertet (Frazier et al. 2001). Bisher fehlen publizierte Daten zur Behandlung bipolarer Störungen mit Olanzapin im höheren Lebensalter.

Tab. 13.7: Studien zu Olanzapin

A. Kontrollierte Studien							
	Autor	**Jahr**	**Design**	**Substanzen**	**n**	**Dauer**	**Ergebnis**
1.	Tohen et al.	2003	R/DB/MC	Olz vs. Hal	453	12 Wo	Olz = Hal
2.	Tohen et al.	2003	R/DB/MC	Olz vs. DVP	251	47 Wo	Olz > DVP
3.	Tohen et al.	2002	R/DB/MC	Olz vs. DVP	248	3 Wo	Olz > DVP
4.	Tohen et al.	2002	R/DB/PC/MC	Olz+Li/VPA vs. Plc+Li/ VPA	344	6 Wo	Olz+Li/VPA > Li/VPA
5.	Zajecka et al.	2002	R/DB/MC	Olz vs. DVP	120	12 Wo	Olz = DVP
6.	Meehan et al.	2001	R/DB/PC/MC	Olz im. vs. Lzp vs. Plc	201	24 h	Olz = Lzp > Plc
7.	Tohen et al.	2000	R/DB/PC/MC	Olz vs. Plc	115	4 Wo	Olz > Plc
8.	Tohen et al.	1999	R/DB/PC/MC	Olz vs. Plc	139	3 Wo	Olz > Plc
B. Offene Studien (Auswahl)							
	Autor	**Jahr**	**Design**	**Substanzen**	**n**	**Dauer**	**Ergebnis**
1.	Miller et al.	2001	retrospektiv	typische/atypische NL	204	k.A.	effektiv als Add-on
2.	Frazier et al.	2001	prospektiv	Olz bei Jugendlichen	23	8 Wo	effektive Monotherapie
3.	Sanger er al.	2001	Extension	Olz/Olz+Li/Olz+Fluox	113	49 Wo	effektive Prophylaxe
4.	Soutullo et al.	1999	Fallberichte	Olz	7	k.A.	antimanische Wirkung

R: randomisiert; DB: doppelblind, MC: multizentrisch; PC: placebokontrolliert; N: naturalistisch
Olz: Olanzapin; Hal: Haloperidol; Li: Lithium; VPA: Valproat; Lzp: Lorazepam; Fluox: Fluoxetin; MS: Stimmungsstabilisierer; Plc: Placebo
n: Anzahl der Patienten; sig.: signifikant; Wo: Wochen; k. A.: Angabe fehlt; h: Stunde

13.1.2.1.2 Quetiapin

Ende 2003 wurde Quetiapin (QTP) unter dem Handelsnamen Seroquel® für die Indikation manische Episoden einer bipolaren Störung vom Bundesinstitut für Arzneimittel und Medizinprodukte (BfArM) zugelassen. Den Zulassungsbehörden lagen vier placebokontrollierte Studien vor: Zwei 12-wöchige Studien mit jeweils 300 Patienten, eine dreiwöchige US-amerikanische Studie, die QTP oder Placebo mit einem Stimmungsstabilisierer kombinierte (170 Patienten) und eine sechswöchige multizentrische Studie, die bei 200 Patienten ebenfalls QTP mit Placebo in Kombination mit einem Stimmungsstabilisierer verglich. Die Studien wiesen nach Angaben des Herstellers – mit Ausnahme der sechswöchigen Studie, die nur einen numerischen Vorteil ergab – eine gegenüber Placebo signifikant überlegene antimanische Wirkung von Quetiapin nach.

Placebokontrollierte Studien

Die bisher einzige veröffentlichte placebokontrollierte Studie an Erwachsenen (Sachs et al. 2004) verglich bei 191 Patienten über 3 Wochen die Wirksamkeit von Quetiapin gegenüber Placebo in Kombination mit Lithium (Li) oder Divalproex (DVP). Während in der Quetiapin-Li/DVP-Gruppe 61,5 % der Patienten die Studie beendeten, waren es in der Placebo-Li/DVP-Gruppe lediglich 49 %. Es konnte unter einer mittleren Quetiapin-Tagesdosis von 584 mg eine signifikante Besserung der manischen Symptomatik erzielt werden (mittlere Reduktion in der Young Mania Rating Scale [YMRS] von 13,76 [QTP] gegenüber 9,93 [PLC]). Die Nebenwirkungen wie Somnolenz, Mundtrockenheit, Asthenie oder arterielle Hypotonie waren von überwiegend milder Ausprägung, und die Abbruchrate der Studie war in beiden Gruppen vergleichbar (5 % unter QTP-Li/DVP; 6 % unter Placebo-Li/DVP).

Offene Studien

In einer offenen Studie von Bahk und Mitarbeiter bestätigte sich an einer kleinen Fallzahl die Wirksamkeit von Quetiapin in Kombination mit einem Stimmungsstabilisierer (Bahk et al. 2004).

Als therapeutische Alternative erwies sich Quetiapin in einer offenen Studie mit 18 akut manischen Patienten, bei denen Risperidon in Kombination mit einem Stimmungsstabilisierer nicht ausreichend wirksam war. Studiendesign und kleine Fallzahl begrenzen aber die Aussagekraft dieser Untersuchung (Pae et al. 2004). Quetiapin ist wohl auch als Komedikation bei raschem Phasenwechsel (Rapid Cycling) von Vorteil, wie eine Add-on-Studie an 14 Patienten mit manischer, gemischter, hypomaner, depressiver und euthymer Symptomatik nahelegt (Vieta et al. 2002) (► **Tab. 13.8**).

Kinder- und Jugendalter, höheres Lebensalter

Delbello führte eine der wenigen Studien an Jugendlichen mit einer manischen Episode einer Bipolar-I-Störung durch und verglich die Wirksamkeit von Quetiapin gegenüber Placebo in Kombination mit Divalproex. Bei der nur kleinen Fallzahl (30 Patienten) war Quetiapin überlegen (Delbello et al. 2002).

Bisher fehlen kontrollierte Studien zur akuten Manie im höheren Lebensalter.

Tab. 13.8: Studien zu Quetiapin

A. Placebokontrollierte Studien							
	Autor	**Jahr**	**Design**	**Substanzen**	**N**	**Dauer**	**Ergebnis (YMRS)**
1.	Sachs et al.	2004	R/DB/PC/MC	QTP/Li/VPA/PLC	191	3 Wo	QTP+MS > PLC+MS
2.	Delbello et al.	2002	R/DB/PC/MC	QTP/DVP	30	6 Wo	QTP/DVP+MS > PLC/DVP
B. Offene Studien							
	Autor	**Jahr**	**Design**	**Substanzen**	**N**	**Dauer**	**Ergebnis (YMRS)**
1.	Bahk et al.	2004	N	QTP/MS	18	4 Wo	QTP effektiv
2.	Pae et al.	2004	N	QTP/MS	18	3 Wo	QTP Alternative für RIS
3.	Vieta et al.	2002	N, Rapid Cyc.	QTP/other Med	14	16 Wo	QTP effektiv

R: randomisiert; DB: doppelblind; MC: multizentrisch; PC: placebokontrolliert; N: naturalistisch
QTP: Quetiapin; RIS: Risperidon; Li: Lithium; DVP: Divalproex; MS: Stimmungsstabilisierer; Plc: Placebo
n: Anzahl der Patienten; sig.: signifikant; Wo: Wochen; k. A.: Angabe fehlt

13.1.2.1.3 Quetiapin retard

Auch die retardierte Darreichungsform von Quetiapin ist mittlerweile unter dem Handelsnamen Seroquel Prolong® zur Behandlung mittelschwerer bis schwerer manischer Episoden zugelassen. Interessanterweise hat sich in den Zulassungsstudien die Dosierung von 600 mg am Abend nicht überlegen gegenüber 300 mg erwiesen. Die Gesamtdosis für die retardierte Form liegt somit unter der für die nicht retardierte Form empfohlenen Dosierung von 400–800 mg/die (Cutler et al. 2008; Al Jurdi et al. 2010).

Die orale Einmalgabe am Abend erleichtert die Compliance. Des Weiteren scheint die retardierte Form Vorteile bezüglich der weniger ausgeprägten Sedierung und Hypotonie zu bieten.

Für Quetiapin retard liegt auch die Zulassung für die Phasenprophylaxe bei bipolaren Störungen vor. In einer Studie mit 1 226 Patienten (Nolen et al. 2009) wurde die Wirkung von 300–800 mg Quetiapin retard auf spiegelkontrolliertes Lithium oder Placebo randomisiert. Die Zeit bis zu einem Rezidiv war unter Quetiapin retard länger bzw. das Risiko eines Rezidivs signifikant geringer als nach Umstellung auf Placebo oder Lithium.

In zwei weiteren Rückfallpräventionsstudien (Vieta et al. 2008, Suppes et al. 2009) wurde die Kombination aus Quetiapin plus Lithium oder Valproat mit der Kombination aus Placebo plus Lithium oder Valproat verglichen. Die Quetiapinkombination erhöhte die Dauer bis zu einem Rezidiv gegenüber der Placebokombination signifikant. Der Anteil der Patienten mit einem Rezidiv unter der Quetiapinkombination betrug 18,5 % und unter Placebo 49 %.

Auch in der zweiten Studie über 2 Jahre lag die Inzidenz für ein Rezidiv unter Quetiapinkombination bei 20 % und unter Placebo bei 52 %.

In einer offenen Pilotstudie (Langosch et al. 2008) an 38 Patienten mit bipolarer Störung und Rapid Cycling wurde die Monotherapie mit Quetiapin retard (N = 22) und Valproat (N = 16) – beide in flexibler Dosierung – verglichen. Innerhalb eines Jahres traten in der Quetiapin-Gruppe signifikant weniger Tage mit Depression auf. Andere Parameter, insbesondere die Manieparameter unterschieden sich aber nicht signifikant.

13.1.2.1.4 Risperidon

Risperidon (RIS) ist seit Ende 2003 unter dem Handelsnamen Risperdal® für die Behandlung manischer Episoden einer bipolaren Störung in Deutschland zugelassen. Zulassungsrelevant waren placebokontrollierte, doppelblinde, randomisierte Studien (Janssen-Cilag: RIS-USA-239, RIS-IND-002, RIS-USA-102, RIS-INT-46), in denen monotherapeutisch und in Kombination mit einem Stimmungsstabilisierer die antimanische Wirksamkeit von Risperidon statistisch signifikant überlegen gegenüber Placebo nachgewiesen werden konnte. In einer in Indien durchgeführten Studie führte eine höhere Dosis (5,6 mg) von Risperidon zwar zu einer guten antimanischen Wirkung, jedoch zugleich (bei 34,9 % der Patienten) zu (teils ausgeprägteren) extrapyramidal-motorischen Nebenwirkungen (► **Tab. 13.9**).

Placebokontrollierte Studien

Der antimanische Effekt wurde in einer publizierten placebokontrollierten Studie bereits nach dreitägiger Therapie deutlich und bewirkte bei einer durchschnittlichen Tagesdosis von 4,1 mg eine Verbesserung in der YMRS (Young-Mania-Rating-Scale) um 10.6 Punkte (Hirschfeld et al. 2004; Janssen-Cilag: RIS-USA-239).

Die Kombination von Risperidon mit einem Stimmungsstabilisierer (Lithium oder Valproat) zeigte sich einer dreiwöchigen Therapie mit Placebo und Lithium oder Valproat signifikant überlegen und war vergleichbar der Wirkung von Haloperidol mit einem Stimmungsstabilisierer – das ergaben eine multizentrische US-amerikanische und eine europäische Studie (Sachs 2002; Yatham 2003; Janssen-Cilag: RIS-USA-102/RIS-INT-46).

Die generelle Verträglichkeit von Risperidon war in den vorliegenden klinischen Studien gut und entsprach dem bekannten Nebenwirkungsprofil der Substanz.

Offene Studien

Die Ergebnisse einer Reihe von offenen Studien weisen unabhängig voneinander auf die gute antimanische Wirkung von Risperidon hin (u. a. Bakh 2004; Yatham 2004; Vieta 2004).

Die Datenlage zu den Bipolar-II-Störungen ist dünn, ebenso zu Mischzuständen und besonderen Verlaufsformen, wie dem Rapid Cycling. In einer spanischen Studie wurde 44 hypomanen Patienten Risperidon in einer mittleren Tagesdosis von 2,8 mg über 6 Monate verordnet. 68 % nahmen zusätzlich einen Stimmungsstabilisierer ein. 34 Patienten beendeten die Studie; neun Patienten hatten einen depressiven Rückfall, ein Patient wurde hypoman und ein weiterer Patient erlitt sowohl eine depressive als auch eine hypomane Episode. Die Ergebnisse weisen auf einen protektiven Effekt von Risperidon bei der Hypomanie hin.

Kindes- und Jugendalter, höheres Lebensalter

Bisher fehlen publizierte Daten zur Behandlung bipolarer Störungen mit Risperidon im Kindes- und Jugendalter sowie im höheren Alter.

Tab. 13.9: Studien zu Risperidon

A. Placebokontrollierte Studien							
	Autor	**Jahr**	**Design**	**Substanzen**	**n**	**Dauer**	**Ergebnis**
1.	Hirschfeld et al.	2004	R/DB/PC/MC	Ris/Plc	259	3 Wo	Ris > Plc (sig.)
2.	Yatham et al.	2003	R/DB/PC/MC	Ris/Li/VPA/Plc	151	3 Wo	Li/VPA+Ris > Li/VPA+Plc
3.	Sachs et al.	2002	R/DB/PC/MC	Ris/Hal/Li/VPA/Plc	156	3 Wo	Li/VPA+Ris = Li/VPA+Hal
B. Offene Studien							
	Autor	**Jahr**	**Design**	**Substanzen**	**n**	**Dauer**	**Ergebnis**
1.	Bakh et al.	2004	MC	Ris	909	6 Wo	Ris effektiv
2.	Yatham et al.	2004	MC	Li/VPA/Ris	79	12 Wo	Li+Ris = VPA+Ris
3.	Vieta et al.	2004	MC	Ris	96	24 Wo	Ris effektiv
4.	Yatham et al.	2003	MC	Ris/MS	108	12 Wo	Ris effektiv
5.	Vieta et al.	2002	MC	Ris/MS	174	k.A.	Ris+MS effektiv
6.	Vieta et al.	2001	Bipolar II	Ris	44	24 Wo	Ris gut, 12 % depressiver, 4 % hypomaner Rückfall

R: randomisiert; DB: doppelblind; MC: multizentrisch; PC: placebokontrolliert; N: naturalistisch
Ris: Risperidon; Li: Lithium; VPA: Valproat; MS: Stimmungsstabilisierer; Plc: Placebo
n: Anzahl der Patienten; sig.: signifikant; Wo: Wochen; k. A.: Angabe fehlt

13.1.2.1.5 Aripiprazol

Die zur Behandlung von schizophrenen Störungen unter dem Handelsnamen Abilify® zugelassene Substanz Aripiprazol ist ein partieller Dopamin-(D2)-Agonist mit agonistischer Wirkung am Serotonin-Rezeptor (5-HT-1A) und starker antagonistischer Wirkung am serotonergen 5-HT-2A-Rezeptor. Das günstige Nebenwirkungsprofil hinsichtlich extrapyramidaler Symptome, Hyperprolaktinämie, insignifikanter Gewichtszunahme und guter kardialer Verträglichkeit macht diese Substanz interessant. In der Einstellungsphase kann es zu Unruhezuständen, Schlafstörungen, Kopfschmerzen, Übelkeit und Erbrechen kommen (Winans 2003).

Aripiprazol wurde mittlerweile in drei umfänglichen multizentrischen Studien mit hohem Evidenzgrad (placebokontrolliert, doppelblind) zur Behandlung der akuten Manie eingesetzt. In der placebokontrollierten Studie an 262 bipolaren Patienten mit manischen oder gemischt-manischen Episoden konnte unter Aripiprazol (30 mg/d bzw. 15 mg/d) eine signifikante Besserung in der YMRS gegenüber Placebo (-8.2 vs. -3.4) bei signifikant höherer Response (40 % vs. 19 %) erreicht werden (Keck et al. 2003).

In einer weiteren Studie (Vieta et al. 2005) über 3 Monate erwies sich Aripiprazol im Vergleich zu Haloperidol als initial gleich wirksam. Nach 3 Monaten respondierten 49,7 % der Probanden auf Aripiprazol und auf Haloperidol nur 28,4 %. In einer Post-hoc-Analyse (Suppes et al. 2008) wurde die Wirksamkeit und Sicherheit von Aripiprazol in Abhängigkeit von der Schwere und Verlaufsform der Episoden als auch unter Genderaspekten und denen (nämlich den Aspekten) des Auftretens psychotischer Merkmale Merkmale untersucht.

Aripiprazol wirkte unabhängig vom Geschlecht, bei leichten bis schweren Manien, bei nicht psychotischen und psychotischen Manien und auch bei Patienten mit Rapid Cycling.

Auch in der Kombination mit Lithium oder Valproat zeigte Aripiprazol antimanische Effekte. In einer Studie (Vieta et al. 2008) erhielten 253 Patienten über 6 Wochen zusätzlich Aripiprazol in einer Dosierung von 15–30 mg/die.131 Patienten erhielten Placebo. Bereits nach 1 Woche zeigten sich in der Verum-Gruppe signifikante antimanische Effekte. Auch in einer über 12 Wochen angelegten Vergleichsstudie (Keck et al. 2007) zwischen Aripiprazol und Lithium vs. Haloperidol und Lithium zeigte sich eine vergleichbare Wirksamkeit.

In einer weiteren doppelblinden, placebokontrollierten Kombinationsstudie (Young et al. 2009) wurde die Wirksamkeit und Verträglichkeit von Aripiprazol in Kombination mit Valproat bzw. Lithium untersucht. Die Kombinationstherapie war der Monotherapie überlegen, allerdings zeigten sich in der Lithium-Gruppe mehr motorische Nebenwirkungen (vor allem Unruhe/Akathisie) unter Aripiprazol.

Aripiprazol steht auch als intramuskuläre Injektionsform (9,75 mg) zur Verfügung. In einer doppelblinden, placebokontrollierten Vergleichsstudie (Zimbroff et al. 2007) wurde die Wirksamkeit von i. m.-Injektionen mit Aripiprazol 9,75/15 mg gegenüber 2 mg Lorazepam bei akut agitierten bipolar Erkrankten untersucht. Innerhalb von 2 Stunden nach der ersten Injektion zeigte sich eine deutliche Reduktion der Agitation unter beiden Substanzen. Unter 15 mg wurde auch eine starke Sedierung beobachtet, sodass die 9,75 mg-Gabe als adäquat betrachtet wurde.

Das Nebenwirkungsprofil zeigte vor allem in der Eindosierungsphase folgende Symptome: Akathisie, innere Unruhe, Übelkeit, Somnolenz und Angstgefühl. Nach ein bis drei Wochen sind die meisten Nebenwirkungen abgeklungen. Ansonsten zeichnet sich die Substanz durch geringe Nebenwirkungen aus. Eine relevante Gewichtszunahme oder der Anstieg von Lipiden wurde nicht beobachtet. Auch traten kaum Prolaktinspiegelerhöhungen mit daraus resultierenden Nebenwirkungen auf.

Wichtig für die klinische Anwendung bei der akuten Manie ist die Tatsache, dass die Substanz kaum sediert, aber trotzdem gegen die Kernsymptome der Manie wirkt. Zur Sedierung ist deshalb die Kombination mit Benzodiazepinen sinnvoll.

Auch die Kombination mit Valproat zeigt im klinischen Einsatz positive Ergebnisse.

Zur Vermeidung von Unruhe und Akathisie sollten anfangs niedrige Dosen von Aripiprazol gewählt werden.

13.1.2.1.6 Ziprasidon

Ziprasidon ist unter dem Handelsnamen Zeldox® (als Kapsel- und intramuskuläre Darreichungsform verfügbar) in Deutschland für die Behandlung der Schizophrenie zugelassen. In den USA wurde Ende 2004 die Substanz auch für die Indikation der bipolaren Manie durch die FDA zugelassen. Im Jahr 2005 folgte dann in Deutschland die Zulassung zur Behandlung der akuten Manie bei leichten und mittelschweren Formen. Auch für die Behandlung des Mischzustandes ist Ziprasidon zugelassen.

In einer dreiwöchigen Studie an 210 manischen oder gemischt-manischen bipolaren Patienten (Bipolar-I) konnte unter Ziprasidon (80–160 mg/d) gegenüber Placebo eine signifikante Verbesserung in den Zielparametern (11-Item-MRS -12.4 vs. 7.8, CGI -1.3 vs. -0.9) erreicht werden. Die Responder-Rate war unter Ziprasidon höher (50 % vs. 35 %). Bereits nach 2 Tagen war die Besserung signifikant. Als Nebenwirkungen wurden Müdigkeit, Kopfschmerzen, Schwindel, Hypertonie, Übelkeit und Unruhe berichtet. Die Abbruchrate war unter Placebo höher: ZIP 46,4 % vs. PLC 55,7 %, wegen Nebenwirkungen: ZIP 6,4 % vs. PLC 4,3 % (Keck et al. 2003). In der offenen, einjährigen Verlängerungsphase der erwähnten Studie zeigte sich eine weitere Verbesserung in den Zielparametern bei guter Verträglichkeit der Substanz (Keck et al. 2004).

Nach einer weiteren Studie an 205 Patienten (doppelblind, placebokontrolliert) führte die Kombinationstherapie von Ziprasidon (80–160 mg/d) mit Lithium gegenüber Placebo und Lithium zu einer signifikanten Verbesserung der Zielparameter (MRS, CGI). In einer offenen, einjährigen Verlängerungsstudie konnte eine weitere Verbesserung in diesen Parametern erzielt werden (Weisler et al. 2004). Zusammenfassend liegen für Ziprasidon also gute Daten aus kontrollierten Studien mit hoher Evidenz vor, die deren Einsatz bei der leichten bis mittelschweren bipolaren Manie und bei Mischzuständen rechtfertigen.

13.1.2.1.7 Asenapin

Asenapin ist seit September 2010 unter dem Handelsnamen Sycrest® für die Behandlung mittelschwerer bis schwerer Manien zugelassen. In den USA liegt auch eine Zulassung zur Behandlung von Schizophrenien vor.

Asenapin wirkt durch eine Kombination antagonistischer Aktivitäten am D2- und am 5-HT-2A Rezeptor. Die klinisch antimanische Wirkung wird durch Aktivitäten an 5-HT-1A, 5-HT-1B, 5-HT-2C, 5-HT-6, 5-HT-7, D3 und alpha-adrenergen Rezeptoren vermittelt.

Die mittlere Dosierung liegt bei 2 x 10 mg. Aufgrund der sonst sehr geringen Bioverfügbarkeit (< 2 %) darf die nur als Sublingualtablette verfügbare Substanz nicht geschluckt werden, sondern muss sich unter der Zunge auflösen. Nahrung sollte daher frühestens 10 Minuten nach Applikation der Tablette zugeführt werden. Ein leicht anästhetischer Effekt kann nach der Einnahme an der Mundschleimhaut auftreten.

In einer doppelblinden Studie über 9 Wochen bei 509 Patienten konnten antimanische Effekte nachgewiesen werden. In einer Erweiterungsstudie mit 218 Patienten wurden gegen Olanzapin keine signifikanten Wirkunterschiede gefunden (Hirschfeld et al. 2007; Panagides et al. 2007; McIntyre et al. 2008).

Asenapin zeichnet sich durch ein günstiges Nebenwirkungsprofil aus. Die QTc-Zeit im EKG wird nur wenig verlängert. Auch die durchschnittliche Gewichtszunahme von 0,8 kg in einer kombinierten Kurz- und Langzeitstudie sowohl bei manischen als auch schizophrenen Patienten war im Vergleich zu anderen Antipsychotika gering ausgeprägt. In Kombinationsstudien (Calabrese et al. 2008) mit Valproat bzw. Lithium wurde ein überzeugender antimanischer Effekt nachgewiesen. Sollten sich diese Wirksamkeitseffekte auch in weiteren Vergleichsstudien bestätigen und sich das gute Nebenwirkungsprofil auch im klinischen Alltag zeigen, steht eine weitere Behandlungsoption zur Verfügung.

13.1.2.1.8 Sonstige atypische Neuroleptika

Clozapin

Die antimanische Wirkung von Clozapin ist seit nunmehr fast 30 Jahren bekannt (Müller und Herpertz 1977). Bislang gibt es aber keine Studien mit hohem Evidenzgrad (placebokontrolliert, doppelblind) zur Wirksamkeit von Clozapin bei der akuten Manie. Entsprechend ist die Substanz in dieser Indikation auch nicht zugelassen. Clozapin erwies sich in einer Reihe von offenen klinischen Studien, besonders auch bei Therapieresistenz, als stimmungsstabilisierend. In einer Verlaufsstudie mit 17 therapieresistenten bipolaren und schizoaffektiven Patienten waren bei einer Nachuntersuchung nach 1.3 Jahren noch 65 % der Patienten monotherapeutisch auf Clozapin eingestellt, psychisch stabil und seit der Einstellung auf Clozapin nicht mehr in stationärer Behandlung. Das veranlasste die Autoren zu der Frage, ob Clozapin ein Stimmungsstabilisierer sei (Zarate et al. 1995). Ein ähnliches Ergebnis wurde bereits zuvor in einer offenen Studie an 25 therapieresistenten bipolaren bzw. schizoaffektiven Patienten erzielt. 72 % der Patienten profitierten von der Behandlung mit Clozapin und wiesen eine Besserung von über 50 % in der YMRS auf (Kimmel et al. 1994). Weitere Berichte ergaben ein vergleichbar positives Ergebnis (Suppes et al. 1991; Banov et al. 1994). Bemerkenswert war in einer italienischen Studie die klinische Besserung von bipolaren und schizoaffektiven Patienten, die von Clozapin gegenüber schizophrenen Patienten deutlich mehr profitierten (Ciapparelli et al. 2000). In einem weiteren Bericht war Clozapin auch bei Patienten mit psychotischer Depression wirksam (Ranjan und Meltzer 1996). Gegenüber der Substanz Chlorpromazin erwies sich Clozapin bei der akuten Manie aufgrund einer besseren Wirkung und eines schnelleren Wirkeintritts als überlegen (Barbini et al. 1997).

Die Erfahrungen mit Clozapin über die Behandlung von manischen Störungen bei Kindern und Jugendlichen sind sehr begrenzt. In einer Fallserie konnte Clozapin bei manischen und gemischt-manischen Jugendlichen, die auf eine andere Therapie nicht ansprachen, erfolgreich eingesetzt werden (Masi et al. 2002).

Zusammenfassend rechtfertigen die vorliegenden Daten über Clozapin in der akuten Manie durchaus den Einsatz bei schwierigen Verläufen, bei denen durch die üblichen therapeutischen Maßnahmen keine durchgreifende Besserung erzielt werden kann.

13.1.2.2 Konventionelle Neuroleptika

13.1.2.2.1 Haloperidol

Konventionelle Neuroleptika, insbesondere die Butyrophenone (z. B. Haloperidol) sind – wie bereits seit Langem bekannt – bei der Behandlung manischer Symptome wirksam. Haloperidol ist in Deutschland explizit für die Behandlung »maniformer Syndrome« und »psychomotorischer Erregungszustände« zugelassen und gilt als Goldstandard bei wissenschaftlichen Untersuchungen und Zulassungsstudien. Haloperidol ist folglich die mit Abstand am häufigsten eingesetzte Referenzsubstanz in kontrollierten Studien zur Behandlung der akuten Manie und der bipolaren Störungen. Entsprechend umfangreich ist die Kenntnis über das Wirkspektrum und die Verträglichkeit dieses Pharmakons.

Die Butyrophenone, so auch Haloperidol, haben bei guter Wirksamkeit aber eine Reihe von Nachteilen, die deren Einsatz bei den mittlerweile etablierten alternativen Substanzen deutlich begrenzen. So ist u. a. das Switch-Risiko in eine depressive Episode nachteilig; in zahlreichen Untersuchungen wurde immer wieder auf das (vergleichsweise) hohe Risiko extrapyramidaler Störungen – besonders auch tardiver Dyskinesien – hingewiesen.

Bekannt sind ebenfalls die großen interindividuellen Unterschiede zwischen der verordneten Dosis von Haloperidol in Beziehung zu der im Blut nachgewiesenen Wirkstoffmenge. Bei der Behandlung der akuten Manie ist zu beachten, dass eine signifikante Korrelation zwischen dem Blutspiegel und der klinischen Wirksamkeit auf die akute Manie nachgewiesen werden konnte (Chou et al. 2001).

13.1.2.2.2 Zuclopenthixol

Zuclopenthixol (z. B. Ciatyl-Z®) wird wegen seiner sedativen und antipsychotischen Wirkung insbesondere als schnell wirksame Acetat-Formulierung (Acuphase®) zur Behandlung von Agitation, Unruhe sowie psychotischer Verwirrung und Verkennung eingesetzt.

In einer nordeuropäischen, kontrollierten Studie wurde die schnell wirksame Acetat-Formulierung (Acuphase®) gegenüber oralem Zuclopenthixol und Haloperidol u. a. an 22 manischen Patienten geprüft. Zwischen den drei Behandlungsarmen ergab sich kein signifikanter Unterschied in der Wirksamkeit (BRMAS, CGI) (Baastrup et al. 1993).

13.1.2.2.3 Droperidol

Droperidol wurde einer Recherche der Cochrane Datenbank zufolge trotz der in einigen Ländern verbreiteten Anwendung bei der akuten Manie bisher erst in zwei relevanten klinischen Prüfungen untersucht (Cure et al. 2004). In Deutschland ist diese Substanz nicht zugelassen.

Allgemein überrascht die spärliche Datenlage nicht nur bei der Substanz Droperidol. Auch bei einigen, seit geraumer Zeit verfügbaren, »älteren« Substanzen fehlt es an kontrollierten Studien. Dem stehen die Ergebnisse einer Reihe von anspruchsvollen und umfangreichen klinischen Prüfungen der modernen Antipsychotika gegenüber.

13.1.3 Tranquilizer, Benzodiazepine

Benzodiazepine zählen zu den am häufigsten verordneten Medikamenten überhaupt. Sie sind bei Schlafstörungen und Angstsymptomen wirkungsvoll, führen zu einer Muskelrelaxation und haben einen festen Platz in der Epilepsiebehandlung. In der psychiatrischen Pharmakotherapie werden sie zur Behandlung von Angststörungen (z. B. Panikattacken, Agoraphobie) und Zwangsstörungen eingesetzt. Sowohl bei der akuten Agitation als auch bei der akuten Manie lassen sich die guten sedativen Eigenschaften nutzen, besonders wegen der guten Verträglichkeit und der Möglichkeit einer intravenösen Applikationsform. Für die antimanische Behandlung sind aus der Reihe der Benzodiazepine Clonazepam, Lorazepam und Diazepam die wichtigsten Substanzen, die häufig mit anderen der bereits erwähnten Substanzen kombiniert werden.

13.1.3.1 Clonazepam

Einer Metaanalyse zufolge haben sich von 1966 bis 2000 weltweit insgesamt sieben kontrollierte klinische Untersuchungen mit Clonazepam (z. B. Rivotril®) und Lorazepam (z. B. Tavor®) bei der akuten Manie beschäftigt. Über 200 Patienten waren in die Studien eingeschlossen (Curtin und Schulz 2004). Unter Berücksichtigung des heterogenen Aufbaus der Studien erwies sich Clonazepam als eine klinisch signifikant wirksame antimanische Substanz, während die antimanische Wirkung für Lorazepam nicht nachgewiesen werden konnte.

Eine weitere Studie mit Clonazepam an elf akut manischen Patienten untersuchte die Beziehung zwischen Dosis, Serumspiegel und antimanischer Wirkung von Clonazepam. Die therapeutischen Serumspiegelkonzentrationen lagen zwischen 6,5 und 83,9 µg/l; nach 14 Tagen konnte bei zwei Drittel der Patienten eine signifikante klinische Besserung erzielt werden (Bottai et al. 1995).

Bemerkenswert ist der kasuistische Bericht über einen 41-jährigen, chronisch schizophrenen Patienten, bei dem Clonazepam zu einer manischen Symptomatik geführt haben soll (Dorevitch 1991).

13.1.3.2 Lorazepam

Es gibt nur wenige Studien über die Wirksamkeit des Benzodiazepins Lorazepam (z. B. Tavor®) bei der akuten Manie.

Eine der ersten Arbeiten, eine offene Studie, untersuchte Lorazepam in einer kleinen Stichprobe von vier Patienten in Kombination mit Lithium unter der Vorstellung, damit auf den Einsatz von Neuroleptika verzichten zu können. Zur Beherrschung der Agitation wurde in den ersten 5 Tagen einer akuten Manie bis zu einer Tagesdosis von 30 mg aufdosiert. Das Vorgehen wurde bei einer günstigen Nebenwirkungsrate als effektiv bewertet (Modell 1985, 1986).

In einer anderen Studie wurde eine Gruppe, die sowohl ein niedrig dosiertes Neuroleptikum (310 mg/d Chlorpromazin-Äquivalente) als auch Lorazepam (im Mittel 1,6 mg/d) erhielt, mit einer hoch dosierten Neuroleptika-Gruppe (590 mg/d Chlorpromazin-Äquivalent und lediglich sehr geringe Lorazepam-Dosis) verglichen. Die Niedrigdosis-Gruppe war der Hochdosis-Gruppe bei vergleichbarer Wirksamkeit lediglich tendenziell in der Verträglichkeit überlegen (Busch et al. 1989).

In einer Arbeit von Chou et al. unterschied sich Lorazepam in seiner Wirkung auf die akute Manie hingegen nicht von Placebo. Die Autoren verglichen eine Niedrigdosis- mit einer Hochdosis-Haloperidol-Gruppe (5 mg/d vs. 25 mg/d), wobei jede Gruppe additiv entweder Placebo, Lithium oder Lorazepam (4 mg/d) erhielt. Während eine Verbesserung der Wirksamkeit in der Niedrigdosis-Gruppe durch die Kombination mit Lithium erreicht wurde, blieb die Kombination mit Lorazepam auf dem Niveau von Placebo. In der Hochdosis-Gruppe erbrachte das zusätzliche Lithium oder Lorazepam ebenfalls keinen Unterschied gegenüber Placebo (Chou et al. 1999).

In einer Zulassungsstudie für die intramuskuläre Applikationsform von Olanzapin, Zyprexa® (n = 201), konnte im Vergleich mit der intramuskulären Injektion von Lorazepam (bis zu 2 Injektionen á 2 mg, 3. Injektion 1 mg) kein statistisch signifikanter Unterschied gegenüber Placebo auf die akute Agitation von manischen Patienten erzielt werden (Meehan et al. 2001).

13.1.3.3 Diazepam

Im Gegensatz zur verbreiteten Anwendung von Diazepam (z. B. Valium®) in der klinischen Praxis und dem intravenösen Einsatz zur Behandlung von Unruhezuständen bei der akuten Manie, liegen nur wenige wissenschaftliche Studien über Diazepam bei der akuten Manie vor. So lassen sich lediglich weniger als zehn Einträge über wissenschaftliche Arbeiten unter den Stichworten »Diazepam« und »akute Manie« über die Internet-Suchmaschine »PubMed« der »NLM« (National Library of Medicine) ermitteln.

In einer retrospektiven Auswertung von 495 Notaufnahmen (New South Wales, Australien) wurden 132 Patienten (27 %) intravenös behandelt. Von diesen erhielt die Mehrzahl (86 %) die Kombination Haloperidol und Diazepam (je 20 mg). Die Angst vor körperlicher Gewalttätigkeit war das Hauptkriterium für die Wahl dieses medikamentösen Vorgehens, auf das am häufigsten bei manischen und intoxikierten Patienten zurückgegriffen wurde (Nielssen et al. 1997).

Angemerkt sei der kasuistische Bericht über eine intelligenzgeminderte Patientin, bei der durch das Absetzen von Diazepam eine maniforme Symptomatik ausgelöst wurde (Ghaziuddin 1990).

Unter pharmakologischen Gesichtspunkten ist bei der Behandlung mit Diazepam die lange Halbwertszeit (HWZ) zu beachten sowie der aktiv wirksame Metabolit Nordiazepam, der wiederum eine HWZ von bis zu 200 Stunden hat. Daher besteht die Gefahr einer Kumulation. »Hang-over-Phänomene« sind von daher zu erwartende Nebenwirkungen.

13.1.4 Weitere Substanzen, Antihypertonika

13.1.4.1 Propranolol

Der Betablocker Propranolol (z. B. Dociton®) wurde seit den 1970er Jahren in einigen wenigen Fallserien und offenen Studien zur Behandlung der akuten Manie eingesetzt. Bei Tagesdosen zwischen 280 und 2 320 mg zeigte er antimanische Eigenschaften, was als stützender Hinweis für die Katecholamin-Hypothese der Manie gewertet wurde (Rackensperger et al. 1976; Möller et al. 1979). Die Substanz eignet sich aber wegen ihrer kardialen Wirksamkeit und des vergleichsweise hohen Risikoprofils nicht zur antimanischen Routinebehandlung. Weitergehende Studien zur Wirksamkeit und Verträglichkeit von Propranolol in der akuten Manie wurden deshalb bisher nicht durchgeführt.

13.1.4.2 Clonidin

Die therapeutische Wirkung des α-2-adrenergen Agonisten Clonidin (z. B. Isoptin®) auf die Manie ist seit den 1980er Jahren bekannt. In Fallberichten und offenen Studien wurden Tagesdosen zwischen 200 und 1 200 mg Clonidin eingesetzt (Hardy et al. 1986). In doppelblinden, kontrollierten Studien ließ sich aber keine überzeugende Wirkung nachweisen und es wurde auf ein erhöhtes Umschlagen in eine Depression (Switch-Risiko) hingewiesen (Giannini et al. 1983, 1986).

13.1.4.3 Verapamil

Bereits vor 20 Jahren wurde in klinischen Studien auf die antimanische Wirkung des Calciumantagonisten Verapamil (in Tagesdosen zwischen 320 und 480 mg) hingewiesen (Dose M et al. 1986; Brotman et al. 1986). Der antimanische Effekt von Verapamil ließ sich zunächst in einer doppelblinden, kontrollierten Studie mit 20 akut manischen Patienten belegen. Es ergaben sich nämlich während einer vierwöchigen Behandlung mit Verapamil gegenüber Lithium keine signifikanten Unterschiede in den angewandten psychometrischen Skalen (Petterson Mania Scale, BPRS, CGI) (Garza-Trevino et al. 1992). In einer weiteren randomisierten, kontrollierten Studie an 40 manischen Patienten erwies sich dagegen Verapamil gegenüber Lithium als signifikant weniger wirksam (Walton et al. 1996). Zu einem vergleichbar negativen Ergebnis kommt eine doppelblinde, placebokontrollierte Studie an 32 akut manischen Patienten: Verapamil unterschied sich in der Wirksamkeit (Mania Rating Scale, MRS) nicht einmal von Placebo (Janicak et al. 1998). Zu einem positiven Ergebnis führte wiederum eine Studie an 37 Frauen mit bipolarer Störung. Verapamil erwies sich in dieser Stichprobe besonders bei der gemischten Manie als wirkungsvoll (Wisner et al. 2002).

Bei der noch widersprüchlichen Datenlage hat Verapamil bisher allenfalls den Stellenwert eines Reservepräparats.

13.2 Nicht pharmakologische Maßnahmen

13.2.1 Allgemeine und psychoedukative Maßnahmen

In einer manischen Phase ist es für den Erkrankten hilfreich und wichtig, Anleitung und Unterstützung für eine geregelte Lebensführung zu bekommen. Zunächst sollte dabei ein regelmäßiger, an den physiologischen Abläufen orientierter Schlaf-wach-Rhythmus eingehalten werden. Eine Normalisierung des Schlafes und ein Ausgleich des mangelnden Schlafbedürfnisses verbessern in jedem Fall die weiteren therapeutischen Bemühungen. Eine Verlängerung des Schlafanteils gilt als günstiges Zeichen für das Abklingen der akuten Krankheitsphase. Die Genesung kann durch das Maßhalten bei der Einnahme von aufpuschenden Mitteln wie Koffein oder Nikotin unterstützt werden. Auf jeden Fall ist es geboten, dass die Einnahme von illegalen Substanzen, besonders von Substanzen mit stimulierender Wirkung, unterbleibt.

Eine Reihe weiterer nicht pharmakologischer Aspekte gilt es zu berücksichtigen, die in Übersichten über die Psychoedukation bei bipolaren Störungen dargestellt sind (Braunig und Wagner 2004). In einer kontrollierten Studie konnte die Effektivität psychoedukativer und psychotherapeutischer Verfahren nachgewiesen werden (Colom et al. 2003). Auch wurden psychoedukative Kurzversionen, die sich an den Anforderungen und Möglichkeiten einer Versorgungsklinik orientieren, entwickelt. Es besteht für bipolare Patienten dabei das Angebot über zunächst sechs wöchentliche Gruppengespräche, die nicht nur vom Arzt, sondern wechselweise von einem multiprofessionellen Team angeboten werden. Ein Einstieg in die Gruppe ist zu jeder Zeit möglich und eine weitere Teilnahme an den fortlaufend angebotenen Gesprächen bleibt der Entscheidung des Patienten überlassen (Erfurth et al. 2005).

Die Aufnahmefähigkeit eines manischen Patienten sollte trotz gedanklicher Sprunghaftigkeit und Zerfahrenheit, trotz Wahnsymptomen oder halluzinativem Erleben nicht unterschätzt werden. Das wird aus der retrospektiven Schilderung durch die Erkrankten nach Abklingen einer manischen Episode und aus den Erfahrungen mit bipolaren Patienten immer wieder deutlich.

Selbstverständlich sollte eine Aufklärung des Patienten – ggf. ausführlich erst nach dem Ansprechen einer antimanischen Therapie – erfolgen. Mit Einverständnis des Patienten und unter Berücksichtigung der familiären Beziehungen sollten auch die Angehörigen über die Erkrankung, das therapeutische Vorgehen (Behandlungsziele, Medikation, Nebenwirkungen, etc.) und komplementäre Hilfsangebote (Selbsthilfegruppen, soziale Dienste, etc.) aufgeklärt werden.

13.2.2 Elektrokonvulsionstherapie (EKT)

Die Elektrokonvulsionstherapie (EKT) ist eine sinnvolle Ergänzung oder Alternative zur medikamentösen Behandlung. Auch eine akute manische Episode kann mit diesem etablierten Therapieverfahren wirkungsvoll behandelt werden (Grunze und Scharfetter 2003) und selbst schwere Krankheitszustände mit Suizidalität oder gemischt-manische Zustände lassen sich günstig beeinflussen. Meist wird die EKT aber als »ultima ratio« eingesetzt. Es gibt einige Studien über die Anwendung der EKT bei der akuten Manie, in denen sich dieses Verfahren retrospektiv und im Vergleich zu Lithium als wirkungsvoll erwiesen hat (Small 1988; Black 1987, 1989). In prospektiven Untersuchungen konnte sogar eine Überlegenheit gegenüber der Pharmakotherapie festgestellt werden (Mukherjee et al. 1988). In einer zusammenfassenden Auswertung der in Studien aufgenommenen manischen Patienten soll die EKT bei 80 % der Patienten zu einer klinischen Verbesserung geführt haben (Mukherjee et al. 1994). In ► **Kap. 16** wird dieses Therapieverfahren weitergehend erläutert.

14 Optionen der Langzeittherapie bipolarer Verläufe

Heinz Grunze und Jörg Walden

Kapitelübersicht

Die Bedeutung der Langzeittherapie bipolarer Störungen ist offensichtlich: Sowohl neue Episoden als auch eine unvollständige Remission mit weiterhin unterschwelligen Symptomen nach durchgemachter Episode führen zu deutlichen funktionellen und psychosozialen Einbußen (Tohen et al. 2006a).

Über viele Jahrzehnte stellten *Lithium* und – mit Einschränkungen – *Carbamazepin* die einzigen Säulen der pharmakologischen Phasenprophylaxe bipolarer Störungen dar. In den letzten Jahren hat sich das Repertoire an Medikamenten zur Behandlung bipolarer Störungen jedoch erheblich erweitert. Die meisten dieser Medikamente, mit Ausnahme von *Lamotrigin*, wurden primär auf ihre Wirksamkeit bei manischen Episoden hin untersucht. Das verwendete Design – Parallelgruppenvergleich mit hohen Fallzahlen – ermöglichte es bei einigen Medikamenten, z. B. *Quetiapin* und *Olanzapin*, eine Akutstudie unter Aufrechterhaltung der Verblindung in eine Langzeitstudie übergehen zu lassen. Für andere neue Substanzen, z. B. *Aripiprazol, Risperidon* (als Risperdal consta®) und *Ziprasidon* wurden, ermutigt durch den Erfolg in der Akuttherapie, unabhängige Langzeitstudien mit einem »enriched«-Design konzipiert. Dies bedeutet, dass ein Ansprechen in einer (nicht verblindeten) Akuttherapie Voraussetzung für den Studieneinschluss zur Langzeitbehandlung ist. Da sich in der klinischen Praxis die Langzeittherapie zumeist aus einer Weiterführung der Akuttherapie entwickelt, erhielt dieses Design auch die Billigung der Zulassungsbehörden. So können wir heute auf deutlich mehr Medikamente zur Langzeitbehandlung bipolarer Störungen zurückgreifen, allerdings mit der Einschränkung des vorausgegangenen, erfolgreichen Einsatzes in der Akuttherapie.

Für den individuellen Therapieplan kann der behandelnde Arzt mittlerweile auf eine Vielzahl von Leitlinien zurückgreifen. Diese basieren entweder auf der Meinung von Experten bei verschiedenen, vorgegebenen klinischen Szenarien (z. B. Sachs et al. 2000), oder auf einer vollständigen Auflistung und Bewertung der Studienevidenz, verbunden mit einer klinischen Gewichtung des Nutzen-Risikoprofils (z. B. Grunze et al. 2013). Für Deutschland sind dabei die 2012 erschienenen *S3 Guidelines* der DGPPN und DGBS von besonderem Interesse (DGBS e. V. und DGPPN e. V. 2012).

Kaum durch Evidenz abgesichert ist der ideale Zeitpunkt des Beginns einer Langzeitbehandlung. Von Bedeutung ist jedoch, dass sich statistisch mit jeder neu durchgemachten

Krankheitsepisode die Dauer der nachfolgenden symptomfreien Zeit verkürzt (Kessing et al. 2004). Insbesondere beim Vorliegen zusätzlicher Risikofaktoren (genetische Belastung, Schwere der Episoden) spricht viel für einen möglichst frühen Beginn der Langzeitbehandlung, obgleich natürlich nicht alle Patienten zwangsläufig neue Episoden entwickeln und die Akzeptanz einer Langzeitbehandlung am Anfang der Erkrankung eher gering ist (Goodwin 2002). Darüber hinaus ist zu berücksichtigen, dass auch ein plötzlicher Abbruch einer einmal begonnenen Behandlung schädlicher sein kann als eine nicht begonnene Langzeitbehandlung (Baldessarini et al. 1999b). Eine Orientierung für den Zeitpunkt des Einstiegs in die Langzeitbehandlung kann der Algorithmus von ▸ **Abb. 14.1** geben, der nach den Niederländischen Behandlungsleitlinien (Nolen et al. 2008) modifiziert wurde.

Im Folgenden sollen zusammenfassend Möglichkeiten der Langzeitbehandlung bei *Bipolar-I-* und *Bipolar-II*-Störungen dargestellt werden. Eventuell abweichende Behandlungsmodalitäten bei Patienten mit sehr häufigen Episoden, einem sogenannten *Rapid Cycling* (RC), werden gesondert erwähnt.

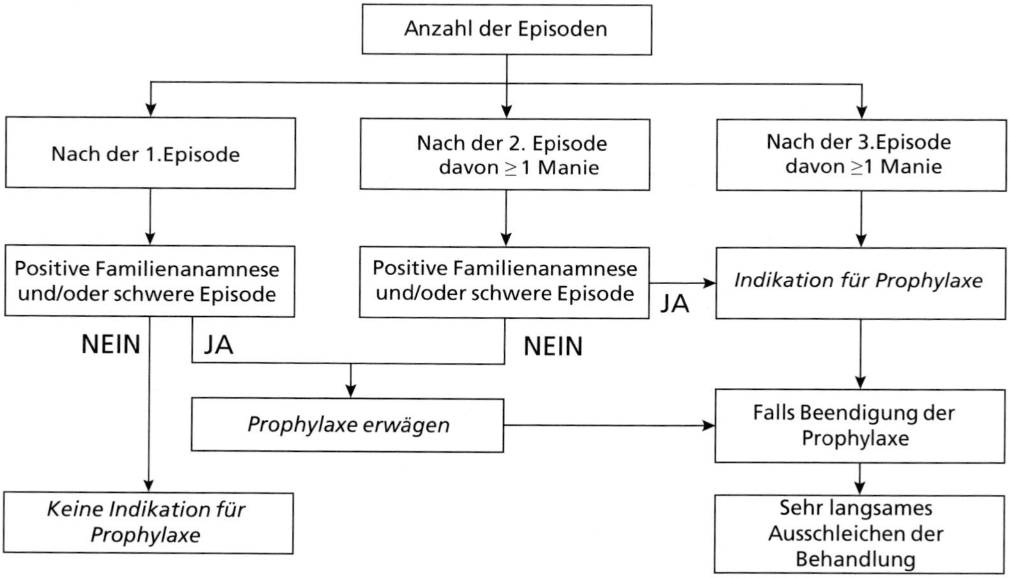

Abb. 14.1: Indikationsstellung der Langzeittherapie (nach Nolen et al. 2008)

14.1 Bipolar-I-Störungen

Die prophylaktische Wirksamkeit von *Lithium* ist schon seit bald fünf Jahrzehnten beschrieben (Baastrup und Schou 1967). Auch wenn die ersten Daten wegen methodischer Mängel der Studien eher zurückhaltend zu beurteilen sind, wurde die Langzeitwirksamkeit von Lithium eindrucksvoll in mehreren neueren Studien bestätigt. In diesen wurde

Lithium als Vergleichssubstanz zum Prüfmedikament sowie Placebo getestet. Lithium scheint im Plasmaspiegelbereich zwischen 0,4 und 1,2 mmol/l tendenziell besser vor neuen manischen als vor neuen depressiven Phasen zu schützen. Der Nutzen von Lithium im klinischen Alltag kann jedoch durch verschiedene Faktoren limitiert sein, wie Nebenwirkungen, relativer Aufwand der Spiegelkontrollen (Maj et al. 1998) sowie mögliche Organschäden (Schilddrüse, Niere). Darüber hinaus kann ein abruptes Abbrechen der Lithium-Behandlung ein erhebliches Rückfallrisiko nach sich ziehen (Goodwin 1994).

Die prophylaktische Wirksamkeit von *Valproat* (Plasmaspiegel 45–100 mg/l) ist deutlich umstrittener. Eine einzige placebokontrollierte Langzeitstudie gegen Lithium konnte weder die Wirksamkeit für Valproat noch für Lithium bezüglich des primären Zielkriteriums (Zeit bis Studienabbruch) bestätigen (Bowden et al. 2000). Allein die Auswertung sekundärer Parameter deutet auf eine gewisse prophylaktische Wirksamkeit von Valproat hin. Als möglichen Hinweis auf eine prophylaktische Wirksamkeit kann man hingegen die 47-wöchige Extensions-Studie einer akuten Maniestudie mit Valproat oder Olanzapin betrachten (Tohen et al. 2003b). Es gab hier keine signifikanten Unterschiede in der Zeit bis zu einem Rückfall.

In einer großen naturalistischen aber randomisierten Studie, die Valproat, Lithium und die Kombination beider Substanzen in der Langzeittherapie verglich, erwies sich Lithium gegenüber Valproat als überlegen. Die Kombination beider Substanzen war nur numerisch, aber nicht statistisch signifikant besser als die Lithium-Monotherapie (Geddes et al. 2010).

Die Wirksamkeit des Antiepileptikums *Lamotrigin* (200–400 mg/d) als Stimmungsstabilisierer wurde in zwei doppelblinden, placebo- und lithiumkontrollierten Studien belegt (Goodwin et al. 2004). Beide Studien zeigen dabei, dass Lamotrigin (200 mg/d) in der Prophylaxe vor allem gegenüber neuen depressiven Phasen wirksam war, nicht hingegen gegenüber manischen Episoden (▸ **Abb. 14.2**).

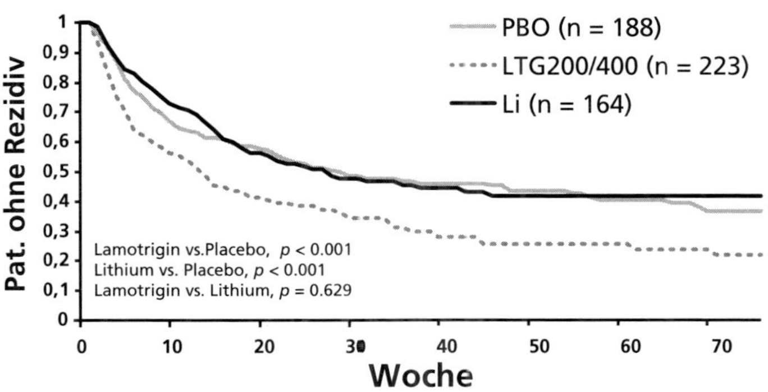

Abb. 14.2: Kombinierte Analyse zweier Langzeitstudien, die Lamotrigin mit Placebo verglichen. Lithium diente dabei als interne Vergleichssubstanz zur Validierung.

Die Zeit, bis 50 % der Patienten einen Rückfall in eine Depression hatten, betrug 203 Tage für die Lithium-Gruppe und mehr als 546 Tage für die Lamotrigin-Gruppe. Umgekehrt war jedoch Lithium besser geeignet als Lamotrigin zur Prophylaxe neuer manischer Episoden.

Untersuchungen älteren Datums weisen auf die prophylaktische Wirksamkeit von *Carbamazepin* (Serumspiegel 4–12 mg/l) hin. Ergebnisse der sog. MAP-Studie zeigten, dass Carbamazepin jedoch weniger bei klassischen Bipolar-I-Verläufen wirkt, sondern eher bei atypischen Verläufen (Greil et al.

1998). Eine Studie, die Lithium und Carbamazepin in einem doppelblinden Design über 2 Jahre verglich, demonstrierte für Carbamazepin eine bessere Rückfallverhütung in den ersten ca. 8 Monaten der Behandlung (Hartong et al. 2003). Im weiteren Verlauf ließ die prophylaktische Wirksamkeit von Carbamazepin jedoch nach, sodass in dieser Studie die Lithium-Behandlung zum Studienende erfolgversprechender war. Darüber hinaus muss der (auto- und hetero-) enzyminduziernde Effekt von Carbamazepin berücksichtigt werden, der deutlich die Steuerbarkeit der Behandlung, insbesondere bei Kombinationsbehandlungen, beeinflussen kann (Spina et al. 1996).

Neben Lithium und den erwähnten Stimmungsstabilisierern aus der Gruppe der Antiepileptika werden zunehmend *atypische Neuroleptika* (aNL) in der Langzeitbehandlung bipolarer Verläufe eingesetzt. Viele kleine, weniger gut kontrollierte Studien weisen auf eine Wirksamkeit von *Clozapin* (in einzelnen Studien bis zu 600 mg/d) hin (vgl. Suppes et al. 1999). Aufgrund des Nebenwirkungsprofils und der kontrollierten Anwendung ist der Einsatz von Clozapin in der Langzeitbehandlung bipolarer Störungen jedoch begrenzt und praktisch nur anderweitig therapieresistenten Fällen vorbehalten. Wesentlich breitere Anwendungsgebiete erfahren hingegen die seit Anfang der 1990er Jahre neu entwickelten atypischen Neuroleptika. Sie stellen eine recht heterogene Gruppe dar, deren chemische Struktur Clozapin teils sehr ähnelt, teils davon aber auch völlig unterschiedlich ist. Als eine Art »Klasseneffekt« weisen sie alle eine akut antimanische Wirksamkeit auf; dies gilt jedoch nicht für die antidepressive und nur mit deutlichen Einschränkungen für die prophylaktische Wirkung.

Wie bereits erwähnt, kann man den meisten Atypika streng genommen nur eine Aufrechterhaltung ihrer Wirkung in der akuten Krankheitsphase zuschreiben, also Wirksamkeit als Erhaltungstherapie nach akutem Ansprechen, aber keine davon unabhängige phasenprophylaktische Wirksamkeit, wie z. B. bei Lithium. Dies liegt an dem »enriched«-Design der respektiven Studien. Dies heißt aber umgekehrt nicht, dass aNL bei nicht vorbehandelten Patienten als Phasenprophylaxe wirkungslos sind; dies wurde bislang schlichtweg nicht untersucht.

Die meisten bisher untersuchten aNL zeigen eine bessere Wirksamkeit in der Verhütung neuer manischer Episoden als neuer depressiver Episoden. Entsprechend kann man den Substanzen einen sogenannten »Polaritätsindex« (»polarity index«) zuordnen. Dabei wird die NNT (»number needed-to treat«) als Ausdruck der Wirksamkeit zur Verhütung depressiver Episoden durch die NNT für die Verhütung manischer Episoden dividiert (Colom et al. 2006). Ein Index von »1« bedeutet gleiche Wirksamkeit in der Verhütung depressiver wie manischer Episoden, ein Index > 1 eine bessere Wirksamkeit in der Manieverhütung, < 1 hingegen bessere Wirksamkeit gegen neue Depressionen. Bei Betrachtung des bisherigen Krankheitsverlaufs (deutliches Überwiegen manischer oder depressiver Phasen) kann der Polaritätsindex eine Entscheidungshilfe bei der Therapieauswahl geben.

Eine kürzlich veröffentlichte kombinierte Analyse placebokontrollierter Erhaltungsbzw. Prophylaxestudien von mindestens 24-wöchiger Dauer ergab folgende Aufreihung des Polaritätsindexes der in der Langzeitbehandlung wirksamen aNL: 12.09 für Risperidon, 4.38 für Aripiprazol, 3.91 für Ziprasidon, 2.98 für Olanzapin und 1.14 für Quetiapin (zum Vergleich: 1.39 für Lithium und 0.40 für Lamotrigin; Popovic et al. 2012).

Risperidon wurde in der Risperdal Consta® Formulierung (25–50 mg, alle 2 Wochen), also als injizierbares Depotpräparat, in der Langzeitbehandlung bipolarer Störungen untersucht. Zwei placebokontrollierte Langzeitstudien an Patienten, die in der akuten Manie mit Risperidon erfolgreich vorbehandelt wurden, belegen die einen Rückfall verhütende Wirkung (Bobo und Shelton 2010). Allerdings zeigte sich, wie am Polaritätsindex erkennbar, eine Wirksamkeit fast ausschließlich gegen neue manische Episoden, nicht aber gegen depressive Phasen. Basierend auf diesen Ergebnissen wurde Risperidal Consta® in den USA zur Langzeitbehandlung bipolarer Störungen zugelassen, nicht jedoch in Europa. Streng genommen ist also der Einsatz in Deutschland zur Langzeitbehandlung bipolarer Patienten off-label, aber aufgrund der wissenschaftlichen Evidenz vertretbar.

In Deutschland ist *Aripiprazol* zugelassen zur Prävention manischer Episoden. Monotherapie-Studien mit 15–30 mg/d über 26 bzw. 100 Wochen (Fountoulakis und Vieta 2009) sowie eine einjährige Studie zur Kombination mit Lithium oder Valproat (Dosierung von Aripiprazol 10–30 mg/d; Marcus et al. 2011) belegen diese Indikation. Wiederum gilt jedoch, dass der präventive Effekt gegen neue depressive Episoden nur unzureichend ist. Eine Langzeittherapie mit Aripiprazol bietet sich entsprechend bei Patienten mit rezidivierenden Manien oder in Kombination mit einem Medikament zur Verhütung von Depressionen an.

Ähnlich wie bei Aripiprazol hat auch *Ziprasidon* (80–160 mg/d) eine bessere Wirksamkeit gegenüber neuen manischen Episoden als gegenüber depressiven Episoden. Systematisch untersucht wurde die prophylaktische Wirksamkeit allerdings nur in einer Kombinationstherapie mit Lithium oder Valproat (Bowden et al. 2010), nicht jedoch in Monotherapie. Zur Zulassungslage gilt Ähnliches wie für Risperidon: Ziprasidon ist in Kombination mit Lithium oder Valproat als Phasenprophylaxe in den USA zugelassen, jedoch bislang nicht in Deutschland.

Eine gute Evidenz in der Erhaltungstherapie bipolarer Störungen liegt für *Olanzapin* vor. In einer placebokontrollierten Studie über 12 Monate, in der Patienten eingeschlossen wurden, die unter Olanzapin von einer manischen Phase remittiert waren, war ein prophylaktischer Effekt in einer flexiblen Dosierung von 5–20 mg/d sowohl bezüglich depressiver als auch manischer Episoden nachweisbar (Tohen et al. 2006b). Wie der Polaritätsindex wiederum zeigt, stellte sich der Schutz vor manischen Episoden dabei ausgeprägter dar und ist möglicherweise sogar ausgeprägter als der von Lithium, wie eine weitere Studie nahe legt (Tohen et al. 2005).

Das ausgeglichenste Profil hinsichtlich der Verhütung manischer und depressiver Episoden hat innerhalb der aNL *Quetiapin* sowohl in Monotherapie (300–800 mg/d; Nolen et al. 2009) als auch in Kombination (400–800 mg/d) mit Lithium oder Valproat (Vieta et al. 2008b; Suppes et al. 2009). Nachgewiesen ist dies allerdings wiederum nur bei mit Quetiapin vorbehandelten Patienten. Im Unterschied zu den Studien mit anderen aNL schlossen jedoch die Quetiapin-Studien sowohl Patienten mit manischer als auch depressiver Indexepisode ein, sodass man insgesamt von einem weiteren Wirkspektrum in der Prophylaxe ausgehen kann (► **Abb. 14.3**).

Der Nutzen des langfristigen Einsatzes von *Antidepressiva* in der Behandlung bipolarer Patienten ist umstritten. Patienten, die in der akuten Episode auf eine Antidepressiva-Behandlung gut ansprechen, haben weniger Rückfälle unter Fortführung dieser Therapie (in der Regel in Kombination mit einem antimanischen Medikament zur Verhütung eines »switch« in die Manie; Altshuler et al. 2009). Eine weitere Studie (Ghaemi et al. 2010) konnte dies jedoch nicht bestätigen, zeigte umgekehrt eine Zunahme der Episodenhäufigkeit bei Patienten mit einem »rapid cycling« (s. nächster Abschnitt). Eine mögliche Empfehlung bei der zurzeit uneinheitlichen Datenlage wäre, Antidepressiva nicht routinemäßig in der Langzeitbehandlung bipolarer Störungen einzusetzen, sondern dies Einzelfällen vorzubehalten. Dies könnten z. B. Patienten mit überwiegend schweren depressiven Episoden sein, ohne die Vorgeschichte eines Rapid Cyclings oder durch Antidepressiva induzierten Manien, die auch akut auf die Antidepressiva-Therapie gut angesprochen haben.

Neben den medikamentösen Behandlungsmöglichkeiten ist der parallele Einsatz von Psychotherapie oder Psychoedukation zu empfehlen, um die Compliance zu verbessern und Rückfälle zu vermindern (▶ **Kap. 15**).

Physikalische Anwendungen wie Vagus-Nerv-Stimulation und Tiefen-Hirnstimulation (»deep brain stimulation«) über implantierte Elektroden sind gegenwärtig nur schwer erkrankten Ausnahmefällen vorbehalten. Hingegen stellt die Langzeit-Elektrokonvulsionstherapie (»maintenance ECT«) durchaus eine Option für Patienten dar, die auf eine medikamentöse Prophylaxe nicht ansprechen bzw. diese nicht vertragen (▶ **Kap. 16**).

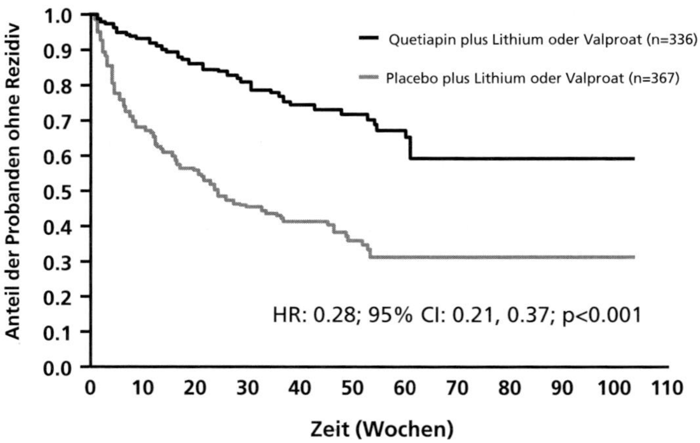

Abb. 14.3: Die Kombination eines aNL (hier: Quetiapin) mit einem Stimmungsstabilisierer erweist sich in der Rezidivprophylaxe wirksamer als die Monotherapie mit einem Stimmungsstabilisierer (mod. nach Vieta et al. 2008b)

14.1.1 Rapid Cycling

Mindestens 15–20 % aller Patienten mit bipolaren Störungen erleiden mindestens vier Krankheitsepisoden in einem Jahr (*Rapid Cycling*, RC). Dunner und Fieve (1974) erwähnten diese operationalisierte Einteilung erstmals in ihrer Prophylaxe-Studie. Aus ihren Untersuchungen ging bereits hervor, dass Lithium bei RC weniger wirksam ist als bei Patienten mit wenigen Episoden. Der Wert dieser operationalisierten Einteilung mit einem Schwellenwert von vier Episoden ist allerdings eher zweifelhaft. Kupka et al. (2005) konnten zeigen, dass vier Episoden keine Trennschärfe aufweisen, sondern dass sich alle prognostischen Parameter parallel zur Zunahme der Episodenhäufigkeit verschlechtern, einschließlich dem Ansprechen auf eine medikamentöse Prophylaxe. Eine relativ schlechtere Wirksamkeit bei Patienten mit häufigen Episoden ist damit auch kein lithiumspezifisches Phänomen, sondern tritt, wenn auch in unterschiedlicher Ausprägung, ebenso mit anderen Medikamenten auf.

Offene, nicht kontrollierte Studien deuteten auf eine Wirksamkeit von *Valproat* beim Bipolar-I RC hin (z. B. Calabrese et al. 1993b). In einer nachfolgenden kontrollierten Doppelblind-Studie unterschied sich Valproat allerdings nur tendenziell, aber nicht statistisch signifikant von *Lithium* (Calabrese et al. 2005b). Auch die Kombination von Lithium und Valproat erwies sich bei RC-Patienten mit gleichzeitiger Suchterkrankung gegenüber der Lithium-Monotherapie als nicht überlegen (Kemp et al. 2009).

Die Wirksamkeit von *Lamotrigin* in der Behandlung des RC wurde in einer placebokontrollierten Studie über 6 Monate getestet

(Calabrese et al. 2000). Hierbei zeigte sich ein signifikant überlegener Effekt von Lamotrigin gegenüber Placebo beim Bipolar-II RC, allerdings nicht bei Bipolar-I-Patienten.

Bezüglich der Wirksamkeit von *Carbamazepin* bei RC gibt es widersprüchliche Daten. Während Okuma (1993) keinen besseren Effekt von Carbamazepin gegenüber Lithium fand, legten offene Untersuchungen eine Wirksamkeit des Carbamazepins nahe (Post et al. 1990).

Retrospektive Subgruppen-Analysen der Erhaltungstherapiestudien mit *Olanzapin* zeigen eine signifikante Wirksamkeit auch bei RC-Patienten (Dando und Tohen 2006). Gleiches gilt für mit *Quetiapin* behandelte Patienten in den zwei Langzeit-Kombinationsstudien mit Lithium oder Valproat (Vieta et al. 2008b; Suppes et al. 2009). Eine weitere randomisierte Prophylaxe-Studie zeigt zudem, dass Quetiapin in einigen Aspekten, so z. B. bezüglich der Anzahl depressiver Tage über die Dauer eines Jahres, Valproat in der Langzeitbehandlung von RC-Patienten überlegen ist (Langosch et al. 2008).

Ein auch aus theoretischen Erwägungen interessanter Befund ist die Tatsache, dass der Calciumantagonist *Nimodipin* in einer doppelblinden Studie in der Prophylaxe des RC erfolgreich war (Pazzaglia et al. 1998). Da die Halbwertszeit von Nimodipin jedoch klein ist und viele Tabletten genommen werden müssten, bleibt der Einsatz von Nimodipin eher Ausnahmefällen vorbehalten.

Bei therapierefraktärem RC sollte man auch eine Langzeit-Elektrokonvulsionstherapie in Erwägung ziehen. Kasuistische Berichte unterstützen ein solches Vorgehen (Minnai et al. 2011).

14.2 Bipolar-II-Störungen

Bipolar-II-Störungen spielten lange, insbesondere in der Therapieforschung, keine Rolle. Erst in den letzten Jahren sind sie zunehmend in den Mittelpunkt des Interesses gerückt. Die Notwendigkeit einer Zuwendung zu Bipolar-II-Störungen in der Therapieforschung ist offensichtlich: Ihre Lebenszeitprävalenz ist mindestens so hoch wie diejenige der Bipolar-I-Störungen (Merikangas et al. 2007), die Suizidgefährdung möglicherweise sogar noch höher (Rihmer und Pestality 1999).

Leider schlägt sich dies bisher noch nicht in gut kontrollierten Studienergebnissen nieder. Sämtliche placebokontrollierten Langzeitstudien jüngeren Datums mit *Olanzapin, Quetiapin, Aripiprazol* und *Risperidon* wurden ausschließlich an Bipolar-I-Patienten durchgeführt. Die Akutstudien mit Quetiapin bei bipolaren Depressionen zeigen zwar eine Wirksamkeit sowohl bei Bipolar-I- und -II-Patienten auf die Akutsymptomatik (Bogart und Chavez 2009); daraus aber auch die gleiche prophylaktische Wirksamkeit abzuleiten, erscheint kaum statthaft. Somit ist der Einsatz der aNL als Phasenprophylaxe bei Bipolar-II-Patienten weiterhin als experimentell anzusehen.

Jedoch, unser Wissen ist auch bezüglich klassischer Stimmungsstabilisierer bei Bipolar-II-Störungen nicht deutlich besser (Hadjipavlou et al. 2004). Als placebokontrollierte Studie neueren Datums liegt uns die bereits erwähnte Studie mit *Lamotrigin* bei Bipolar-II-Patienten mit RC (Calabrese et al. 2000) vor. Weiterhin gibt es drei ältere Studien zu *Lithium*, allerdings mit nur geringen Fallzahlen (Fieve et al. 1976; Kane et al. 1982; Quitkin et al. 1978), die Wirksamkeit suggerieren, diese aber wegen der zu geringen Fallzahlen meist nicht statistisch belegen können. Zur Frage, ob Unterschiede im Ansprechen auf Lithium zwischen Bipolar-I- und -II-Patienten bestehen, zeigten Tondo et al. (1998a) Vorteile zugunsten der Bipolar-II-Kohorte, ein Befund, er sich auch in einer weiteren naturalistischen Untersuchung bestätigte (Garnham et al. 2007). Insgesamt erscheint also Lithium auch bei Bipolar-II-Störungen eine Option der ersten Wahl, auch wenn mehr wissenschaftliche Evidenz wünschenswert ist. Diese Empfehlung für Lithium ist auch vor dem Hintergrund der exzessiven Suizidmortalität, gerade bei Bipolar-II-Störungen, zu sehen.

Tab. 14.1: Empfehlungen zur Langzeittherapie bipolarer Störungen (mod. nach Grunze et al. 2004a). Die Tabelle ist eine Synthese aus Evidenz und klinischen Erfahrungswerten; die Qualität der wissenschaftlichen Evidenz kann dabei je nach Indikation sehr unterschiedlich sein. Sie soll daher einer ersten Orientierung dienen, ohne Anspruch auf Vollständigkeit.

	Bipolar-I ohne Rapid Cycling	Bipolar-I mit Rapid Cycling	Bipolar-II ohne Rapid Cycling	Bipolar-II mit Rapid Cycling
1. Wahl	Lithium	Kombination aus Lithium mit Carbamazepin* oder Valproat*	Lithium	Lamotrigin
2. Wahl	Zugabe oder Wechsel zu einem aNL je nach vorherrschender Polarität der Erkrankung; bei überwiegend depressiver Polarität: Zugabe von Lamotrigin*	Zugabe eines aNL je nach vorherrschender Polarität der Erkrankung; bei überwiegend depressiver Polarität: Zugabe von Lamotrigin*	Carbamazepin, Bei deutlich depressiver Polarität: Fluoxetin , Quetiapin, Lamotrigin	Zugabe oder Wechsel zu Lithium, Carbamazepin oder Valproat, Zugabe eines aNL je nach vorherrschender Polarität der Erkrankung
3. Wahl	Valproat, Carbamazepin	Zugabe supraphysiologischer Dosen von T3 oder T4	Valproat , Zugabe eines aNL je nach vorherrschender Polarität der Erkrankung	Zugabe supraphysiologischer Dosen von T3 oder T4
Therapierefraktäre Patienten	Zugabe supraphysiologischer Dosen von T3 oder T4 Clozapin** Langzeit-EKT	Nimodipin, Clozapin Langzeit-EKT	Zugabe supraphysiologischer Dosen von T3 oder T4, Clozapin Langzeit-EKT	Nimodipin, Clozapin Langzeit-EKT

* Bei der Kombination von Carbamazepin mit Valproat, Lamotrigin und aNL die wechselseitigen Plasmaspiegelveränderungen beachten; gleiches gilt für die Kombination von Valproat und Lamotrigin

** Clozapin nicht in Kombination mit Carbamazepin (additives Risiko von Blutdyskrasien)

Außer zu Lithium existieren kontrollierte Daten nur noch zu *Carbamazepin*. Carbamazepin erwies sich in der offenen, aber randomisierten MAP Studie dem Lithium gleichwertig in der Rückfallprophylaxe bei Bipolar-II- und Bipolar-NOS-(= not otherwise specified)Patienten (Greil und Kleindienst 1999).

Antidepressiva könnten in der Langzeitbehandlung der Bipolar-II-Störungen eher eine Rolle spielen als bei Bipolar-I-Störungen. Das Risiko eines durch Antidepressiva induzierten Stimmungsumschwungs in die Hypomanie (»treatment emergent affective switch«, TEAS) ist geringer als bei Bipolar-I-Störungen (Bond et al. 2008). In einer doppelblinden, placebokontrollierten Studie zeigte sich Fluoxetin als Erhaltungstherapie nach einer depressiven Episode bei Bipolar-II-Patienten als gleich effektiv wie bei der unipolar depressiven Vergleichsgruppe, ohne signifikanten Unterschied in den TEAS. Zusammenfassend sollte man also das »Dogma«, dass jeder bipolare Patient langfristig mit einem Stimmungsstabilisierer zu behandeln ist, für einzelne Bipolar-II-Patienten durchaus überdenken. Bei deutlich überwiegender depressiver Polarität und weitgehender Abwesenheit hypomaner Phasen kann ein modernes Antidepressivum, wie z. B. ein SSRI, auch eine mögliche Option sein.

15 Psychoedukation und Psychotherapie bipolarer Störungen

Katja Salkow und Thomas D. Meyer

Kapitelübersicht

Einleitung

Obwohl in den letzten 15 bis 20 Jahren die Forschung im Bereich bipolarer Störungen zur Wirksamkeit psychotherapeutischer und psychoedukativer Maßnahmen stark zugenommen hat, herrscht bei vielen, die sich professionell mit bipolaren Störungen befassen, noch immer die Meinung vor, bipolare Störungen seien ausschließlich medikamentös zu behandeln. Nach wie vor scheint nur ein kleiner Teil der Betroffenen das Angebot für eine ausführliche Psychoedukation oder Psychotherapie zu erhalten. Dies kommt wahrscheinlich u. a. daher, dass bipolare Störungen vornehmlich als genetisch bedingt angesehen werden bzw. als Störung der Neurotransmission im Gehirn, die am besten durch Medikamente beeinflusst werden kann. Auch bei den Betroffenen und deren Angehörigen sind gelegentlich ambivalente Einstellungen gegenüber einer Psychotherapie zu finden, da zum Teil die Befürchtung existiert, frühkindliche Erfahrungen oder die Familie könnten für alle Probleme verantwortlich gemacht werden.

Es ist hier wichtig, durch Aufklärung deutlich zu machen, dass a) frühe Erfahrungen, wie z. B. emotionale Vernachlässigung, Traumata oder familiäre Belastungen (z. B. innerfamiliäre Konflikte, Scheidung), generell Effekte auf unser weiteres Leben haben können, es jedoch nicht um Schuldzuweisungen geht; b) die aktuell für den Bereich der bipolaren Störungen evaluierten Therapieformen sehr stark auf Probleme und deren Bewältigung im Hier und Jetzt fokussieren; und c) die aktuellen Therapieverfahren auf eine Stärkung des Individuums und seiner Ressourcen ausgerichtet sind.

Nach wie vor gilt, dass in den meisten Fällen – insbesondere bei schwerer verlaufenden bipolaren Störungen – langfristig eine Behandlung mit stimmungsstabilisierenden Medikamenten indiziert ist. Dennoch ist die Rolle der Psychoedukation bzw. Psychotherapie nicht zu unterschätzen. Hierbei geht es nicht nur darum, den Betroffenen zu vermitteln, wie sie rechtzeitig eine beginnende Episode bemerken und verhindern können (Aufbau eines Frühwarnsystems, Rückfallprophylaxe) oder darum, das Bewusstsein für potenzielle Belastungsfaktoren zu schärfen, die das Risiko des

Ausbruchs einer Episode erhöhen können, und Stress zu minimieren. Viele Betroffene müssen sich zunächst überhaupt erst einmal damit auseinandersetzen, dass sie eine Erkrankung haben, von der angenommen wird, dass sie ein Leben lang andauert, und die somit jederzeit wieder ausbrechen kann, auch nach einer längeren symptomfreien Zeit. Nur die Akzeptanz einer solchen bestehenden Vulnerabilität bzw. die Integration der daraus folgenden Schlussfolgerungen in das eigene Leben und den Alltag erhöhen langfristig als erster Schritt die Aussicht auf ein weitgehend symptomfreies Leben.

Im Folgenden sollen die Begriffe Psychoedukation und Psychotherapie voneinander abgegrenzt werden. Anschließend wird vorgestellt, welche Einflussmöglichkeiten im Rahmen der Psychoedukation bestehen. Im letzten Schritt werden Möglichkeiten der Psychotherapie erörtert: Welche Strategien sind wirksam und helfen den Betroffenen, langfristig mit ihrer Störung zurechtzukommen?

15.1 Psychoedukation versus Psychotherapie

In der Praxis werden häufig relativ leichtfertig die Begriffe der Psychoedukation (PE) und Psychotherapie (PT) verwendet, ohne sie zu spezifizieren. Dabei ist oft unklar, wo die PE aufhört und die PT beginnt.

Bei der PE geht es zunächst um die hinreichende Information und Aufklärung der Betroffenen über die Erkrankung, ihre Ursachen, deren Verlauf und die Behandlungsmöglichkeiten. Selbstverständlich kann die PE unterschiedlich intensiv erfolgen. Manchmal handelt es sich um eine einfache Informationsvermittlung mittels Büchern, Informationsbroschüren, Vorträgen oder die direkte Mitteilung im Arzt-Patient- oder Therapeut-Patient-Kontakt. Man spricht hier besser von »Edukation« oder »Aufklärung«, wenn die eine Seite primär der Sender oder Informationsgeber ist, während das Gegenüber primär Rezipient bzw. Empfänger dieser Informationen ist. Dies ist das absolute Minimum an Hilfe, das jeder Betroffene erhalten sollte.

Erst wenn Therapeut und Patient das anhand der individuellen Biografie ermittelte Wissen über die Erkrankung in die allgemeinen Informationen einbetten und gemeinsam und kooperativ ein Krankheitsverständnis erarbeiten, ist es gerechtfertigt, von PE zu sprechen. Eine ausführliche PE sollte mehrere Sitzungen umfassen, um allen relevanten Themenbereichen (z. B. Symptomatik, Behandlungsoptionen, Rezidivanalyse, Frühwarnsystem, Notfallplan) genügend Zeit einzuräumen. Idealerweise findet eine solche PE in einem Gruppensetting statt, in dem sich die Betroffenen austauschen, voneinander lernen und sich gegenseitig unterstützen können.

Die PT geht über die PE hinaus, denn die PE ist begrenzter, sowohl was den inhaltlichen Umfang als auch den zeitlichen Aspekt betrifft. Laut Meyer und Hautzinger (2003) geht es in der PT »um die systematische theoriegeleitete Anwendung von psychologischem Änderungswissen zur Linderung von subjektivem Leiden und Problemen in einem Setting, in dem mindestens ein Therapeut und ein Patient miteinander kommunizieren« (S. 330).

So individuell, wie der Verlauf der Erkrankung eines bestimmten Patienten sich von dem eines anderen unterscheidet, so individuell kann auch der Bedarf eines Patienten bezüglich der Behandlung sein. Meyer hat 2005 ein Stufenmodell (vgl. ▸ **Abb. 15.1**) der Behandlung vorgeschlagen. In Abhängigkeit von Zustand und Verlauf der Behandlung kann das psychologische Angebot angepasst werden, was sich mit großer Wahrscheinlichkeit positiv auf die Zufriedenheit und Lebensqualität der Patienten und auch auf die Kosten der Behandlung auswirkt.

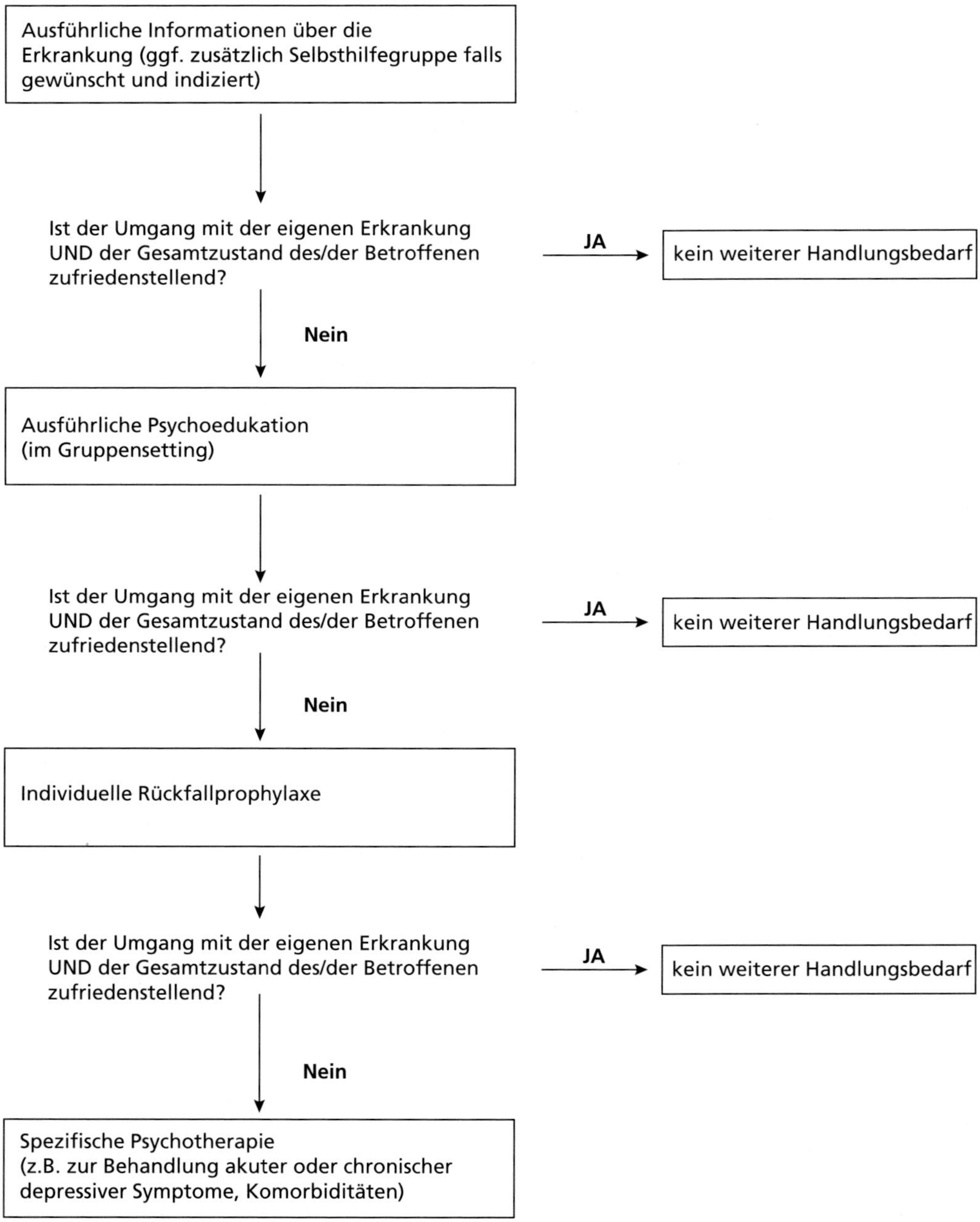

Abb. 15.1: Stufenmodell für die Behandlungsintensität bei bipolar affektiven Störungen (in Anlehnung an Meyer 2005)

Laut dem Stufenmodell und der persönlichen Erfahrung aus der Arbeit mit Patienten, die an einer bipolaren Störung leiden, kann man grob Typen oder Gruppen von Betroffenen differenzieren, die unterschiedlich auf die verschiedenen Formen psychologisch-ärztlicher Angebote ansprechen. Es gibt eine Gruppe (1) von Patienten, die nach der Aufklärung und Information über die Erkrankung in Zusammenarbeit mit ihrem Arzt Medikamente einnehmen und selbstständig mit ihrer Erkrankung umgehen können. Manche dieser Patienten profitieren zusätzlich durch die Unterstützung einer Selbsthilfegruppe (SHG), um sich mit anderen Betroffenen auszutauschen.

Eine zweite Patientengruppe (2) erfährt durch die Teilnahme an einer strukturierten psychoedukativen Gruppe, die von einer ausgebildeten Fachkraft geleitet wird, zusätzliche Stabilisierung. Dort können sich die Betroffenen angemessen und funktional mit der eigenen Erkrankung in einem geschützten Rahmen auseinandersetzen und in strukturierter Weise lernen, wie sie mit ihrer Vulnerabilität umgehen können.

Es gibt noch eine dritte Gruppe von Patienten (3), die weiterhin Residualsymptome zeigt, die eventuell zusätzlich sozial und beruflich nicht vollständig wiederhergestellt wird oder bei der sich Probleme mit der Medikation ergeben. Diese Betroffenen vergessen z. B. wiederholt die Einnahme der Medikamente, sie haben Angst, von den Psychopharmaka abhängig oder kontrolliert zu werden, oder es fällt ihnen schwer mit den Nebenwirkungen umzugehen, weshalb sie die Medikamente absetzen. Diese Patientengruppe benötigt ein individuelleres Programm zur Rezidivprophylaxe. Das Programm sollte ausreichend Zeit und Raum für die spezifische Situation der jeweiligen Person bereithalten. Im Einzelkontakt sollte es möglich sein, anhand der individuellen Biografie den Zusammenhang zwischen den spezifischen internen und/oder externen Faktoren und dem Auftreten von Prodromalsymptomen aufzuzeigen. Bei den spezifischen Faktoren kann es sich z. B. um kritische Lebensereignisse, Unregelmäßigkeiten bei der Medikamenteneinnahme, saisonale Schwankungen oder auch intermittierende psychologische Probleme (z. B. Umgang mit akuten Belastungen, akute zwischenmenschliche Konflikte) handeln. Durch diese Rezidivanalyse können Strategien für ein verbessertes Selbstmanagement erarbeitet werden. Außerdem kann ein individueller Notfallplan erstellt werden. Lam und Wong (1997) haben festgestellt, dass das rechtzeitige Erkennen von Warnsymptomen für depressive und manische Episoden mit einem deutlich günstigeren Verlauf und höheren Funktionsniveau korreliert.

Des Weiteren gibt es noch eine vierte Gruppe von Patienten (4), für die ein umfassender psychotherapeutischer Behandlungsplan angezeigt ist. Innerhalb dieses Behandlungsplans sollen neben der PE und einer spezifischen Rückfallprophylaxe noch andere Problembereiche und potenzielle Defizite bearbeitet werden, die einerseits den Verlauf der bipolaren Störung beeinflussen, aber auch in euthymen Intervallen immer wieder zu Beeinträchtigungen führen. Dabei kann es sich beispielsweise um Komorbiditäten, z. B. Angststörungen oder Substanzabusus, handeln, um andauernde zwischenmenschliche Konflikte oder dysfunktionale Einstellungen (z. B. überzogene Leistungsansprüche, magisches Denken, interpersonelle Dependenz).

Zu den bekanntesten und am besten evaluierten Programmen der Rückfallprophylaxe bipolarer Störungen zählen die Interpersonelle und Soziale Rhythmus-Therapie (IPSRT, Frank 2005), die Kognitive Verhaltenstherapie (KVT, Basco und Rush 1996; Meyer und Hautzinger 2004; Lam et al. 2010) sowie das Family-Focused Treatment (FFT, Miklowitz 2010). Alle drei Programme beinhalten einen psychoedukativen Teil ähnlicher Inhalte (vgl. ▸ **Tab. 15.1**), haben jedoch unterschiedliche thematische Schwerpunkte, die mit dem zugrunde liegenden theoretischen Modell korrespondieren. Diese Therapien lassen sich im erwähnten Stufenmodell am besten auf der Ebene »individuelle Rückfallprophylaxe« einordnen, da dies ihr primäres Therapieziel darstellt und je nach Ansatz der individuell Betroffene entweder mit oder ohne wichtige Bezugspersonen behandelt wird.

Tab. 15.1: Inhalte einer Psychoedukation bei bipolaren Störungen

- Symptome hypomaner, manischer, depressiver und gemischter Episoden
- Analyse der Entwicklung der bisherigen Episoden unterschiedlicher Polarität
- Besprechen bisheriger Erfahrungen mit dem Gesundheitssystem (z. B. Psychiatrie)
- Verlauf und Prognose bipolar affektiver Störungen
- Vulnerabilitäts-Stress-Modell
- die Rolle von Stress und belastenden Lebensereignissen
- die Rolle genetisch-biologischer Faktoren (z. B. Risiko für Angehörige)
- die Rolle von Risiko- und protektiven Faktoren (z. B. Substanzabusus, stabiler Arbeitsrhythmus, Freunde
- Warnsymptome/Prodromalsymptome (versus normale Schwankungen in der Stimmung und im Verhalten)
- Medikamentöse Behandlungsoptionen (inklusive möglicher Nebenwirkungen und anderer biologischer Behandlungsverfahren)
- Psychologische Behandlungsoptionen und Ansatzpunkte
- Rolle von Selbstmanagement und Selbsthilfe

Wann ist eine Psychotherapie indiziert? Besteht bereits eine gute therapeutische Beziehung, ist generell auch eine Intervention im akuten Zustand möglich, effektiver wird sie jedoch wahrscheinlich im depressiven oder hypomanen Zustand sein als im psychotischen oder manischen. Klinische Erfahrungen legen allerdings nahe, dass Patienten, die während der Therapie affektive Symptome oder Episoden entwickeln, langfristig stärker von den psychotherapeutischen Interventionen profitieren. Obwohl dies bislang nicht systematisch empirisch untersucht wurde, macht es Sinn, da in dieser Situation die in der PT erlernten neuen Verhaltensweisen und Bewältigungsstrategien in der Realität erprobt und gegebenenfalls angepasst oder revidiert werden können.

Selbst wenn noch keine etablierte therapeutische Beziehung besteht, ist es immer einen Versuch wert, wenn die Motivation bei den Betroffenen für eine PT vorhanden ist oder zumindest eine Offenheit gegenüber psychologischen Ansätzen. Vor allem bei akuten bipolaren Depressionen ist eine PT eine Behandlungsoption, die es zu prüfen gilt und die eine eventuell bestehende Pharmakotherapie sehr gut ergänzen kann. Dies ist auch empirisch untermauert, da Miklowitz und Kollegen (2007) zeigen konnten, dass bipolare Depressionen mit den drei oben genannten Hauptformen psychologischer Interventionen erfolgreich behandelt werden können.

Ein Kernstück jeder psychotherapeutischen Behandlung sollte ein sog. Störungsmodell sein. Dieses hilft den Betroffenen und Angehörigen dabei, Entstehung, Aufrechterhaltung und Möglichkeiten des Umgangs mit der entsprechenden Störung zu verstehen. Im Zusammenhang mit bipolaren Störungen hat sich für den therapeutischen Einsatz ein Vulnerabilitäts-Stress-Modell bewährt, wie es sich bei Meyer und Hautzinger (2004) oder Meyer (2008a) findet (vgl. ► **Abb. 15.2**). Dieses Modell fasst Aspekte verschiedener in der Literatur publizierter Modelle zur Genese bipolarer Störungen zusammen (z. B. Alloy et al. 2006; Basco und Rush 1996; Depue und Iacono 1989; Ehlers et al. 1988; Goodwin und Jamison 2007) und erlaubt so leicht verständlich, verschiedene therapeutische Maßnahmen inklusive Medikation in ein kohärentes Behandlungskonzept zu integrieren.

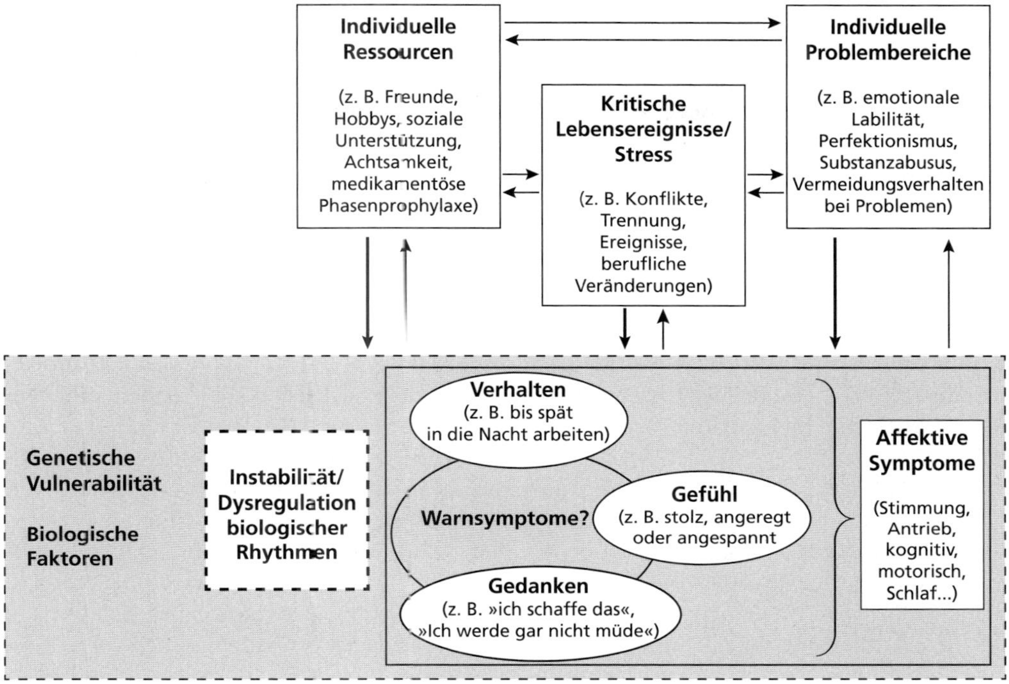

Abb. 15.2: Integratives Modell zur Entstehung bipolar affektiver Symptome und Episoden (in Anlehnung an Meyer und Hautzinger 2004; Meyer 2008a)

Das Modell nimmt an, dass auf der Basis einer gegebenen genetisch bedingten Vulnerabilität und/oder biologischer Faktoren biologisch verankerte Prozesse (z. B. Tag-Nacht-Rhythmus, Antrieb, Aktivitätsniveau) sehr schnell bei externen oder internen Störungen instabil werden. Die Bereiche, die als zentral dafür angesehen werden, inwieweit und wie schnell die biologisch verankerten Prozesse aus dem Gleichgewicht geraten, sind: kritische Lebensereignisse, individuelle Ressourcen und individuelle Problembereiche. Ein elaboriertes Modell hinsichtlich der zugrunde liegenden biologischen Prozesse stammt von Depue und Iacono (1989), das von Alloy et al. (2005, 2006) psychologisch ausgearbeitet wurde. Sie sehen das Pendant für den biologischen »Rhythmus« im Verhaltensaktivierungssystem (*Behavioral Activation Systems*, BAS). Die Störanfälligkeit des BAS bzw. die Leichtigkeit, mit der das BAS zur *Dysregulation* tendiert, ist der entscheidende Faktor, der eine Person dazu prädisponiert, sowohl manische als auch depressive Symptome zu entwickeln. Eine hohe Reagibilität des BAS geht mit einem gesteigerten Antrieb, einer erhöhten motorischen Aktivität und Sensitivität gegenüber bestimmten Reizen und einem verstärkten Suchen nach Abwechslung, Aufregung und Vergnügen einher. Analog zeigt sich ein wenig reagibles und gering aktiviertes BAS zum Beispiel in Form eines geringen Energie- und Antriebsniveaus, einer Lustlosigkeit bzw. Anhedonie und niedergeschlagenen Stimmung. Manische und depressive Symptome lassen sich also als extreme Ausprägungen bzw. Zustände des BAS auffassen. Dass das Aktivitätsniveau nicht nur bei Depressionen, sondern auch bei manischen Zuständen eine zentrale Rolle spielt, ist inzwischen wiederholt gezeigt worden (z. B. Angst et al. 2003a;

Bauer et al. 1991; Johnson 2005; Johnson et al. 2008) und wird sich wahrscheinlich auch in der Diagnostik von Manien im DSM-V zeigen. Die Vulnerabilität für bipolare Störungen wird hier in einer wahrscheinlich genetisch bedingten »Dysregulation« des BAS gesehen. Das bedeutet, es wird angenommen, dass die normalerweise nach einer Aktivierung oder Deaktivierung des BAS einsetzenden regulatorischen Prozesse, die zu einer Rückkehr des Aktivitätsniveaus auf das für die Person kennzeichnende Ausgangsniveau führen müssten, bei Patienten aus diesem Spektrum nicht adäquat vonstattengehen.

Therapeutisch gesehen ist es wichtig, auf Umstände zu achten, die eine Veränderung des Aktivitätsniveaus in die eine oder andere Richtung nach sich ziehen können (z. B. Schichtarbeit, saisonale Schwankungen in der Arbeitsbelastung oder Transatlantikflüge). Als Beispiel seien hier Aufstiegsmöglichkeiten im Beruf zu nennen. Erfolgserfahrungen und Optimismus können die Bereitschaft steigern, mehr Zeit in die Arbeit zu stecken, Überstunden zu machen, zusätzliche Fortbildungen zu besuchen und weniger auf Ruhepausen au achten. Die dadurch mögliche Verschiebung im Aktivitätsniveau kann mehr und mehr maniforme Züge annehmen, indem sich z. B. die Gefühlslage immer mehr ins Positiv-Euphorische verschiebt, das Selbstvertrauen steigt und das Schlafbedürfnis subjektiv abnimmt (Johnson 2005). Kritische bzw. negative Lebensereignisse können ebenfalls hypomane bzw. manische Symptome auslösen. Als Beispiel sei hier ein Fall von einem Betroffenen genannt, bei dem die im Zusammenhang mit einem Trauerfall entstandenen notwendigen Erledigungen (z. B. Planung der Beerdigung, Auswahl des Restaurants, Zeitungsanzeige) zunehmend in einen Aktivitätsrausch mit massiver Unruhe mündeten, der letztendlich seinen Höhepunkt in unangemessen lautem Auftreten, Lachen und Singen während der Beerdigung hatte (Meyer 2008a).

Das Modell verweist auch auf die Rolle individueller Ressourcen und Problembereiche, die in Wechselwirkung mit kritischen Lebensereignissen das Risiko einer Dysregulation biologischer Rhythmen (z. B. der Verhaltensaktivierung) steigern oder senken. Beispiele für individuelle Ressourcen sind der adäquate Umgang mit Medikamenten, die Existenz einer stabilen Partnerschaft oder verlässlichen Freunden. Umgekehrt kann ein sehr kritisches oder aggressives soziales Umfeld im Sinne des »Expressed Emotion«-Konzepts das Risiko für Rezidive erhöhen. Zu den individuellen Problembereichen zählen alle personinternen Aspekte, die das Risiko für affektive Symptome erhöhen – von emotionaler Instabilität über ungünstige Problemlösestrategien bis hin zu unangemessenem Alkohol- oder Substanzgebrauch. Etliche Untersuchungen haben sich mit den verschiedenen Stressoren, potenziellen Ressourcen und Problembereichen beschäftigt (Johnson et al. 1999; Miklowitz et al. 1996; Überblickarbeiten z. B. Alloy et al. 2005; Hlastala und Frank 2000; Johnson und Roberts 1995; Jones und Bentall 2008).

Ein weiteres Postulat des Modells ist, dass die Dysregulation biologischer Prozesse nicht unbedingt direkt beobachtbar ist, sich aber im Auftreten von Prodromalsymptomen, d. h. ersten Anzeichen bzw. Warnsymptomen affektiver Episoden, äußert. Wichtig ist hierbei, dass, wie aus dem Bereich der Depression hinreichend bekannt, die maniformen Prodromalsymptome auf der kognitiven wie der emotionalen Ebene oder im Verhalten manifest werden und einen Teufelskreislauf in Gang setzen können, der ohne entsprechende Interventionen in voll ausgeprägte hypomane, manische oder gemischte Episoden münden kann (vgl. Meyer 2008b). Aus den Beispielen für Verhalten, Gedanken und Gefühle in ▸ **Abb. 15.2** wird auch ersichtlich, dass dies je nach Konstellation, Dauer und Intensität ganz alltägliche Denk- und Verhaltensmuster sein können und im Einzelfall zu entscheiden ist, wann sie den Status von

Prodromalsymptomen bekommen. Immanent wichtig ist es deshalb für die Bewältigung der Erkrankung, zwischen »normalen« und »krankheitswertigen« Stimmungsschwankungen zu unterscheiden lernen, damit nicht jede Stimmungsschwankung gleich zur beginnenden Episode verkannt wird. So kann ein Gefühl von Kontrolle erreicht werden. Den Einfluss von Stress auf frühere und aktuelle Episoden erkennen können, kann Bewältigungsmöglichkeiten verbessern helfen. Einen letzten wichtigen Punkt stellen funktionale Beziehungen dar. Krankheitsphasen können Beziehungen gestört oder in die Isolation geführt haben. Der Aufbau von Kommunikationsfertigkeiten und Problemlösestrategien kann hier zielführend sein.

15.2 Einflussmöglichkeiten im Rahmen der PE

Wie im Stufenmodell (► **Abb. 15.1**) beschrieben, geht die Psychoedukation meist spezifischeren Interventionen voraus. In ► **Tab. 15.1** findet sich eine Zusammenfassung der Themen, die eine psychoedukative Maßnahme beinhalten sollte.

Um den Umgang mit einer bipolaren Störung im Alltag langfristig bewältigen zu können, scheint eine der wichtigsten Strategien der Aufbau eines sogenannten Frühwarnsystems zu sein. Wenn die Betroffenen dazu in der Lage sind, möglichst früh zu erkennen, dass eine Episode beginnen könnte, können sie vorbeugende Maßnahmen ergreifen, sprich »gegensteuern«. Um jedoch das »Gegensteuern« zu erlernen, müssen die Betroffenen zunächst wissen, welches genau die Symptome einer hypomanen, manischen, depressiven oder gemischten Episode sind und in welcher Form sich diese bemerkbar machen.

Weiterhin ist es essenziell zu wissen, wie frühere Episoden zustande gekommen sind. So können Muster der Entwicklung von Episoden erkannt werden, und es kann rechtzeitig reagiert werden. Ein Beispiel könnte das regelmäßige Auftreten einer manischen Episode im Zusammenhang mit Antritt einer Urlaubsreise sein.

Oft fällt es Patienten besonders schwer, gegensteuern zu wollen, da sie befürchten, ohne ihre hypomanen oder manischen Phasen ein weniger lebendiges, spannendes Leben zu führen. Indem die – oft unangenehmen oder schambesetzten – Erfahrungen aus unfreiwilligen psychiatrischen Aufenthalten oder Vorkommnisse mit anderen (z. B. sexuelle Anzüglichkeiten, Beleidigungen, aggressives Verhalten) besprochen werden, kann neben der Entlastung auch die Motivation gestärkt werden, ein Frühwarnsystem aufbauen zu wollen. Außerdem können hier Erfahrungen mit Medikamenten und das Thema Compliance noch einmal aufgegriffen werden.

Wenn Betroffene nicht wissen, welche schwerwiegenden Folgen es haben kann, sollte eine bipolare Störung nicht angemessen behandelt werden, nämlich Chronifizierung der Symptomatik, dann ist die Motivation eventuell geringer, sich mit der Erkrankung auseinanderzusetzen, Medikamente und/oder PE/PT in Anspruch zu nehmen. Eine Aufklärung hierüber versetzt die Betroffenen in die Lage, selber eine Entscheidung treffen zu können und Kontrolle zu gewinnen.

Wie bereits erwähnt, ist es wichtig, ein Vulnerabilitäts-Stress-Modell im Rahmen der PE zu vermitteln. Die Betroffenen lernen alle möglichen Einflussfaktoren kennen und es kann ihnen bewusst werden, dass sie selbst Einfluss nehmen können und nicht völlig hilflos ihrer Vulnerabilität oder Symptomatik ausgeliefert sind. Des Weiteren wird es möglich, mit ihnen gemeinsam an den individuell relevanten Bedingungen zu arbeiten. Möglicherweise wird hier schon eine Möglichkeit geschaffen einzuschätzen, welcher Patient über die PE hinausgehende Behandlungsmethoden benötigt.

Die Patienten sollten den möglichen Einfluss von Stress und belastenden Lebensereignissen auf ihre Stimmung kennen, um entscheiden zu können, ob und wie sie zukünftig Stress vermeiden bzw. verringern möchten, und wie sie mit kritischen Lebensereignissen umgehen wollen.

Die meisten Patienten sind sehr daran interessiert zu erfahren, wie eine bipolare Störung entstehen kann. Häufig fühlen sie sich entlastet von der »eigenen Schuld« eine psychische Erkrankung zu haben, wenn sie erfahren, dass auch die Genetik oder eine Stoffwechselkomponente eine Rolle spielt. Selbstverständlich ist es auch im Rahmen der Lebens- und Familienplanung sehr wichtig zu wissen, wie eine bipolare Störung vererbt werden kann, welches Risiko für die Nachkommen besteht und wie mit einer Medikation z. B. im Falle einer Schwangerschaft umzugehen ist. Hier ist es allerdings ganz entscheidend, eine Balance zu wahren, die die genetische Komponente verdeutlicht, gleichzeitig aber auch klarstellt, dass 80–90% der Nachkommen gesund bleiben.

Neben den Risikofaktoren, die die Stimmung ungünstig beeinflussen und Episoden auslösen können, sollte der Patient auch Faktoren kennenlernen, die ihn langfristig stabilisieren können, wie z. B. ein stabiler Schlaf-wach-Rhythmus.

Immanent wichtig ist es für den Betroffenen unterscheiden zu lernen, wann es sich bei ihm um eine »relativ normale« Stimmungsschwankung handelt, und wann tatsächlich eine erneute Episode droht. Oft haben frühere Erfahrungen Betroffene und Angehörige so »hellhörig« gemacht, dass z. B. jedes laute Lachen oder jede spontane Idee als Beginn einer manischen Phase oder jedes Anzeichen von Lustlosigkeit oder Wunsch nach Ruhe als Beginn einer Depression gedeutet wird. Übermäßige Besorgnis und übermäßige Selbstbeobachtung führen jedoch langfristig dazu, dass vermehrter Stress und Anspannung entstehen, die sich ungünstig auf die Stimmung auswirken und somit eine sich selbsterfüllende Prophezeiung entsteht. Nicht zu vergessen sind in diesem Kontext auch Konflikte mit nahe stehenden Personen, wenn entsprechende Befürchtungen geäußert werden.

Damit sich die Betroffenen entscheiden können, Medikamente zu nehmen, müssen sie in der Lage sein abzuschätzen, inwieweit diese ihnen helfen oder schaden können. Sie müssen wissen, was der Verzicht auf eine Medikation langfristig bedeuten kann, sie sollten aber auch die Risiken einer langfristigen Medikamenteneinnahme kennen und dazu befähigt werden, mit oft sehr unangenehmen Nebenwirkungen umzugehen. Wenn ihnen bewusst ist, dass regelmäßige Laborkontrollen schwere Langzeitfolgen verhindern können, und dass die meisten Nebenwirkungen nach einiger Zeit verschwinden, während die erwünschte Wirkung erst nach einigen Tagen oder Wochen dauerhaft eintritt, werden sie eher aktiv und verantwortungsbewusst an der Therapie mitarbeiten, als wenn sie wenig oder nichts über die Wirkweise der Medikamente wissen. Ganz wichtig ist es auch, die Patienten dazu zu ermutigen, Fragen zu stellen. Viele Patienten haben hier noch immer große Skrupel und Angst, durch Fragen eventuell die Kompetenz ihres Behandlers infrage zu stellen.

Schließlich muss der Patient auch erfahren, welche Behandlungsmöglichkeiten aus dem Vulnerabilitäts-Stress-Modell erwachsen. Wenn er seine Optionen kennt, kann er entscheiden, was er ausprobieren möchte und welche Behandlung, Technik oder Strategie zu ihm passt. Nur so kann er für sich hilfreiche Maßnahmen erkennen und einsetzen lernen. Selbst getroffene Entscheidungen und selbst gewählte Strategien sind hilfreich bei der Aufrechterhaltung der Motivation. Schließlich kostet es Energie, sich mit einer schwerwiegenden Erkrankung dauerhaft auseinanderzusetzen.

Obwohl auch im Rahmen einer Einzelpsychotherapie meist eine psychoedukative Einheit am Anfang steht, findet die PE oft im Gruppensetting statt. Wichtige Gruppenprogramme liegen z. B. von Colom et al. (2003), Wagner und Bräunig (2006) sowie Schaub et al. (2004) vor. Alle Programme beinhalten ähnliche Elemente, wenn auch oft in unterschiedlicher Reihenfolge, und einige Programme gehen oft auch über die reine PE hinaus, indem z. B. weiterführende Techniken wie kognitive Umstrukturierung vermittelt werden.

Insgesamt wird auch hier wieder deutlich, wie nahe PE und PT beieinanderliegen. Oft ist es schwierig zu entscheiden, wo bereits die PT »am Werk« ist. Im folgenden Abschnitt wird dargestellt, wo die PT eine PE vertieft und verstärkt.

15.3 Möglichkeiten der PT

Wie bereits erwähnt, geht einer psychotherapeutischen Behandlung meist ein psychoedukativer Teil voraus. Nachdem Betroffene einen Überblick über die Symptomatik, den Verlauf, die Epidemiologie und ein Vulnerabilitäts-Stress-Modell mit dessen Implikationen erhalten haben, können individuelle Vertiefungen stattfinden. Nun können die Betroffenen Unterstützung bei der Umsetzung des Gelernten im Alltag erhalten.

Einer der wichtigsten Punkte ist sicher der Aufbau einer Behandlungs- und Veränderungsmotivation. Gut informiert zu sein bedeutet noch längst nicht für jeden Betroffenen, dass das Erlernte eigenständig umgesetzt werden kann oder wird – selbst wenn der Inhalt der Psychoedukation überzeugt hat. An diesem Punkt kann es wichtig sein zu überlegen, was die Therapie zusätzlich bringen kann, was die bipolare Störung für die Betroffenen und ihre Umwelt bedeutet, und welches die kurz- und langfristigen Konsequenzen einer Behandlung versus Nichtbehandlung sein können. Letzteres kann auch das Abwägen der Vor- und Nachteile einer Medikation beinhalten, sofern noch Unsicherheiten diesbezüglich bestehen. Um therapeutische Inhalte dauerhaft umsetzen zu können, ist die Entwicklung eines Krankheitsverständnisses unabdingbar, das die eigenen Möglichkeiten der Selbstregulation, Selbststeuerung und Verantwortung aufzeigt.

Nach der Vermittlung eines allgemeinen Vulnerabilitäts-Stress-Modells ist es entscheidend, ein individuelles Bedingungsmodell mit dem Betroffenen zu erarbeiten, um die individuellen Auslöser und die den Stress aufrechterhaltenden Faktoren zu verdeutlichen. Dazu kann eine individuelle Rezidivanalyse hilfreich sein, z. B. mithilfe eines sog. Lifecharts. Es gibt verschiedene publizierte Versionen solcher Lifecharts (z. B. Meyer und Hautzinger 2004; www.dgbs.de/stimmungskalender.html). Der Verlauf der Episoden wird auf einer Art Zeitstrahl erfasst und um Klinikaufenthalte, Medikamenteneinnahme und vorangegangene (kritische) Ereignisse ergänzt. So lassen sich Auslöser und mögliche Muster erkennen. Möglicherweise ist hier bereits Trauerarbeit oder Würdigung der Biografie des Betroffenen angezeigt, um die mit der Erkrankung verbundenen Erfahrungen integrieren zu können. Es kann auch wichtig sein, sich hier mit der eigenen Vulnerabilität auseinanderzusetzen. Für die meisten Betroffenen ist es schwierig zu akzeptieren, dass weitere Phasen auftreten können – selbst bei bester Medikamentencompliance und Krankheitseinsicht. Als therapeutisch Tätiger ist es wichtig, sich vor Augen zu halten und anzuerkennen, wie schwer und zeitweilig demotivierend es sein muss, trotz aller Bemühungen Symptome zu entwickeln oder sogar ins Krankenhaus zu müssen.

Zwischen »normalen« versus »krankheitswertigen« Stimmungsschwankungen unterscheiden zu lernen, sollte ebenfalls ein Schwerpunkt in der Therapie sein. Oft stellen sich Patienten die Frage, wo die eigene Persönlichkeit aufhört und die Erkrankung anfängt. Jeder Mensch hat überdies ein unterschiedliches »Temperament« – was für den einen schon »hypoman« ist, kann für den anderen durchaus noch »normal« sein. Der Patient (als Experte seiner Erkrankung) und der Therapeut (als Veränderungsassistent) können diese Unterschiede am besten gemeinsam vergleichen und einschätzen lernen. Ein sehr hilfreiches und ökonomisches Instrument kann z. B. ein Stimmungstagebuch (▶ **Abb. 15.3**) sein oder Listen mit Frühwarnsymptomen. Dies kann ebenfalls dabei helfen, die eigenen Frühwarnzeichen kennen zu lernen: Welche Symptome treten schon sehr früh auf, bevor sich eine Episode voll entwickelt? Im Zusammenhang mit welcher Aktivität, welchen Kontakten, der (Nicht)Einnahme von Medikamenten? Das Festhalten dieser idiosynkratischen Frühwarnzeichen auf einer individuell erarbeiteten Checkliste ist sehr hilfreich bei der Früherkennung.

Ein weiteres Modul im Rahmen der PT ist die Stabilisierung biologischer Rhythmen. Wird der Schlaf-wach-Rhythmus täglich verändert, kann dies einen negativen Einfluss auf die Veränderung der Stimmung haben. Die Balance biologischer Rhythmen ist ein wichtiger Bestandteil z. B. der Interpersonellen und Sozialen Rhythmus-Therapie (IPSRT; Frank 2005).

Auch die Steuerung des eigenen Verhaltens sollte die Aufrechterhaltung einer guten Balance beinhalten, nämlich weder zu viel noch zu wenig an Kontakten, Aktivität, Erledigung von Verpflichtungen, Pausen, Erholung, Genuss und Vergnügen. Mithilfe eines Tages- oder Wochenplans kann eine Bilanzierung des bisherigen Verhaltens vorgenommen werden und in einem zweiten Schritt eine sinnvolle Tagesstruktur und Aktivitätenplanung angestrebt werden. Ggf. können hier auch Techniken der Stimuluskontrolle sowie der Erwerb von Problemlösefertigkeiten und Pro- und Contra-Karten zum Einsatz kommen.

Der Einfluss von Stress auf die Stimmung ist bereits Teil der PE. Im Rahmen der Therapie können individuelle, Stress auslösende Faktoren identifiziert und kurz-und langfristige Methoden der Stressbewältigung vertieft werden.

Einen wichtigen Teil der individuellen Problembereiche bilden dysfunktionale, unangemessene Kognitionen (wie z. B. Einstellungen, Bewertungen), und zwar diejenigen, die Stress auslösen können oder direkt einen Einfluss auf die Stimmung (manisch versus depressiv) nehmen. Diese Kognitionen sollten identifiziert und mithilfe kurz- und langfristiger Techniken der Gedankenkontrolle modifiziert werden. Ein Beispiel für eine kurzfristige Technik ist der Gedanken-Stopp. Im Rahmen langfristiger Techniken können z. B. der Sokratische Dialog, geleitetes Entdecken, Realitätsprüfung und kognitives Umstrukturieren zum Einsatz kommen.

Im Bereich Interpersonelle Probleme gilt es, das soziale Netzwerk des Betroffenen zu prüfen. Ist der Betroffene durch seine Erkrankung in die soziale Isolation geraten oder überfordert er sich beispielsweise durch permanente Unterstützung anderer, kann keine Grenzen setzen? Fehlen wichtige Kommunikationsfertigkeiten, wie sie beispielsweise im Rahmen des Family-Focused Treatment (FFT; Miklowitz 2010; Miklowitz und Goldstein 1997) schwerpunktmäßig bearbeitet werden? Auch Trauerarbeit kann hier ein wichtiges Thema sein, z. B. um den Verlust einer nahestehenden Person, aber auch bezüglich Veränderungen der sozialen Rolle. Oft wird übersehen, dass z. B. eine Berentung eine Verminderung des Selbstwertgefühls nach sich ziehen kann, was sich wiederum auf Gedanken und Stimmung auswirken kann. Auch dauerhafte Konflikte, ob Zuhause oder am Arbeitsplatz, können Episoden begünstigen. Hier ist es wichtig zu lernen, mit schwierigen Situationen umzugehen, soziale Kompetenzen und Fertigkeiten zu erwerben und ggf. im Rollenspiel einzuüben und Defizite zu beheben.

Nicht zuletzt sollte mit dem Patienten ein individueller Krisenplan erarbeitet werden. Trotz bester Bewältigungsstrategien kann es zu voll ausgeprägten Phasen kommen. Dann ist es sinnvoll und hilfreich, dass der Patient weiß, wie er sich kurzfristig entlasten kann (selbstständige Anpassung der Medikamente, Krankschreibung, Entlastung von Pflichten, Erholung, Regulierung von Aktivität und Genuss), wen er um Hilfe bitten kann (Arzt, Therapeut, Krisendienst) und welche Klinik ihn im Notfall aufnimmt. Oft ist es hilfreich, im Vorfeld eine Klinik der persönlichen Wahl kennen zu lernen, die ihn dann aufnehmen wird.

Viele Patienten haben mit starken Anspannungszuständen oder auch Aggressivität/Reizbarkeit zu kämpfen, insbesondere im Rahmen von manischen Phasen. Es hat sich im klinischen Setting als hilfreich erwiesen, Techniken aus dem Achtsamkeits- und Fertigkeitentraining zur Bewältigung anzubieten.

Achtsamkeits- und akzeptanzbasierte Ansätze haben generell ihren Stellenwert und sind die neueste Entwicklung, die auch in der Behandlung affektiver Störungen positive Effekte auf das Befinden und den Verlauf aufzeigen (z. B. Fjorback et al. 2011; Piet und Hougaard, 2011; Weber et al. 2010; Williams et al. 2008). Der dahinter stehende, vereinfacht ausgedrückte Grundgedanke ist emotionale Zustände und Gedanken in bestimmten Situationen als situationsspezifische Erfahrungen zu erleben und zu akzeptieren, sich dadurch von ihnen »distanzieren« zu können und sich nicht von ihnen vereinnahmen zu lassen. Insbesondere bei Patienten mit bipolaren Störungen scheint die Toleranz gegenüber Stimmungsschwankungen und vor allem negativen Gefühlen oft sehr gering, und diese werden häufig als Vorboten oder Warnzeichen für eine drohende Manie/produktive Phasen oder Depressionen/schlechte Zeiten erlebt. Obwohl dies möglich ist, kann eine übermäßige Fokussierung darauf – wie zuvor bereits erwähnt – auch Stress erzeugen. Achtsamkeit- und akzeptanzbasierte Ansätze sind möglicherweise nicht für jedermann eine Option, aber für einige Betroffene, v. a. solche, die ständig mit sich hadern, deren Selbstbeobachtung über das Ziel hinausschießt und die kontinuierlich alles hinterfragen und »Warum«-Fragen stellen, können diese psychologischen Interventionen sehr vorteilhaft sein.

Schließlich haben viele Betroffene mit Komorbiditäten zu kämpfen. Bestehen z. B. Probleme im Umgang mit Alkohol oder mit einer komorbiden Angsterkrankung, sollten diese im Rahmen der Therapie thematisiert und angemessen in das Behandlungskonzept integriert werden, um sie bewältigen zu lernen.

Abschließend sei noch erwähnt, dass inzwischen eine Reihe von Übersichtsarbeiten zugänglich sind, in denen die Studien zur Überprüfung der Wirksamkeit unterschiedlichster psychosozialer und psychotherapeutischer Maßnahmen dargestellt werden (Hautzinger und Meyer 2007, 2011; Schöttle et al. 2011; Scott et al. 2007). Als Beispiel sei hier die Studie von Colom et al. (2003) zur Wirksamkeit psychoedukativer Maßnahmen im Hinblick auf die Zeit bis zum nächsten Rückfall genannt. Diese Effekte erwiesen sich auch nach 5 Jahren noch als stabil (Colom et al. 2009). Perry und Kollegen (1999) befassten sich vornehmlich mit der Identifikation von Prodromalsymptomen und fanden vor allem einen Effekt im Hinblick auf die Prävention manischer Episoden. Die Wirksamkeit einer familienfokussierten Verhaltenstherapie (FFT) wurde mehrfach demonstriert (Miklowitz et al. 2003; Rea et al. 2003). Die meisten Studien liegen zur Wirksamkeit der KVT bei bipolar affektiven Störungen vor (Meyer und Hautzinger 2006). Während einige Studien sehr positiv ausfallen (z. B. Scott et al. 2001; Lam et al. 2003, 2005), gibt es auch einige, die im Hinblick auf die Rezidivraten nicht so günstige Ergebnisse aufweisen (z. B. Ball et al. 2006; Meyer und Hautzinger 2012; Scott et al. 2006). Wenn man wie Lynch et al. (2010) ausschließlich auf die Rezidivraten achtet, sieht die Befundlage nicht so positiv aus. Dies missachtet aber, dass es außer der Verhinderung des nächsten Rezidivs auch andere wichtige Ergebnisse von Therapien gibt, so z. B. die Verhinderung multipler Rezidive, die Reduktion der Restsymptome im gesunden Intervall oder die Verbesserung der Lebensqualität (z. B. Schöttle et al. 2011). Hinzu kommt auch, dass differenzielle Effekte nicht hinreichend beachtet werden. So zeigte sich z. B. in der bislang größten, multizentrisch angelegten Studie (Scott et al. 2006), dass KVT vor allem bei den Patienten rezidivprophylaktische Effekte aufwies, deren bisheriger Krankheitsverlauf weniger schwer und nicht durch unzählige Episoden (> 12) gekennzeichnet war.

Fazit

Die Psychotherapie kann, wie die Medikation, keine Heilung der bipolar affektiven Störungen erreichen. Dennoch bieten eine die Pharmakotherapie ergänzende Psychoedukation und Psychotherapie sehr gute Optionen für deutliche Verbesserungen bei den Betroffenen. Dies zeigt sich vor allem in dem angemesseneren Umgang mit Krisen und depressiven Phasen, in dem verbesserten sozialen Funktionsniveau und der Reduktion von Klinikzeiten und Krankheitsepisoden. Die Psychotherapie erlaubt Patienten mit bipolaren Störungen ein »normaleres« Leben, verbunden mit längeren gesunden Zeiträumen in der Familie, in der Ausbildung, im Beruf und in der Gesellschaft. Im Idealfall treten gar keine weiteren schweren Depressionen oder Manien mehr auf.

Je »aufgeklärter« und informierter die Betroffenen sind, desto eher können sie ihren Behandlern auf Augenhöhe gegenübertreten und eigenverantwortlich ihre Therapie mitgestalten. Ein »mündiger« Patient kann seinen Behandler als Experte seiner Erkrankung auf fehlende oder mangelhafte Bausteine in seinem Behandlungsplan aufmerksam machen. Schließlich spürt letztendlich nur der Betroffene selbst, was ihm langfristig gut tut und hilfreich ist. In vielen Behandlungssettings kommt immer mehr das Konzept der »Partizipativen Entscheidungsfindung« zum Tragen. Nicht mehr ausschließlich der Arzt oder Therapeut gibt die Behandlung vor, sondern der Behandler informiert und klärt auf, und die Entscheidung über die Behandlungsalternativen wird gemeinsam getroffen. Ein individuell erarbeitetes Störungsmodell, ein sinnvolles Selbstbeobachtungsinstrument sowie ein gut reflektierter Tagesstrukturplan können eine langfristige Veränderungs- und Behandlungsmotivation bahnen und aufrechterhalten. In diesem Sinn sollten Psychotherapie und Psychoedukation integrale Bestandteile eines Behandlungsplans für Patienten mit bipolar affektiven Störungen sein.

Monat Tag	Stimmung & Antrieb							Schlaf	Uhrzeit				Medikamente (Name mit Dosis eintragen)				Irgendwelche besonderen Ereignisse?
	-3 D	-2	-1	0	+1	+2	+3 M	Gesamt (in h)	ins Bett	einge-schlafen	aufge-wacht	aufge-standen					
1.	☐	☐	☐	☐	☐	☐	☐										
2.	☐	☐	☐	☐	☐	☐	☐										
3.	☐	☐	☐	☐	☐	☐	☐										
4.	☐	☐	☐	☐	☐	☐	☐										
5.	☐	☐	☐	☐	☐	☐	☐										
6.	☐	☐	☐	☐	☐	☐	☐										
7.	☐	☐	☐	☐	☐	☐	☐										
8.	☐	☐	☐	☐	☐	☐	☐										
9.	☐	☐	☐	☐	☐	☐	☐										
10.	☐	☐	☐	☐	☐	☐	☐										
11.	☐	☐	☐	☐	☐	☐	☐										
12.	☐	☐	☐	☐	☐	☐	☐										
13.	☐	☐	☐	☐	☐	☐	☐										
14.	☐	☐	☐	☐	☐	☐	☐										

Abb. 15.3:
Stimmungstagebuch (Beispiel)

16 EKT und rTMS bei bipolaren Störungen

Christian Plewnia und Gerhard Wilhelm Eschweiler

Kapitelübersicht

Einführung

Die Elektrokrampftherapie (EKT) ist eine der ältesten Therapieformen schwerer psychischer Störungen. Nach der klinischen Einführung 1938 durch Cerletti und Bini fand sie rasch weltweite Verbreitung (Schott 2003). In Ermangelung einer wirksamen Pharmakotherapie wurde sie außer bei katatonen und depressiven auch bei erregten und manisch-psychotischen Patienten eingesetzt. Die Ansprechraten aber auch die Nebenwirkungsraten waren hoch. Darüber hinaus führte die jahrzehntelang übliche Durchführung der EKT ohne Narkose und Muskelrelaxation neben der erheblichen Verängstigung des Patienten zu schwerwiegenden Nebenwirkungen wie Knochenbrüchen und Hypoxien. Im Übrigen war die Indikationsstellung kaum evidenzbasiert und eine informierte Einverständniserklärung nicht immer Grundlage der Durchführung. Damit nahm, insbesondere nach Einführung der Neuroleptika und Antidepressiva die Akzeptanz in der Ärzteschaft, bei den Patienten und in der Öffentlichkeit ab. Die Auffassung, bei der EKT handle es sich um eine menschenverachtende und persönlichkeitsverändernde Disziplinierungsmaßnahme, ist bis heute vorhanden und war bis in die 1980er Jahre zumindest in Deutschland so weit verbreitet, dass die EKT nur noch sehr selten durchgeführt wurde.

Die hohe Effizienz bei pharmakoresistenten, schweregradig katatonen und depressiven Störungen, sowie die schonende (meist) rechtsunilaterale EKT mit Kurzimpulsen unter Maskennarkose und Relaxation, haben letztlich zur differenzierten Sichtweise in der Ärzteschaft in Deutschland und zur Anerkennung der EKT als effektives Therapieverfahren bei schweren psychotischen Störungen geführt (Bundesärztekammer et al. 2003). In Deutschland wird sie jedoch im Vergleich zu den angelsächsischen Ländern weiterhin sehr zurückhaltend bei pharmakoresistenter Depression und Katatonie und selten bei Manie eingesetzt. Pro Jahr werden in Deutschland etwa 4000 Menschen mit EKT behandelt (Folkerts 2011).

Als fokales, nicht konvulsives Stimulationsverfahren hat sich in den letzten Jahren die repetitive transkranielle Magnetstimulation (rTMS) als Forschungsinstrument und experimentelles Therapieverfahren in der Psychiatrie etabliert. Es ist seit Anfang der 1990er Jahre technisch möglich, eine TMS der kalottennahen Hirnrinde ohne Narkose am wachen Patienten repetitiv zu applizieren. Aufgrund der fehlenden kognitiven Nebenwirkungen ist die Akzeptanz bei Patienten, Ärzteschaft und Öffentlichkeit hoch. Nachdem durch aktuelle multizentrische Studien die Wirksamkeit zumindest bei Patienten ohne weitere antidepressive Therapie nachgewiesen wurde, findet dieses Verfahren nun zunehmend auch Eingang in die klinische Routineversorgung.

16.1 Elektrokonvulsionstherapie (EKT) bei bipolaren Störungen

Im Folgenden wird zunächst die Effizienz der EKT in der Akuttherapie der Depression, des affektiven Mischzustands und der Manie beschrieben. Es folgt eine Übersicht zum Einsatz der Erhaltungs-EKT bei bipolaren Störungen nach Versagen einer medikamentösen stimmungsstabilisierenden Therapie. Die übliche Vorgehensweise einer EKT-Behandlung wird dargestellt und auf die möglichen Nebenwirkungen, Risiken und die rechtlichen Implikationen eingegangen.

Für die Details der praktischen Durchführung wird auf deutsche Fachbücher (Eschweiler 2003c; Baghai et al. 2004) und die englischsprachigen Leitlinien (APA, Weiner 2001) zur EKT verwiesen.

16.1.1 EKT als Akuttherapie bei einer bipolaren Störung

16.1.1.1 Depressive Episode

Die EKT ist mit einer Responserate von 60–80 % die wirksamste Behandlung bei schweren depressiven Episoden (Lisanby 2007). Sie zeigt eine Überlegenheit gegenüber simulierter EKT (sechs Studien, 256 Patienten, Effektstärke: -0,91, Konfidenzintervall -1,27 – -0,54) und eine Überlegenheit gegenüber Pharmakotherapie (18 Studien, 1144 Patienten, ES: -0,8, KI: -1,29 – -0,29) (UK ECT Review Group 2003). Dieser sehr bedeutsame therapeutische Effekt differenziert nicht zwischen unipolarer und bipolarer Depression. Studien mit kleinerer Fallzahl zeigen jedoch vergleichbare Effekte bei bipolarer Depression (Ciparelli et al. 2001; Medda et al. 2009; Bailine et al. 2010). Bei der Elektrokrampftherapie wird, ähnlich wie bei der Pharmakotherapie, ein erhöhtes »Switchrisiko« beschrieben, d. h. ein rasches Umschlagen der Depression in eine Manie (Angst 1985; Baghai et al. 2004). Dieses erhöhte Risiko findet sich insbesondere bei Patienten mit bipolarer Störung oder bipolarer Störung in der Familienanamnese und ist vermutlich bei der Bipolar-I- größer als bei der Bipolar-II-Störung. Angaben über die Höhe dieses Risikos variieren zwischen 6,4 % (Lewis und Nasrallah 1986) und 36 % (Henry et al. 2001). Nach einem »Switch« ist die Weiterführung der Elektrokrampftherapie im Sinne einer antimanischen Therapie möglich (Loo et al. 2011). Weiterhin bietet sich die Kombination von EKT mit Lithium an, um das Umschlagen in eine Manie zu verhindern (DeQuardo und Tandon 1988).

Nach Auffassung des amerikanischen Expertengremiums (APA, Weiner 2001) ist es für die EKT-Response unerheblich, ob es sich um eine monopolare oder bipolare Depression handelt. In einer anderen Untersuchung von Daly et al. (2001) zeigten bipolar Depressive (n = 66) zwar eine schnellere, jedoch keine bessere Response und Remission als monopolar Depressive (n = 162).

16.1.1.2 Manische Episode

Übereinstimmend wird in einer Übersicht (Mukherjee et al. 1994), einer Metaanalyse (Geddes, UK_ECT Review Group 2003) und auch in den Leitlinien der APA (APA, Weiner 2001) von 70–80 % Responseraten für die manische Episode berichtet. Bei medikamentöser Therapieresistenz sind etwas niedrigere Ansprechraten (50–60 %) zu erwarten (Folkerts 1996). In einer randomisierten, prospektiven Studie war die bilaterale Elektrokrampftherapie schneller als eine Lithiumtherapie wirksam. Nach 8 Wochen ließ sich kein Unterschied des Ausmaßes der Manie zwischen beiden Gruppen mehr feststellen (Small et al. 1988). Es ist nicht geklärt, ob Umsetzungen von unilateral rechts auf bilateral häufiger als in der Depression nötig sind (Mukherjee et al. 1994; Grunze et al. 2003). Neuere Studien haben gezeigt, dass die bifrontale EKT bei Manie ebenso oder sogar besser wirksam ist als eine bitemporale Stimulation bei gleichen oder geringeren kognitiven Nebenwirkungen (Barekatein et al. 2008; Hiremani et al. 2008a, 2009b). In Deutschland wird die Elektrokrampftherapie bei akuten Manien sehr zurückhaltend und meist nur bei Pharmakotherapieresistenz eingesetzt. Dies ist im Wesentlichen auf die störungsbedingte mangelnde Krankheitseinsicht der Patienten bei einer Manie und das dann häufig fehlende Einverständnis zurückzuführen (Grunze et al. 1999).

16.1.1.3 Gemischte Episode

Bei den gemischten affektiven Zuständen ist die hohe Suizidgefahr bedeutsam (Gruber et al. 2000). Anders als bei rein manischen Zuständen kam es bei 56 % der Patienten mit gemischter Episode zu akuter Suizidalität (Dilsaver et al. 1997). Die Patienten sind somit ähnlich suizidal gefährdet wie depressive Patienten. Die Ergebnisse naturalistischer Studien weisen auf eine gute Wirksamkeit der EKT von über 50 % bei gemischt affektiven Zuständen im Rahmen bipolarer Störungen hin (Loo et al. 2011). Der Vergleich des Effekts von sieben bis acht EKT-Behandlungen bei 41 Patienten mit gemischter Episode einer Bipolar-I-Störung und 23 Patienten mit einer depressiven Episode einer Bipolar-I-Störung, zeigte eine deutlichere Besserung der gemischten Zustände (Ciapparelli et al. 2001). In einer anderen Studie respondierten Patienten mit bipolarer Depression etwas besser als Patienten mit Mischzustand (N = 10), die aber auch eine Besserung erfuhren (Devanand et al. 2000).

Eine weitere Untersuchung zeigte, dass sämtliche pharmakoresistenten Patienten mit Mischzustand (n = 7) vollständig unter EKT remittierten (Gruber et al. 2000).

Die Elektrokrampftherapie ist bei manischen, depressiven und gemischten Episoden der bipolaren Störung in der Akuttherapie sehr wirksam, auch wenn dies nur wenige randomisierte, prospektive Studien für bipolare Patienten belegen. Die Wirksamkeit der EKT ist umso bedeutsamer, da vor dem Beginn einer EKT meist bereits eine Pharmakotherapieresistenz vorliegt.

Die Indikation zur EKT bei bipolaren Störungen stellt die APA wie folgt (APA, Weiner 2001):

Primäre Indikationen
1. Rasches Ansprechen erforderlich
2. Erhöhtes medikamentöses Risiko
3. Bereits bekanntes schlechtes Ansprechen auf Antidepressiva in der depressiven Phase bzw. Stimmungsstabilisierer oder Neuroleptika in der Manie
4. Behandlungswunsch des Patienten

Sekundäre Indikationen
1. Pharmakoresistenz
2. Medikamentenunverträglichkeit
3. Klinische Verschlechterung trotz adäquater Pharmakotherapie

In Deutschland wird die EKT als Akuttherapie bei bipolaren Patienten überwiegend zur Behandlung einer pharmakoresistenten depressiven Episode eingesetzt.

16.1.2 EKT als Erhaltungstherapie bei einer bipolaren Störung

Obwohl bislang noch wenige kontrollierte klinische Studien vorliegen, gibt es gute Hinweise auf eine gute Wirksamkeit der EKT zur Erhaltung des Therapieerfolgs bei Depression (Petrides et al. 2011). Bezüglich bipolarer Störungen im engeren Sinne ist die Datenlage jedoch unzureichend. Eine Übersichtsarbeit kommt zu dem Schluss, dass die EKT insbesondere bei Pharmakoresistenz zur Verminderung der Frequenz von Episoden bei bipolaren Störungen hilfreich sein kann (Vaidya et al. 2003). Die nur begrenzt zur Verfügung stehenden Daten und einige nationale und internationale Leitlinien stufen die Erhaltungs-EKT als Möglichkeit zur Rückfallprophylaxe bei Patienten ein, die trotz Pharmakotherapie weiter unter häufigen Krankheitsepisoden leiden (Loo et al. 2011).

16.1.3 Durchführung der EKT

Bis in die 1980er Jahre war die Sinuswellenstimulation mit 50 Hz die übliche Therapie. Moderne Elektrokrampftherapie beinhaltet mittlerweile möglichst kurze (£ 0,5 ms) Rechteckstimuli. Somit ist die applizierte elektrische Energie deutlich geringer und bedingt auch deutlich weniger kognitive Nebenwirkungen als eine 50 Hz Sinuswellenstimulation. Die Stimulusfrequenz wird möglichst niedrig (30 Hz ist schonender als 70 Hz) und die Stimulusdauer möglichst lange (meist 8 s) gewählt.

Früher orientierte sich die Stimulusdosierung nach dem Alter, dies ist jedoch in der letzten Dekade durch eine Titration bei der ersten Elektrokrampftherapie abgelöst worden (APA, Weiner 2001). Das Alter erklärt nämlich nur einen geringen Teil der Varianz der motorischen Schwelle. Eine Mindestanfallsdauer von 25–30 s im EEG ist zu fordern, ansonsten wird in der gleichen Sitzung eine erneute EKT mit um 50 % höherer Energie durchgeführt.

Die Elektrodenlokalisation hat sich in den letzten Jahren von der bifrontotemporalen Position in Richtung rechtslaterale EKT (über der nicht dominanten Hemisphäre) verschoben. In mehreren vergleichenden Studien konnte gezeigt werden, dass eine sogenannte Hochdosis-EKT mit der vier- bis fünffachen Energie der Schwelle ähnlich gut antidepressiv wirksam ist, wie eine bifrontotemporale Elektrokrampftherapie mit der 1,5-fachen Energie der initial titrierten Schwelle (McCall et al. 2000; Sackeim et al. 2000). Trotzdem waren die Nebenwirkungen in der rechtslateralen Gruppe niedriger. Die Niedrigdosis-EKT rechtslateral mit 150 % oberhalb der Schwelle hat sich in vergleichenden Titrationsstudien zwar als schonend, aber als weniger effizient erwiesen (McCall et al. 2000; Sackeim et al. 2000).

Klinisch hat es sich bewährt, mittels psychometrischer Verfahren mit Depressions-Skalen (z. B. der Hamilton Depressions Skala; Hamilton 1960) bzw. Manie-Skalen (z. B. Young Mania Rating Scale; Young et al. 1978) und neuropsychologischer Diagnostik (z. B. dem modifizierten Mini-Mental-Status-Test nach Folstein; Folstein et al. 1975) eine Symptombewertung vorzunehmen und zunächst sechs EKT-Behandlungen durchzuführen. Diese erfolgen in den meisten Kliniken dreimal pro Woche, bei akuter Suizidalität oder katatonem Stupor initial auch täglich. Nach sechs Elektrokrampftherapien sollte man eine erneute psychometrische Diagnostik sowie eine erneute Einschätzung der kognitiven Parameter anhand des modifizierten Mini-Mental-Status-Tests durchführen. Ist die kognitive Leistung deutlich reduziert (z. B. Reduktion des modifizierten Mini-Mental-Status-Test, um mehr als 25 %), ist eine Streckung der EKT-Intervalle sinnvoll bzw. ein Umsetzen von bilateraler auf rechtslaterale EKT angezeigt, weil dies schonender ist. Ist eine Teilremission bei unverändertem kognitiven Status eingetreten, sollte man die EKT fortführen, bis eine Remission erzielt ist. Die EKT-Serie ist zu beenden, wenn sich innerhalb weniger Tage nach der letzten EKT keine psychopathologische Verschlechterung einstellt (Eschweiler 2003a).

16.1.4 Nebenwirkungen der EKT

16.1.4.1 Somatische Nebenwirkungen

Insgesamt sind Nebenwirkungen der EKT meist reversibel und nicht schwerwiegend (Wild et al. 2002). Nach Auffassung der APA sind das Morbiditäts- und Mortalitätsrisiko unter EKT niedriger als unter einem Teil der antidepressiven Behandlung, insbesondere einer Therapie mit anticholinerg wirksamen Substanzen (APA, Weiner 2001). Speziell die niedrigeren Suizidraten unter EKT senken das Mortalitätsrisiko unter das Risiko durch Medikamenteneinnahme zumindest in der gerontopsychiatrischen Untergruppe (Philibert et al. 1995).

Im Vordergrund der Nebenwirkungen stehen kardiorespiratorische Komplikationen (z. B. durch Blutdruckanstieg, der durch die direkte EKT-induzierte sympathische Aktivierung bedingt ist). Transiente Hypertonien werden zwischen 2,3 und 15 % angegeben (Tecoult und Nathan 2001). Patienten mit hohen Blutdruckanstiegen erhalten (meist 30 Minuten) vor weiteren EKT-Behandlungen einen Calciumkanalblocker (wie z. B. Nifedipin). EKG-Veränderungen treten meist initial in Form von Bradykardien bis hin zur vorübergehenden Asystolie auf. Anschließende Sinustachykardie, ST-Hebungen und Leitungsblöcke sind beschrieben (Tecoult und Nathan 2001). Aspirationen sollten bei entsprechender Nahrungs- und Flüssigkeitskarenz (ca. 6 Stunden vor der EKT) und guter Muskelrelaxation nicht auftreten. In seltenen Fällen lassen sich Kompressionsfrakturen der Wirbelkörper bei Patienten mit Osteoporose im Alter nicht verhindern (< 1 %). Weiterhin können Zahn- und Mundverletzungen auftreten.

Häufig sind Übelkeit (> 10 %) sowie Kopfschmerzen (10–20 %) und Muskelkater (30 %). Die EKT assoziierte Letalität wird nach einer großen Studie aus Texas/USA mit einem zentralen Register von über 8000 Patienten und 50 000 Behandlungen mit weniger als zwei Todesfällen pro 100 000 Behandlungen angegeben (Shiwach et al. 2001).

16.1.4.2 Kognitive Nebenwirkungen

Die passager auftretenden Störungen im Neugedächtnis (anterogrades Gedächtnis) als auch im Altgedächtnis (retrogrades Gedächtnis) erleben die Patienten als schwerwiegend und bedingen die Zurückhaltung vieler Psychiater und Kliniken, Elektrokrampftherapien durchzuführen (Schlotter 2003). Bei bilateraler Sinuswellenstimulation fanden sich in Einzelfällen auch persistierende Gedächtnisstörungen zur Autobiografie (Squire et al. 1981; Schlotter 2003). Neuere Untersuchungen zur Kurzimpulstechnik deuten darauf hin, dass im autobiografischen Gedächtnis persönliche Ereignisse deutlich weniger betroffen sind als andere Gedächtnisinhalte (Lisanby et al. 2000). Nur bei der bilateralen EKT persistierten Gedächtniseinbußen über 8 Wochen nach Ende der EKT-Serie. Implizite Gedächtnisinhalte waren dagegen nicht betroffen (Schlotter 2003). Aufgrund der modernen Elektrodenplatzierung über der nicht dominanten Hemisphäre treten wahrscheinlich keine anhaltenden Gedächtnisstörungen bei der (meist) rechtslateralen Kurzpuls-EKT auf. Leider fehlen prospektive Studien über einen längeren Zeitraum. Da anhaltende Gedächtnisstörungen zumindest nach bilateraler Sinuswellenstimulation beschrieben wurden (Squire und Zouzounis 1986), werden anhaltende Gedächtnisstörungen auch noch heute mit einem Risiko von 1 : 200 (0,5 %) angegeben (APA, Weiner 2001).

Passagere Gedächtnisstörungen sind häufig und zeigen einen kumulativen Effekt innerhalb der EKT-Serie. Mit wiederholten klinischen und neuropsychologischen Tests sollten diese im Verlauf erfasst werden.

16.1.5 Kontraindikationen der EKT

Nach den Richtlinien der amerikanischen psychiatrischen Gesellschaft gibt es keine absoluten (internistischen) Kontraindikationen (APA, Weiner 2001). Das krankheitsbedingte Risiko (z. B. das eines Suizids) ist jedoch gegenüber den Nebenwirkungen der Maskennarkose und des epileptischen Anfalls abzuwägen. Einige internistische Erkrankungen gehen mit einem erhöhten Risiko der EKT einher (► **Tab. 16.1**). Bei diesen Patienten sollte man zurückhaltend mit der Indikation einer EKT sein und die Patienten über das erhöhte Risiko aufklären (Wild 2003).

Tab. 16.1: Relative Kontraindikationen für eine EKT

1. Myokardinfarkt, der weniger als 3 Monate zurückliegt
2. Dekompensierte Herzinsuffizienz
3. Schwere Herzklappenveränderung
4. Instabile Angina pectoris
5. Komplizierte Herzrhythmusstörungen
6. Aortenaneurysma
7. Dekompensierte Niereninsuffizienz
8. Entgleister Diabetes mellitus
9. Schwere Stoffwechselstörung (z. B. Elektrolytverschiebung)
10. Schwere pulmonale Erkrankung
11. Akuter Glaukomanfall
12. Zerebraler Insult innerhalb der letzten 4 Wochen
13. Intrazerebrale Druckerhöhung
14. (Große) intrazerebrale Raumforderung

16.1.6 Juristische und ethische Implikationen

Neben den angelsächsischen Gesellschaften (Royal College of Psychiatrists 1995; APA, Weiner 2001) sieht auch der wissenschaftliche Beirat der Ärztekammer (Bundesärztekammer 2003) die EKT als eine wissenschaftlich begründete, für bestimmte psychiatrische Erkrankungen indizierte Therapie an. In diesen Fällen wird ein Verzicht auf die EKT als ethisch nicht vertretbare Einschränkung des Rechts auf bestmögliche Behandlung eingeschätzt. Grundsätzlich setzt die Durchführung eine Einwilligung des Patienten und dessen Einwilligungsfähigkeit voraus. Ist diese nicht gegeben, muss vor der Durchführung eine rechtliche Betreuung eingerichtet und die Einwilligung des Betreuers eingeholt werden. Ein Urteil des Landgerichts Hamburg sieht für die bilaterale Elektrokrampftherapie bei Betreuten eine vormundschaftsgerichtliche Anordnung vor (Batra et al. 2000).

16.1.7 Rückfallverhütung nach erfolgreicher EKT

Die Rückfallraten nach einer erfolgreichen antidepressiven Elektrokrampftherapie sind hoch. Meistens handelt es sich um initial pharmakoresistente Patienten. Es ist mit Rückfallraten von 50–80 % innerhalb des ersten Jahres nach erfolgreicher EKT zu rechnen (Bourgon und Kellner 2000; Sackeim et al. 2001). Eine optimierte medikamentöse Einstellung mit Stimmungsstabilisierern ist deshalb essenziell. Manche Autoren empfehlen deshalb eine rasche Aufdosierung nach Ende der initialen EKT-Serie, wenngleich auch dann die Rückfallgefahr hoch ist. Die Elektrokrampftherapie unter Lithiumtherapie (mit Serumspiegeln bis 0,4 mmol/l) ist nach eigener Erfahrung gut tolerabel. Dabei wird die Lithiumeinnahme am Vortag der EKT jeweils ausgesetzt.

Falls trotz eines Einsatzes von Stimmungsstabilisatoren (► **Kap. 14**) ein depressiver Rückfall auftritt, ist eine erneute Elektrokrampftherapie möglich und dann auch oft wirksam. Antikonvulsiva als Stimmungsstabilisatoren erschweren die Durchführung der Elektrokrampftherapie und sollten daher nur in Ausnahmefällen gleichzeitig verabreicht werden. Die Verträglichkeit von EKT mit atypischen Neuroleptika, wie Quetiapin und Olanzapin, die für bipolare Störungen zugelassen sind, ist nach eigenen Erfahrungen gut, zumal diese Medikamente prokonvulsiv wirken und somit die Krampfschwelle nicht erhöhen. Größere Studien über die Kombination von EKT mit Atypika liegen leider nicht vor. Nach einer erfolgreichen Index-EKT kann eine medikamentöse Stimmungsstabilisation mit Lithium und/oder einem Atypikum eingeleitet werden. Am Ende einer EKT-Serie können Antikonvulsiva (Valproinsäure, Lamotrigin oder Carbamazepin) Verwendung finden. Wird der Patient trotz adäquater Pharmakotherapie erneut depressiv, sollte wiederum eine EKT-Behandlung folgen. Nach erneuter Remission ist es empfehlenswert, die EKT langsam über 6 Monate auszuschleichen (Erhaltungs-EKT), indem sie zunächst wöchentlich, dann zweiwöchentlich und schließlich monatlich durchgeführt wird. Die Evidenz der Fortsetzungs-EKT ist bei bipolaren Patienten jedoch nicht durch kontrollierte, prospektive Studien belegt (Grunze und Scharfetter 2004).

16.1.8 Neurobiologische Effekte der EKT

Es gibt aufgrund zahlreicher morphologischer Untersuchungen keinen Hinweis für persistierende neurotoxische Effekte der EKT (APA, Weiner 2001; Devanand et al. 1994). Aufgrund der Beobachtung von Neurogenese im Hippocampus nach Serien von Elektrokonvulsionen bei Ratten (Madsen et al. 2000) und elektrokrampf-induzierter Moosfasersprossung im Hippocampus (Lamont et al. 2001) werden positive neuroplastische Effekte der EKT diskutiert (Altar et al. 2004). Weiterhin wurde im Tiermodell nachgewiesen, dass der BDNF (Brain-derived neurotrophic factor) vermehrt nach Elektrokrampftherapie, aber auch nach der Einnahme von Antidepressiva ausgeschüttet wird (Eschweiler 2003b). Die Hypothesen zur antimanischen Wirkung sind wissenschaftlich deutlich schlechter belegt.

16.2 Die repetitive transkranielle Magnetstimulation (rTMS)

Im Gegensatz zur EKT ist die rTMS erst seit Anfang der 1990-er Jahre technisch verfügbar. Dabei wird die bereits seit dem 19. Jahrhundert bekannte elektromagnetische Induktion genutzt. Für eine Dauer von ca. 0,2 ms fließt in einer elektromagnetischen Spule ein Strom von bis zu 8000 A. Dieser induziert ein Magnetfeld (~1–2 Tesla), welches senkrecht zur Stromrichtung steht und impedanzlos Haut, Schädelkalotte, Liquor und Hirnrinde durchdringt. Und dieses induziert in diesen Geweben ein lokal begrenztes sekundäres elektrisches Feld, das in der Lage ist, die kortikalen Neurone zu depolarisieren (Eschweiler et al. 2003).

Es werden ringförmige Spulen und Doppelringspulen verwendet, Letztere mit einer fokalen Feldstärkengeometrie. Die rTMS kann am wachen Menschen sowohl zur Grundlagenforschung als auch zur neurophysiologischen Diagnostik genutzt werden sowie therapeutisch. In Abhängigkeit der Frequenz induziert repetitive TMS Veränderungen der Exzitabilität der darunter gelegenen Cortexareale (Plewnia und Eschweiler 2003) und transsynaptische Effekte im limbischen System (Strafella et al. 2001, 2003; Michael et al. 2003).

16.2.1 Antidepressive Wirksamkeit der rTMS bei unipolar Depressiven

Läsionsstudien und funktionelle Daten deuten auf eine gestörte Funktion des dorsolateralen präfrontalen Cortex (DLPFC) während einer depressiven Episode hin (Mayberg et al. 1999). Da dieser kalottennah transkraniell erreichbar ist, wurden bereits 1996 Studien zum antidepressiven Effekt von 1 Hz und 10 Hz rTMS über 5 Tage bei 17 pharmakoresistenten depressiven Patienten durchgeführt (Pascual-Leone et al. 1996). In den darauf folgenden Jahren wurde eine Vielzahl kleinerer kontrollierter klinischer Studien durchgeführt, die auf einen mäßigen antidepressiven Effekt der rTMS des zumeist linksseitigen DLPFC hinweisen. Erst in den letzten Jahren wurden Ergebnisse größerer multizentrischer Studien publiziert (Herwig et. al 2007; O'Reardon et al. 2007; George et al. 2010). Es zeigt sich, dass die rTMS eine antidepressive Wirksamkeit aufweist, die insbesondere bei Patienten sichtbar wird, die keine weitere pharmakologische und psychotherapeutische Behandlung erhalten, und anscheinend mit längerer Behandlungsdauer größer wird. Ein zusätzlicher additiver Effekt von 3 Wochen rTMS bei regulärer stationärer Therapie der Depression konnte nicht nachgewiesen werden (Herwig et al. 2007). Insgesamt steht mit der rTMS also ein gut verträgliches antidepressives Stimulationsverfahren mit einer mittleren Effektstärke zur Verfügung, dessen Stellenwert in der multimodalen Depressionstherapie noch nicht abschließend zu beurteilen ist (Lam et al. 2008; Slotema et al. 2010).

16.2.2 rTMS bei bipolar Depressiven

Zwei Studien zur rTMS bei bipolar Depressiven in einem placebokontrollierten prospektiven Design liegen bisher vor. Dolberg und Grunhaus beschrieben nach rTMS mit einer Placebo-Spule eine Abnahme des HAMD von 20 % bei zehn bipolar Depressiven und unter der Verum-Spule von 29 % bei ebenfalls zehn Patienten (Dolberg et al. 2001). In einer weiteren Studie respondierten vier Patienten von elf bipolar Depressiven nach 2 Wochen unter Verum-Behandlung. Es bestand aber kein signifikanter Unterschied zu vier Respondern in der Placebo-Gruppe mit 12 Patienten (Nahas et al. 2003). In einer offenen klinischen Studie konnte gezeigt werden, dass sechs von elf zuvor therapieresistenten Patienten mit bipolarer Störung eine Besserung um mindestens 50 % nach 3 Wochen 1 Hz rTMS des rechten DLPFC erreichten (Dell'Osso et al. 2009). Weitere klinische Studien zur Effektivität der rTMS bei bipolarer Depression liegen bisher nicht vor. Gute Hinweise für eine Wirksamkeit, die ähnlich der bei unipolarer Depression ist, geben jedoch viele kleinere Studien zur Wirksamkeit der rTMS bei depressiver Symptomatik, die Patienten mit bipolarer Depression mit eingeschlossen haben.

Es gibt durchaus Hinweise aus Behandlungen mit unipolar und bipolar Depressiven, dass insbesondere nicht psychotisch depressive (Grunhaus et al. 2003) und auch ältere Patienten (Nahas et al. 2003; Dolberg et al. 2003) von einer rTMS profitieren.

Über die Wirkung bei gemischt-affektiven Störungen kann bisher keine Aussage getroffen werden.

16.2.3 rTMS in der manischen Episode

Bislang prüften nur wenige Studien die Effektivität der rTMS-Behandlung bei Manie. Eine offene, prospektive Studie (Grisaru et al. 1998b) untersuchte den antimanischen Effekt einer 20 Hz-rTMS über dem linken und dem rechten präfrontalen Cortex als Add-on-Behandlung im Vergleich zu einer Standard-Pharmakotherapie mit Neuroleptika und Stimmungsstabilisierern. Nach zweiwöchiger Beobachtungsphase zeigten die Patienten unter einer rechtsseitigen Stimulation eine deutliche Besserung von 23 auf 7 Punkte in der Manie-Skala (YMRS), während sich die Patienten unter einer linksseitigen rTMS nur von 29 auf 20 Punkte besserten. In einer Nachfolgestudie mit rechtsseitiger 20 Hz-rTMS versus rechtsseitiger Placebo-TMS beendeten 19 von 25 manischen Patienten die prospektive Studie ohne Nachweis einer Überlegenheit der Verum-TMS gegenüber der Placebo-TMS (Kaptsan et al. 2003). Als Erklärung für den mangelnden Erfolg wurde die Häufung psychotischer Manien in der zweiten Studie genannt.

In zwei Studien wurden jeweils acht manische Patienten mit rechts präfrontaler, hochfrequenter rTMS in einem offenen, prospektiven Add-on Design behandelt (Saba et al. 2004; Michael und Erfurth 2004). In beiden Untersuchungen ging die manische Symptomatik bei allen Patienten deutlich zurück.

Eine kontrollierte klinische Studie an 41 Patienten mit Manie zeigte eine Überlegenheit von 10 Tagen mit hochfrequenter (20 Hz) überschwelliger rTMS des rechten DLPFC gegenüber einer Placebo-Behandlung (Praharaj et al. 2009). Die Effektivität der Behandlung in dieser Studie steht im Gegensatz zum fehlenden Effekt früherer Untersuchung (Kaptsan et al. 2003), lässt sich aber durch die hier angewendete überschwellige Stimulation durchaus plausibel erklären. Für eine belastbare klinische Empfehlung fehlen in diesem Bereich jedoch noch weitere kontrollierte klinische Studien.

16.2.4 Nebenwirkungen und Kontraindikation der rTMS

Häufig sind vorübergehende Kopfschmerzen vom Muskelspannungstyp, insbesondere im

Bereich des Ansatzes der Stimulationsspule, und unangenehme Missempfindungen während der rTMS. Im Einzelfall ist die Auslösung epileptischer Anfälle bei hoch dosierter, hochfrequenter rTMS beschrieben. Seit die Sicherheitsaspekte zur rTMS (Wassermann 1998) publiziert wurden, sind keine sekundär generalisierten epileptischen Anfälle mehr berichtet worden.

Kontraindikationen sind durch metallische Objekte, Herzschrittmacher oder Innenohrimplantate gegeben. Ebenfalls werden Patienten mit bekannter Epilepsie in der eigenen Anamnese oder in der Familienanamnese bisher nicht mit rTMS behandelt. Eine Schwangerschaft ist keine absolute Kontraindikation, zumal insbesondere Schwangere von einer rTMS profitieren können, denn der Fetus wird keinen pharmakologischen Effekten ausgesetzt. Bisher liegt lediglich eine positive Fallbeschreibung zur antidepressiven rTMS in der Schwangerschaft vor (Nahas et al. 1999).

Ein geringes Risiko für die Entwicklung einer manischen Episode aus der Therapie einer Depression bei unipolarer und bipolarer Depression heraus besteht zwar, ist anscheinend aber nicht höher, als unter einer Behandlung mit Placebo (Xia et al. 2008). Kasuistiken berichten über das Umschlagen in eine Manie nach therapeutischer antidepressiver rTMS bei bipolaren Patienten (Dolberg et al. 2001; Sakkas et al. 2003; Huang et al. 2004).

16.3 Abschließende Bewertung von EKT und rTMS

Aufgrund der vorliegenden Daten ist die Elektrokrampftherapie bei einer schweren pharmakoresistenten Depression, aber auch bei einer Manie oder gemischten Episode, wirksam. Sie wird in Deutschland im Vergleich zu den angelsächsischen Ländern sehr zurückhaltend eingesetzt. Aufgrund technischer Verbesserungen (Hyperoxygenierung, Maskennarkose, Muskelrelaxation, Kurzimpulsstimulation, (meist) rechtslaterale Elektrodenpositionierung) ist die Nebenwirkungsrate deutlich vermindert. Die Evidenz für den Erfolg einer Elektrokonvulsionstherapie in der depressiven Episode ist durch prospektive Studien und Metaanalysen belegt. Problematisch sind weiterhin die hohen Rückfallraten (ca. 50 %) bei Depressiven. Bisher ist nur die Kombination von Lithium und Nortriptylin bei monopolar Depressiven prospektiv-randomisiert untersucht (Sackeim et al. 2001). Für die Manie und gemischte Episoden beruht die Datenlage auf kleinen Studien. Nicht sinnvoll ist die Kombination von EKT und Antikonvulsiva, während die Kombination mit atypischen Neuroleptika (Olanzapin, Clozapin und Quetiapin) und Lithium möglich ist.

Multizentrische Studien an depressiven Patienten ohne medikamentöse oder psychotherapeutische Behandlung zeigen eine mäßige Wirksamkeit der rTMS bei der monopolaren Depression. Diese Effekte lassen sich vermutlich auch auf depressive Episoden im Rahmen bipolarer Erkrankungen übertragen. Eine Bewertung der Effektivität in der Behandlung der Manie und gemischter Episoden ist aufgrund der unzureichenden und widersprüchlichen Studienlage noch nicht möglich. Die subkonvulsiv wirkende und nebenwirkungsärmere rTMS reicht bislang nicht an die Effektivität der EKT heran.

Teil 4 Verlauf und Besonderheiten

17 Prognose der bipolaren Störung

Michael Deuschle

Kapitelübersicht

Ein weiteres gemeinsames Band, das alle die hier zusammengefassten Krankheitsformen umschlingt und ihre Zerlegung praktisch nahezu bedeutungslos erscheinen lässt, ist ihre einheitliche Prognose. Zwar gibt es leichte und schwere, kurz oder lang dauernde Anfälle; aber sie wechseln regellos im gleichen Erkrankungsfalle; dieser Unterschied ist somit für die Abgrenzung der verschiedenen Krankheiten nicht verwertbar. ... Dagegen springt die allgemeine Erfahrung in die Augen, dass die Anfälle manisch-depressiven Irreseins in der hier versuchten Umgrenzung niemals zu tiefer Verblödung führen, selbst dann nicht, wenn sie das ganze Leben fast ohne Unterbrechung ausfüllen. Gewöhnlich pflegen sogar alle Krankheitserscheinungen völlig zu schwinden; wo das aber ausnahmsweise einmal nicht der Fall ist, kommt doch nur ein leichterer, eigenartiger seelischer Schwächezustand zur Entwicklung, der den hier zusammengefassten Formen ebenso gemeinsam ist, wie er sich von Verblödungen bei andersartigen Erkrankungen unterscheidet (Kraepelin 1913, S. 1185).

Die Konzeptualisierung der manisch-depressiven Erkrankung als eine episodische Störung mit weitgehender Remission und ohne bleibende kognitive Störung geht auf Kraepelin zurück. In der klinischen Psychiatrie wurde die Vorstellung einer guten Prognose bei affektiven Störungen jahrzehntelang nicht hinterfragt und es war weitestgehend Expertenkonsens, dass Patienten mit bipolar affektiver Störung zwischen ihren manischen und depressiven Episoden ohne Beeinträchtigung leben.

Kraepelins Einschätzung der Prognose der Patienten hatte eine große Bedeutung für die

Einteilung von Krankheitsgruppen entsprechend dem Verlauf. Die Beobachtung einer Verschlechterung des kognitiven Leistungsniveaus, der Dementia praecox, bei schizophrenen Patienten galt Kraepelin als wesentlich zur Unterscheidung der Gruppe der schizophrenen Psychosen von den affektiven Psychosen. Entsprechend war eine Unterscheidung zwischen unipolar und bipolar affektiven Verlaufsformen, die Kraepelin zusammenfasste, für ihn hinsichtlich der Prognoseeinschätzung weniger bedeutsam.

Kraepelin betrachtete die Prognose hinsichtlich kognitiver Störungen im Wesentlichen aus konzeptionellen Gründen, um Krankheitsgruppen zu differenzieren. Die Ausstrahlung der Annahme einer guten Prognose auf andere Aspekte des Langzeitverlaufes war nicht in Kraepelins Sinne. Im Übrigen musste die Annahme einer guten Prognose hinsichtlich kognitiver Störungen bei Patienten mit bipolar affektiver Störung mittlerweile korrigiert werden. Wenngleich wesentlich diskreter als bei schizophrenen Patienten, so lassen sich selbst bei vollständig remittierten bipolaren Patienten u. a. Defizite in den Domänen verbales Gedächtnis und Daueraufmerksamkeit nachweisen (Quraishi et Frangou 2002; Martinez-Aran et al. 2004; Rubinstein et al. 2000).

Bereits in der prä-pharmakologischen Ära zeigte es sich, dass die Einschätzung einer günstigen Prognose bei Patienten mit affektiven Erkrankungen nicht zutreffend war, wenn im Langzeitverlauf statt der kognitiven Funktionen das psychosoziale Funktionsniveau eingeschätzt wurde (Bratfos und Haug 1968).

Dies zeigt, dass es unterschiedliche Konzepte der Prognose zu betrachten gilt, und tatsächlich benutzen unterschiedliche Autoren und Gruppen verschiedene Maße zur Einschätzung der Prognose. An dieser Stelle sollen folgende Aspekte der Prognose betrachtet werden:

- *Diagnoseverzug*: Wie lange dauert es, bis der Patient eine korrekte Diagnose und damit überhaupt die Chance auf eine adäquate Behandlung erhält?
- *Subsyndromale Symptomatik zwischen den Episoden*: Wie häufig und ausgeprägt ist die Restsymptomatik im mutmaßlich gesunden Intervall?
- *Psychosoziales Funktionsniveau*: Folgt einer syndromalen Besserung eine »funktionelle Besserung«?
- *Verlaufsaspekte (Phasenlänge etc.)*: Von welchen Faktoren hängt die Phasenlänge und damit die Dauer des gesunden Intervalls ab?
- *Suizidrisiko*: Wie groß ist das Risiko für vorzeitigen Tod durch Suizid?
- *Morbiditäts- und Mortalitätsrisiko für »Folgeerkrankungen«*: Erhöht die Diagnose einer bipolaren Störung das Risiko für andere psychiatrische und allgemeinmedizinische Erkrankungen?

17.1 Einschränkung der Prognose durch Diagnoseverzug

Allgemein wird angenommen, dass die ärztliche Behandlung die Prognose von Krankheiten bessert. Abgesehen von palliativen Behandlungen, ist – in Zeiten der evidenzbasierten Medizin – für die meisten Krankheitsbilder der kurz- und mittelfristige Effekt medizinischer Behandlungen auf die Akutsymptomatik und das Zielsymptom gut gesichert. Die langfristigen Effekte ärztlicher Behandlung sind bei erstaunlich vielen Krankheitsbildern allerdings nur unzureichend untersucht. Entscheidend für die

Chance, überhaupt in Behandlung zu kommen und damit Aussicht auf eine Besserung der Prognose zu erfahren, ist die korrekte Diagnose-Stellung.

Häufig ist bei Patienten mit bipolarer Störung die Sicherung der Diagnose verzögert. Selbstverständlich ist die Diagnose eindeutig, wenn der Patient mit einem manischen Syndrom in ärztliche Behandlung kommt. Da hypomane Episoden nur selten Anlass für eine fachärztliche Vorstellung geben, werden insbesondere Bipolar-II-Störungen häufig verkannt. Meist gibt erst die Fremdanamnese bei Patienten, die wegen einer depressiven Episode in Behandlung sind, Anhaltspunkte für eine bipolare Störung, sodass insbesondere diese Patienten häufig lange als pseudounipolar verkannt werden.

Ghaemi und Goodwin aus Boston verglichen in einer unselektionierten ambulanten Gruppe von 90 Patienten die Zuweisungsdiagnose mit einer Expertendiagnose durch SCID-Interview, klinisches Interview und Fremdanamnese. Der Diagnoseverzug, der Zeitraum zwischen dem ersten Aufsuchen professioneller Hilfe und der Stellung der korrekten Diagnose unterschied sich dabei signifikant zwischen Patienten mit unipolar depressiver Störung (3,3 Jahre), Bipolar-I-Störung (5,9 Jahre) und Patienten mit Bipolar-II-Störung (11,6 Jahre). Insgesamt wurden unipolar depressive gegenüber bipolaren Patienten deutlich früher adäquat behandelt (6,0 vs. 14,8 Jahre nach Erstmanifestation) und deutlich früher korrekt diagnostiziert (7,8 vs. 16,8 Jahre). Dieser Befund war insofern klinisch relevant, als dass die Patienten mit bipolarer Störung wesentlich häufiger mit Antidepressiva (78 %) als mit Phasenprophylaktika vorbehandelt waren (56 %). Insbesondere bestand die Vorbehandlung in den meisten Fällen aus Antidepressiva, die für die Auslösung manischer Episoden verantwortlich gemacht werden und entsprechend erlebten 23 % eine durch Antidepressiva induzierte manische Episode oder ein Rapid Cycling (Ghaemi et al. 2000).

Diese Angaben decken sich mit denen größerer Fallzahlen, die über Selbsthilfegruppen befragt werden konnten. Hirschfeld und Kollegen konnten bei 600 Patienten mit bipolarer Störung Daten zur Diagnose-Stellung über einen Fragebogen erheben. Bei über einem Drittel der Befragten dauerte es mehr als 10 Jahre von der ersten Episode bis zur korrekten Diagnose. Entsprechend konsultierten diese Patienten im Mittel vier Ärzte bis zur Diagnosestellung (Hirschfeld et al. 2003). Dieselbe Gruppe konnte bei einer repräsentativen Bevölkerungsstichprobe von über 85 000 Probanden mittels des »Mood Disorder Questionnaires« die Prävalenz bipolarer Störungen abschätzen. Interessanterweise fanden sich unter den 3,4 % der Probanden, die positiv hinsichtlich einer Bipolar-I- oder -II-Störung eingeschätzt wurden, nur 19,8 %, die ärztlicherseits die Diagnose »bipolare Störung« erhielten. Weitere 31,2 % der als bipolar eingeschätzten Probanden wurden von ihrem behandelnden Arzt als unipolar depressiv diagnostiziert, während 49 % noch nie die Diagnose »affektive Störung« erhalten hatten (Hirschfeld et al. 2003).

Diese Daten legen nahe, dass bei den meisten Patienten mit bipolarer Störung die Prognose erheblich eingeschränkt ist, weil es Jahre dauert, bis die Erkrankung erkannt wird und eine angemessene Behandlung, insbesondere eine Rezidivprophylaxe, begonnen wird. Während der Episode des Diagnoseverzugs verlieren die Patienten gesunde Lebenszeit und sind somit dem Risiko für Suizid oder sozialen Folgen der Erkrankung ausgesetzt.

17.2 Subsyndromale Beeinträchtigung zwischen den Episoden

Es ist das Verdienst von Judd und Akiskal aus San Diego, naturalistische Verläufe affektiver Störungen akribisch über eine lange Zeit verfolgt zu haben. Zunächst konnten sie für unipolar depressive Patienten nachweisen, dass die Prognose keineswegs in jedem Fall günstig ist (Judd et al. 1998). Vielmehr verbringen die Patienten 60 % ihrer Zeit zwischen den eigentlichen Krankheitsepisoden mit einer subsyndromalen oder gar kurzzeitig syndromalen Depression. Daher kamen die Autoren zum Schluss, dass die Depression im Langzeitverlauf eine dimensionale Störung ist, die das gesamte Spektrum unterschiedlicher Schweregrade einschließt. Die Beschreibung durch kategoriale Begriffe wie Beginn, Remission oder Rückfall, bildet die Psychopathologie und damit auch die Einschränkungen der Patienten im Langzeitverlauf nicht adäquat ab.

In ähnlicher Weise charakterisierte die Gruppe um Judd den Langzeitverlauf von 146 Patienten mit bipolarer Störung über mindestens 2 Jahre mittels wöchentlicher psychopathologischer Beurteilung. Es zeigte sich, dass die Patienten ungefähr die Hälfte der Zeit (47 ± 34 %) durch affektive Symptomatik eingeschränkt waren. 10 % aller Patienten waren durchgehend über den gesamten Untersuchungszeitraum erkrankt. Die überwiegende Zeit entfiel dabei auf depressive Syndrome mit subsyndromaler Depression (9,4 %), minorer Depression (13,5 %) und majorer Depression (8,9 %). Vergleichsweise geringer war der Anteil manischer Syndrome mit Hypomanie (7,0 %) oder voll ausgeprägtem manischen Syndrom (2,3 %). In einem gemischt affektiven Zustand verbrachten 5,9 % der Patienten annähernd ähnlich viel Zeit wie im manischen Syndrom. Die Autoren identifizierten als Prädiktoren für Chronizität schlechtes soziales Funktionsniveau vor Studieneinschluss, lange Dauer der Indexepisode, depressive oder gemischt-affektive Indexepisode sowie Komorbidität mit substanzbezogenen Störungen (Judd et al. 2002). Im Rahmen des »Stanley Foundation Bipolar Network« wurden in ähnlicher Weise 258 Patienten prospektiv untersucht. Trotz angemessener Medikation verbrachten die Patienten 33 % eines Jahres depressiv und 11 % des Jahres manisch. Mehr als ein Viertel der Patienten waren über ein Dreivierteljahr krank. Bemerkenswerterweise konnten nur wenige Risikofaktoren für einen schlechten Verlauf identifiziert werden. Lediglich eine positive Familienanamnese hinsichtlich von Substanzabhängigkeiten und eine hohe Anzahl depressiver Episoden erwiesen sich als prognostisch ungünstig (Post et al. 2003).

Die Erhebung der genannten Daten setzt voraus, dass eine Gruppe von Patienten über längere Zeit engmaschig psychopathologisch beobachtet wird. Naturgemäß sind Studien dieser Art sehr aufwendig und es liegen nur wenige Daten zum Langzeitverlauf bipolarer Patienten mit guter »zeitlicher Auflösung« vor. Die Daten des »Stanley Foundation« Netzwerkes bestätigen eindrucksvoll, dass Patienten mit bipolarer Störung einen erheblichen Teil ihrer Lebenszeit psychopathologische Symptome über der Schwelle einer Diagnose zeigen. In der wöchentlichen Langzeitbeobachtung bipolarer Patienten konnten Judd und Kollegen zeigen, dass die Patienten zusätzlich zu den Zeiträumen mit manifester Krankheit noch erhebliche Zeiträume mit subsyndromaler Symptomatik erleiden (Judd et al. 2002).

Vor diesem Hintergrund überrascht es nicht, dass auch die Ausprägung depressiver bzw. hyperthymer Temperamentszüge mit einem Trend eher hinsichtlich eines depressiven oder manischen Verlaufs der bipolaren Erkrankung assoziiert ist (Azorin et al. 2011).

17.3 Psychosoziales Funktionsniveau im Verlauf

In der Akutbehandlung haben Ärzte zunächst die Symptomkontrolle im Blick. Aus Sicht der Patienten sind es natürlich die wichtigsten Ziele, Leistungsfähigkeit und gesunde Rollenfunktionen zu erlangen, sodass die Beurteilung der Psychopathologie im Langzeitverlauf die Einschränkungen und die Prognose aus Patientensicht nicht hinreichend charakterisiert. Im Einzelfall ist es wesentlich, die Leistungsdefizite von Patienten zu erfassen und durch rehabilitative Maßnahmen zu bessern.

Bereits in der prä-pharmakologischen Ära wurde wiederholt beschrieben, dass ein Drittel bis über die Hälfte aller Patienten mit bipolarer Störung erhebliche »soziale Invalidität« erleidet (Hastings 1958). In einer Längsschnittstudie über mehrere Jahrzehnte fanden Tsuang und Kollegen (1979) bei 28 % der Patienten Einschränkungen im Bereich Beruf, bei 26 % im Bereich Partnerschaften, bei 27 % im Bereich Unterkunft und Wohnen.

Letztlich muss zwischen symptomatischer und funktioneller Besserung unterschieden werden. Bei mehreren Studien fanden sich bemerkenswert ungünstige Zahlen hinsichtlich der Besserung bipolarer Patienten etwa im 12-Monatsintervall. Keck, Strakowski und Kollegen berichten von einer größeren Kohorte bipolarer Patienten, die 12 Monate nach ihrer Hospitalisation wegen einer Manie oder gemischter Episoden nur zu 26 % bzw. 35 % eine symptomatische und nur zu 24 % bzw. 35 % eine funktionelle Besserung zeigten (Keck et al. 1998; Strakowski et al. 1998).

MacQueen und Kollegen fassten eine größere Zahl von Studien zum psychosozialen Ausgang zusammen (MacQueen et al. 2001) – 17 Studien mit Fallzahlen zwischen 19 und 248 Patienten über eine Beobachtungsdauer zwischen einem Jahr und 15 Jahren. Obwohl nur die wenigsten Studien die gleichen Instrumente benutzten, sind die Ergebnisse hinsichtlich des Verlaufs der psychosozialen Anpassung recht übereinstimmend. Bei ungefähr 30–60 % aller Patienten fand sich im Langzeitverlauf eine Beeinträchtigung des psychosozialen Funktionsniveaus. Die Mehrzahl der Studien ergab erhebliche Beeinträchtigungen im Bereich *»Beruf und Beschäftigung«* bei ca. 34 % aller Patienten im gesunden Intervall (Coryell et al. 1990; Gitlin et al. 1995). Einem erheblichen Teil der Patienten (13–51 %) gelang die Rückkehr in eine bezahlte Tätigkeit nicht mehr (Romans und McPherson 1992; Tohen et al. 1990a, 1990b). In einer jüngeren Übersichtsarbeit finden Huxley und Baldessarini (2007), dass nur 1/3 der Patienten mit bipolarer Störung wieder ihr prämorbides soziales und berufliches Niveau erreicht. Sie beklagen, dass die Bedeutung rehabilitativer Maßnahmen völlig unzureichend untersucht ist.

Nicht nur die berufliche Leistungsfähigkeit, sondern auch die Rollenerfüllung in anderen Bereichen ist bei einem erheblichen Teil der Patienten beeinträchtigt. Partnerschaftliche Probleme und Eheprobleme – wenngleich schlechter untersucht als die berufliche Rollenerfüllung – sind häufiger als in der Allgemeinbevölkerung (Targum et al. 1981).

Es ist nur wenig über potenziell schützende Faktoren hinsichtlich der psychosozialen Prognose bekannt. Bei Sichtung der Datenlage findet man jedoch weitgehende Übereinstimmung bezüglich einer günstigen Prädiktion des psychosozialen Verlaufs durch ein hohes prämorbides soziales oder funktionales Niveau (Keck et al. 1998).

Dennoch stellt der hohe Anteil von Patienten mit Einbußen des psychosozialen Funktionsniveaus eine Herausforderung an rehabilitative Maßnahmen, die bislang bevorzugt Patienten mit schizophrenen Psychosen zur Verfügung gestellt werden.

17.4 Phasenlänge und Prognose hinsichtlich weiterer Episoden

Häufig wird die Länge des gesunden Intervalls, die Phasenlänge oder -frequenz, als Verlaufsparameter betrachtet. Innerhalb der Gruppe der Patienten gibt es außerordentlich unterschiedliche Verläufe. Dies gilt sowohl hinsichtlich der Ausprägung von typischen Krankheitsepisoden (Bipolar-I, Bipolar-II; euphorische, gereizte Manie) als auch hinsichtlich des Vorliegens gemischt-affektiver Zustände oder des Rapid Cyclings. Wenngleich eine umfassende Übersicht über prädiktive Faktoren für die unterschiedlichen Verlaufstypen hier nicht gegeben werden kann, sollen in Kürze dennoch wesentliche Prädiktoren für spezifische klinische Probleme dargestellt werden.

Das Wissen über prädiktive Faktoren für den Verlauf und die Prognose von Patienten mit bipolaren Störungen ist insgesamt unzureichend. Zwar sind aus Studien mit sehr unterschiedlicher Qualität und Gruppengrößen einzelne prädiktive Variablen bekannt, jedoch ist die Assoziation dieser Prädiktoren mit dem Verlauf nicht konsistent genug, um sichere Schlussfolgerungen für einzelne Patienten abzuleiten.

Allgemein gelten früher Krankheitsbeginn, gemischt-affektive Episoden im Verlauf, hohe Episodenhäufigkeit und positive Familienanamnese für bipolare Störungen als ungünstige Prädiktoren. Bezüglich der Komorbidität und Behandlung sind es insbesondere Substanzmissbrauch und -abhängigkeit, aber auch komorbide Angsterkrankungen und, natürlich, Non-Compliance Faktoren, die einen ungünstigen Verlauf vorhersagen. Dies gilt ebenso für ein niedriges sozioökonomisches Niveau (Keck et al. 1998; Suppes et al. 2001; Treuer und Tohen 2010).

17.4.1 Prädiktoren für Rapid Cycling

Rapid Cycling ist häufig eine Folge antidepressiver Therapie mit trizyklischen Antidepressiva. Als zusätzliche Prädiktoren für ein Rapid Cycling wurden insbesondere weibliches Geschlecht, Bipolar-II-Subtyp und Hypothyreose identifiziert (Kupka et al. 2003). Für den Zusammenhang zwischen frühem Erkrankungsbeginn und Rapid Cycling gibt es keine einheitliche Datenlage (Fujiwara et al. 1998). Beim Rapid Cycling ist ein Depressions-Manie-Muster im Vergleich mit einem Manie-Depressions-Muster mit einer höheren Chronizität des Rapid Cyclings assoziiert (Koukopoulos et al. 2003).

17.4.2 Gemischt-affektive vs. »rein-affektive« Episoden

Die Mehrzahl der Autoren fand die Dauer bis zur Remission einer affektiven Episode bei Patienten mit gemischt-affektiver Symptomatik gegenüber der rein manischen Symptomatik verlängert (Kora et al. 2008). Obwohl nicht hinreichend belegt, gelten dabei insbesondere Häufigkeit und Länge der depressiven Episoden als charakteristisch für ungünstige Verläufe (Mecks 1999). Die Verläufe von Patienten mit gemischt-affektiven Episoden werden dabei nicht nur häufiger verkompliziert durch komorbide substanzbezogene Störungen (Tohen et al. 1998), sondern auch – naheliegend, da Verstimmung und Antriebssteigerung gleichzeitig vorliegen – durch erhöhte Raten von Suizidversuchen im Vergleich zu Patienten mit rein manischen Episoden (Goldstein et al. 2012). Es gibt zumindest einige Hinweise darauf, dass weibliches Geschlecht zudem mit einem höheren Risiko für depressive Episoden assoziiert ist

(Roy-Byrne et al. 1985). Entsprechend dieser Neigung zu »depressiveren« Verläufen der bipolaren Störung bei Frauen im Vergleich zu Männern gibt es einige Studien, die Geschlechtsunterschiede bezüglich der Rate von gemischt-affektiven Episoden zuungunsten der Frauen finden (Perugi et al. 1997). Allerdings konnte eine Übersichtsarbeit, die 17 Studien einbezog, nur eine schwache Assoziation zwischen gemischten Episoden und weiblichem Geschlecht finden (McElroy et al. 1992). Die Prädiktion gemischt-affektiver Zustände durch das Ersterkrankungsalter ist nicht eindeutig belegt (Benazzi et al. 2008).

17.4.3 Manie mit psychotischen Symptomen

Die Bedeutung psychotischer Symptome während manischer Episoden für die Langzeitprognose ist nur unzureichend untersucht. Die vorliegenden Annahmen unterstützen dabei die Auffassung, dass psychotische Symptome mit einer schlechteren Prognose und einem chronischeren Krankheitsverlauf assoziiert sind (Marneros et al., 2008). Hinsichtlich des psychosozialen Funktionsniveaus fanden einige (Shobe und Brian 1971; Coryell et al. 1993; Dion et al. 1989), jedoch nicht alle Studien (Goldberg et al. 1995; Harrow et al. 1990; Keck et al. 1998), dass das Vorliegen psychotischer Symptome prädiktiv für einen schlechteren Verlauf ist. Offenbar ist bei Patienten mit affektiven Episoden mit psychotischen Merkmalen das gesunde Intervall kürzer als bei Patienten mit affektiven Episoden ohne psychotische Symptome, ohne dass dies obligat mit Einbußen des Funktionsniveaus einhergehen muss (Tohen et al. 1990). Bezüglich einer zukünftigen Psychopathologie gibt es Hinweise darauf, dass das psychotische Erleben während manischer Episoden deutlich weniger als das psychotisch-depressive Erleben mit dem Ausmaß psychotischer Phänomene zukünftiger Episoden assoziiert ist (Coryell et al. 2001). Auch in der Studie des »Stanley Foundation Bipolar Treatment Network« fand sich bei der Untersuchung von 352 Bipolar-I-Patienten kein Zusammenhang zwischen psychotischen Symptomen und schlechterem Verlauf (Keck et al. 2003).

17.4.4 Verlaufsmuster und Bipolar-I/II-Störung

Die Erstmanifestation der bipolaren Störung liegt zumeist in der Jugend. Patienten mit Krankheitsbeginn bereits vor dem 12. Lebensjahr haben eine deutlich beeinträchtigte Prognose hinsichtlich Schweregrad, Episodenhäufigkeit und Rapid Cycling (Leverich et al. 2007). Bei vielen Patienten mit bipolarer Störung findet sich ein stereotypes Muster mit vorhersagbarem Verlauf Manie – Depression bzw. Depression – Manie während einer Krankheitsphase. Allerdings gibt es ebenso Patienten, bei denen sich ein derartig vorhersagbarer Verlauf nicht findet. Das Episodenmuster hat durchaus eine Bedeutung für die Prognose und insbesondere für das Ansprechen auf eine Lithiumtherapie – die günstiger verläuft bei Patienten mit einem Manie-Depressions-Muster (Faedda et al. 1991).

In ähnlicher Weise gilt bei Patienten mit Bipolar-II-Symptomatik der Verlaufstyp »Depression-Hypomanie« als ungünstig hinsichtlich Schwere und Dauer der depressiven Symptomatik, Behandlungserfolg und dem Wiedererlangen der vollen Leistungsfähigkeit (Ayuso-Gutierrez et al. 1982). Dabei zeigt sich naheliegenderweise der Schweregrad des Verlaufs, etwa gemessen an den Re-Hospitalisationen, bei Bipolar-I- gegenüber Bipolar-II-Patienten ungünstiger (Coryell et al. 1989). Während Patienten mit Bipolar-I-Störung einen höheren Schweregrad der Episoden zeigen, finden sich Bipolar-II-Störungen vermehrt mit komorbider Angsterkrankung, aber auch mit Chronizität assoziiert (Judd et al. 2003c).

17.4.5 Komorbidität

Vermutlich leidet die überwiegende Anzahl von Patienten mit bipolarer Störung an einer komorbiden Achse-I-Erkrankung (nach DSM-IV). Dabei spielen vor allem substanzbezogene Störungen wie Alkohol-, Drogenabusus und -abhängigkeit eine große Rolle. In einzelnen Studien wurde bei bis zu einem Drittel der Patienten eine alkohol- oder drogenbezogene Diagnose vergeben (Keck et al. 1998). Eindeutig scheint eine komorbide Abhängigkeitsdiagnose die Prognose hinsichtlich Remission oder Compliance zu beeinträchtigen (Strakowski et al. 2000; Coryell et al. 1998). Ein Faktor scheint die eingeschränkte Medikamenten-Compliance bei Patienten mit komorbider substanzbezogener Erkrankung zu sein (Keck et al. 1998).

Neben einer hohen Rate an substanzbezogenen Störungen (42 %) fanden McElroy und Kollegen bei einer Gruppe von 288 bipolaren Patienten eine große Subgruppe mit Angsterkrankungen (42 %) und Essstörungen (10 %). Bei einer kleineren Gruppe von Patienten fanden Strakowski und Kollegen (1998) Zwangssymptome bevorzugt im gesunden Intervall zwischen den affektiven Episoden. Patienten mit komorbiden Achse-I-Erkrankungen (65 %) unterschieden sich durch jüngeres Erstmanifestationsalter, Phasenbeschleunigung und schwerere Episoden (McElroy et al. 2001).

Patienten mit manischen oder gemischten Episoden benötigen bei komorbid vorliegender Diagnose einer Persönlichkeitsstörung mehr Zeit bis zur klinischen Besserung als Patienten ohne Persönlichkeitsstörung (Dunayevich et al. 2000).

Wegen der erheblichen Komorbidität jugendlicher bipolarer Patienten mit Aufmerksamkeitsdefizit-Hyperaktivitäts-Syndrom (ADHS) stellt sich die Frage nach dem Einfluss von Stimulanzien auf den Verlauf der bipolaren Störung. Soutullo und Kollegen untersuchten retrospektiv 80 jugendliche bipolare Patienten und fanden bei 49 % eine Lebenszeitdiagnose eines ADHS. Der Gebrauch von Stimulanzien bei diesen Patienten war assoziiert mit einem schwereren Verlauf der bipolaren Erkrankung (Soutullo et al. 2002).

17.4.6 Lebensgeschichtliche Erfahrungen

Sexueller Missbrauch, Vernachlässigung und Verlust eines Elternteils in der Kindheit oder frühen Adoleszenz gelten als schwerwiegende Risikofaktoren für verschiedene seelische Erkrankungen. In ähnlicher Weise wurde bei Patienten mit bipolarer Störung ein Zusammenhang zwischen sexuellem und körperlichem Missbrauch in Kindheit oder Jugend mit einem frühem Erkrankungsbeginn, höherer psychiatrischer Komorbidität, einschließlich Substanzmissbrauch, höherer Phasenhäufigkeit und einem höherem Ausmaß suizidalen Verhaltens gefunden (Leverich et al. 2002; Post et al. 2003). Es bestätigt sich in der Studie des Stanley Foundation Netzwerks, dass Missbrauch während der Kindheit mit dem Schweregrad der Manie und Episodenhäufigkeit assoziiert ist (Nolen et al. 2004b). Darüber hinaus, ähnlich wie bei unipolar depressiven Patienten, findet sich eine Assoziation zwischen Lebensereignissen und dem Beginn einer Episode bei bipolaren Patienten (Horesh et al., 2011).

17.4.7 Geburt und Sexualität

Der Einfluss von Sexualsteroiden auf den Verlauf einer bipolaren Erkrankung ist unzureichend untersucht. Klinisch evident ist jedoch, dass Frauen post partum ein besonders hohes Risiko für eine affektive Episode tragen, das in kleinen Fallserien auf bis zu 67 % geschätzt wird. Bei Frauen mit postpartaler affektiver Episode, die überwiegend depressiv verläuft, ist das Risiko für weitere Krankheitsepisoden im Wochenbett erhöht

(► Kap. 19). Ebenso gibt es Anhaltspunkte dafür, dass Frauen ohne Hormonersatztherapie perimenopausal ein höheres Risiko für eine affektive Episode erleiden (Freeman et al. 2002). Wie für die meisten anderen Prädiktoren liegen jedoch auch zu den Sexualsteroiden keine prospektiv geprüften Daten vor.

17.5 Prognose hinsichtlich Suizid

Als häufigste Ursache von Exzess-Mortalität wird bei psychiatrischen Patienten der Suizid angenommen (Angst et al. 1999). Für Patienten mit bipolarer Störung wird angenommen, dass 25–60 % im Verlauf des Lebens einen Suizidversuch unternehmen und 19 % an den Folgen eines Suizidversuches versterben (Goodwin und Jamison 1990). Eine exakte Einschätzung der Gefährdung durch Suizid bei Vorliegen einer spezifischen Erkrankung ist allerdings aus mehreren Gründen nicht gut möglich. Ein Faktor ist die Unsicherheit der Diagnose sowie die sich ändernden Diagnosekonventionen. Gelegentlich wird die Suizidrate von Patienten mit stationär behandelter Indexepisode berichtet, wobei ein Bias durch den Schweregrad entsteht. Daher ist anzunehmen, dass das Suizidrisiko bei Patienten mit bipolarer Störung unter der häufig angegebenen Zahl von 15 % liegt (Inskip et al. 1998). Selbst wenn große Fallzahlen in Metaanalysen betrachtet werden ergeben sich Angaben zum relativen Risiko für Suizid nur mit einer erheblichen Unschärfe (Harris and Barraclough 1997). Werden jedoch die Suizidraten von Patienten unterschiedlicher psychiatrischer Diagnosen verglichen, so zeigen diese relativen Zahlen, dass Patienten mit bipolarer Störung das höchste Risiko für Suizidversuche haben (Chen et al. 1996). Andere Quellen berichten von einem höheren Risiko für vollzogenen Suizid bei unipolaren im Vergleich zu bipolaren Patienten (Angst et al. 2002).

Vollzogene Suizide sind dabei stets als Schlusspunkt eines Kontinuums suizidalen Verhaltens zu begreifen. Vermutlich begehen mindestens 25–50 % aller bipolaren Patienten im Laufe des Lebens einen oder mehrere Suizidversuche. Suizidversuche werden häufiger von Frauen als von Männern durchgeführt. Schnelle Stimmungsumschläge zu Beginn und am Ende depressiver Episoden gelten als besonders kritische Zeitpunkte mit erhöhtem Suizidrisiko. Auch Patienten mit gemischt-affektiven Episoden sind einem erhöhten Risiko für Suizid ausgesetzt (Isometsä et al. 1994).

Wie bereits dargelegt, findet sich bei den meisten Patienten mit bipolarer Störung ein Überwiegen depressiver Episoden. Daher ist es wesentlich, das Risiko für suizidales Verhalten im Langzeitverlauf abzuschätzen. Die NIMH-Gruppe hatte 648 Patienten untersucht, von denen 34 % Suizidversuche in der Vorgeschichte aufwiesen. In einer Regressionsanalyse zeigten sich sexueller Missbrauch in der Vorgeschichte, Fehlen einer Vertrauensperson, hohe Anzahl stationärer Aufenthalte wegen Depressionen und Cluster-B-Persönlichkeitsstörungen als relevante Risikovariablen für suizidales Verhalten (Leverich et al. 2003). Bei Patienten mit manischer oder gemischt-affektiver Episode fanden Strakowski und Kollegen, dass die Schwere der depressiven Symptome, und nicht das Vorliegen eines depressiven Syndroms und damit einer gemischten Episode per se, mit Suizidalität assoziiert war (Strakowski et al. 1996). Andere Autoren betonen die Rolle von Alter und Geschlecht (junge Männer!), früheren Suizidversuchen sowie

Alkoholmissbrauch in der Abschätzung der Suizidalität (Simpson und Jamison 1999).

Das therapeutische Handeln sollte eine Reduktion des Suizidrisikos von Patienten mit bipolarer Störung zum Ziel haben. Erfreulicherweise scheint die psychopharmakologische Behandlung von Patienten mit affektiven Störungen wirklich zu einer Reduktion des Suizidrisikos zu führen (Angst et al. 2002). Der Behandlung mit Lithium wird auf Grundlage der vorliegenden Daten ein suizidpräventiver Effekt zugeschrieben (Jamison 2000). Allerdings galt es lange als umstritten, ob dieser günstige Effekt nicht wesentlich auf einer Selektion von Patienten mit hoher Therapiemotivation und Compliance in Spezialambulanzen beruhte. Eine Übersichtsarbeit von Baldessarini und Kollegen (2003) fasste hierzu Daten aus 34 Studien mit insgesamt über 64 000 Patientenjahren zusammen. Dabei zeigte sich eine deutliche Verminderung der Suizidversuche (von 4.65 auf 0.31/100 Patientenjahre) sowie der vollzogenen Suizide (von 0.94 auf 0.17/100 Patientenjahre). Interessanterweise war die suizidpräventive Wirkung von Lithium bei Patienten mit unipolarer Störung günstiger als bei bipolaren Patienten.

17.6 Prognose hinsichtlich körperlicher Gesundheit

In skandinavischen Ländern erlauben es Patienten- und Sterberegister, die Mortalität bei großen Patientengruppen zu beurteilen. Bei ca. 15 000 Patienten mit stationärer Behandlung aufgrund einer bipolaren Störung fand sich im Vergleich zur Normalbevölkerung nicht nur eine erhöhte Mortalität durch Suizid (Frauen: RF 22.4; Männer: RF 15.0), sondern auch eine erhöhte Mortalität durch natürliche Ursachen (Frauen: RF 2.1; Männer: RF 1.9). Insgesamt war die Exzessmortalität bei Patienten mit bipolarer Störung zum größeren Teil auf natürliche Todesursachen zurückzuführen (Ösby et al. 2001). Neben Suizid gilt insbesondere die kardiovaskuläre Mortalität als wesentliche Ursache der Exzessmortalität von Patienten mit affektiven Störungen (Angst et al. 2002; Ösby et al. 2001). Werden Patienten mit affektiven Störungen über längere Zeit beobachtet, so zeigt sich, dass Patienten mit durchgehender affektiver Störung kein erhöhtes kardiovaskuläres Mortalitätsrisiko gegenüber Patienten mit kurzen Krankheitsepisoden haben (Coryell et al. 1999). Dies legt nahe, dass physiologische Begleiterscheinungen affektiver Erkrankungen keineswegs alleine das erhöhte kardiovaskuläre Mortalitätsrisiko von Patienten mit affektiven Störungen erklären, sondern zusätzliche Faktoren das Risiko erklären müssen.

Ein erheblicher Anteil der Patienten mit bipolarer Störung leidet an Übergewicht (Fagiolini et al. 2003). Bei einer Untersuchung von 345 Patienten, die wegen einer bipolaren Störung hospitalisiert waren, konnten Cassidy und Kollegen (1999) ein deutlich erhöhtes Risiko für Diabetes mellitus finden (9,9 % vs. 3,4% [nationaler Durchschnitt]). Diese Daten stehen in Übereinstimmung mit mehreren anderen Studien, die teilweise ein häufigeres Vorkommen von Diabetes mellitus bei bipolaren Patienten fanden, wenn auch der Body Mass Index (BMI) oder die Einnahme von Psychopharmaka kontrolliert wurden (Regenold et al. 2002). Es findet sich kein Unterschied im kardiovaskulären Risikoprofil zwischen bipolaren und schizophrenen Patienten, bei denen die kardiovaskulären Risiken häufig mit Antipsychotika in Verbindung gebracht werden (Birkenaes et al. 2007). Der pathophysiologische Zusammenhang zwischen den affektiven und kardiometabolischen Erkrankungen bleibt unklar. Sowohl eine Gewichtszunahme durch die langjährige Verordnung appetitsteigernder Psychopharmaka, als auch genetische Beziehungen zwischen affektiven und metabolischen Störungen werden als Ursachen diskutiert. Analog zu Patienten mit unipolarer Depression ist auch eine Aktivierung stressresponsiver Systeme als Ursache der diabetischen Stoffwechselneigung denkbar. Zusätzlich ist jedoch Übergewicht bei bipolaren Patienten mit einer schlechteren Prognose der affektiven Erkrankung assoziiert, wobei angenommen werden muss, dass Adipositas die Compliance bezüglich einer rezidivprophylaktischen Medikation beeinträchtigt (Fagiolini et al. 2003).

Abschluss

Die deutsche Psychiatrie wurde außerordentlich von Kraepelin geprägt. Der weit verbreiteten Vorstellung der guten Prognose von Patienten mit bipolarer Störung muss eindeutig widersprochen werden. Keineswegs ist die bipolare Erkrankung eine rein phasenhaft verlaufende Störung. Vielmehr ist das Konzept der Phasenhaftigkeit der affektiven Störungen ein Hindernis, die graduell abgestufte affektive Symptomatik – auch und gerade im »gesunden Intervall« – zu erfassen. Zusätzlich zu der Einschränkung durch die subsyndromale Symptomatik im eigentlichen Krankheitsintervall ist die bipolare Störung durch eine eingeschränkte psychosoziale Prognose sowie eine hohe Sterblichkeit aufgrund Suizid und kardiovaskulärer Erkrankungen gekennzeichnet.

Für das ärztliche Handeln ist die Beachtung syndromaler und – häufig übersehener – subsyndromaler Psychopathologie entscheidend. Vor allem jedoch muss bei der Einschätzung von Behandlungserfolg und Prognose der Verhinderung von Suizid und assoziierten somatischen Erkrankungen (insbesondere Diabetes und KHK) mehr Bedeutung eingeräumt werden.

Die Einführung moderner Antipsychotika und Antikonvulsiva in die Therapie von Patienten mit bipolarer Störung führte nicht nur zu einer bedeutsamen Stimulation des Forschungsfelds. Bedauerlicherweise steht überwiegend die Kontrolle der akuten Symptomatik einer manischen oder depressiven Episode im Fokus psychopharmakologischer Studien. Relevante Aspekte der Langzeitbehandlung, insbesondere die psychosoziale Prognose, das Suizidrisiko und die kardiale Exzessmortalität, kommt derzeit eindeutig zu wenig Aufmerksamkeit von Ärzten und Wissenschaftlern zu. Bei aller Freude über neue Therapieoptionen sollte nicht vergessen werden, dass der bipolar erkrankte Patient vorzeitig stirbt und es eine elementare ärztliche Aufgabe ist, gesunde Lebenszeit zu erhalten. Abgesehen von Lithium gibt es bisher für keine pharmakologische Therapieoption plausible Daten, die darauf hinweisen würden, dass sie als Werkzeuge bei dieser Aufgabe dienen könnten.

18 Grenzwertige Bipolarität – Subthreshold Bipolarity

Michael Berger und Emanuel Severus

Kapitelübersicht

Im Folgenden soll das in den letzten Jahren sehr intensiv und gleichermaßen kontrovers diskutierte Konzept der grenzwertigen Bipolarität einer näheren Betrachtung unterzogen werden. Verwendung findet der Begriff der grenzwertigen Bipolarität, um solche Erkrankungen aus dem affektiven Spektrum zu erfassen, die Anzeichen und Symptome einer bipolaren Erkrankung aufweisen, jedoch die aktuellen Kriterien des diagnostischen und statistischen Manuals psychischer Störungen DSM-IV hinsichtlich bipolarer Erkrankungen nicht erfüllen bzw. bisher allenfalls unter der Kategorie »Nicht näher bezeichnete bipolare Störung« subsumiert werden konnten.

Verschiedene Autoren haben die Validität der existierenden operationalisierten diagnostischen Kriterien aus der Erfahrung epidemiologischer und klinischer Studien, in denen ein breiteres Konzept der Bipolarität Anwendung fand und die zeigen konnten, dass grenzwertige Bipolarität ein valides Konzept darstellt, angezweifelt.

18.1 Die bipolare Erkrankung nach DSM-IV

Gemäß den aktuellen Diagnosekriterien des diagnostischen und statistischen Manuals psychischer Störungen (DSM-IV) wird die bipolare affektive Erkrankung in vier Untergruppen unterteilt: Bipolar-I-Störung, Bipolar-II-Störung, zyklothyme Störung sowie die nicht näher bezeichnete bipolare Störung. Unter letzterer Kategorie werden Störungen mit bipolaren Merkmalen erfasst, die nicht die Kriterien für eine der zuvor erwähnten spezifischen bipolaren Störungen erfüllen. Nach DSM-IV werden beispielsweise ein sehr rascher (innerhalb weniger Tage auftretender) Wechsel zwischen manischen und depressiven Symptomen berücksichtigt, der nicht die Zeitkriterien einer manischen Episode (≥ 7 Tage) oder einer Episode einer Major Depression (≥ 14 Tage) erfüllt, zudem ein Szenario rezidivierender hypomaner Episoden, ohne dazwischenliegende depressive Symptomatik. Ausgenommen aus dieser Gruppe sind Störungen, bei denen die hypomane, manische oder gemischte Episode ursächlich durch Antidepressiva, einen Stimulantienabusus oder andere Substanzen hervorgerufen wird; in diesen Fällen ist nach DSM-IV die Diagnose einer »substanzinduzierten affektiven Störung« zu stellen.

18.2 Das bipolare Spektrum nach Akiskal

Akiskal und Pinto (1999) entwickelten im Jahr 1999 das Konzept des sogenannten bipolaren Spektrums mit den Subtypen I bis IV. Grundlage hierfür bildete die Vorstellung, dass neben den spezifischen bipolaren Kategorien Bipolar-I, Bipolar-II und Zyklothymie weitere bipolare Untergruppen, welche bis dato lediglich als »Nicht näher bezeichnete bipolare Störung« klassifizierbar waren, existieren.

Die Idee des bipolaren Spektrums beinhaltet das Vorhandensein depressiver Episoden in Kombination mit unterschiedlich stark ausgeprägten exzitatorischen Symptomen (zeitgleich oder zeitversetzt zu den depressiven Episoden).

Nach Akiskal wird unterschieden zwischen klassischer Bipolar-I-Erkrankung (Depression und Manie), Bipolar-I1/2- (Depression mit protrahierter Hypomanie) und Bipolar-II-Erkrankung (Depression mit Hypomanie) – diese Formen würden auch unter den aktuellen Diagnosekriterien (DSM-IV) unter den spezifischen bipolaren Störungen subsumiert werden. Es folgen die Bipolar-II1/2-Erkrankung (Zyklothyme Depression: depressive Episode bei zyklothymer Störung), die in ursächlichem Zusammenhang mit der Gabe von Antidepressiva stehende Hypomanie (Bipolar-III-Erkrankung) sowie die im Zusammenhang mit Substanzmissbrauch stehende Hypomanie (Bipolar-III1/2-Erkrankung). Die Bipolar-IV-Erkrankung wird beim Vorliegen depressiver Episoden vor dem Hintergrund eines hyperthymen Temperaments vergeben. Später wurde dann noch die Bipolar-V-Erkrankung beschrieben (»mixed depression«, Mischzustände mit Gereiztheit, Agitiertheit und rasenden Gedanken, die die Kriterien für eine depressive Episode, nicht jedoch die für eine gemischte Episode erfüllen) sowie die Bipolar-VI-Erkrankung (sich neu im 6. bzw. 7. Lebensjahrzehnt manifestierende affektive Instabilität, zumeist einhergehend mit kognitiven Defiziten) (Ng et al. 2008).

Wie die Autoren zusammenfassend darlegen, besteht ihre Hauptthese darin, dass diese Majoren Depressionen mit den sogenannten »weichen« bipolaren Merkmalen, auch wenn diese nicht die aktuellen »strikten« Kriterien für die Diagnose einer Hypomanie und Bipolar-II-Erkrankung (nach DSM-IV oder ICD-10) erfüllen, in Wirklichkeit bipolare Erkrankungen seien. Die Thesen von Akiskal und Pinto konnten in den letzten Jahren in Arbeiten, die sich insbesondere auf grenzwertige Hypomanien und Bipolar-II-Erkrankungen fokussierten und im Folgenden anhand ausgewählter Veröffentlichungen einer näheren Betrachtung unterzogen werden sollen, teilweise validiert werden.

18.3 Die grenzwertige Bipolarität

18.3.1 Definition und aktueller Forschungsstand

Die aktuelle Diskussion die grenzwertige Bipolarität betreffend, dreht sich im Wesentlichen um die Frage, welche Kriterien, sowohl zeitlicher Natur als auch hinsichtlich Anzahl und Art der zu erfüllenden Kriterien, gegeben sein müssen, damit die Kriterien für eine hypomane Episode erfüllt sind und – bei Vorliegen depressiver Episoden in der Vorgeschichte – eine Bipolar-II-Erkrankung diagnostiziert werden kann. Es geht also um das Verhältnis zwischen der Prävalenz unipolarer majorer Depressionen zu bipolaren Erkrankungen. Dabei stehen vornehmlich die isoliert von der depressiven Symptomatik auftretenden hypomanen Symptome im Fokus, weniger der vermutlich mindestens ebenso häufige Fall des Auftretens hypomaner Symptome im Rahmen einer depressiven Episode (»mixed depression«) – mit der Frage, wie diese zu werten sind. Das DSM-V nimmt sich dieser Frage übrigens ausführlich an (Prinzip des »mixed specifier«). Im Folgenden soll versucht werden, einen Überblick über die aktuelle Studienlage bez. obiger Fragestellung zu geben.

Grenzwertige Hypomanie in Verbindung mit majoren depressiven Episoden – im Folgenden mit dem Begriff der grenzwertigen Bipolarität versehen – war Gegenstand verschiedener epidemiologischer und klinischer Studien in den letzten Jahren. Definiert wurde dieser Begriff jedoch keineswegs einheitlich. In den meisten bisherigen Publikationen wurde eine bipolare Erkrankung dann als grenzwertig eingestuft, wenn entweder die geforderte Anzahl an Kriterien für die Diagnose einer Hypomanie nicht erfüllt wurde oder hypomane Symptome nicht über die geforderte Zeitspanne von vier Tagen fortdauerten.

Insbesondere die Vorgabe einer Mindestdauer von vier Tagen für die Diagnose einer Hypomanie gemäß dem Kriterienkatalog der DSM-IV wird gegenwärtig kontrovers diskutiert. Verschiedene Autoren stimmen mittlerweile darin überein, dass selbst eine kürzere Dauer als die geforderten vier Tage auf eine Erkrankung aus dem bipolaren Spektrum hinweist, potenziell klinische Relevanz besitzt und als Bipolar-II-Erkrankung zu klassifizieren ist. Eine Mindestdauer von zwei Tagen wird von den meisten Untersuchern (Akiskal et al. 2000; Cassano et al. 1992; Manning et al. 1997) mittlerweile empfohlen und findet auch bereits Anwendung in nicht interventionellen klinischen Studien (Akiskal et al. 1979, 2000; Benazzi 2001a, b, c). Manche Autoren (Lewinsohn, Klein and Seeley 2000) sehen sogar eine hypomane Episode mit der Dauer eines Tages als Indikator für eine Bipolar-II-Erkrankung.

In einer Arbeit von Angst et al. (2003) wurden Patienten mit kurzer Hypomanie (1–3 Tage) und solche mit Hypomanien von mindestens vier Tagen Dauer einander unter anderem hinsichtlich folgender klinischer Variablen gegenübergestellt: positive Familienanamnese für Manie/Hypomanie und Depression, kumulative Dauer einer Hypomanie und/oder Depression in den letzten 12 Monaten, Suizidversuche, Komorbidität mit Angststörungen, Substanz- und Alkoholabusus bzw. -abhängigkeit, Verhaltensstörung während Kindheit und Adoleszenz und Kriminalität im Erwachsenenalter. Im Vergleich der Patienten mit kurzer Hypomanie (1–3 Tage) und solchen mit mindestens vier Tagen Dauer zeigten sich – ausgenommen der Anzahl der hypomanen Tage im letzten Jahr – hinsichtlich aller anderen Variablen keine signifikanten Unterschiede.

Neben dem Kriterium Zeit wurde auch die Validität einer bestimmten Anzahl von Symptomen für die Diagnose einer Hypomanie nach DSM-IV untersucht. Nach DSM-IV müssen für die Diagnose einer Hypomanie neben dem Stammkriterium A (gehobene oder gereizte Stimmung) mehr als drei der folgenden Symptome (bzw. mehr als vier bei gereizter Stimmung) erfüllt sein: gesteigertes Selbstwertgefühl oder Größenideen, vermindertes Schlafbedürfnis, vermehrter Rededrang, Ideenflucht, Ablenkbarkeit, Zunahme zielgerichteter Aktivitäten oder psychomotorischer Unruhe, übermäßige Beschäftigung mit angenehmen Aktivitäten, die mit hoher Wahrscheinlichkeit unangenehme Konsequenzen haben. Zusätzlich wird gefordert, dass eine solche Episode durch eine eindeutige Veränderung in der Lebensführung gekennzeichnet ist, die für die Person in symptomfreien Zeiten untypisch und gleichermaßen für andere beobachtbar ist. Des Weiteren darf eine hypomane Episode nicht schwer genug sein, um eine deutliche Beeinträchtigung in sozialen Aktivitäten oder hinsichtlich der Arbeitsleistung zu bewirken.

Eine Hypomanie galt in einer Arbeit von Zimmermann et al. (2009) dann als grenzwertig, wenn

1. eine Person über eine Dauer von vier Tagen entweder eine gehobene oder expansive Stimmung zeigte, welche Konsequenzen nach sich zog oder von Dritten beobachtbar war, jedoch die geforderte Mindestanzahl an Symptomen (Kriterium B) nach DSM-IV nicht erfüllt wurde, oder
2. eine Person über einen Zeitraum von vier Tagen eine gereizte Stimmung und mindestens drei weitere (hypo)manische Symptome aufwies, jedoch dies nicht durch andere beobachtbar war.

Anhand einer Gegenüberstellung von Patienten mit grenzwertiger Bipolarität und solchen mit einer majoren depressiven Störung konnte eine signifikant höhere Rate an positiver Familienanamnese für manische Episoden bei der grenzwertigen bipolaren Erkrankung demonstriert werden. Patienten mit grenzwertiger Hypomanie im majoren und minoren affektiven Spektrum hatten ferner eine höhere Rate an Nikotinabhängigkeit, Alkoholmissbrauch und strafrechtliche Auffälligkeiten in der Vorgeschichte. Auch wenn sich für die majore depressive Erkrankung eine Assoziation mit Panikstörungen nachweisen ließ, war diese Assoziation bei Patienten mit grenzwertiger Bipolarität ungleich stärker.

Entsprechende Ergebnisse finden sich auch in einer Studie von Angst et al. (2010). Hier wurde eine grenzwertige Bipolarität diagnostiziert, wenn bei Patienten mit nachgewiesener majorer depressiver Episode eine über mehrere Tage andauernde Phase gesteigerter Energie, Aktivität, Unruhe, Redebedarf oder Gereiztheit zu eruieren war, die jedoch die Kriterien für eine Hypomanie/Manie nach DSM-IV nicht erfüllte. Im Vergleich zu Patienten mit majorer depressiver Erkrankung zeigten Patienten mit Depression und grenzwertiger Hypomanie eine höhere Rate an Angststörungen, Substanzmissbrauch und Verhaltensstörungen –geringer allerdings als die von Patienten mit einer klassischen Bipolar-II-Erkrankung. Die Rate an Suizidversuchen bewegte sich mit 41 % zwischen der bei purer Depression mit 31 % und Bipolar-II mit einer Rate von 50 %. Die Anzahl depressiver Episoden war bei grenzwertiger Bipolarität höher als bei purer Depression. Eine positive Familienanamnese für Manie/Hypomanie zeigte sich bei grenzwertiger Bipolarität genauso häufig wie bei der Bipolar-II-Störung.

In einer weiteren Arbeit von Angst et al. aus dem Jahre 2003 (Angst et al. 2003) wurden verschiedene bipolare Kategorien definiert und sowohl untereinander als auch mit einer unipolaren Depression hinsichtlich verschiedener klinischer Variablen verglichen. Die Basis für die Diagnose einer Manie/Hypomanie bildete hierbei das sog. Zürich Study Interview. Anders als beispielsweise beim Strukturierten Klinischen Interview für DSM-IV ist hier neben einer Änderung der Stimmung Überaktivität als Kernkriterium vorgesehen: Um die Diagnose einer »harten«

Hypomanie stellen zu können, war der Nachweis folgender Kriterien erforderlich: 1. Euphorie, Reizbarkeit, Überaktivität; 2. Konsequenzen oder Kommentare von Dritten; 3. Vorhandensein von mindestens drei von sieben hypomanen Symptomen nach DSM-IV (Kriterium B). Eine Mindestdauer war im Gegensatz zu DSM-IV jedoch nicht vorgesehen. Ließen sich bei den Probanden hypomane Symptome eruieren, welche jedoch die genannten Vorgaben für eine »harte« Hypomanie nicht erfüllen konnten, wurden diese als »weiche« Kategorie in die Studie aufgenommen. Diese Subpopulationen wurden hinsichtlich verschiedener Validatoren miteinander verglichen.

Im Vergleich der beiden Bipolar-II-Subgruppen (»harte« Bipolar-II-Störung vs. »weiche« Bipolar-II-Störung) konnten keine signifikanten Unterschiede hinsichtlich der zuvor benannten klinischen Variablen demonstriert werden. Jedoch waren für beide Kategorien im Vergleich zur majoren depressiven Störung signifikant höhere Raten an positiver Familienanamnese für eine Manie, komorbiden Substanz- und Alkoholabusus bzw. -abhängigkeit und Verhaltensstörungen während Kindheit/Adoleszenz zu ermitteln.

Hinsichtlich des Risikos für einen Substanzmissbrauch bei grenzwertiger Bipolarität ist noch zu ergänzen, dass prospektive Analysen der Zürich Kohorten Studie illustrieren konnten, dass die majore depressive Störung lediglich mit Benzodiazepinabusus oder -abhängigkeit assoziiert war, wohingegen manische Symptome unterhalb der diagnostischen Grenze starke Prädiktoren für einen Abusus jeder untersuchten Substanz waren (Merikangas et al. 2008). Die »Early Developmental Stages of Psychopathology« (EDSP) Studie offenbarte zudem, dass grenzwertige Bipolarität den nachfolgenden ersten Alkoholmissbrauch voraussagen konnte, wohingegen die unipolare depressive Störung diesbezüglich keinen prädiktiven Wert hatte (Lieb et al. 2000).

Ferner wurde in der Arbeit von Angst auch die Validität des derzeitigen Stammkriteriums einer Stimmungsänderung im DSM-IV geprüft. Zu diesem Zweck wurden Probanden, welche das DSM-IV Stammkriterium A (Stimmungswechsel, Euphorie, Gereiztheit) plus Überaktivität zeigten mit solchen verglichen, bei welchen sich lediglich das Kriterium Überaktivität ermitteln ließ. Es wurden bezüglich der genannten Variablen keinerlei Unterschiede festgestellt. Wie schon in früheren Arbeiten von Akiskal et al. (1977, 2001) wurde anhand dieses Befunds eine Revision der aktuell gültigen Kernkriterien vorgeschlagen und eine Aufnahme von Überaktivität als Stammkriterium empfohlen. Letzteres ist für die überarbeitete Version des diagnostischen und statistischen Manuals psychischer Störungen (DSM-V) auch vorgesehen.

18.3.2 Prävalenz der grenzwertigen Bipolarität

Die bipolare affektive Erkrankung ist eine schwere psychiatrische Erkrankung, die massive Bedeutung für das Gesundheitswesen hat. Es ist daher notwendig, möglichst realistische Prävalenzraten hinsichtlich des wahren Ausmaßes dieser Erkrankung in der Bevölkerung zu erlangen, um daraus Rückschlüsse auf die damit einhergehenden psychosozialen Einschränkungen ziehen zu können.

Bisher gilt die majore depressive Störung als die häufigste affektive Störung mit einer Lebenszeitprävalenz von bis zu 16 %. Im Gegensatz dazu wird in den meisten epidemiologischen Studien die Prävalenz der bipolar affektiven Erkrankung als erheblich geringer eingeschätzt. Ein Review epidemiologischer Untersuchungen in sechs nicht europäischen Ländern berichtete von Lebenszeitraten der Bipolar-I-Störung zwischen 0,3 % und 1,5 % (Weissman MM et al. 1996). In europäischen Studien zeigte sich diesbezüglich eine höhere Varianz. Die Lebenszeitprävalenz rangierte in diesen Arbeiten zwischen 0,1 % und 2,4 % (Faravelli et al. 1990; Pini et al. 2005; Regeer et al. 2004; Szadoczky et al. 1998; ten Have et al. 2002). Die Ermittlung entsprechender Daten zur Bipolar-II-Störung gestaltet sich ungleich schwieriger. Eine retrospektive Erfassung hypomaner Episoden stellt sich aus anamnestischer Sicht aufgrund der milderen klinischen Ausprägung und dem oftmals fehlenden Krankheitsgefühl der betroffenen Patienten als schwierig dar. In den meisten Untersuchungen wird die Lebenszeitprävalenz der Bipolar-II-Erkrankung mit 0,5–2 % angegeben (Angst 1998).

Es wird jedoch in der Literatur häufig angezweifelt, dass diese Raten das tatsächliche Ausmaß der bipolaren Erkrankung widerspiegeln, insbesondere – wie oben dargelegt – aufgrund der aktuell sehr strikten und gleichermaßen eng gefassten diagnostischen Kriterien für eine Hypomanie in DSM-IV. Zimmermann et al. (2009) berichteten in Form relativ konservativer Schätzungen – mit einer Mindestdauer von einer Woche – von einer Rate von 4,4 %. In dieser Studie würde unter Einschluss der grenzwertigen Bipolarität (9,3 %) die kumulative Inzidenz der unipolaren Depression von 23,2 % auf 13,9 % sinken, gleichzeitig die Inzidenz jedweder bipolaren Störung auf 13,7 % steigen. Dies ist konsistent mit den Ergebnissen der Zürich Kohorten Studie, die von Prävalenzraten des bipolaren Spektrums in Höhe von 5,5 % oder 10,9 % unter Verwendung entweder einer »harten« Definition (im Prinzip den aktuellen DSM-IV Kriterien entsprechend, abgesehen von der Dauer) oder »weichen« Definition einer Hypomanie berichtete (Angst et al. 2003).

18.4 Diskussion

Untersuchungen konnten zeigen, dass Personen mit einer grenzwertigen Bipolarität, sprich majoren depressiven Episoden in Verbindung mit subsyndromaler Hypomanie, im Vergleich zu solchen ohne grenzwertige Hypomanie eine höhere Rate an Suizidversuchen (Angst et al. 2003; Judd und Akiskal 2003) und positiver Familienanamnese für bipolare affektive Erkrankungen (Angst et al. 2003; Zimmermann et al. 2009), eine höhere Komorbidität an Angststörungen, Impulskontrollstörungen und Substanzmissbrauch (Angst et al. 2003; Merikangas et al. 2008; Zimmermann et al. 2009) zeigen. Auch die Assoziation der grenzwertigen Bipolarität mit signifikant negativen psychosozialen Auswirkungen (signifikant häufigerer Rückgriff auf das Gesundheitswesen sowie öffentliche Unterstützung, höhere Rate an suizidalem Verhalten), wie Judd und Akiskal im Jahr 2003 demonstrieren konnten, spricht dafür, dass eine bipolare Erkrankung auch unterhalb der diagnostischen Grenze eine sog. »harmful dysfunction« darstellt. Arbeiten sprechen unter Einschluss der grenzwertigen Bipolarität von Prävalenzraten des bipolaren Spektrums, welche denen der majoren depressiven Störung weitgehend entsprechen (Judd und Akiskal 2003).

Ein dimensionaler Ansatz in der Bewertung der bipolaren Erkrankung wird seit vielen Jahren postuliert und unterstützt die Idee eines affektiven Spektrums, welches von normalen Hochphasen bis hin zu Hypomanie und Manie reicht.

In der Tat scheint es so, dass der longitudinale Verlauf bipolarer Erkrankung in einem hohen Maße – Untersuchungen sprechen von einer Relation 3 : 1, im Verhältnis zu einem syndromalen Level manischer und depressiver Episoden – durch moderate und subsyndromale Symptome dominiert wird (Judd und Akiskal 2003). Aufbauend auch auf Arbeiten von Judd et al. (2002b, 2003a, b), die zeigen konnten, dass alle Schweregrade an manischer Symptomschwere, einschließlich subsyndromaler manischer Symptome, üblicherweise im Langzeitverlauf der bipolaren Erkrankung fluktuieren, besteht der nicht unbegründete Verdacht, dass bipolare Erkrankungen durch die Präsentation einer weiten Spanne verschiedener Schweregrade, welche vom syndromalen bis hin zum subsyndromalen Level reichen, dimensionaler Natur sind.

Die Berücksichtigung dieser »weichen« bipolaren Kategorie im Sinne des Spektrumsgedankens erscheint angesichts der gewonnenen Befunde grundsätzlich gerechtfertigt. Einerseits könnte der Einschluss von grenzwertiger Bipolarität in die diagnostische Klassifikation die Präzision ätiologischer und genetischer Untersuchungen zur bipolaren affektiven Erkrankung entscheidend erhöhen (Bertelsen et al. 1977; MacQueen, Hajek und Alda 2005; Merikangas und Risch 2003). Insbesondere bei molekular genetischen Studien spielt eine korrekte Phänotypisierung und Identifizierung homogener Störungssubtypen eine wichtige Rolle. Andererseits könnte die aktuelle Latenz einer korrekten Diagnosestellung (unipolar vs. bipolar) von etwa 8–10 Jahren (Hirschfeld et al. 2003b; Lish et al. 1994) möglicherweise erheblich reduziert werden. Ein früherer Beginn einer spezifischen Therapie würde gleichzeitig die Kosten für das Gesundheitswesen potenziell sensibel beeinflussen. Ungeklärt ist jedoch in diesem Zusammenhang, inwiefern Patienten aus dem »weichen« bipolaren Spektrum von einer Therapie, wie sie bisher der Bipolar-I-Erkrankung vorbehalten war, profitieren können. Die Datenlage hierzu ist als mangelhaft anzusehen (Severus et al. 2009).

Zu diskutieren ist jedoch, wenn, wie in den meisten der zuvor erwähnten Arbeiten eine Revision bzw. Aufweitung der diagnostischen Kriterien, insbesondere des diagnostischen und statistischen Manuals psychischer Störungen, gefordert wird, ob durch eine solche Einbettung eines dimensionalen in ein kategoriales Konzept eine Aufweichung der diagnostischen Kategorien in Kauf genommen wird, die der klinischen Realität nicht gerecht wird. Gemäß den Empfehlungen der meisten bisher veröffentlichten Arbeiten sollten über eine Anpassung der erforderlichen Kriterien für eine hypomane Episode die subtileren Ausprägungen der Erkrankung erfasst werden. Diesbezüglich könnten sich jedoch verschiedenen Limitationen und Probleme ergeben. Wenn beispielsweise gefordert wird die Mindestdauer für die Diagnose einer hypomanen Episode auf zwei Tage oder gar einen Tag zu reduzieren, besteht die Gefahr, relativ unspezifische und sehr kurze Phasen gehobener Stimmung oder Überaktivität als Hypomanie zu klassifizieren. Selbst wenn man davon ausgeht, dass subsyndromale Hypomanien relevant und häufig sind, so scheint dennoch mit dieser Praxis eine klare Abgrenzung von Phasen, die in der Tat im Rahmen einer bipolaren Erkrankung zu werten sind, und solchen, die unspezifisch oder gar Ausdruck einer anderen und/oder häufig komorbiden psychiatrischen Erkrankung sind, deutlich erschwert. Zu nennen ist in diesem Zusammenhang neben dem Aufmerksamkeitsdefizit-(Hyperaktivitäts)-Syndrom die emotional-instabile Persönlichkeitsstörung, ein Krankheitsbild, das ebenfalls gekennzeichnet ist durch häufige Stimmungsschwankungen, hohe Komorbidität mit Substanzabusus und -abhängigkeit und impulsives Verhalten.

Zum anderen erscheint es beinahe unmöglich, retrospektiv hypomane Episoden mit einer Dauer von einem Tag bis zu zwei Tagen zu ermitteln. In der Zusammenschau besteht somit durchaus die Gefahr, dass durch eine solche Praxis die Spezifität der klinischen Diagnosestellung erheblich verringert wird.

Die entscheidende Frage ist, ob die grenzwertige Bipolarität als Prodromalstadium der klassischen bipolaren Erkrankungen (Bipolar-I, Bipolar-II) betrachtetet werden soll, oder ob die diagnostischen Kriterien so gefasst werden sollten, dass die grenzwertige Bipolarität als integrale Komponente dieser Störung auch im Querschnitt als Teil der bipolaren Erkrankung klassifiziert werden kann.

Es bedarf prospektiver Untersuchungen, um nähere Informationen insbesondere darüber zu erlangen, wie häufig subsyndromale und grenzwertige bipolare Symptome im Langzeitverlauf eine Konversion zu der klassischen Bipolar-I/II-Erkrankung zeigen. Gemäß prospektiver Analysen aus dem Jahr 2009 konnte beispielsweise im Vergleich zur majoren depressiven Störung eine signifikant häufigere Konversion zur klassischen bipolaren Störung nach DSM-IV, insbesondere der Bipolar- I-Erkrankung demonstriert werden (Zimmermann et al. 2009). Von Interesse scheint in diesem Zusammenhang auch, welche hypomanen Symptome prädiktiven Wert für das Auftreten einer späteren manischen/hypomanen Episode haben. Hierzu findet sich in der Literatur bisher nur eine Arbeit, die das Kriterium »Symptome von Dritten beobachtbar« als entscheidenden Prädiktor ausweist, der signifikant assoziiert war mit der nachfolgenden Erstmanifestation der bipolaren Erkrankung (Zimmermann et al. 2009).

19 Kognitive Beeinträchtigungen bei bipolaren Erkrankungen

Sandra Dittmann

Kapitelübersicht

Einleitung

Neben der affektiven Symptomatik gehören kognitive Beeinträchtigungen während der Krankheitsphasen zur Kernsymptomatik bipolar affektiver Störungen (Quraishi und Frangou 2002; Taylor-Tavares et al. 2003; Malhi et al. 2007). In den letzten Jahren zeigten intensivierte Forschungsbemühungen, dass die meisten der schon in den Krankheitsphasen bestehenden kognitiven Defizite auch im freien Intervall persistieren, jedoch nicht immer mit dem gleichen Schweregrad.

Im Folgenden werden die bisherigen Forschungsergebnisse bezüglich der Kerndomänen kognitiver Leistungsfähigkeit in den unterschiedlichen Krankheitsphasen der bipolaren Erkrankung vorgestellt. Dabei werden Testverfahren in Domänen zusammengefasst, die ähnliche kognitive Prozesse abbilden (Heinrichs und Zakzanis 1998).

19.1 Neuropsychologische Befunde im freien Intervall

Die intensive Forschungstätigkeit im Bereich der kognitiven Leistungsfähigkeit im freien Intervall führte dazu, dass mittlerweile sechs Metaanalysen mit je unterschiedlichem Schwerpunkt veröffentlicht wurden (Robinson et al. 2006; Torres et al. 2007; Arts et al. 2007; Kurtz und Gerraty 2009; Bora et al. 2009; Mann-Wrobel et al. 2011). Diese zeigten in einigen Bereichen weitgehend übereinstimmende Ergebnisse, was u. a. daran liegen könnte, dass die Schnittmenge der eingeschlossenen Studien sehr groß war, in anderen Domänen dagegen (wie z. B bei den exekutiven Funktionen) unterschieden sich die berechneten Effektstärken zum Teil erheblich. Im Wesentlichen werden nun die Ergebnisse der Metaanalysen dargestellt, zusammengefasst und diskutiert.

19.1.1 Intelligenz

Der am häufigsten eingesetzte Intelligenztest ist der Wechsler-Intelligenztest für Erwachsene – im Original und in seinen revidierten Fassungen (WAIS, WAIS-R, WAIS-III; Wechsler 1955, 1981, 1997; dt. Versionen. HAWIE, HAWIE-R und WIE; Tewes 1994; Aster et al. 2006).

Nur bei einer der bisher veröffentlichten Metaanalysen ist die Intelligenzleistung mit aufgenommen worden (Bora et al. 2009). Allerdings ist in dieser Untersuchung nicht klar erkennbar, welche Studien für die Analyse berücksichtigt wurden. In der Tendenz zeigte sich, dass euthyme bipolare Patienten etwas schlechter abschnitten als gesunde Kontrollen. Dabei war die Effektstärke jedoch klein (d = 0.4).

Prüft man die einzelnen Studien, die die Intelligenzleistung bipolarer Patienten untersucht haben, zeigt sich, dass die bipolaren Patienten keine Beeinträchtigungen im Verbal-IQ aufweisen, während es unterschiedliche Ergebnisse bezüglich Handlungs- und Gesamt-IQ zu geben scheint (Coffman et al. 1990; Morice 1990; Zalla et al. 2004; McIntosh et al. 2005; Toulopoulou et al. 2006). Vor allem wenn die Patienten psychotische Symptome in der Vorgeschichte erlebt haben oder sich in der Familie psychotische Erkrankungen häuften, schien dies die intellektuelle Leistungsfähigkeit negativ zu beeinflussen (McIntosh et al. 2005; Toulopoulou et al. 2006).

So unterschieden McIntosh und Kollegen (2005) neben schizophrenen Patienten und ihren nicht erkrankten Angehörigen und einer gesunden Kontrollgruppe zwischen bipolaren Patienten und ihren nicht erkrankten Angehörigen, die aus Familien mit bipolaren Erkrankungen stammten (bipolare Familien), und bipolaren Patienten und nicht erkrankten Angehörigen, deren Familien mindestens ein schizophrenes Familienmitglied aufwiesen (gemischte Familien).

Es zeigte sich, dass bipolare Patienten, die aus gemischten Familien stammten, signifikant niedrigere Gesamt-IQ-Werte als Gesunde aufwiesen und bipolare Patienten, unabhängig davon, aus welcher Familie sie stammten, niedrigere Handlungs-IQ-Werte. Während die Mittelwerte der Angehörigen aus bipolaren Familien sich nicht signifikant von den gesunden Kontrollen unterschieden, schnitten die Angehörigen aus gemischten Familien signifikant schlechter in handlungs- und problemlösebezogenen Intelligenzaufgaben ab.

Nur die schizophrenen Patienten und ihre nicht erkrankten Angehörigen schnitten sowohl im Gesamt-IQ-Wert als auch im Verbal- und Handlungs-IQ signifikant schlechter ab. Allerdings muss festgehalten werden, dass bei allen Gruppen – sowohl bei den Patienten als auch bei den Angehörigen – die Mittelwerte der Intelligenzquotienten im durchschnittlichen Bereich lagen.

Die Maudsley Familienstudie (Toulopoulou et al. 2006) verglich schizophrene und bipolare Patienten und deren Angehörige mit gesunden Kontrollprobanden. Alle bipolaren Patienten wiesen psychotische Symptome in der Vorgeschichte auf und stammten aus Familien mit mindestens zwei Erkrankten. Die fünf Gruppen wurden bezüglich Alter, Geschlecht, sozialer Klasse der Eltern und Schulbildung parallelisiert. Es zeigte sich, dass die bipolaren Patienten sowohl im Handlungs-IQ als auch im Gesamt-IQ signifikant schlechter abschnitten als die gesunden Kontrollprobanden und sich bezüglich keines Wertes signifikant von den schizophrenen Patienten unterschieden. Im Gegensatz zu den Ergebnissen von McIntosh und Kollegen (McIntosh et al. 2005) unterschieden sich jedoch die Angehörigen schizophrener Patienten in keinem der untersuchten Intelligenzwerte von den Gesunden, während die Angehörigen der bipolaren Patienten signifikant niedrigere Werte im Gesamt-IQ erzielten. Diese Ergebnisse könnten als Hinweis auf eine genetische Prädisposition interpretiert werden.

19.1.2 Prämorbide Intelligenz

Um prämorbide Intelligenzleistungen zu schätzen, werden in der Regel Wortschatztests eingesetzt, mit denen das passive oder aktive Wortverständnis geprüft wird. In den englischsprachigen Ländern wird dazu vorwiegend der National Adult Reading Test (Nelson 1982) eingesetzt. Im deutschsprachigen Raum wird meist der Wortschatztest aus dem Wechsler Intelligenztest (HAWIE-R und WIE; Tewes 1994; Aster et al. 2006) für das aktive Wortverständnis und für das passive Wortverständnis der Wortschatztest (WST, Schmidt und Metzler 1992) bzw. der Mehrfachwahl-Wortschatztest (MWT-B; Lehrl 2005) verwendet.

Die Metaanalysen, die die prämorbide Intelligenz in ihre Analysen aufnahmen, kamen zu dem Ergebnis, dass keine signifikanten Unterschiede zwischen gesunden Kontrollen und bipolaren Patienten festzustellen waren (Robinson et al. 2006; Torres et al. 2007; Bora et al. 2009; Mann-Wrobel et al. 2011).

Kohortenuntersuchungen, die Kinder oder junge Erwachsene berücksichtigten, die noch an keiner psychiatrischen Erkrankung litten, zeigten, dass die Probanden, die später eine schizophrene Erkrankung entwickelten, schon vor dem Erkrankungsbeginn niedrigere Intelligenzwerte aufwiesen. Dagegen ließen sich die bipolaren Patienten aufgrund des Intelligenzquotienten nicht von den gesunden Kontrollprobanden unterscheiden (Reichenberg et al. 2002; Cannon et al. 2002; Zammit et al. 2004).

In einer weiteren Studie wurden bei 195 000 jungen Rekruten deren verbale, rechnerische, visuokonstruktive und planerische Fähigkeiten untersucht (Tiihonen et al. 2005). Die Ergebnisse der gesund gebliebenen Rekruten wurden mit jenen der Rekruten verglichen, die später an einer Schizophrenie, einer bipolaren Störung oder einer anderen psychotischen Erkrankung erkrankten. Ein schlechteres Abschneiden bei Aufgaben zur visuellen Analyse war signifikant häufiger mit allen drei Erkrankungen assoziiert, während ein besonders gutes Abschneiden im rechnerischen Denken mit einem 12-fach erhöhten Risiko verbunden war, an einer bipolaren Störung zu erkranken. Verbale Fähigkeiten schienen bei dieser Untersuchung in keiner Weise mit einer der drei hier untersuchten psychiatrischen Erkrankungen assoziiert zu sein.

19.1.3 Aufmerksamkeit

Bei den Testverfahren zur Aufmerksamkeitsprüfung wurden meist Untersuchungen zur psychomotorischen Geschwindigkeit, der Aufmerksamkeitsspanne und der Daueraufmerksamkeit durchgeführt (► **Tab. 19.1**). Zu komplexen Aufmerksamkeitsfunktionen, wie z. B. der geteilten Aufmerksamkeit, liegen bislang deutlich weniger Untersuchungen vor.

Tab. 19.1: Häufig verwendete Testverfahren zur neuropsychologischen Untersuchung bipolarer Patienten

Kognitiver Funktionsbereich	Häufig verwendete Testverfahren
Intelligenz	Wechsler Adult Intelligence Scale (Wechsler 1955) Wechsler Adult Intelligence Scale – Revised (Wechsler 1981) Wechsler Adult Intelligence Scale – III (Wechsler 1997) Hamburg-Wechsler-Intelligenztest (HAWIE; (Tewes 1994) Wechsler Intelligenztest für Erwachsene (WIE; (Aster et al. 2006)
Prämorbide Intelligenz	National Adult Reading Test (Nelson 1982) WST Wortschatztest (Schmidt und Metzler 1992) Mehrfachwahl-Wortschatz Intelligenztest (MWT-B, Lehrl 2005)
Aufmerksamkeit:	
Vigilanz	Continuous Performance Test (Beck et al. 1956)
Aufmerksamkeitsspanne	Block Spanne (Wechsler 1955, 1981) Zahlenspanne (Wechsler 1955, 1981)
Informationsverarbeitung	Span of Apprehension (Asarnow et al. 1991) Rapid Visual Information Processing (CANTAB) (Robbins et al. 1994)
Selektive Aufmerksamkeit	Go/NoGo-Paradigmen Simultaneous Matching to Sample (CANTAB) (Robbins et al. 1994)
Psychomotorische Geschwindigkeit	Zahlen-Symbol-Test (Wechsler 1955, 1981) Trail Making Test A (Reitan 1958)
Verbales Lernen und Gedächtnis	California Verbal Learning Test (Delis et al. 1987) Auditory Verbal Learning Test (Rey 1958) Rey Auditory Verbal Learning Test (Rey 1958) Verbale Subtests der Wechsler Memory Scale (Wechsler 1945, 1987)
Nonverbales Gedächtnis	Rey-Osterrieth-Figur (Rey 1941, Osterrieth 1944) Delayed Matching to Sample (CANTAB, Robbins et al. 1994) Figurale Subtests der Wechsler Memory Scale (Wechsler 1945, 1987) Pattern & Spatial Recognition Task (CANTAB) (Elias et al. 2006)
Visuelle Konstruktion und Spatiale	Rey-Osterrieth-Figur (Rey 1941; Osterrieth 1944)
Fähigkeiten	Brixton Spatial Anticipation Test (Burgess und Shallice 1996)
Exekutive Funktionen	
Inhibition	Stroop Test (Stroop 1935) Hayling Sentence Completion Test (Burgess und Shallice 1997)
Kognitive Flexibilität	Wisconsin Card Sorting Test (Heaton 1981) TMT B (Reitan 1958) Wortflüssigkeit (lexikalisch & kategorial) (Spreen und Strauss 1998) COWAS (Spreen und Strauss 1998) Intra-/Extradimensional Set-Shifting Task (CANTAB, Robbins et al. 1994)
Planen und Problemlösen	Tower of London (Shallice 1982) Stockings of Cambridge (Robbins et al. 1994)

Aufmerksamkeitsspanne

Die Metaanalysen, die die Aufmerksamkeitsspanne, gemessen mit der Zahlenreihe vorwärts aus dem Wechsler Intelligenztest, untersuchten, zeigten in der Regel zwar signifikante Unterschiede zwischen Patienten und gesunden Kontrollen, aber nur kleine Effektstärken (ES 0.3–0.47 (Robinson et al. 2006; Arts et al. 2007; Bora et al. 2009). Dies bedeutet, dass euthyme bipolare Patienten zwar Beeinträchtigungen bei der Menge des sich zu merkenden Materials aufweisen, diese Beeinträchtigungen im Vergleich zu Gesunden jedoch nur klein sind.

Informationsverarbeitungsgeschwindigkeit

Bei der psychomotorischen Informationsverarbeitungsgeschwindigkeit weisen die Ergebnisse der Metaanalysen mittlere bis große Effektstärken (d = 0.52–0.84) für die Beeinträchtigung bipolarer Patienten auf (Robinson et al. 2006; Torres et al. 2007; Mann-Wrobel et al. 2011). Sowohl beim Trail Making Test A (Coffman et al. 1990; Albus et al. 1996; Ferrier et al. 1999; Krabbendam et al. 2000; Martinez-Aran et al. 2004a, b; Bora et al. 2005) als auch beim Zahlen-Symbol-Test (Krabbendam et al. 2000; El Badri et al. 2001; Dickerson et al. 2004a; McIntosh et al. 2005) zeigte die Mehrheit der einzelnen Studien signifikante Beeinträchtigungen in der Gruppe der Patienten.

Vor allem die Erkrankungsdauer scheint mit der psychomotorischen Geschwindigkeit zu korrelieren (Tham et al. 1997; Denicoff et al. 1999; Martinez-Aran et al. 2004a). Besonders Patienten mit einer langjährigen Krankheitsgeschichte wiesen verlängerte Bearbeitungszeiten im TMT auf. Diese Beeinträchtigung scheint nicht auf das höhere Alter der Patienten zurückzuführen zu sein, sondern mit einem früheren Ersterkrankungsalter (Denicoff et al. 1999; Martinez-Aran et al. 2004a, b) und einer größeren Episodenanzahl (Robinson und Ferrier2006) zusammenzuhängen.

In allen Studien waren die Patienten psychopharmakologisch behandelt, sodass die Unterschiede zwischen Gesunden und Patienten auch durch die Medikation bedingt sein könnten. Einige Studien konnten zwar keinen Einfluss der Medikamente auf neuropsychologische Variablen (Krabbendam et al. 2000; Bora et al. 2005) zeigen, andere dagegen stellten einen negativen Einfluss der Neuroleptika oder der Anzahl der eingenommenen Medikamente auf die Aufmerksamkeit und/oder exekutive Funktionen (Donaldson et al. 2003; Frangou et al. 2005; Dittmann et al. 2007) fest. In einer Übersichtsarbeit von Honig et al. (1999) wiesen die Autoren darauf hin, dass euthyme Patienten, die mit Lithium behandelt wurden, deutlich längere Bearbeitungszeiten benötigten als unbehandelte Patienten. Die bisher einzige Metaanalyse, die auch die Medikamenteneffekte mit einbezog, zeigte ebenfalls einen negativen Einfluss von Neuroleptika und Antidepressiva, jedoch nicht von Lithium auf die psychomotorische Geschwindigkeit (Bora et al. 2009).

Vigilanz

Bezüglich der Vigilanz konnten die Metaanalysen ebenfalls mittlere bis große Beeinträchtigungen der Patienten (ES 0.58–0.83) feststellen (Robinson et al. 2006; Torres et al. 2007; Arts et al. 2007; Kurtz und Gerraty2009; Bora et al. 2009). Auch hier zeigten Neuroleptika einen negativen Einfluss auf die Performance (Bora et al. 2009).

Selektive Aufmerksamkeit

Zur selektiven Aufmerksamkeit bei bipolaren Patienten liegen bisher nur wenige Untersuchungen vor, die zudem ein kontroverses Bild ergeben (Asarnow und MacCrimmon1981;

Albus et al. 1996; Addington und Addington 1997, 1998). Bipolare Patienten scheinen vor allem gegenüber Gesunden dann schlechter abzuschneiden, wenn der Informationsgehalt ansteigt und die Informationen gleichzeitig verarbeitet werden müssen.

19.1.4 Verbales Lernen und Gedächtnis

Die bisher veröffentlichten Metaanalysen konnten übereinstimmend große Defizite im Enkodieren verbalen Materials bei bipolaren Patienten feststellen. Der freie Abruf nach einem 20- bis 30-minütigen Intervall zeigte sich ebenfalls deutlich beeinträchtigt, die Effektstärken waren aber in der Regel niedriger ausgeprägt und lagen im mittleren Effektstärkebereich (Robinson et al. 2006; Torres et al. 2007; Arts et al. 2007; Kurtz und Gerraty2009; Bora et al. 2009; Mann-Wrobel et al. 2011). Dies bedeutet, dass bipolare Patienten vor allem im Enkodieren verbalen Materials Defizite aufweisen, während sie meist in der Lage sind, gespeichertes Material wieder abzurufen. Auch scheinen bipolare Patienten verbales Material schlechter organisieren zu können, was einen zusätzlichen negativen Effekt hat, die Gedächtnisdefizite jedoch nicht vollständig erklären kann (Deckersbach et al. 2004b). Dabei scheinen die Defizite im verbalen Lernen und Gedächtnis sowohl durch genetische Faktoren als auch durch den Krankheitsverlauf negativ beeinflusst zu werden.

Einige Studien konnten einen Zusammenhang feststellen mit der Dauer (Denicoff et al. 1999) und der Schwere der Erkrankung (Martinez-Aran et al. 2004a) sowie der Episodenanzahl bzw. der Dauer der Krankheitsepisoden (Cavanagh et al. 2002; Altshuler et al. 2004; Martinez-Aran et al. 2004a, b) oder der Präsenz von psychotischen Symptomen in der Vorgeschichte (Martinez-Aran et al. 2004a). Auch die Einnahme von Neuroleptika (Donaldson et al. 2003) oder subsyndromale depressive Symptome (Ferrier et al. 1999; Clark et al. 2002) scheinen einen negativen Einfluss auf das verbale Lernen zu haben. Allerdings zeigte eine Metaanalyse, dass auch nicht erkrankte Angehörige Defizite im verbalen Gedächtnis aufwiesen, die kaum geringer ausfielen als bei den Patienten (Arts et al. 2007). Dies scheint darauf hinzuweisen, dass einerseits die Beeinträchtigung des verbalen Lernens genetisch prädisponiert sein könnte, andererseits der Schweregrad der Beeinträchtigung durch klinische Faktoren noch zusätzlich moduliert wird.

19.1.5 Visuelle Analyse und Konstruktion

Die Metaanalysen, die das Abzeichnen einer geometrischen Figur miteinbezogen, konnten keine Beeinträchtigung der Patienten bei der visuellen Analyse bzw. Konstruktion feststellen (Arts et al. 2007; Mann-Wrobel et al. 2011). Nur in einer Studie, die die figuralen Tests der Wechsler Memory Scale einsetzte, schnitten die Patienten schlechter ab als Gesunde (Albus et al. 1996). Allerdings waren diese Patienten noch nicht langfristig stabilisiert, sondern erholten sich gerade von einer manischen Episode.

19.1.6 Nonverbales Gedächtnis

Während das verbale Gedächtnis der bipolaren Patienten deutlich beeinträchtigt zu sein scheint, sind die Befunde bezüglich des nonverbalen Gedächtnisses heterogen. Die Metaanalysen zeigten in der Regel signifikante Beeinträchtigungen beim freien Abruf der Rey-Figur bei mittleren Effektstärken (0.59–0.67; Arts et al. 2007; Bora et al. 2009, Mann-Wrobel et al. 2011). Dabei scheinen vor allem klinische Variablen die Leistungsfähigkeit im visuellen Gedächtnis zu modulieren. So fanden Ferrier und Mitarbeiter (Ferrier et al. 1999), dass Defizite im nonverbalen Gedächtnis mit subsyndromalen depressiven Symptomen assoziiert waren, und Albus und Mitarbeiter (1996) konnten Einbußen in diesem Bereich ausschließlich bei Patienten mit psychotischen Symptomen feststellen. Ebenso wie bei verbalen Gedächtniseinbußen scheint auch bei nonverbalen Gedächtnisdefiziten die mangelnde Organisation des Materials für die schlechtere Gedächtnisleistung verantwortlich zu sein (Deckersbach et al. 2004a). Dies scheint darauf hinzudeuten, dass weniger die Funktion des Enkodierens oder Abrufens gestört zu sein scheint, als vielmehr das planvolle Organisieren des Materials, was auf Defizite in den exekutiven Funktionen hindeutet.

19.1.7 Exekutive Funktionen

In den letzten Jahren hat sich die Forschung besonders auf Defizite in den Exekutivfunktionen bei bipolaren Patienten konzentriert. Unter dem Begriff »Exekutive Funktionen« werden eine Reihe kognitiver Leistungen höherer Ordnung subsumiert: Dazu zählen so unterschiedliche kognitive Prozesse wie Antizipation, Planung, Handlungsinitiierung, kognitive Flexibilität, Koordinierung von Informationen und Prozessen, Sequenzierung, Zielüberwachung und Inhibition.

Bisher wurden bei bipolaren Patienten vor allem die kognitive Flexibilität, Inhibition, Wortflüssigkeit und Planung untersucht. Meist wurden dabei der Trail Making Test B (TMT B; Reitan 1958) der Wisconsin Card Sorting Test (WCST; Heaton 1981), der Stroop Farb-Wort-Interferenztest (Stroop 1935) und die semantische und/oder lexikalische Wortflüssigkeit (FAS oder COWAS; Spreen und Strauss 1998) verwendet. In neueren Untersuchungen finden auch vermehrt der »Tower of London« (Shallice 1982) oder die »Stockings of Cambridge« aus der CANTAB (Robbins et al. 1998) Verwendung, die Planung und Problemlösefähigkeiten untersuchen.

In der Zusammenschau zeigten die Metaanalysen meist mittlere bis große Beeinträchtigungen der Patienten in den exekutiven Funktionen (Robinson et al. 2006; Torres et al. 2007; Arts et al. 2007; Kurtz und Gerraty 2009; Bora et al. 2009; Mann-Wrobel et al. 2011). Allerdings gab es in diesem Bereich auch die größte Heterogenität der Metaanalysen untereinander. Relativ übereinstimmend zeigten sich bei den Patienten die größten Beeinträchtigungen in der kognitiven Flexibilität, wenn diese mit dem Trail Making Test B gemessen wurde. Aber auch das Arbeitsgedächtnis und die Inhibitionsfähigkeit (Unterdrückung irrelevanter Reize) scheinen bei bipolaren Patienten deutlich beeinträchtigt zu sein.

Im Wisconsin Card Sorting Test zeigten sich die beständigsten Unterschiede bei den Perseverationsfehler zwischen euthymen Patienten und Gesunden in den meisten Studien (Coffman et al. 1990; Morice 1990; van Gorp et al. 1998; Zubieta et al. 2001; Altshuler et al. 2004; Martinez-Aran et al. 2004a, b; Balanza-Martinez et al. 2005), aber nicht allen (Rossi et al. 2000; Zalla et al. 2004).

Auch in der kategorialen Wortflüssigkeit zeigen Patienten meist deutliche Einbußen (Robinson et al. 2006; Torres et al. 2007; Arts et al. 2007; Kurtz und Gerraty2009; Bora et al. 2009; Mann-Wrobel et al. 2011), während die lexikalische Wortflüssigkeit nur eine geringe Effektstärke aufweist.

Analog stellen sich die Ergebnisse zu den Problemlösefähigkeiten der Patienten dar. In einigen Studien schnitten die bipolaren Patienten schlechter in der Planungsaufgabe »Tower of London« ab (Ferrier et al. 1999; El Badri et al. 2001), in anderen nicht (Rubinsztein et al. 2000; Clark et al. 2002). Allerdings scheinen die Unterschiede vor allem auf subsyndromale depressive Symptome zurückzugehen (Ferrier et al. 1999).

Auch die exekutiven Funktionen scheinen sowohl durch die Erkrankung negativ beeinflusst als auch genetisch determiniert zu sein. So konnte eine Korrelation zwischen der Fehlerquote im WCST und der Anzahl manischer als auch depressiver Episoden und Hospitalisierungen gleich in mehreren Studien festgestellt werden (Tham et al. 1997; Denicoff et al. 1999; Martinez-Aran et al. 2004b; Robinson und Ferrier 2006). Dabei zeigte sich der negative Zusammenhang zwischen Episodenanzahl und Problemlösefähigkeiten schon bei jungen bipolaren Patienten (El Badri et al. 2001). Allerdings zeigen auch nicht erkrankte Angehörige Defizite in der Inhibition (Zalla et al. 2004), in den Problemlösefähigkeiten und in der verbalen Wortflüssigkeit (McIntosh et al. 2005).

19.2 Neuropsychologische Befunde bei bipolarer Depression

Kognitive Leistungsminderungen bei depressiven Patienten waren schon frühzeitig Gegenstand intensiver Forschungsbemühungen. Dies hatte vor allem mit der Unterscheidung der klassischen Demenz von der »Pseudodemenz« bei depressiven Erkrankungen zu tun (Beblo 2004). Allerdings beschränkten sich Untersuchungen häufig entweder allein auf Patienten mit unipolarer Depression oder es wurden uni- und bipolare Patienten zusammengefasst und gemeinsam ausgewertet (Quraishi und Frangou 2002). Erst in den letzten Jahren wurden auch bipolare Patienten allein untersucht und das Leistungsprofil in der Depression mit dem in der Manie oder im freien Intervall verglichen (Martinez-Aran et al. 2002, 2004b; Malhi et al. 2007). Depressive bipolare Patienten weisen eine Reihe von kognitiven Defiziten auf (Taylor-Tavares et al. 2003). So finden sich – wie bei den euthymen Patienten – Defizite im verbalen deklarativen Gedächtnis und in den Exekutivfunktionen (Quraishi und Frangou 2002) sowie eine verringerte Aufmerksamkeitsaktivierung (Martinez-Aran et al. 2000). Sowohl bei uni- als auch bei bipolar Depressiven ist eine deutliche psychomotorische Verlangsamung festzustellen (Elliott et al. 1996; Murphy et al. 1999). Auch die Informationsverarbeitung scheint bei bipolar Depressiven verlangsamt zu sein (Taylor-Tavares et al. 2003). Allerdings scheinen Defizite der Informationsverarbeitung erst nach Ausbruch der Erkrankung aufzutreten, da Kinder Erkrankter erst dann Defizite aufweisen, nachdem sie selbst erkranken (MacQueen et al. 2004).

Die bisher einzige Metaanalyse, die kognitive Beeinträchtigungen in der depressiven Phase untersuchte, fasste fünf Einzelstudien in ihren Analysen zusammen und konnte ebenfalls mittlere bis große Beeinträchtigungen bei depressiven bipolaren Patienten in allen untersuchten Domänen feststellen (Kurtz und Gerraty 2009). Dabei zeigten sich die größten Beeinträchtigungen bei den depressiven Patienten im verbalen Lernen ($d = 1.20$) und in der kategorialen Wortflüssigkeit ($d = .93$). Zusätzlich verglichen die Autoren diese Effektstärken mit denen von euthymen bipolaren Patienten und kamen dabei zu dem Schluss, dass depressive Patienten in diesen beiden Bereichen auch stärker beeinträchtigt waren als euthyme Patienten. In allen anderen kognitiven Bereichen unterschieden sie sich jedoch nicht signifikant von diesen.

19.3 Neuropsychologische Befunde bei der Manie

Eine der ersten Studien, die sich mit kognitiven Defiziten bei bipolaren Patienten beschäftigte, untersuchte depressive und manische Patienten (Abrams et al. 1981). In dieser Studie wurden die Intelligenzquotienten von manischen, depressiven, schizophrenen und hirngeschädigten Patienten miteinander verglichen. Es zeigte sich, dass manische Patienten einen vergleichbaren IQ wie depressive Patienten aufwiesen, der signifikant höher ausfiel als der IQ von schizophrenen Patienten. Da jedoch eine gesunde Kontrollgruppe fehlte, konnte nicht festgestellt werden, ob ein Defizit gegenüber Gesunden bestand. Die Studie von Strauss und Kollegen (Strauss et al. 1984), die unterschiedliche kognitive Domänen untersuchte, konnte zeigen, dass manische Patienten über eine reduzierte Aufmerksamkeitsspanne verfügten, die sich praktisch nicht von schizophrenen Patienten unterschied. Fleming und Green (1995) zeigten, dass manische Patienten Defizite im Visual Backward Task (Nettlebeck 1987) und somit in der Informationsverarbeitungsgeschwindigkeit aufwiesen, die auch nach Abklingen der manischen Episode persistierte. Manische Patienten sind im Vergleich zu Gesunden ebenfalls im deklarativen Gedächtnis (Hoff et al. 1990; Bulbena und Berrios1993) und in den exekutiven Funktionen (Morice 1990; McGrath et al. 1997) deutlich beeinträchtigt (Taylor-Tavares et al. 2003; Beblo 2004) und unterschieden sich in der Studie von Hoff und Kollegen (1990) in keiner Domäne von schizophrenen Patienten. Murphy et al. (1999) verglichen depressive mit manischen Patienten mit einem affektiven Go/NoGo-Task und kamen zu dem Schluss, dass sich die beiden Patientengruppen hinsichtlich der Inhibition, der Aufmerksamkeitsfokussierung und der kognitiven Flexibilität unterscheiden (Beblo 2004). Manische Patienten zeigten eine signifikant höhere Fehlerquote (Inhibition) und insgesamt mehr Auslassungen (Fokussierung), während bei depressiven Patienten deutliche längere Reaktionslatenzen auftraten, wenn der Zielreiz sich änderte (kognitive Flexibilität). Darüber hinaus wiesen manische Patienten erheblich längere Reaktionszeiten bei traurigen Gesichtern, Depressive dagegen bei fröhlichen Gesichtern auf, was auf einen Reaktionsbias schließen lässt. Auch in dieser Studie zeigten sowohl manische als auch depressive Patienten deutliche Defizite in den exekutiven Funktionen und im nonverbalen Gedächtnis. In der Studie von Sweeney et al. (2000) schnitten die manischen Patienten in den nonverbalen Gedächtnistests und im Tower of London signifikant schlechter ab als die Gesunden. Martinez-Aran und Kollegen (2004b) verglichen ebenfalls depressive, manische und euthyme bipolare Patienten mit Gesunden. Interessanterweise zeigten manische Patienten keine Einbußen in der psychomotorischen Geschwindigkeit, gemessen mit dem TMT A, während sowohl depressive als auch euthyme Patienten hier deutlich schlechter abschnitten als gesunde Probanden. Gleiche Resultate zeigten sich in der semantischen Wortflüssigkeit, während im TMT B nur depressive Patienten deutliche Einbußen offenbarten. Keine Unterschiede zwischen den drei Patientengruppen konnten im Arbeitsgedächtnis, im verbalen Lernen und Gedächtnis sowie in den exekutiven Funktionen Flexibilität und Inhibition nachgewiesen werden. Alle drei Gruppen schnitten aber schlechter ab als die gesunden Probanden. Lediglich in der Aufmerksamkeitsspanne und in den Kategorien des WCST konnten keine Unterschiede zwischen den Patientengruppen und der gesunden Kontrollgruppe festgestellt werden.

In einer kürzlich veröffentlichten Metaanalyse (Kurtz und Gerraty 2009), in die jedoch nur sechs Studien eingeschlossen wurden, zeigten sich die größten Beeinträchtigungen manischer Patienten ebenfalls im verbalen Lernen und Gedächtnis, gefolgt von Defiziten in der Aufmerksamkeit. Allerdings unterschieden sich die manischen Patienten lediglich im verbalen Lernen signifikant von den euthymen bipolaren Patienten.

19.4 Zusammenfassung

Es zeigt sich, dass bipolare Patienten sowohl in den manischen und depressiven Krankheitsepisoden als auch im freien Intervall eine Reihe kognitiver Beeinträchtigungen aufweisen (Studentkowski et al. und Wolff et al.). Dabei scheinen vor allem Defizite im verbalen Lernen und Gedächtnis, in der kognitiven Flexibilität und im Arbeitsgedächtnis am stärksten ausgeprägt und in allen drei Krankheitsphasen konsistent vorhanden zu sein. Allerdings scheinen sowohl manische als auch depressive Symptome die Lernfähigkeit noch weiter negativ zu beeinflussen (Kurtz und Gerraty 2009). Die Aufmerksamkeitsleistungen sowie die psychomotorische Informationsgeschwindigkeit scheinen ebenfalls von (sub-)syndromaler Symptomatik moduliert zu werden. Während depressive Symptome neben der geringeren Lernfähigkeit eine deutliche Verlangsamung und eine Verringerung der Wortflüssigkeit nach sich ziehen, scheinen sich manische Symptome vor allem auf die Aufmerksamkeitsfokussierung und die Inhibitionsfähigkeit auszuwirken. Allerdings konnte die Metaanalyse von Kurtz und Gerraty (2009) keine signifikanten Unterschiede zwischen euthymen und manischen bzw. depressiven Patienten in diesen Bereichen feststellen.

Es lässt sich also festhalten, dass sich Patienten mit bipolarer Erkrankung spätestens nach Auftreten der ersten Episode von gesunden Probanden in einer Reihe kognitiver Funktionen unterscheiden, die sich noch weiter verschlechtern, wenn affektive Symptome auftreten. Dabei scheinen Richtung und Ausprägung der affektiven Symptome (Depression versus Manie) auch unterschiedliche Beeinträchtigungen nach sich zu ziehen. Diese Beeinträchtigungen der kognitiven Funktionsfähigkeit scheinen darüber hinaus wesentlich dazu beizutragen, dass viele Patienten mit bipolaren Erkrankungen auch nach Ablauf einer Krankheitsepisode nicht wieder auf ihr ursprüngliches psychosoziales Funktionsniveau zurückkehren (Martinez-Aran et al. 2004a, 2007; Sanchez-Moreno et al. 2009) und es häufig zu einer Frühberentung kommt (Brieger et al. 2004a). Es bleibt somit festzuhalten, dass die ursprüngliche Annahme Kraepelins, dass Patienten mit affektiven Störungen nach Ablauf der Krankheitsphasen wieder auf ihr ursprüngliches kognitives und psychosoziales Niveau zurückkehren (Kraepelin 1913), so nicht mehr aufrechterhalten werden kann.

20 Suizid und Suizidalität

Peter Brieger

Kapitelübersicht

Die Selbsttötung ist eine der schrecklichsten Folgen psychischer Erkrankungen. Gerade bei bipolar affektiven Störungen ist dies leider ein häufiges Ereignis.

20.1 Häufigkeit

Bipolar affektive Störungen erhöhen das Risiko von Suiziden und von Suizidversuchen massiv. Menschen mit bipolar affektiven Störungen gehören zur Gruppe mit den höchsten entsprechenden Raten. Während sich in der Allgemeinbevölkerung in Deutschland etwa 13 von 100 000 Personen pro Jahr das Leben nehmen (www.destatis.de), liegt die Suizidrate für bipolar affektiv erkrankte Menschen bei 400 bis 1400 pro 100 000 (Baldessarini et al. 2006a). Das bedeutet, dass Menschen mit bipolar-affektiver Störung im Vergleich zu Personen der Allgemeinbevölkerung ein 30- bis 100-faches Risiko haben, im Folgejahr an Suizid zu versterben. Suizide erklären 15–20 % der Todesfälle unter Patienten mit bipolar affektiven Störungen. Zusammen mit der rezidivierenden depressiven Störung haben die bipolar affektiven Störungen die höchsten Suizidraten unter allen psychischen Erkrankungen.

Während klassische Studien der 70er Jahre (Guze und Robins 1970) davon ausgegangen waren, dass etwa 15 % der Menschen mit bipolar affektiven Störungen an Suizid versterben, haben neuere Untersuchungen gezeigt, dass solche Zahlen eventuell zu hoch sind (Goodwin und Jamison 2007): Eine Analyse (Bostwick und Pankratz 2000) zeigte, dass das Risiko, an Suizid zu versterben, vom Schweregrad der Krankheit zum Untersuchungszeitpunkt abhängig war: Patienten, die wegen Suizidalität bei einer affektiven Erkrankung ins Krankenhaus aufgenommen worden waren, hatten zukünftig das höchste Risiko, an Suizid zu sterben: Etwa 9 % erlitten ein solches Schicksal. Bei Patienten, die ohne Suizidalität stationär oder ambulant behandelt wurden, war das Risiko, an Suizid zu versterben, mit 4,0 % (stationär) bzw. 2,2 % (ambulant) geringer. Damit könnten sich in vermeintlich rückläufigen Suizidraten Veränderungen der Versorgungsstrukturen widerspiegeln: In den 70er Jahren wurden akuter erkrankte Patienten behandelt als um die Jahrtausendwende, da sich der Zugang zur Behandlung vereinfacht hat. Dennoch sind solche Zahlen immer noch deutlich gegenüber der Allgemeinbevölkerung erhöht und zeigen, dass im Bereich Suizidprophylaxe bipolar affektiv erkrankte Menschen der besonderen Unterstützung und Zuwendung bedürfen.

Besorgniserregend ist, dass die Zahl der Suizidversuche bezogen auf die Zahl der gelungenen Suizide bei bipolar affektiven Störungen viel geringer ist als in der Allgemeinbevölkerung. Während in der Allgemeinbevölkerung davon ausgegangen wird, dass nur jeder 20. bis 40. Suizidversuch letal ist, berichten Baldessarini et al. (2006a), dass bei bipolar-affektiven Störungen jeder vierte Suizidversuch zum Tod führt. Suizidversuche von Menschen mit bipolar affektiven Störungen sind demnach erschreckend häufig final angelegt.

20.2 Risikofaktoren

Besonders im ersten Jahr einer bipolar affektiven Erkrankung ist das Suizidrisiko deutlich erhöht (Baldessarini et al. 2006a). Bipolar affektiv erkrankte Männer und Frauen suizidieren in etwa gleich häufig (Goodwin und Jamison 2007), was ein deutlicher Unterschied zu den Suizidmustern in der Allgemeinbevölkerung ist: Dort ist das Suizidrisiko für Männer sehr viel höher als das für Frauen (Wolfersdorf und Etzersdorfer 2011). Weitere Risikofaktoren für den Suizid sind solche, die allgemein aus der Suizidologie bekannt sind. Die S3-Leitlinie bipolare Störungen führt diesbezüglich auf (DGBS und DGPPN 2012):

- Menschen mit Suizidversuchen in der Vorgeschichte;
- Menschen mit bereits vorliegender Suizidalität (d. h., wenn bereits eine Ankündigung oder gar bereits ein Suizidversuch erfolgt ist);
- Alte Menschen (u. a. aufgrund von Vereinsamung; schmerzhaften, chronischen und/oder einschränkenden Erkrankungen; nach Partnerverlust);
- Jugendliche und junge Erwachsene (u. a. mit Entwicklungs- und/oder Beziehungskrisen sowie solche mit Problemen bezüglich der familiären Situation und/oder der Ausbildung und/oder bestehendem Drogenkonsum);
- Menschen in traumatischen Krisen und Veränderungskrisen (Beziehungskrisen, Partnerverlust, Kränkungen; Verlust des sozialen, kulturellen und/oder politischen Lebensraums, Identitätskrisen, chronische Arbeitslosigkeit, Kriminalität);
- Menschen mit körperlichen Erkrankungen (z. B. mit schmerzhaften, chronischen, einschränkenden und/oder verstümmelnden körperlichen Erkrankungen, insbesondere des ZNS und des Bewegungsapparates sowie mit terminalen Erkrankungen).

Für die Risikoeinschätzung der Suizidgefährdung von bipolar affektiven Patienten sind die in ▸ **Tab. 20.1** dargestellten Prädiktoren bedeutsam.

Besondere Betonung soll hier das Vorliegen der *gemischten affektiven Episode* erfahren: Auch wenn das Konzept des Mischzustands letztlich kein klar abgrenzbares ist (Marneros 2007), ist doch einhellig beschrieben, dass Mischzustände ein relevanter Risikofaktor für Suizidalität sind – während das primäre hyperthyme Temperament, das Mischzustände seltener macht (Brieger et al. 2003), das Suizidrisiko mildert (Vazquez et al. 2010). Aus der klassischen Psychopathologie des Mischzustands (Weygandt 1899) ist zu erklären, dass die Dissoziation zwischen Affekt, Antrieb und Kognition, die beim Mischzustand vorliegt, dazu führt, dass bspw. der Antrieb gesteigert ist, während gleichzeitig die Kognition oder der Affekt reduziert bzw. niedergestimmt sind, was zu einem Syndrom mit Hoffnungslosigkeit, Dysphorie und Agitation führen kann. Dies sind aber typische Konstellationen von Suizidalität.

Dass *Substanzmissbrauch* (Alkohol und Drogen) das Suizidrisiko erhöhen, ist aus der Suizidologie allgemein bekannt und gilt gerade auch für bipolar affektiv erkrankte Patienten. Hinsichtlich des *Subtyps* (Bipolar I oder Bipolar II) war immer wieder diskutiert worden, ob Bipolar-I-Störungen als vermeintlich »schwerer beeinträchtigende« Störung mit erhöhter Suizidalität einhergehen. Eine Metaanalyse (Novick et al. 2010) hat jedoch gezeigt, dass das Risiko für Suizidversuche bei Bipolar-II-Patienten ebenso hoch war wie bei Bipolar-I-Patienten. Die Autoren kommen sogar zu der Überlegung, ob Patienten mit Bipolar-II-Störungen eine Tendenz haben, mehr »harte« Methoden der Suizidausführung zu nutzen als Patienten mit einer Bipolar-I-Störung. Hinsichtlich *Saisonalität* gehen Goodwin und Jamison (2007) davon aus, dass ein Gipfel der Suizidalität bei bipolar affektiven Störungen in die Zeit Frühjahr/Frühsommer fällt und ein zweiter in den Herbst/frühen Winter. Die Autoren fassen mehrere Studien zusammen, die gezeigt haben, dass Depression bei bipolar affektiven Störungen vor allem in den Monaten April/Mai auftritt (nördliche Hemisphäre) und dass es um den Oktober herum zu vermehrten Mischzuständen kommt. *Rapid Cycling*, d. h. das Auftreten von vier oder mehr Episoden in einem Jahr, ist ein weiterer Risikofaktor, sich mit einer bipolar affektiven Störung das Leben zu nehmen (Goodwin und Jamison 2007).

Ganz besondere Bedeutung kommt dem *Schweregrad einer Depression* zu: Bipolar affektive Patienten sind in der Depression besonders gefährdet, sich das Leben zu nehmen, insbesondere wenn Angst und Unruhe Teil der Symptomatik der Depression sind.

Tab. 20.1: Risikofaktoren für Suizid bzw. Suizidversuche bei bipolar erkrankten Patienten (Marangell et al. 2006; McIntyre et al. 2008)

- **Verlaufsvariablen**
  - Früher Krankheitsbeginn
  - Früher sexueller Missbrauch
  - Vorgeschichte von häufigen Krankenhausaufenthalten
  - Vorgeschichte von rezidivierenden depressiven Episoden
- **Phänomenologie**
  - Gemischte Episode
  - Depressive Episode
  - Hoffnungslosigkeit
  - Geringes Selbstwertgefühl
  - Vorhandensein von Suizidideen während der depressiven Episode
  - Schweregrad von Angst oder Depressionen
  - Aggression/Impulsivität
- **Komorbidität**
  - Aktuelle Vorgeschichte von komorbider Alkohol- oder Drogenabhängigkeit
  - Cluster B Persönlichkeitsstörung
  - Übergewicht
  - Zigarettenrauchen
- **Familiengeschichte für Suizide**
- **Stressoren**
  - Berufliche Probleme
  - Aktueller psychosozialer Stress
  - Aktuelle Vorgeschichte sexuellen oder körperlichen Missbrauchs
  - Aktueller Konflikt mit Partner
  - Mangelnde soziale Beziehungen

20.3 Diagnostik

Die S3-Leitlinie bipolarer Störungen (DGBS und DGPPN 2012) weist darauf hin, dass bei bipolar affektiv erkrankten Patienten das Risiko der Suizidalität bei jedem Patientenkontakt klinisch eingeschätzt werden muss. Dies schließt die Erfassung der graduellen Ausprägung der Suizidalität und die Abschätzung des aktuellen Handlungsdrucks bzw. die aktuelle Distanzierung von Suizidalität ein. Die Leitlinie hat dafür verschiedene Fragebeispiele aus der S3-Leitlinie unipolare Depression entnommen (▶ Tab. 20.2).

Bipolar affektiv erkrankte Patienten haben oft einen raschen Wechsel ihrer Episoden. Diagnostik muss deswegen entsprechend engmaschig und unter Berücksichtigung des bekannten Krankheitsverlaufs erfolgen: Dies betrifft insbesondere Patienten mit einem Rapid-Cycling-Verlauf (Coryell et al. 2003). Eine Analyse aus dem STEP-BD-Projekt (Dennehy et al. 2011) hatte gezeigt, dass unter den engmaschigen Studienbedingungen mit regelmäßigen Kontrollen und entsprechendem Monitoring die Suizidraten deutlich niedriger waren als erwartet, was daraufhin weist, dass entsprechende regelmäßige Suiziddiagnostik bereits suizidpräventiv wirkt.

Tab. 20.2: Fragen für Diagnostik von Suizidalität (nach DGBS & DGPPN, 2012 und DGPPN et al. 2009)

- Haben Sie in der letzten Zeit daran denken müssen, nicht mehr leben zu wollen?
- Häufig?
- Haben Sie auch daran denken müssen, ohne es zu wollen? Mit anderen Worten: Haben sich Suizidgedanken aufgedrängt?
- Konnten Sie diese Gedanken beiseite schieben?
- Haben Sie konkrete Ideen, wie Sie es tun würden?
- Haben Sie Vorbereitungen getroffen?
- Umgekehrt: Gibt es etwas, was Sie davon abhält?
- Haben Sie schon mit jemandem über ihre Suizidgedanken gesprochen?
- Haben Sie jemals einen Suizidversuch unternommen?
- Hat sich in Ihrer Familie oder in Ihrem Freundes- oder Bekanntenkreis schon jemand das Leben genommen?

20.4 Interventionen

Allgemeine Grundzüge der Suizidprävention wurden im deutschsprachigen Raum u. a. von Wolfersdorf und Etzersdorfer (2011) dargestellt. Die Aspekte

- Beziehung,
- Diagnostik,
- Fürsorge und
- Therapie

sind dafür wesentlich; sie sollen hier nicht weiter vertieft werden.

Die S3-Leitlinie bipolarer Störungen (DGBS und DGPPN 2012) führt aus, dass allgemeine Maßnahmen in der Behandlung suizidaler Patienten folgende Punkte beinhalten:

- die Herbeiführung und kontinuierliche Aufrechterhaltung eines Gesprächskontakts (langfristig und über Phasen ohne oder mit wenig akuter Suizidalität hinweg),
- die Behandlung der zugrundeliegenden Erkrankung und

- das Abwenden akuter Gefahr (z. B. über die Aufnahme auf eine geschützte Station).

»Suizidale Patienten müssen eine besondere Beachtung und Betreuung im Sinne einer Intensivierung des zeitlichen Engagements und der therapeutischen Bindung erhalten«. Dass dies oft eine stationäre Behandlung – notfalls auch gegen den Willen des Betroffenen – bedeuten kann, ist offenkundig.

In Bezug auf eine medikamentöse Behandlung gibt es Hinweise, dass durch eine Dauermedikation das Suizidrisiko gemindert werden kann. Aus der Langzeituntersuchung von Angst et al. (2002; 2005) ist bekannt, dass in einer unkontrollierten Kohorte der Einsatz von Psychopharmaka (Antidepressiva, Neuroleptika oder Lithium) das Risiko, an Suizid zu versterben, reduzierte. Angesichts der kontroversen Diskussion über den Zusammenhang von Antidepressiva und Suiziden (Fergusson et al. 2005) und insbesondere auch angesichts der begrenzten Wirksamkeit von Antidepressiva bei bipolarer Depression, ist es folgerichtig, dass die S3-Leitlinie bipolarer Störung zu der Empfehlung kam, dass zur akuten Behandlung des Zielsyndroms Suizidalität *Antidepressiva* nicht eingesetzt werden sollten. Auch stellt die Leitlinie fest, dass es keinen Hinweis gibt, dass *Neuroleptika* eine suizidalitätsreduzierende Wirkung haben. Dagegen wird aus der klinischen Erfahrung argumentierend dargestellt, dass in der Akutbehandlung (möglichst nicht länger als 14 Tage) *Benzodiazepine* bei suizidgefährdeten Patienten in Betracht gezogen werden sollten.

Während im Jahr 2009 *Antikonvulsiva* von der Amerikanischen Zulassungsbehörde (FDA 2009) mit einem Warnhinweis bezüglich Suizidalität versehen worden waren, fanden zwei Reanalysen bei bipolar affektiv Erkrankten keinen Hinweis darauf, dass dort eingesetzte Antiepileptika, die zur Phasenprophylaxe verwandt wurden, zu mehr Suizidversuchen geführt hätten (Gibbons et al. 2009; Leon et al. 2012). Die S3-Leitlinie bipolarer Störungen rät aber dennoch bei Patienten mit Suizidalität davon ab, Valproat oder Lamotrigin zur Reduzierung suizidaler Handlungen einzusetzen und stellt zum Carbamazepin fest, dass diesbezüglich keine Empfehlung abgegeben werden kann.

Unstrittig ist aber, dass *Lithium* eine suizidprophylaktische Wirkung hat. Eine Metaanalyse (Baldessarini et al. 2006b) kam zu der Einschätzung, dass Lithium das Suizidrisiko um 80 % reduziert. Folgerichtig kommt die S3-Leitlinie zur Einschätzung, dass in der Rezidivprophylaxe bei suizidgefährdeten bipolaren Patienten zur Reduzierung suizidaler Handlungen (Suizidversuch und Suizide) eine Medikation mit Lithium in Betracht bezogen werden sollte.

Dass darüber hinaus auch spezifische *psychotherapeutische Interventionen* bei suizidgefährdeten Menschen mit bipolar affektiven Störungen ihren Raum haben, ist offenkundig. Für diesen Bereich sind uns zwar keine spezifischen Interventionen für bipolar affektive Patienten bekannt, die entsprechenden Grundprinzipien der Suizidologie und Suizidprävention (Wolfersdorf und Etzersdorfer 2011) gelten aber auch hier.

20.5 Résumé

Kay Jamison (1995) hat den Suizid als eine der dunklen Seiten der bipolar affektiven Störungen bezeichnet: Suizidhandlungen sind bei Menschen mit bipolar affektiven Störungen häufig. Sie treten oft am Beginn der Erkrankung auf, können aber auch in jeder weiteren depressiven und vor allem gemischten Episode auftreten. Gerade die Suizidalität in gemischten Episoden wird nach unserer Beobachtung manches Mal übersehen. Männer und Frauen sind gleich häufig betroffen. Allgemeine Risikofaktoren, wie Persönlichkeitsstörungen, traumatische Erlebnisse in der Kindheit, schlechte psychosoziale Begleitumstände und insbesondere komorbide Suchterkrankungen, sind relevant. Entscheidende Risikofaktoren für die weitere Suizidalität sind aber die Zahl früherer Suizidversuche und die Schwere der aktuellen depressiven Symptomatik (Marangell et al. 2006). Es ist in der Behandlung bipolar affektiv erkrankter Menschen wesentlich, das Thema Suizidalität zu bedenken und entsprechende Interventionen zu beachten. Diese können und müssen zum einen psychotherapeutische und psychosoziale Hilfen umfassen, aber auch in der medikamentösen Behandlung muss Suizidalität bedacht werden: Eine Zurückhaltung beim Einsatz von Antidepressiva kann sinnvoll sein, auch um Rapid-Cycling-Verläufe zu vermeiden. Sicherlich kommt dem Lithium eine besondere Bedeutung zu, da dessen suizidprophylaktische Wirkung unumstritten ist. Der Bereich Suizidalität stellt für behandelnde Ärzte und Psychologen eine besondere Verantwortung dar. In diesem Bereich kompetent zu sein, rettet Leben.

21 Bipolare Störungen im Kindes- und Jugendalter

Martin Holtmann, Claudia Mehler-Wex und Christoph Wewetzer

Kapitelübersicht

Einleitung

Die Diagnose einer manischen Episode bzw. einer bipolaren Störung erfolgt bei Kindern und Jugendlichen nach denselben Kriterien wie bei Erwachsenen (DGKJP et al. 2007). Bei Kindern und Jugendlichen wird vermutlich immer noch zu selten überhaupt an eine bipolare Störung gedacht und damit die Diagnose zu selten gestellt.

21.1 Epidemiologie

Auf die Bevölkerung gestützte Schätzungen für die Häufigkeit bipolarer Störungen vor dem 18. Lebensjahr liegen recht einheitlich bei 0,6–1 % (Lewinsohn et al. 2000). Große Diskrepanzen finden sich allerdings international bei klinischen Stichproben. US-amerikanische Arbeitsgruppen sehen bei 6–19 % ihrer prä-adoleszenten Patienten bipolare Störungen (Biederman et al. 2005; Geller et al. 2002a). In Deutschland hingegen werden bipolare Störungen vor der Adoleszenz praktisch kaum diagnostiziert (weniger als 0,5 % der Diagnosen in Kliniken und Praxen; Holtmann et al. 2010; Meyer et al. 2004). Auch andere europäische Länder berichten von eher niedrigen Raten Heranwachsender mit bipolaren Störungen.

Nach verlässlichen Daten beginnen bis zu einem Drittel aller bipolaren Erkrankungen vor dem 18. Lebensjahr (Lish et al. 1994; Perlis et al. 2004). Eine Erstmanifestation vor dem zehnten Lebensjahr ist aber selten. Emil Kraepelin berichtete, dass bei etwa 3 % seiner Patienten die »ersten Anfälle des manisch-depressiven Irreseins« vor dem Alter von 15 Jahren aufgetreten seien; bis zum 20. Lebensjahr hatten etwa 20 % der Erkrankungen begonnen (Kraepelin 1913). Spätere Studien bestätigten diese Zahlen (z. B. Goodwin und Jameson 1990).

Die Häufigkeit der bipolaren Störung im Kindes- und Jugendalter zeigt seit Ende des 20. Jahrhunderts eine weltweit zunehmende Tendenz, wenngleich die relativen und absoluten Häufigkeiten stark variieren. Diese Häufigkeitszunahme könnte sowohl durch eine aufmerksamere klinische Diagnostik bedingt sein, als auch durch einen tatsächlichen Trend hin zu einem jüngeren Erstmanifestationsalter (Holtmann et al. 2010).

Vor der Adoleszenz wird die Diagnose der bipolaren Störung erschwert durch die niedrige Basisrate, die breite Überlappung der Symptome mit anderen Störungen, die große Variabilität der klinischen Ausprägung und die Überzeugung vieler Kliniker, affektive Störungen könnten im Kindesalter nicht auftreten. Die Durchführung epidemiologischer Studien bei Kindern war bislang auch erschwert, sodass keine Einigung über die diagnostischen Kriterien für präpubertäre Kinder erzielt werden konnte.

21.2 Ätiologie

Bei bipolaren Erkrankungen muss von einer genetischen Komponente ausgegangen werden (► **Kap. 4**). Die Wahrscheinlichkeit von Kindern oder Jugendlichen, an einer bipolaren Störung zu erkranken, liegt zwischen 10 und 20 %, sofern ein Elternteil bipolar erkrankt ist, und bei ca. 55 %, sofern beide Eltern betroffen sind (Merikangas und Kupfer 1995). In Zwillingsstudien ergaben sich Konkordanzraten von 72 % bei eineiigen bzw. 14 % bei zweieiigen Zwillingen, was ebenfalls auf die genetische Disposition hinweist (Allen 1976).

Bei der Frage, ob Kinder psychisch kranker Eltern später selbst erkranken, spielen neben genetischen Faktoren auch Risiko- und Schutzfaktoren in der familiären Umwelt eine entscheidende Rolle. Im Zusammenwirken von psychosozialem Stress und Veranlagung entwickeln sich zunächst prodromale Phasen und schließlich die voll ausgeprägte bipolare Störung.

Duffy et al. (2010) haben auf der Grundlage einer gründlichen prospektiven Längsschnittstudie den prämorbiden Verlauf in den Jahren vor der Entwicklung einer bipolaren Störung beschrieben und daraus eine Abfolge klinischer Stadien abgeleitet, die häufig vor dem Auftreten der ersten manischen Phase durchlaufen werden. Insbesondere das Vorhandensein von Angststörungen, Schlafstörungen und Substanzmissbrauch ging in der Hochrisikogruppe einher mit einem mehr als doppelt so hohen Risiko, im weiteren Verlauf eine schwere affektive Störung zu entwickeln (► **Abb. 21.1**).

Klinisch von großer Relevanz ist die Beobachtung, dass der Mehrzahl manischer Episoden zunächst depressive Phasen vorausgehen. Manische Symptome folgten im Durchschnitt drei Jahre nach der ersten depressiven Episode und in allen Fällen erst nach dem 14. Lebensjahr. Etwa 10 % der Adoleszenten mit Depression entwickeln innerhalb von 10 Jahren dann (hypo)mane Episoden (Beesdo et al. 2009). Als Risikofaktoren für die Konversion einer unipolar depressiven in eine bipolare Störung haben sich folgende Merkmale herausgestellt:

- ein früher und plötzlicher Beginn der Depression,

- die Anzahl depressiver Episoden,
- psychotische Symptome im Rahmen der Depression,
- vorangegangene hypomane Auslenkungen,
- eine positive Familienanamnese für bipolare Störungen.

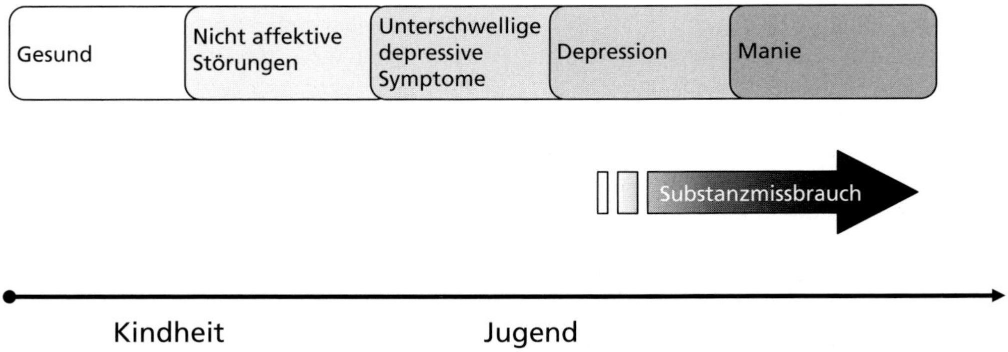

Abb. 21.1: Klinische Entwicklungsstadien einer bipolaren Störung (nach Duffy et al. 2010)

Entgegen früheren Auffassungen gibt es zunehmend Belege, dass bipolaren Störungen ähnlich den schizophrenen Psychosen eine längere Phase unspezifischer Prodromalsymptome mit depressiven Verstimmungen, Störungen von Stimmung und Antrieb sowie Kontakt- und Konzentrationsstörungen vorausgeht (Correll et al. 2007).

21.3 Diagnose und Differenzialdiagnose

Klinische Verlaufsstudien geben Hinweise auf die Unterschiede zwischen Kindern bzw. Jugendlichen mit bipolaren Störungen und erkrankten Erwachsenen. Bei Kindern stehen Stimmungslabilität, Reizbarkeit, motorische Unruhe, Rededrang, Schlafstörungen, Konzentrationsschwierigkeiten und erhöhte Ablenkbarkeit im Vordergrund, sodass oftmals die Diagnose eines Aufmerksamkeitsdefizit-Hyperaktivitätssyndroms (ADHS) näher liegt (Grimmer et al. 2010). In der Adoleszenz gleicht sich die Symptomatik der des Erwachsenenalters an. Jugendliche mit Manie präsentieren aber häufiger psychotische Symptome, gemischte affektive Symptome und schwere Beeinträchtigungen im Sozialverhalten (Kyte et al. 2006).

Wenn sexueller Missbrauch sicher ausgeschlossen werden kann, zeigt sich eine hohe Korrelation von Hypersexualität bzw. sexuell enthemmtem Verhalten und bipolaren Störungen (Geller et al. 2000). Eine anhaltende, altersinadäquate vermehrte Sexualität (vermehrte Masturbation, sexualisierte Sprechweise, übermäßiges Interesse an sexuellen Themen) sollte dabei nicht verwechselt werden mit normalem sexuell-explorativem Verhalten.

Eingeschränktes Urteilsvermögen bei frühen bipolaren Störungen zeigt sich z. B. als unvernünftiges, riskantes Verhalten. In waghalsiger Selbstüberschätzung kommt es etwa zu Sprüngen aus großer Höhe, Klettern auf hohen Dächern oder zum Ausprobieren gefährlicher Stunts mit Fahrrad oder Skateboard. Im Jugendalter zeigt sich das Risikoverhalten dann in riskantem Autofahren, dem Konsum illegaler Drogen oder promiskuitiver Sexualität.

Depressive Symptome stellen sich bei Kindern oftmals anders dar als bei Erwachsenen; sie treten im früheren Kindesalter weniger phasenhaft auf. Die Symptomatik kann sich in verschiedener Ausprägung zeigen: häufiges Weinen, vorübergehende Traurigkeit, sozialer Rückzug oder häufiges Äußern von Todeswünschen. Mit zunehmendem Alter der Erstmanifestation entspricht die Ausgestaltung der depressiven Episoden mehr der Erwachsenencharakteristik. Sowohl bei Kindern als auch bei Jugendlichen treten häufig gemischte Zustände auf, in denen Gereiztheit und vermehrte Energie neben Depressivität und Suizidgedanken bestehen. Ebenso wie bei Erwachsenen gehen die gemischten Zustände mit einem höheren Risiko für Suizidversuche und vollendete Suizide einher.

Bei bipolaren Störungen im Kindesalter sind Irritierbarkeit, emotionale Labilität, gesteigerte Aktivität und gefährliche Verhaltensweisen häufiger als eine angehobene Stimmung. Der Krankheitsverlauf kann eher chronisch oder rasch fluktuierend sein. Kinder und Jugendliche zeigen viel häufigere Episodenwechsel pro Jahr als betroffene Erwachsene und mehr symptomatische Tage (Birmaher et al. 2006).

Die Diagnose einer früh beginnenden bipolaren Störung erfolgt derzeit in der Regel klinisch durch (Fremd-)Anamnese und Verhaltensbeobachtung; dies auch deshalb, weil bislang in deutscher Sprache praktisch keine validierten Instrumente zur Diagnosesicherung vorliegen.

Mitunter können allgemeine Fragebögen (z. B. Child-Behavior-Checklist) und störungsspezifische Beurteilungs-Skalen für Manie und Depression hilfreich sein: die Young Mania Rating Scale (Fristad et al. 1995), die auch in einer Elternversion vorliegt (Gracious et al. 2002), das Childhood Depression Inventory (CDI; Kovacs 1985) und die Childhood Depression Rating Scale-Revised (CDRS-R; Poznansky et al. 1985) (▶ **Kap. 7**). Darüber hinaus gibt es erste Erfahrungen bei Jugendlichen mit der Hypomanie-Checkliste HCL-32 als Screeninginstrument für hypomane Phasen (Holtmann et al. 2009). Weiterführend sind auch Zeichnungen, der nonverbale Ausdruck, das Spielverhalten und das Führen eines Stimmungsprotokolls zur Schulung der Selbstbeobachtung.

Bei der diagnostischen Abklärung einer bipolaren Störung im Kindesalter sollte auch die Familienanamnese berücksichtigt werden. Wird bei einem Elternteil eine depressive Phase angegeben, sollte stets nach einer möglichen manischen oder hypomanen Phase gefragt werden, da Erkrankungen aus dem bipolaren Formenkreis bei Erwachsenen häufig als unipolare Depression fehldiagnostiziert werden (Akiskal et al. 2000).

Die früh beginnende bipolare Störung zeigt Ähnlichkeiten und Überlappungen mit vielen anderen kinder- und jugendpsychiatrischen Störungsbildern.

Differenzialdiagnostisch sollte routinemäßig eine Leistungstestung durchgeführt werden, um eine schulische Überforderung als Ursache von Stimmungs- und Verhaltensveränderungen abzugrenzen. Des Weiteren müssen eventuelle Belastungsfaktoren (Traumata, einschneidende Lebensereignisse, etc.) sorgfältig eruiert werden, um eine posttraumatische Belastungsstörung bzw. eine Anpassungsstörung mit einer emotionalen Störung zu erkennen. Angststörungen können sich ebenfalls mit depressiven Symptomen manifestieren.

Bei manischer Symptomatik sollte ein Substanzmissbrauch (Alkohol, Amphetamine, Cannabis, Kokain, Inhalativa) erwogen und durch ein Drogenscreening überprüft werden. Vereinzelt kann es, wie bei Erwachsenen, auch zu iatrogen ausgelösten manischen Syndromen durch verordnete Kortikosteroide oder Antidepressiva (SSRI, TZA) kommen.

Außerdem gilt es eine Schizophrenie (charakteristische Denkstörungen) oder eine autistische Störung (sozialer Rückzug, Sonderinteressen, kommunikative Einschränkungen) zu unterscheiden. Besonders schwierig ist die differenzialdiagnostische Abgrenzung einer manischen Episode von einem Aufmerksamkeitsdefizit-Hyperaktivitätssyndrom (ADHS). Kardinalsymptome der hyperkinetischen Störung sind eine ausgeprägte motorische Unruhe, eine nicht selten aggressiv getönte Impulskontrollstörung und eine Aufmerksamkeitsschwäche bei erhöhter Ablenkbarkeit und reduzierter Merkfähigkeit. In der Manie imponieren analog eine gehobene oder gereizte Stimmung, eine Hyperaktivität mit vermehrter Gesprächigkeit und Distanzminderung sowie Konzentrationsstörungen, eine erhöhte Ablenkbarkeit, ein vermindertes Schlafbedürfnis und eine Neigung zu leichtsinnigem und/oder verantwortungslosem Handeln. Geller und Mitarbeiter (2002a) versuchten, valide Unterscheidungsmerkmale zwischen einer bipolaren Störung und einer hyperkinetischen Störung im Kindes- und Jugendalter herauszuarbeiten. Kennzeichnend für eine manische Episode sind demnach eine ausgeprägte Hochstimmung, grandioses Verhalten, Größenideen, ein vermindertes Schlafbedürfnis sowie eine Hypersexualität. Für eine hyperkinetische Störung spricht ein Krankheitsbeginn vor dem 7. Lebensjahr – für eine manische Episode ein sehr frühes Erkrankungsalter.

Im Rahmen der allgemeinen körperlichen Untersuchung müssen – wie bei Erwachsenen auch – Erkrankungen des zentralen Nervensystems, z. B. Infektionen (HIV, Borreliose etc.), raumfordernde Prozesse oder Epilepsien als mögliche Ursachen bedacht werden, des Weiteren bestimmte Infektionskrankheiten (z. B. Tbc), Endokrinopathien (z. B. Hyperthyreose, Adrenopathien), Autoimmun- und Stoffwechselerkrankungen (z. B. M. Wilson oder Porphyrien).

Komorbide Erkrankungen sind bei den bipolaren Störungen im Kindes- und Jugendalter häufig, was die Diagnostik oft zusätzlich erschwert. Die Vergesellschaftung mit einem Aufmerksamkeitsdefizit-Hyperaktivitätssyndrom (ADHS) liegt bei 57–98 %, die mit einer Störung des Sozialverhaltens bei 54–69 %, mit einem Substanzmissbrauch bei 64 % und mit einer Angststörung zwischen 15 und 30 %.

21.4 Therapie

Die Auswahl des therapeutischen Vorgehens richtet sich nach der Symptomatik, dem Schweregrad und dem Ausmaß der sozialen Beeinträchtigung. Eine stationäre Behandlung ist v. a. bei akut manischen Episoden, schwerer Depression, gravierenden Defiziten der sozialen Integrationsfähigkeit und/oder körperlichen Beeinträchtigungen nötig. In Einzelfällen kann eine geschlossene Unterbringung durch das Familiengericht nach § 1631b BGB sinnvoll sein, etwa bei hohem Erregungs- und Aktivitätsniveau mit Selbstüberschätzung, risikoreichem Verhalten oder Suizidalität. Bei weniger ausgeprägter Symptomatik, ausreichender Therapietreue und günstigen psychosozialen Bedingungen ist eine ambulante Behandlung möglich.

Überragendes Ziel der Therapie ist die Regulation von Affekt, Antrieb und Schlaf-Wach-Rhythmus sowie das Abklingen evtl. psychotischer Symptome. Elementarer Bestandteil der Behandlung ist zunächst die ausführliche Psychoedukation des Patienten und seiner Familie.

Es existieren derzeit nur wenige evaluierte therapeutische Ansätze für die Behandlung von Kindern und Jugendlichen mit bipolaren Störungen.

Eine tragende Säule der Behandlung ist die Pharmakotherapie. Bei Kindern und Jugendlichen sollte bereits ab der zweiten Episode phasenprophylaktisch behandelt werden, erst recht bei erblicher Belastung. Der Patient und die Angehörigen sind über das Wirkungs- und Nebenwirkungsprofil der Medikation zu informieren. Empfohlen wird eine stimmungsstabilisierende Therapie mit einem atypischen Antipsychotikum, wie z. B. Olanzapin, Quetiapin, Risperidon und Aripiprazol, oder eine sog. Phasenprophylaxe, z. B. mit Valproat, Carbamazepin, Lamotrigin oder Lithium (Smarty und Findling 2007). Da es mit diesen Medikamenten jedoch nur wenige Erfahrungen im Kindes- und Jugendalter gibt und z. T. mit deutlichen Nebenwirkungen zu rechnen ist, ist eine Behandlung nur bei strenger Indikationsstellung zu rechtfertigen (Vloet und Hagenah 2009). Das schriftliche Einverständnis der Erziehungsberechtigten muss vor Therapiebeginn vorliegen, da für bipolare Störungen im kinder- und jugendpsychiatrischen Bereich de facto keine Medikamente offiziell zugelassen sind und es sich daher in der Regel um einen sog. »Off Label«-Gebrauch im Rahmen eines individuellen Heilversuchs handelt. Im Aufklärungsgespräch kann aber darauf hingewiesen werden, dass mit einzelnen der genannten Substanzen langjährige Erfahrungen bei der Behandlung junger Patienten im Rahmen anderer Indikationen bestehen (etwa mit den Antiepileptika aus der Neuropädiatrie).

Bei der Auswahl der Medikation sollte berücksichtigt werden,

- ob es sich um die erste oder um eine wiederholte Erkrankungsphase handelt (rein symptomorientierte versus phasenprophylaktische Therapie),
- welche Medikation bei evtl. früheren Erkrankungsphasen oder bei ebenfalls betroffenen Verwandten gut bzw. nicht wirksam war,
- ob ein schneller Phasenwechsel vorliegt (bessere Wirksamkeit von Valproat bei Rapid Cycling),
- ob Begleiterkrankungen oder die Begleitmedikation mit dem zu verordnenden Medikament vereinbar sind (Kontraindikation, Interaktion).

Die prophylaktische Behandlung von nicht symptomatischen Kindern, die aufgrund ihrer genetischen Belastung zu der Hochrisikogruppe zu rechnen sind, ist abzulehnen und konnte etwa für Valproat als nicht wirksam belegt werden (Findling et al. 2007).

Wie lange bei Kindern und Jugendlichen mit bipolarer Störung eine Behandlung mit Phasen-Prophylaktika fortgesetzt werden soll, ist noch unklar. Eine Studie über 18 Monate an Heranwachsenden mit bipolarer Störung berichtete eine Rückfallquote von 92 % bei den Patienten, deren Lithium-Medikation abgesetzt wurde, im Vergleich zu 37 % bei den Jugendlichen, die weiterbehandelt wurden (Strober et al. 1990). Eine Fortführung der Behandlung mit Phasenprophylaktika ist somit zumindest für 18 Monate zu empfehlen. Häufig wird eine längere Behandlungsdauer erforderlich sein.

Neben den genannten Phasenprophylaktika werden Benzodiazepine (z. B. Lorazepam, Clonazepam etc.) wegen ihrer sedativen Wirkung bei Antriebssteigerung mit gutem klinischem Erfolg eingesetzt. Symptomatisch werden auch nieder- und mittelpotente sedierende und die Anspannung lösende Neuroleptika eingesetzt (z. B. Chlorprothixen, Levomepromazin).

Wenn eine begleitende antidepressive Behandlung notwendig ist, sind die Serotonin-Wiederaufnahme-Hemmer (SSRI) oder Substanzen mit einem gemischt serotonergen und noradrenergen Profil (Venlafaxin, Duloxetin, etc.) zu bevorzugen, zu denen allerdings kaum kontrollierte Studien bei jungen Patienten vorliegen. Zugelassen und am besten untersucht ist Fluoxetin, wobei die lange Halbwertszeit zu berücksichtigen ist; ansonsten werden SSRI off-label eingesetzt. Bei bipolaren Störungen ist zu beachten, dass ein Umschlag in eine manische Episode angestoßen werden kann.

Die Einzelpsychotherapie sollte bei jüngeren Kindern den Erwerb von sozialen Fähigkeiten und Verhaltensweisen zum Schwerpunkt haben, während bei Heranwachsenden der Fokus mehr auf einer Einsicht in die Zusammenhänge der Erkrankung liegen sollte. Bei Jugendlichen ist eine interpersonelle Psychotherapie (IPT) unter Berücksichtigung der sozialen Rhythmik (Social-Rhythm-Therapy; Modifikation für Jugendliche nach Hlastala und Frank 2006) zu erwägen, die im Kern auf die Wiederherstellung eines strukturierten, Halt gebenden Alltags und Tagesrhythmus zielt.

Psychoedukative Gruppen können für Jugendliche mit bipolarer Störung sinnvoll sein. Der Einsatz von Krankheitstagebüchern kann zudem dabei helfen, Stimmungen und die auslösenden Bedingungen für manische oder depressive Episoden zu erkennen (Denicoff et al. 2000). Darauf aufbauend können verhaltenstherapeutische Techniken zur Reduzierung des Rückfallrisikos eingesetzt werden. Andere psychotherapeutische Ansätze, wie etwa die tiefenpsychologisch orientierte Psychotherapie, können individuell eingesetzt werden, es handelt sich dabei aber um keine zentralen Behandlungskomponenten bei der Behandlung der bipolaren Störung im Kindes- und Jugendalter. Der Nutzen familientherapeutischer Behandlungsansätze wird derzeit noch untersucht. Insbesondere für die bipolare Depression Jugendlicher kristallisiert sich die Familien-fokussierte Therapie für Adoleszente (FFT-A) als hilfreich heraus (Miklowitz et al. 2008).

Hilfreiche psychoedukative Ansätze bei frühen bipolaren Störungen.

- *Stressreduktion* durch Modifizierung bestehender Alltags- und Umfeldbelastungen
- Familienberatung und Aufklärung bezüglich affektiv *stabilisierender* (Kontinuität, klare Tagesstruktur, fester Schlaf-Wach-Rhythmus) und *labilisierender Faktoren* (Über- oder Unterforderung).
- Schulung des Patienten und der Familie in der Wahrnehmung von Krankheitssymptomen (z. B. Schlafstörungen, gesteigerte Aktivität, Selbstüberschätzung, etc.) als *Frühwarnzeichen* zur Rückfallprophylaxe.

Nicht wenige Patienten benötigen über die medizinische Behandlung hinaus zusätzliche Maßnahmen zur psychosozialen Reintegration nach § 35a KJHG durch die Jugendhilfe. Die Notwendigkeit von Unterstützung in schulischen Belangen wird bei Kindern und Jugendlichen mit bipolarer Störung noch häufig übersehen. Manische oder depressive Episoden können die normale schulische Entwicklung unterbrechen, wenn die Kinder über lange Strecken hinweg den Unterricht versäumen oder in ihrer Lern- und Konzentrationsfähigkeit beeinträchtigt sind. In diesen Fällen ist eine Austestung des Leistungsverhaltens einschließlich der Bestimmung des IQs und einer detaillierten Leistungserfassung anzuraten. Bei Vorliegen weiterer Lernschwierigkeiten kann eine neuropsychologische Testung sinnvoll sein. So erhält man insbesondere Hinweise auf Beeinträchtigungen der verbalen Merkfähigkeit und des Arbeitsgedächtnisses (Horn et al. 2011). In enger Zusammenarbeit mit Eltern und Schule muss ein individuelles Unterstützungsprogramm entwickelt werden, das speziell auf die Bedürfnisse des Kindes abgestimmt ist. Die ärztlichen Informationen sind für die Lehrer wichtig, um die Krankheit zu verstehen und die Belastbarkeit des Kindes oder Jugendlichen sicher einschätzen zu können. Nur durch die individuelle Kooperation aller Instanzen, die sich mit dem Erkrankten befassen und die Transparenz der ärztlichen Maßnahmen kann es gelingen, den für die weitere Entwicklung und Laufbahn wichtigen Schul- oder Ausbildungsplatz zu erhalten.

21.5 Verlauf

Da es nur wenige Langzeitstudien zu Kindern und Jugendlichen mit bipolarer Störung gibt, ist über den Verlauf wenig bekannt. Allgemein wird angenommen, dass die frühe bipolare Störung eventuell eine schlechtere Prognose im Verlauf hat als die bipolare Störung mit Erstmanifestation im Erwachsenenalter. Die Erkrankung führt unzweifelhaft zu schweren Unterbrechungen im normalen Sozialleben und Ausbildungsverlauf.

In einer prospektiven Katamnesestudie (Geller et al. 2002a) wurde gezeigt, dass die Rückfallwahrscheinlichkeit nach Genesung bei bipolaren Störungen im Kindes- und Jugendalter sehr hoch ist. Zwar waren nach zwei Jahren 65,2 % der Patienten remittiert, jedoch erlitten von dieser Gruppe 55,2 % einen Rückfall. Therapeutisch bedeutsam ist die Beobachtung, dass ein von elterlicher Wärme geprägtes Familienklima mit weniger Krankheitsepisoden im Verlauf einherging (Geller et al. 2008).

22 Bipolare Störungen bei Frauen

Johanna Kunze, Anke Rohde

Kapitelübersicht

Geschlechtstypische Unterschiede beeinflussen in hohem Maße den Verlauf bipolarer affektiver Erkrankungen. In dieser Übersicht soll auf frauenspezifische epidemiologische, phänomenologische Aspekte und Besonderheiten in der Schwangerschaft und kurz nach der Geburt eingegangen werden.

22.1 Epidemiologische und phänomenologische Aspekte

Die Geschlechtsunterschiede bei den affektiven Störungen betreffen im Wesentlichen die unipolaren Depressionen. Während die unipolaren Depressionen etwa doppelt so häufig bei Frauen auftreten, findet sich die Manie interessanterweise bei beiden Geschlechtern gleich häufig. Bipolar-I-Störungen treten dementsprechend gleich häufig bei Männern und Frauen auf und beide Geschlechter weisen ein frühes Erstmanifestationsalter und eine hohe Rezidivrate auf sowie eine hohe Morbidität und Mortalität. Relevante Geschlechtsunterschiede prägen den Krankheitsverlauf, nicht zuletzt auch aufgrund des Einflusses der verschiedenen reproduktiven Vorgänge (McElroy 2004). Frauen leiden häufiger als Männer unter depressiven Symptomen, außerdem dauern depressive Krankheitsphasen länger an (Barnes et al. 2005). Die Verläufe weisen ein höheres Ausmaß an Therapieresistenz (Roy-Byrne et al. 1985) auf und sind öfter mit Krankenhausaufenthalten verbunden. Das weibliche Geschlecht leidet häufiger sowohl unter einem Bipolar-II-Subtyp als auch unter einem Rapid-Cycling-Verlauf der bipolaren Erkrankung (Leibenluft 1996). Bei den mit einem hohen Suizidrisiko, schlechtem Therapieansprechen (Arnold et al. 2003) und häufigen Komorbiditäten in Verbindung gebrachten Rapid-Cycling-Verläufen (Coryell et al. 2003; Calabrese et al. 1999a), wird sogar ein Frauenanteil von 58–92 % postuliert (Leibenluft et al. 1997). Auch gemischt-affektive Krankheitsepisoden werden von Frauen häufiger beschrieben. Auslöser für eine Krankheitsepisode sind im Übrigen bei Frauen häufiger als bei Männern sogenannte lebensgeschichtliche Ereignisse, was sich teilweise auch mit dem Einfluss reproduktiver Vorgänge überschneidet (z. B. Schwangerschaften, Entbindungen, Fehl- und Totgeburten etc.).

Ungefähr 65 % aller bipolaren Patienten, unter denen sich etwa dreimal so viele Frauen wie Männer finden, leiden unter einer weiteren psychischen oder somatischen Erkrankung (Sasson et al. 2003; Strakowski et al. 1992). Die häufigsten psychiatrischen komorbiden Störungen sind dabei Angsterkrankungen, Substanzmittelabusus und Essstörungen (Sit et al. 2004; McElroy et al. 2001). Das Risiko eine Alkoholabhängigkeit zu entwickeln, ist für bipolare Patientinnen zwar im Vergleich zu männlichen Patienten geringer, jedoch verglichen mit der Normalbevölkerung deutlich erhöht (Frye et al. 2003).

22.2 Schwangerschaft und peripartales Management

Rezidive einer bipolaren Störung treten auch in der Schwangerschaft häufig auf: 45–50 % der schwangeren Patientinnen erleiden ein Rezidiv (Blehar et al. 1988; Freeman et al. 2002). Dabei gilt ein vorhergehendes abruptes, unkontrolliertes Absetzen der Medikation prognostisch als ungünstig (Viguera et al. 2002a). In einer aktuellen Studie untersuchten Viguera und Mitarbeiter die Häufigkeit affektiver Episoden bei 2 252 Schwangerschaften von 1162 Frauen mit rezidivierender affektiver Störung. 23 % der Frauen mit bipolarer Störung hatten eine Krankheitsepisode in der Schwangerschaft, 52 % eine postpartale Episode. Bei den Frauen mit unipolarer Störung waren es 4,6 resp. 30 %. Insgesamt war das Risiko postpartaler Episoden 3,5-fach häufiger als das in der Schwangerschaft und deutlicher höher bei bipolaren Störungen, wobei insgesamt depressive Phasen überwogen (Viguera et al. 2011).

Das Vorliegen einer Depression während der Schwangerschaft gilt als stärkster Prädiktor für die Entwicklung einer postpartalen Depression (Beck 2001; Viguera et al. 2011). Als direkte Folgen der Depression für Mutter und Kind sind nach Angaben mehrerer Autoren eine erhöhte Rate von Spontanaborten, Präeklampsie und Hypertonie der Mutter, Geburtskomplikationen, Früh- und Fehlgeburten, niedrigeres Geburtsgewicht, geringer Apgar-Score und Wachstumsverzögerungen des Kindes (Bonari et al. 2004) zu nennen. Pränatale Depression und Stress zeigen eine Assoziation mit späteren Verhaltensauffälligkeiten des Kindes, wie kognitiven und sprachlichen Beeinträchtigungen, Impulsivität, Aufmerksamkeits-Defizit-Syndrom und auffälliger Psychopathologie des heranwachsenden Kindes (Van den Berg et al. 2005). Aktuelle Ergebnisse der Avon Longitudinal Study of Parents and Children, die seit Jahren Zusammenhänge zwischen mütterlicher bzw. väterlicher Depression und der Entwicklung von Kindern untersucht, zeigen, dass interessanterweise die antenatale Depression einen viel deutlicheren Einfluss auf die mentale Entwicklung von Kindern hat als die postnatale Depression (Evans et al. 2011). Diese Ergebnisse bestätigen noch einmal sehr deutlich, wie wichtig die Behandlung einer Depression in der Schwangerschaft ist. Zu betonen ist im Übrigen auch die hohe Wahrscheinlichkeit des Fortbestehens der Depression nach der Geburt, die damit verbundenen negativen Folgen einer postpartalen Depression auf die Mutter-Kind-Interaktion und auf das Bindungsverhalten zum Kind (Brisch und Hellbrügge 2007). Während der Schwangerschaft ist die Suizidalität nicht wesentlich erhöht, sie stellt jedoch die häufigste Todesursache nach der Geburt dar.

Neben der Behandlung in der Schwangerschaft ist auch eine frühzeitige Planung und Vorbereitung der Geburt bei Frauen mit einer psychischen Erkrankung für Mutter und Kind von besonderer Bedeutung. Da die Zeit nach der Entbindung gerade für Frauen mit bipolaren Störungen mit dem höchsten Rezidivrisiko verbunden ist, sollten eine besonders intensive psychiatrische Betreuung und gegebenenfalls eine Anpassung der Medikation mit prophylaktischer Dosiserhöhung oder auch die Neueinstellung auf eine psychotrope Substanz gewährleistet sein. Gemeinsam mit der Patientin und den Angehörigen sollten anhand der Vorgeschichte zu erwartende »Warnsignale« eruiert und ein »Notfallplan« erstellt werden, der beim Auftreten erster Symptome der psychischen Erkrankung in Kraft tritt. Der peripartale Managementplan sollte schriftlich Empfehlungen zu folgenden Punkten enthalten (Rohde und Schaefer 2010): Geburtsmodus (Spontangeburt oder Gründe für einen Kaiserschnitt aus psychiatrischer Sicht), Schmerzmedikation, Bedarfsmedikation unter der Geburt, Stillen (Wunsch der Patientin, Einschätzung aus psychiatrischer Sicht), Abstillen (medikamentös/nicht medikamentös), Rezidivgefahr (Zeichen möglicher Krankheitssymptome und konkrete Medikamentenempfehlung), postpartale medikamentöse Prophylaxe (z. B. Erhöhung der bestehenden Medikation ab dem Tag der Entbindung in einen therapeutisch wirksamen Dosisbereich oder Neueinstellung auf eine psychotrope Substanz), Stressreduktion (z. B. Sicherstellung eines ausreichenden Nachtschlafs, Reizabschirmung), psychosoziale Unterstützungsmaßnahmen (z. B. durch Angehörige, Haushaltshilfe, längere Hebammenbetreuung).

22.3 Risiken in der Postpartum-Periode

Dass Frauen nach der Entbindung das höchste Rezidivrisiko (unbehandelt zwischen 50 und 70 %) haben, ist schon länger bekannt (Cohen et al. 1995; Viguera et al. 2007). Gegenüber betroffenen Frauen, die bisher keine Kinder bekommen haben, ist das Risiko für einen erstmaligen Krankenhausaufenthalt wegen einer affektiven Krankheitsepisode etwa siebenfach erhöht (Kendell et al. 1987; Terp et al. 1998). Für bipolare Patientinnen ebenfalls erhöht – etwa 200-fach im Vergleich zu bis dahin nicht erkrankten Frauen – ist die Wahrscheinlichkeit, eine postpartale Psychose zu erleiden. In der bereits erwähnten aktuellen Studie von Viguera et al. (2011) traten bei bipolaren Störungen in 52 % der Fälle postpartale Krankheitsepisoden auf (3,5-fach häufiger als in der Schwangerschaft), und zwar besonders bei Frauen mit niedrigem Ersterkrankungsalter, Erkrankung während der Schwangerschaft und geringer Geburtserfahrung (Erstgebärende). Diese Studienergebnisse bestätigen die praktisch-klinische Erfahrung der Autorinnen, weshalb diese Subgruppe psychisch kranker Frauen besonderer Betreuung in der Peripartalzeit benötigt.

Von einigen amerikanischen Autoren wird zur Rezidivvermeidung der frühzeitige, prophylaktische Einsatz von Lithium postuliert. Eine innerhalb von 48 Stunden begonnene Lithiumtherapie senke die Rezidivwahrscheinlichkeit im Wochenbett um den Faktor fünf (Viguera et al. 2002a; Cohen et al.

1995). In der Praxis werden allerdings die meisten bipolaren Patientinnen, die bisher einen rezidivierenden Krankheitsverlauf hatten, in der Schwangerschaft mit Medikamenten behandelt. Besteht eine stabile Einstellung auf eine Lithium-Prohylaxe, ist auf jeden Fall deren Fortsetzung über den Zeitpunkt der Entbindung hinaus sinnvoll. Allerdings müssen wegen der Stoffwechselveränderungen in der Schwangerschaft – mit Absinken des Serumspiegels und einem erneuten Serumspiegelanstieg – nach der Entbindung engmaschige Serumspiegelkontrollen erfolgen, bis der Serumspiegel stabil im prophylaktischen Bereich liegt. Als Alternative bringt eine medikamentöse Behandlung mit atypischen Neuroleptika aus Sicht der Autorinnen etliche Vorteile: So können bereits in der Schwangerschaft mit einem atypischen Neuroleptikum Stimmungsschwankungen abgefangen werden, und im direkten Vorfeld der Entbindung kann eine kurzfristige Absenkung der Dosis erfolgen, um für das Kind den Spiegel postpartal möglichst niedrig zu halten. Weiterhin ist damit eine prophylaktische Erhöhung der Medikation nach der Entbindung bei gleichzeitiger Monotherapie möglich und die Patientinnen können selber im vorher festgelegten Rahmen Dosierungsveränderungen vornehmen. Und schließlich ist damit – anders als bei Lithium – auch das Stillen in der Regel unkompliziert möglich. Die Auswahl des Neuroleptikums erfolgt dabei nach klinischen Erwägungen; bevorzugt werden Atypika, über die möglichst viele Erfahrungen mit der Schwangerschaft vorliegen. Wie bei der Medikamentengabe in der Schwangerschaft muss auch bezüglich der Behandlung mit Psychopharmaka in der Stillzeit immer eine individuelle Nutzen-Risiko-Abwägung erfolgen.

Auf die differenzierte Nutzen-Risiko-Bewertung bei Behandlungserfordernis in der Schwangerschaft und Stillzeit soll wegen der Komplexität der Problematik an dieser Stelle nicht eingegangen, sondern auf entsprechende Quellen verwiesen werden (Rohde und Schaefer 2010; Schaefer et al. 2012). Am Institut für Pharmakovigilanz und Embryotoxikologie in Berlin kann auch eine individuelle Risikobewertung vorgenommen werden, auf der vom Institut betriebenen Internetseite www.embryotox.de ist – auch für betroffene Frauen – eine erste Orientierung über die meisten Präparate möglich. Auch ein Meldebogen für Schwangerschaften unter Psychopharmaka ist dort verfügbar.

22.4 Perimenopause und Klimakterium

Im Vergleich zu depressiven Störungen ist der Hypomanie oder Manie im Zusammenhang mit der perimenopausalen Zeit nur eine geringe Bedeutung beizumessen. Allerdings gibt es Hinweise darauf, dass bipolare Frauen ähnlich wie Frauen mit rezidivierenden Depressionen im Vergleich zu nicht Erkrankten häufiger perimenopausale affektive Symptome haben (Payne et al. 2007). Dabei sind Frauen ohne Hormonersatztherapie deutlich mehr betroffen (Freeman et al. 2002).

Zusammenfassung

Trotz der prinzipiell gleichen Häufigkeitsverteilung bipolarer Störungen zwischen Männern und Frauen gibt es relevante geschlechtsspezifische Aspekte, die besonders für den Verlauf und die Behandlung von Bedeutung sind. Aufgrund der besonders zu beachtenden Umsicht beim Einsatz psychotroper Substanzen steht in der Regel die Schwangerschaft im Fokus; zu wenig beachtet ist dagegen aus Sicht der Autorinnen die Postpartalzeit, die noch häufiger als die Schwangerschaft mit einem hohen Rezidivrisiko verbunden ist. Während eine postpartale Depression bei einer bipolaren Patientin in der Regel ambulant behandelbar ist, führt eine manische Krankheitsepisode wegen der hohen Akuität der Symptomatik meist zur stationären Aufnahme. Eine qualifizierte Beratung und Betreuung für Frauen mit Kinderwunsch bzw. bestehender Schwangerschaft sollte deshalb gewährleistet sein. Insbesondere dem peripartalen Management ist besondere Aufmerksamkeit zu widmen, da ein postpartales Krankheitsrezidiv und noch mehr eine stationäre Behandlung einen ganz erheblichen Einfluss auf die Triade Mutter-Vater-Kind hat und möglicherweise die gesamte Entwicklung des Kindes beeinflusst.

23 Bipolare Störungen im Alter

Hans Gutzmann und Christa Gutzmann

Kapitelübersicht

Einleitung

Während in den 80er Jahren des 19. Jahrhunderts etwa 2 % der deutschen Bevölkerung älter als 65 Jahre waren, gehört heute etwa ein Fünftel dieser Altersgruppe an. Das absolute und relative Anwachsen der älteren Bevölkerung und ihr erhöhtes Morbiditätsrisiko verweisen auf den Versorgungsbedarf dieser Personengruppe. Menschen über 60 Jahren machen zwischen 6 und fast 17 % aller Patienten aus, die psychiatrische Notfalldienste aufsuchen (Shulman et al. 1996). Bei etwa einem Viertel der über 65-Jährigen liegen psychische Störungen im weitesten Sinne vor, wobei sich demenzielle Erkrankungen unterschiedlicher Ausprägung und funktionelle Störungsbilder – dominierend sind hier die affektiven Störungen – etwa die Waage halten. Demenzielle Prozesse finden sich bei etwa 6 % der Altenbevölkerung. Deren Häufigkeit steigt mit zunehmendem Alter allerdings steil an: von etwa 1 % zwischen dem 60. und 65 Lebensjahr bis auf mehr als 30 % jenseits des 90. Lebensjahrs. Aus diesen Befunden ergibt sich zum einen, dass mehr als zwei Drittel der Untersuchten in repräsentativen Stichproben auch im Alter nicht psychisch krank sind, zum anderen, dass demenzielle Erkrankungen das nosologische Spektrum nicht dominieren.

Während unipolare depressive Störungen im Alter in den letzten Jahren die Aufmerksamkeit fanden, die ihnen angesichts der zunehmenden Bedeutung älterer Patienten zukommt, wurden bipolare Störungen in höheren Altersgruppen weitgehend vernachlässigt (Charney et al. 2003) – allein manische Episoden haben wissenschaftlich überhaupt nennenswerte Aufmerksamkeit gefunden (Brieger et al. 2005). Sofern repräsentative epidemiologische Daten in Betracht gezogen werden, ist diese Haltung allerdings nachvollziehbar. So wurde in einer Studie der amerikanischen Wohnbevölkerung (Hirschfeld et al. 2003) nur bei etwa 0,5 % der Untersuchten über 65 Jahren eine Bipolare Störung identifiziert. Bei älteren Risikopopulationen gewinnen bipolare Störungen jedoch ein völlig anderes Gewicht. Die meisten Prävalenzdaten basieren auf Untersuchungen von Inanspruchnahmepopulationen in stationären, teilstationären oder ambulanten Bereichen. So stellt diese Gruppe bei den Patienten stationärer gerontopsychiatrischer Einrichtungen einen Anteil von 4–17 % (Sajatovic und Chen 2011). Patienten mit bipolaren Störungen nehmen etwa viermal häufiger psychiatrische Dienste in Anspruch (Bartels et al. 2000) als unipolar depressive Ältere. Wetterling und Junghanns (2004) berichteten die durch ein verlässlich geschultes Team erhobenen Diagnosen stationärer und konsiliarisch betreuter Patienten einer großen Universitätsklinik für einen 9-Jahres-Zeitraum. Bei den stationären Patienten ab 65 Jahren lagen in 37,4 % der Fälle affektive Störungen vor. Davon waren 7,7 % manische Syndrome. Bei den Konsilpatienten derselben Altersgruppe lagen bei 10,6 % affektive Störungen vor, von denen 7,1 % als manische Syndrome identifiziert wurden. Bei den Patienten unter 65 Jahren lag der Anteil der manischen Syndrome mit 6,8 % deutlich niedriger als bei den Älteren mit 10,8 %. In einer umfangreichen australischen Fallregister-Studie wurden Daten von 6182 Patienten erfasst, von denen 492 beim Erstkontakt 65 Jahre oder älter waren (Almeida und Fenner 2002). Bei den älteren psychisch Kranken war ein deutlicher Anstieg bipolarer Erkrankungen von 1 % im Jahr 1980 auf 11 % im Jahr 1998 zu verzeichnen. Das Durchschnittsalter aller bipolaren Patienten war in diesem Zeitraum von 39,3 auf 43,2 Jahre gestiegen. Die ohnehin seltene unipolare Manie ist auch im höheren Lebensalter wesentlich seltener als eine bipolare Erkrankung. Eine ausschließlich manische Polarität wiesen bei Broadhead und Jacoby (1990) 14 % und bei Shulman und Tohen (1994) 12 % der Untersuchten auf.

- *In repräsentativen epidemiologischen Studien erweisen sich bipolare Ältere als selten.*
- *Bei älteren Risikopopulationen haben bipolare Störungen dagegen ein erheblich größeres Gewicht als Patienten mit unipolaren Depressionen.*

23.1 Diagnose und Differenzialdiagnose

Es ist keine Seltenheit, dass ein psychomotorisch unruhiger und irritierbarer Älterer, dessen Schlaf gestört ist und der darüber hinaus noch an Appetitlosigkeit leidet, als primär unipolar depressiv diagnostiziert wird. Selten wird in Betracht gezogen, dass es sich um eine gemischte manische Episode handeln könnte. Eine deutliche Verschlechterung unter einer ausschließlich antidepressiven Therapie kann ein erster eindeutiger Hinweis auf das Vorliegen einer manischen Episode sein, die bis zu diesem Zeitpunkt als agitierte Depression verkannt worden war (Young et al. 2003). An diesem Beispiel wird deutlich, dass ältere Menschen mit bipolaren Störungen oft diagnostisch und therapeutisch eine Herausforderung eigener Prägung darstellen können.

Die vorhandenen psychiatrischen Diagnosesysteme für bipolare Störungen sind für jüngere und ältere Patienten gleichermaßen gültig, wenn auch gelegentlich die mangelnde Passgenauigkeit für Ältere beklagt wird (Brieger et al. 2005). Von den von Klerman (1987) vorgeschlagenen Subgruppen sind bis auf den Typus »Bipolar I«, der Manie und Depression umfasst, die anderen kaum untersucht (Young 1997). Wenn auch die Kriterien im Prinzip altersunabhängig sind, verschiebt sich doch der differenzialdiagnostische Fokus mit zunehmendem Alter (► **Tab. 23.1**).

Tab. 23.1: Differenzialdiagnose bipolarer Störungen im Alter (mod. nach Mirchandani und Young 1993)

Diagnose	Charakteristika	Kommentar
Bipolare Störung	Manie oder Hypomanie	Gemischte Zustandsbilder; Wechsel der Polarität z. T. sehr spät; psychotische Symptome können auftreten, kognitive Störungen häufig; bei später Manifestation oft leere Familienanamnese
Organische affektive Störung	Somatische/neurologische Erkrankung oder Medikamente	Oft sehr späte Manifestation bei leerer Familienanamnese; Übergang zu sekundärer Manie fließend
Schizoaffektive Störung	Affektive und schizophrene Symptome in derselben Krankheitsphase	Sehr wenige Studien zu älteren Patienten
Anhaltende wahnhafte Störung	Spät manifestierender Wahn ohne oder (seltener) mit Halluzinationen	Bei dominierender Größenwahnthematik ggf. DD schwierig
Demenz	Progrediente Einbuße an kognitiver Kompetenz (Alzheimer, vaskuläre Demenzen); bei FTD dominieren lange die Affektstörungen	FTD kann für DD erhebliche Probleme aufwerfen!
Delir	Aufmerksamkeits- und Gedächtnisstörungen bei wechselnder Bewusstseinslage	Verlaufsparameter oft charakteristisch

Während bei jüngeren Patienten die Differenzierung zwischen bipolaren Störungen mit psychotischen Symptomen und primär psychotischen Erkrankungen aus dem schizophrenen Spektrum im Vordergrund steht, gewinnt später die Unterscheidung zwischen primären bipolaren Störungen und sekundären Manien zunehmend an Bedeutung, was angesichts des hohen Anteils an somatischer Komorbidität bei Älteren nicht überrascht (Sajatovic et al. 2004). Auch wenn sich die allgemeine somatische Komorbidität von unipolar Depressiven und bipolar erkrankten Älteren nicht substanziell unterscheidet, so zeichnet sich für Letztere wohl doch das Risiko einer deutlicheren metabolischen Gefährdung ab (Gildengers et al. 2008).

Schizoaffektive Erkrankungen sind wegen ihrer Seltenheit im höheren Lebensalter differenzialdiagnostisch von geringem Gewicht (Marneros 2004b). Bei älteren Patienten muss stets auch die Möglichkeit einer psychiatrischen Komorbidität berücksichtigt werden. Störungen durch Alkohol sowie Angst- und Panikstörungen sind dabei von besonderer Bedeutung (Goldstein et al. 2006). Ein differenzialdiagnostisches Problem stellen delirante und demenzielle Störungen dar. Zum einen können beide mit psychomotorischer Unruhe, Ablenkbarkeit, affektiver Labilität und Störungen der Urteilsfähigkeit einhergehen, zum anderen sind kognitive Störungen während bipolarer Krankheitsepisoden im Alter eher die Regel (Sajatovic et al. 2006).

Unter den demenziellen Erkrankungen kann besonders die Frontotemporale Demenz (FTD) wegen ihrer oft ausgeprägten maniformen Symptomatik und über lange Zeit recht gut erhaltenen kognitiven Funktionen einer Manie ähneln (Woolley et al. 2007). Eine Alzheimer-Demenz hingegen wirft wesentlich weniger differenzialdiagnostische Probleme auf, da bei ihr in aller Regel die mnestischen Defizite früh auftreten und den Verlauf dominieren.

Es kann zu diagnostischen Schwierigkeiten kommen, wenn bei älteren Patienten mit einer bipolaren Erkrankung die kognitiven Einbußen nach Abklingen der affektiven Symptomatik persistieren (Gildengers et al. 2004; Young et al. 2006) oder erst nach mehrjährigem Verlauf der affektiven Erkrankung beobachtet werden (Dhingra und Rabins 1991). Eine Studie auf Basis des dänischen Fallregisters (Nilsson et al. 2002) fügt dem komplexen Bild eine weitere Facette hinzu. Danach tragen Patienten mit Demenzerkrankung nach der Erstmanifestation lebenslang ein deutlich erhöhtes Risiko, sich wegen einer depressiven oder auch manischen Episode in stationäre psychiatrische Behandlung begeben zu müssen. Auf der andere Seite begründen gravierende affektive Störungen, besonders aber bipolare Erkrankungen, ein deutlich erhöhtes Risiko zur Entwicklung schwerer kognitiver Störungen (Gildengers et al. 2009) bis hin zu demenziellen Erkrankungen (Kessing et al. 2003; Thompson et al. 2005).

Angesichts dieser Probleme überrascht es, dass sich bipolare Syndrome im Gegensatz zu allen anderen Erkrankungen des gerontopsychiatrischen Diagnosespektrums trotz aller differenzialdiagnostischen Klippen (Ashley et al. 2001) hinsichtlich der Diagnosesicherheit als ausgesprochen stabil erwiesen haben. Während zwischen Aufnahme- und Entlassungsdiagnose bei Depressionen bei 17 % und bei Demenzen sogar bei 60 % der Fälle eine Diagnoseänderung zu verzeichnen war, musste bei Patienten mit bipolaren Störungen in keinem Fall eine Änderung der diagnostischen Zuordnung vorgenommen werden.

- *Bei älteren Patienten muss eher als in jüngeren Altersgruppen neben einer somatischen auch stets die Möglichkeit einer psychiatrischen Komorbidität berücksichtigt werden.*
- *Delirante und demenzielle Bilder stellen eine differenzialdiagnostische Herausforderung dar.*
- *Bipolare Erkrankungen gehen bei Älteren mit einem erhöhten Risiko für persistierende kognitive Einbußen einher.*

23.2 Unterschiede zwischen Früh- und Spätmanifestationen

23.2.1 Methodische Probleme

Es wurde geschätzt, dass 10 % aller Patienten mit bipolaren Störungen ihre Erkrankung nach dem 50. Lebensjahr ausbilden (Umapathy et al. 2000), wobei eine deutliche Differenzierung zwischen den Geschlechtern zu beobachten ist: Während 50 % der Frauen ihre erste manische Episode nach dem 45. Lebensjahr erleben, sind es bei den Männern nur etwa 30 % (Kubacki 1991). Bei älteren Patienten mit der Diagnose einer bipolaren Erkrankung streut in der Literatur das Alter bei Auftreten der ersten Episode außerordentlich breit und reicht von weniger als 30 bis hin zu fast 60 Jahren (► **Tab. 23.2**). Ein Teil dieser Streuung dürfte auf methodische Unterschiede zwischen den Studien zurückzuführen sein, so etwa auf den unterschiedlich strengen Einschluss der sekundären Manien. Die erste manische Episode kann viele Jahre nach der initialen depressiven Episode auftreten. Nach Jacoby (2003) weist etwa ein Drittel der bipolaren Patienten mit depressiver Erstmanifestation eine Latenz von über 20 Jahren bis zur ersten manischen Episode auf. Bei solchen Zeiträumen ist naturgemäß von einer abnehmenden Verlässlichkeit der anamnestischen Angaben auszugehen.

Ein erhebliches Problem stellt auch die operationale Festlegung des Erkrankungsbeginns dar. Während in früheren Arbeiten die erste Hospitalisierung als Beginn der Erkrankung galt, legten Autoren in jüngerer Vergangenheit als Erkrankungsbeginn dasjenige Alter fest, in dem der Patient erstmals die diagnostischen Kriterien erfüllte. Egeland und Mitarbeiter (1987) definierten den Beginn als den Zeitpunkt, an dem auf diese Krankheit bezogene Symptome erstmals ein nennenswertes »impairment« verursacht hatten. Sie bewirkten so eine Vorverlegung des kritischen Zeitpunkts um etwa 8 Jahre. Zusätzlich bedenkenswert sind Hinweise zu Problemen der Inter-Rater-Übereinstimmung. Wenn Untersucher auf der Basis weitgehend identischer Informationen (Fremdanamnese, strukturierte Interviews) nur bei 80 % einer Gruppe gerontopsychiatrischer Patienten mit depressiven Störungen zu einem identischen »Alter bei Beginn« kamen (Wiener et al. 1997), so liegt die Vermutung nahe, dass die Übereinstimmung verschiedener Untersucher bei der Identifizierung manischer Episoden nicht wesentlich besser wäre.

Die Termini »Manie mit spätem Beginn« und »bipolare Störung mit spätem Beginn« wurden in verschiedenen Studien ohne einheitliches Alterskriterium gebraucht. So definierten etwa Schürhoff und Mitarbeiter (2000) den frühen Beginn mit »vor dem 18. Lebensjahr« und den späten mit »nach dem 40. Lebensjahr«, während Wylie und Mitarbeiter (1999) den Zeitpunkt des späten Beginns auf der Basis der Altersverteilung in ihrem Untersuchungssample auf das 49. Lebensjahr festsetzten. Broadhead und Jacoby (1990) untersuchten 35 ältere stationäre Patienten und unterteilten sie in solche, bei denen eine Manie erstmals vor bzw. nach dem 60. Lebensjahr aufgetreten war. Sie fanden eine zweigipfelige Verteilung des Alters bei Erstmanifestation der Manie. Ein erster Gipfel lag bei 37, ein zweiter bei 73 Jahren. Unterschiede hinsichtlich des Vorhandenseins neurologischer Komorbidität, Auffälligkeiten im CCT oder aktueller kognitiver Störungen zwischen den Gruppen waren in dieser Untersuchung nicht zu beobachten. Auch im Hinblick auf Verlauf und Behandlungserfolg stellten die Autoren keine Unterschiede fest. Almeida und Fenner (2002) konnten dagegen eine bimodale Verteilung bipolarer Erkrankungen nicht bestätigen, fanden aber bei Patienten mit einem Erkrankungsbeginn nach dem 65. Lebensjahr eine Zunahme organischer Störungen auf 2,8 % gegenüber 1,2 % bei Jüngeren.

Tab. 23.2: Studien zu Ersterkrankungsalter, Familienanamnese und Komorbidität (mod. nach Chen et al. 1998)

Autor	Jahr	N	Alter bei 1. Affekt Episode	Mittleres Ersterkrankungsalter Manie	Familienanamnese: Unterschied Früh- vs Spätmanifestation	Cut-off-Alter Früh- vs Spätmanifestation	% neurolog. Komorbidität
Broadhead & Jacoby	1990	35	42	17 J. Latenz nach Depression	nein	60	43
Shulman & Post	1980	67	49	59	n.e.	n.e.	24
Stone	1989	92	57	16 J. Latenz nach Depression	ja	55 vs. 63 (MW)	24
Shulman et al.	1992	50	56	15 J. Latenz nach Depression	n.e.	n.e.	36
Snowdon	1991	75	46	60	n.e.	n.e.	17
Glasser & Rabins	1984	42	44	51	nein	60	17
Taylor & Abrams	1981	134	29	n.e.	ja	30	24
Wylie et al.	1999	62	n.e.	n.e.	n.e.	49	70 (zerebrovask. Risikofaktoren)
Schürhoff et al.	2000	39	n.e.	52,6	ja	40	n.e.

n.e.= nicht erhoben

23.2.2 Schweregrad, syndromale Ausgestaltung, Prognose

Zur Frage nach dem Einfluss, den das Manifestationsalter auf den Schweregrad und die Häufigkeit von Episoden ausübt, sind die publizierten Daten noch spärlich. Während Post und Mitarbeiter (1986) festgestellt hatten, dass die einzelnen Episoden affektiver Erkrankungen sukzessive im Schweregrad zunahmen, hatte Perris (1966) eine gegenteilige Beobachtung gemacht. Er fand manische Episoden bei jüngeren Patienten erheblich ausgeprägter als bei älteren. In der einzigen prospektiven Studie wurde dieser Befund (Broadhead und Jacoby 1990) gestützt. Im Querschnitts-Vergleich waren jüngere manische Patienten deutlich schwerer krank als ältere. Gleichzeitig wurde in dieser Studie festgestellt, dass depressive Nachschwankungen bei älteren Patienten wesentlich häufiger auftraten als bei jüngeren. Hingegen gab es weder im Verlauf der einzelnen Episode noch in der symptomatischen Ausgestaltung wesentliche altersspezifische Akzente. Wylie und Mitarbeiter (1999) beobachteten dagegen die florideren psychotischen Symptome und einen insgesamt höheren Schweregrad bei Patienten mit spätem Beginn. Young und Mitarbeiter (2007) verglichen im Querschnitt die mit der Young-Mania-Rating-Scale erfasste Psychopathologie bei 149 bipolaren Patienten im Alter von 18 bis 89 Jahren und konnten keinen Alterseffekt feststellen.

In der Mehrzahl der Studien wird von einer zunehmenden Episodenfrequenz und Episodendauer affektiver Störungen im Alter berichtet (Post et al. 1986; Perris 1966). Der Effekt einer Behandlung auf die longitudinale Entwicklung der Erkrankung ist noch nicht befriedigend bekannt. Immerhin beschreibt Stone (1989) eine Mortalitätsrate von 16 % innerhalb von 2 Jahren und eine

Wiederaufnahmerate von 51 % innerhalb von 3 Jahren nach der Entlassung aus stationärer Behandlung. Dhingra und Rabins (1991) untersuchten 42 ältere hospitalisierte Patienten mit manischen Episoden im Längsschnitt und fanden eine Mortalitätsrate von 34 % und eine Rehospitalisierung bei 32 % der Untersuchten in einem Nachuntersuchungszeitraum von 5–7 Jahren. 16 % der Patienten hatten sich in dieser Zeit wegen einer Episode ihrer bipolaren Erkrankung mehr als dreimal in stationäre Behandlung begeben müssen.

Ältere Patienten, die wegen einer manischen bzw. gemischten Episode behandelt wurden, haben oft eine inkomplette Response (Himmelhoch et al. 1980) und weisen gegenüber Kontrollgruppen eine erhöhte Sterblichkeit auf (Dhingra und Rabins 1991). Shulman et al. (1992) fanden bei älteren bipolaren Patienten eine gegenüber rezidivierend depressiven Patienten 2,4-fach erhöhte Mortalitätsrate. Systematische Outcome-Studien sind allerdings extrem rar.

- *Nach den vorliegenden Daten ist die früher oft formulierte Vorstellung, dass Manien mit fortschreitendem Alter »ausbrennen« würden, nicht befriedigend belegt.*
- *Die erste manische Episode kann viele Jahre nach der initialen depressiven Episode auftreten, eine Latenz von über 20 Jahren ist keine Seltenheit.*
- *Bezüglich der Dauer und der symptomatischen Ausgestaltung der Episoden sowie der Frage der Phasenhäufigkeit im Alter besteht noch ein erheblicher Forschungsbedarf.*

23.3 Sekundäre Manien

Aus Arbeiten der letzten Jahre geht immer deutlicher hervor, dass spät manifestierende bipolare Störungen eng verknüpft sind mit organischen Hirnschädigungen, während früh manifestierende Fälle häufiger eine familiäre Belastung mit Affektstörungen aufweisen. An diesem Punkt wird der fließende Übergang zwischen der manischen Episode bei bipolarer Erkrankung mit somatischer Komorbidität und dem Konzept der sekundären Manie deutlich, das Krauthammer und Klerman 1978 formuliert haben. Sie stellten dabei Patienten mit idiopathischen oder primären Manien solchen gegenüber, bei denen der Beginn der manischen Symptomatik mit einer somatischen Erkrankung oder medikamentösen Intervention assoziiert war. Auch Stasiek und Zetin (1985) bedienten sich in ihrer Formulierung therapeutischer Algorithmen dieses Ansatzes. Affektive Störungen als direkte pathophysiologische Konsequenzen eines Schlaganfalls oder anderer medizinischer Erkrankungen zählen weder in der ICD-10 noch im DSM-IV zur Gruppe der bipolaren Störungen, obwohl sie üblicherweise mit abgegrenzten Krankheitsepisoden und intermittierenden Phasen affektiven Wohlbefindens – mithin bipolar – verlaufen. Das sich daraus ergebende diagnostische Dilemma wird oft durch ein Ausblenden der sekundären Manien aus dem Spektrum affektiver Erkrankungen gelöst (Shulman 1997).

In ▶ **Tab. 23.3** findet sich eine Übersicht zu biologischen Einflussgrößen (z. B. Medikamente oder Komorbiditäten), die für das Auftreten sekundärer Manien verantwortlich gemacht werden. Letztlich können jede schwere körperliche Erkrankung und eine Vielzahl von Medikamenten eine manische

Episode anstoßen (Brieger et al. 2000). Häufig ist der kausale Zusammenhang aufgrund der zeitlichen Koinzidenz beziehungsweise der Besserung nach Therapie der somatischen Erkrankung nur zu vermuten, wie etwa bei der parainfektiösen Manie oder dem entgleisten Hypertonus. Auf ältere Menschen, die ohnehin das Risiko einer vielfältigen somatischen Komorbidität und in diesem Zusammenhang auch multipler pharmakologischer Interventionen tragen, scheint das Konzept der sekundären Manien deshalb besonders gut anwendbar zu sein. Viele ältere Patienten mit spät manifestierender Symptomatik weisen die klinischen Charakteristika einer sekundären Manie auf.

Tab. 23.3: Ursachen sekundärer Manien (mod. nach van Gerpen et al. 1999)

Störungskategorie	Beispiele
Systemische Erkrankungen	Anämie Urämie Hyperthyreose Vitamin B_{12} Defizit Infektionen Neoplasie
Neurologische Erkrankungen	Vaskuläre Läsionen Zerebrale Tumore HIV-Enzephalopathie Multiple Sklerose Epilepsie Lues Stadium IV
Medikamente	Antidepressiva Benzodiazepine L-Dopa Captopril, Enalapril Östrogene Corticosteroide Sympathomimetika Iphosphamid

Untersuchungen, die sich bildgebender Verfahren bedienen, legen einen Zusammenhang zwischen dem Auftreten manischer Symptome und zerebrovaskulären Ereignissen nahe, speziell solchen, die sich in der rechten Hemisphäre manifestieren (z. B. Cummings und Mendez 1984). Eine Hypothese von Robinson (1997), nach der linksseitige Läsionen eher mit depressiven, rechtsseitige dagegen eher mit manischen Syndromen einhergehen, wird kontrovers diskutiert und konnte bezüglich depressiver Störungen nicht bestätigt werden (z. B. Carson et al. 2000).

Bei Patienten mit spät manifestierender Manie fanden sich gehäuft zerebrovaskuläre Risikofaktoren und diskrete Hinweise auf generalisierte zerebrovaskuläre Erkrankungen (z. B. Fujikawa et al. 1995; Wylie et al. 1999). Tohen und Mitarbeiter (1994) ermittelten in einer Gruppe von 14 Patienten mit einer ersten manischen Episode nach dem 65. Lebensjahr bei 71 % eine neurologische Komorbidität, hingegen nur bei 28 % einer Gruppe von Patienten vergleichbaren Alters mit bereits mehrfachen manischen Episoden. Gleichzeitig lag bei 36 % der Spätmanifestierenden und bei 58 % der Frühmanifestierenden eine familiäre Belastung mit affektiven Erkrankungen vor. In gleicher Weise wurden in einer anderen Studie (Snowdon 1991) aus einer Gruppe von 75 älteren stationären Patienten mit einer bipolaren Erkrankung 13 Personen identifiziert, die einen Erkrankungsbeginn jenseits des 50. Lebensjahrs aufwiesen und bei denen vor der ersten manischen Episode eine neurologische Erkrankung diagnostiziert worden war. Wylie und Mitarbeiter (1999) fanden bei Patienten mit späterem Manifestationsalter in 70 %, bei Jüngeren dagegen nur in 38 % der Fälle zerebrovaskuläre Risikofaktoren. Diese Arbeiten legen einen Zusammenhang zwischen einer spät manifestierenden Manie und neurologischen Erkrankungen nahe. Andere Studien belegen solche Verknüpfungen allerdings nicht (Wijeratne und Malhi 2007).

Einige Studien untersuchten den Zusammenhang zwischen der familiären Belastung mit affektiven Erkrankungen und sekundären Manien und fanden keine Unterschiede, wenn sie die Gruppe nach dem Vorhandensein bzw. Fehlen einer neurologischen Komorbidität schichteten. So konnte Snowdon (1991) bei der Hälfte seiner alten manischen Patienten ohne neurologische Komorbidität eine familiäre Belastung identifizieren, während nur 15 % der manischen Patienten mit neurologischer Begleiterkrankung die spezifische Familienanamnese einer affektiven Erkrankung aufwiesen. Cook und Mitarbeiter (1987) beobachteten bei 39 Patienten mit einer vorangehenden neurologischen Erkrankung einen signifikant späteren Manifestationszeitpunkt der ersten manischen Episode und weniger familiäre Belastung mit Affektstörungen.

- *Sekundäre Manien sind Störungen, die in der Regel bei Patienten ohne Anamnese einer affektiven Erkrankung auftreten und sich zeitlich auf die Verabreichung psychoaktiver Substanzen oder auf neurologische sowie andere somatische Erkrankungen beziehen lassen.*
- *Der organische Bedingungsrahmen der sekundären Manien lässt ältere Menschen mit ihrem hohen Risiko für Multimorbidität dafür prädestiniert erscheinen.*
- *Es wurde vielfach beschrieben, dass Patienten mit sekundären Manien weniger spezifische familiäre Belastungen mit affektiven Erkrankungen aufweisen als solche mit idiopathischen Erkrankungen.*

23.4 Therapie und Prophylaxe

Snowdon (2000) verglich drei Leitlinien zur Behandlung bipolarer Erkrankungen hinsichtlich der Frage, ob sie die Behandlungsnotwendigkeiten älterer Patienten korrekt abbilden. Das Resultat war ernüchternd: Nur die der APA erwähnte unter Hinweis auf eine vermehrte Anfälligkeit für Nebenwirkungen überhaupt die Notwendigkeit einer Berücksichtigung des Alters der Patienten. Keine wies auf die alterskorrelierten Veränderungen der Pharmakokinetik und die spezifische Problematik beim Einsatz von Lithium hin und keine erwähnte überhaupt die Gruppe der sekundären Manien. Randomisierte kontrollierte Studien liegen zur Pharmakotherapie bipolarer Störungen im höheren Lebensalter bis zum Jahr 2010 nicht vor. Die einfache Extrapolation von Ergebnissen, die bei »older adults« gewonnen wurden, üblicherweise definiert als 50- bis 55-Jährige, erscheint problematisch und risikoreich (Aziz et al. 2006).

23.4.1 Pharmakologische Besonderheiten des alten Patienten

Die Arzneimittelbehandlung im höheren Lebensalter ist wegen der veränderten Pharmakokinetik und einer modifizierten Pharmakodynamik durch die Notwendigkeit der Individualisierung der Dosierung gekennzeichnet. Stichworte sind Veränderungen des Verteilungsvolumens und der Proteinbindung, eine geringere Metabolisierung und eine verringerte Ausscheidung über die Nieren sowie im Einzelfall eine veränderte Rezeptorempfindlichkeit. Weiterhin können Veränderungen der Monoaminooxidase-Aktivität und cholinerger Funktionen pharmakotherapeutische Modifikationen erfordern. Im Allgemeinen ist beim alten Patienten deshalb eine niedrigere Dosierung notwendig. Es ist gut belegt, dass ältere Menschen besonders empfindlich gegenüber unerwünschten Wirkungen von Arzneimitteln reagieren. Wahrscheinlich sind dafür aber nicht in erster Linie pharmakodynamische oder -kinetische Veränderungen anzuschuldigen, sondern vielmehr die ärztliche Polypragmasie (Gundert-Remy 1995). Die Häufigkeit unerwünschter Wechselwirkungen nimmt mit dem Alter, der Zahl der Erkrankungen und besonders der Zahl der an der Behandlung beteiligten Ärzte zu (Seymour und Routledge 1998).

23.4.2 Lithium

Die therapeutische Effektivität von Lithium bei der Manie wurde für große Gruppen von Patienten unterschiedlichen Alters belegt. Subgruppenanalysen älterer Patienten sind aber spärlich, kontrollierte Studien an gerontopsychiatrischen Klientelen liegen nicht vor (Young et al. 2004). Die Hinweise auf seine Wirksamkeit im Alter beruhen im Wesentlichen auf naturalistischen Studien wie der von Broadhead und Jacoby (1990). Dennoch werden ältere Patienten oft erfolgreich mit Lithium behandelt. Ein solches Vorgehen ist vertretbar, wenn durch das Alter möglicherweise veränderte pharmakologische Bedingungen berücksichtigt werden. Bei sekundären Manien scheint der Effekt von Lithium im Alter deutlich geringer ausgeprägt zu sein als bei primären Manien (McDonald und Nemeroff 1996). Einen weiteren Beitrag zur komplexen Thematik liefert eine Fall-Kontroll-Studie, bei der sich das initial erhöhte Demenz-Risiko einer Gruppe älterer bipolarer Patienten unter einer Lithium-Therapie auf das Risiko der gesunden Normalbevölkerung verringerte (Nunes et al. 2007). Ebenfalls auf einen möglicherweise klinisch bedeutsamen neuroprotektiven Effekt weisen Forlenza und Mitarbeiter hin (2011), die in einer placebokontrollierten Studie bei Patienten mit amnestischem MCI in der mit Lithium behandelten Gruppe nach einem Jahr eine deutlich geringere Progressionsrate in Richtung Demenz feststellten.

Während die Resorption von Lithium keine Altersveränderung aufweist, ist das Verteilungsvolumen deutlich erhöht und die renale Clearance um 30–60 % vermindert (Hardy et al. 1987). Die Eliminationshalbwertszeit ist doppelt so lang wie bei Jüngeren, deshalb ist beim älteren Patienten in der Regel von der Notwendigkeit einer Reduzierung der üblichen Dosis um 30–50% auszugehen (Sproule et al. 2000). Allerdings können die neurotoxischen Nebenwirkungen des Lithiums auch bei niedrigen Blutplasmaspiegeln auftreten. Eine übliche Anfangsdosis ist 150–300 mg Lithiumcarbonat täglich, die unter Kontrolle des Serumspiegels vorsichtig auftitriert wird, da ältere Patienten länger brauchen, um einen »steady state« zu erreichen (Foster 1992).

Die kennzeichnenden klinischen Erscheinungsformen einer Lithiumintoxikation sind Bewusstseinsstörungen, Tremor und Ataxie. ACE-Hemmer, Diuretika und nichtsteroidale Antirheumatika können die Lithiumtoxizität auf dem Wege einer Reduzierung der renalen Lithium-Ausscheidung verstärken. Der Blutspiegel kann zur Phasenprophylaxe in der Regel bei älteren Patienten etwas niedriger als bei jüngeren gewählt werden (d. h. 0,4–0,6 mmol/l), in einer manischen Episode können aber auch höhere Dosierungen notwendig werden. Allerdings macht das Fehlen einer stabilen Beziehung zwischen peripherem und intrazerebralem Lithiumspiegel bei älteren bipolaren Patienten die Bestimmung eines »idealen« Lithiumspiegels für einen individuellen Patienten schwierig (Forester et al. 2009).

23.4.3 Valproinsäure

Antikonvulsiva erfreuen sich in der Therapie älterer bipolarer Patienten einer zunehmenden Beliebtheit, was sicher zum Teil auf die altersbezogenen Probleme mit Lithiumsalzen zurückzuführen sein dürfte. Besonders eine Therapie mit Valproat gilt im Allgemeinen bei älteren Patienten als weniger problematisch als die mit Lithium (McDonald 2000). Bei vergleichbaren Serumspiegeln werden auch ähnliche Responseraten berichtet, wobei allerdings die Datenlage dazu als äußerst spärlich bezeichnet werden muss (Chen et al. 1999). In einer Übersicht stellte Sajatovic (2002) 14 Studien zu diesem Thema zusammen. Es handelte sich ohne Ausnahme um Kasuistiken mit geringer Fallzahl und retrospektive Analysen von Behandlungsdaten. Dass trotz dieser mangelnden Evidenz Valproat im letzten Jahrzehnt Lithium als Medikament der ersten Wahl bei älteren bipolaren Patienten in Ontario (Kanada) deutlich hinter sich gelassen hat (Shulman et al. 2003), überrascht nur bedingt, wenn die in der täglichen Behandlungspraxis zu beobachtende gute Verträglichkeit mit bedacht wird. Trotzdem gilt es, bei der Therapie eine Reihe von altersbedingten Veränderungen der Verträglichkeit zu berücksichtigen. Mit dem Alter steigt der Anteil des nicht an Plasmaproteine gebundenen Valproats, auch kann die Eliminations-Halbwertszeit verlängert sein. Valproat ist ein schwacher Inhibitor des Zytochtom P 450 2D6, was zu entsprechenden Interaktionen führen kann. Besondere Bedeutung kann das für eine Medikation mit Warfarin gewinnen. Für ältere Patienten wird ein Blutspiegel zwischen 50 und 120 µg/ml empfohlen (Bowden 1998). Auch wenn generell eine relativ geringe Nebenwirkungsrate beschrieben wird, kann eine unerwünschte Sedierung ein Problem darstellen. Gelegentlich kommt es zu gastrointestinalen Beschwerden, Tremor oder Ataxie. Schwerwiegende Nebenwirkungen wie eine Valproat-Enzephalopathie (Carr et al. 2007) oder eine Leberschädigung sind selten. Allerdings ist eine Thrombozytopenie nicht ungewöhnlich.

23.4.4 Carbamazepin

Carbamazepin kann auch beim älteren Patienten als Phasenprophylaktikum eingesetzt werden. Es ist allerdings wegen seines Nebenwirkungsspektrums meist weniger empfehlenswert. Auch kann es unter der Behandlung durch eine substanzeigene Induktion des Zytochtom P 450 2D6-Systems zu einer Abnahme des Blutspiegels anderer Medikamente kommen. Umgekehrt können zum Beispiel Fluoxetin, Fluvoxamin, H2-Blocker und Cimetidin eine Carbamazepintoxizität durch die Reduzierung seines Abbaus fördern. Hämatologische Nebenwirkungen, wie eine Agranulozytose oder eine aplastische Anämie, wurden nicht selten beobachtet (Cates und Powers 1998), ebenso wie Allergien oder Hyponatriämien. Intoxikationen mit Carbamazepin, die wie bei Lithium gelegentlich bereits unter therapeutischen Blutspiegeln auftreten, können zu Nystagmus, Verwirrtheit, motorischer Unruhe und Stürzen führen, auch eine Urinretention wurde beschrieben.

23.4.5 Lamotrigin

Während Lamotrigin seine gute Wirksamkeit und Verträglichkeit bei älteren Epilepsie-Patienten bewiesen hat, ist es bei bipolaren Patienten derselben Altersgruppe weniger gut untersucht. Es gibt Hinweise auf eine befriedigende Verträglichkeit (Bowden et al. 2004) sowie auf seine Effektivität bei der Prophylaxe depressiver Rezidive (Robillard et al. 2002) und bei der Beeinflussung einer manischen Kernsymptomatik (Sajatovic et al. 2007). Bei Einschränkungen der Leber- und Nierenfunktionen empfiehlt sich eine niedrigere Dosierung.

23.4.6 Neuroleptika

Die initiale Behandlung eines agitierten manischen Patienten umfasst normalerweise

Neuroleptika als primäre Intervention und Benzodiazepine als sedierende Begleitmedikation. Für typische Neuroleptika (z. B. Haloperidol) liegen keine Belege für eine Wirksamkeit bei der Langzeitbehandlung manischer Syndrome bei älteren Menschen vor. Kontrollierte Studien, die unterschiedliche Antipsychotika bei dieser Klientel vergleichen, stehen bisher aus. Darüber hinaus muss betont werden, dass eine Gabe dieser Substanzen über längere Zeit ältere Menschen einem erheblichen Risiko für Langzeitnebenwirkungen (wie etwa tardive Dyskinesien) aussetzt. Die Wahrscheinlichkeit des Auftretens extrapyramidal-motorischer Nebenwirkungen (EPS), wie Tremor oder Parkinsonoid, ist im Alter drastisch erhöht (Jeste et al. 1999). Als Indikationen für die neueren, nebenwirkungsärmeren Antipsychotika können angesehen werden ein mangelnder Therapieerfolg unter einem herkömmlichen Neuroleptikum, Nebenwirkungen oder auch die Notwendigkeit zu einer längerfristigen neuroleptischen Behandlung. Günstige Wirkungen einer neuroleptischen Therapie sind besonders bei motorischer Unruhe, Angst oder Erregung, bei psychotischen Phänomenen und bei durch erhöhte Reizbarkeit charakterisierten Missstimmungen zu erwarten. Es ist immer zu berücksichtigen, dass eine neuroleptische Medikation eine zu starke Sedierung und eine zusätzliche kognitive Beeinträchtigung nach sich ziehen kann. Gleichzeitig muss auch an die damit einhergehende Sturz- und Frakturgefahr gedacht werden. Schließlich sollte bedacht werden, dass ältere Patienten erheblich sensibler als jüngere auf die anticholinergen und hypotensiven Effekte niedrig potenter Neuroleptika reagieren. Die Verstärkung der Lithiumneurotoxizität bei Komedikation von Haloperidol ist gut belegt (Goldmann 1996).

Das Interaktionsmuster der atypischen Neuroleptika ist ausgesprochen vielfältig. Clozapin verstärkt die Neurotoxizität von Lithium ebenso wie die typischer Neuroleptika. Bei der Kombination mit den SSRI Fluvoxamin und Fluoxetin sind toxische Clozapin-Blutspiegel zu erwarten. Durch Zigarettenkonsum wird der Metabolismus von Clozapin und Olanzapin verstärkt, was zu einer Verminderung des antipsychotischen Effektes führen kann. SSRI reduzieren den Metabolismus von Olanzapin, Quetiapin und Risperidon und können auf diese Weise deren Blutspiegel erhöhen. Dies kann sowohl in einer vermehrten antipsychotischen Wirksamkeit als auch in vermehrten Nebenwirkungen resultieren. Es muss bei der Diskussion der atypischen Neuroleptika erwähnt werden, dass bei der Behandlung von Verhaltensstörungen bei Demenzerkrankungen eine etwa zweifach erhöhte Mortalität und eine dreifach erhöhte Rate zerebrovaskulärer Ereignisse verglichen mit Placebo ermittelt wurden. Dies veranlasste die Zulassungsbehörden verschiedener Länder zu expliziten Warnhinweisen und Indikationseinschränkungen (Wolter 2009). Es erscheint plausibel, dass auch eine sekundäre Manie auf der Basis einer vaskulären Schädigung zu den in diesem Zusammenhang zu beachtenden Risikokonstellationen zählt. Eine Verminderung dieses Risikos kann nur eine strikte Kontrolle der vaskulären Risikofaktoren sein. Dazu zählen: Bluthochdruck, Erkrankungen der Herzkranzgefäße, Schlaganfall, TIA, Diabetes, Sichelzellanämie, Nikotinabusus, erhöhte Blutfette und ein erhöhter Hämatokrit. Da keine verlässlichen Hinweise auf ein besonders hohes Risikopotenzial atypischer Neuroleptika im Vergleich zu Typika vorliegen, muss auf zerebrovaskuläre Ereignisse bei der Gabe aller Neuroleptika – also nicht nur der Atypika – sorgfältig geachtet werden.

Zusammenfassend kann für leichtere manische Syndrome im Alter in erster Linie der Einsatz eines Stimmungsstabilisierers empfohlen werden, wobei ein möglicherweise vorher verordnetes Antidepressivum ausschleichend abgesetzt werden sollte. Schwere manische Syndrome können die gleichzeitige Gabe eines Neuroleptikums, gegebenenfalls auch kurzfristig eines Benzodiazepins notwendig machen. Ein Konsens hat für diese Situation Risperidon und Olanzapin und, mit einem gewissen Abstand, Quetiapin als Medikation der ersten Wahl empfohlen (Alexopoulos et al. 2004).

- *Ältere Menschen tragen ein besonderes Risiko für unerwünschte Arzneimittelwirkungen und -interaktionen. Dies gründet in der Multimorbidität ebenso wie in der damit wahrscheinlich werdenden Polypharmazie.*
- *Im Prinzip gelten dieselben Behandlungsrichtlinien wie bei jüngeren Patienten, allerdings ist beim alten Patienten eine einschleichende und insgesamt niedrigere Dosierung notwendig.*
- *Stichworte für altersbedingte Einflussgrößen sind eine Veränderung des Verteilungsvolumens und der Proteinbindung, eine geringere Metabolisierung und eine verringerte Ausscheidung über die Nieren sowie – im Einzelfall – eine veränderte Rezeptorempfindlichkeit.*

24 Patientenratgeber Bipolare Störung

Dietmar Geissler

Kapitelübersicht

24.1 Was ist eine Bipolare Störung?

Schlechte Tage hat jeder, gute auch: kein Wunder also, dass die Mundwinkel mal nach unten hängen und sich dann wieder vor Lachen nach oben biegen. Bei Menschen mit einer Bipolaren Störung – auch als manisch-depressive Erkrankung bezeichnet – ist das anders: Sie fallen oft ohne nachvollziehbare Gründe von einem Extrem ins andere. Je nach Ausprägung der Störung gehen manische und depressive Episoden mal direkt ineinander über, mal liegen ganze Jahre symptomfreier Zeit dazwischen. Obwohl die Erscheinungsformen der Bipolaren Störung Ärzte schon seit 2 000 Jahren beschäftigen, steht die Aufklärung der Öffentlichkeit noch ganz am Anfang.

Bei der Bipolaren Störung gehen diese Stimmungsschwankungen weit über das normale Maß hinaus und sind unabhängig von den

Lebensumständen. Die Stimmungsschwankungen reichen von schwer depressiv bis schwer manisch mit allen dazwischenliegenden Ausprägungen. Symptome der Manie sind z. B. ein intensives Hochgefühl und Selbstbewusstsein, eine deutlich gesteigerte Leistungsfähigkeit, ein vermindertes Schlafbedürfnis bis hin zur Schlaflosigkeit, Distanzlosigkeit oder Rededrang im Umgang mit anderen Menschen. Symptome der Depression sind dagegen ein gesteigertes Gefühl der Traurigkeit, Antriebslosigkeit, Interesselosigkeit an Dingen, die normalerweise Freude machen, Neigung zum ständigen Grübeln, pessimistische Zukunftsgedanken, Durchschlafstörungen, frühmorgendliches Erwachen oder ein gesteigertes Schlafbedürfnis.

Die Betroffenen fühlen sich ihren Stimmungsschwankungen ausgeliefert und empfinden diese vor allem in der Anfangsphase der Erkrankung als nur schwer zu beeinflussen. Die wiederholt auftretenden manisch-depressiven Phasen führen oft zu beträchtlichem Leid, sowohl bei den Betroffenen selbst als auch bei den Menschen in ihrer Umgebung.

Bipolare Störungen sind »richtige Krankheiten«, die nicht nur unsere Stimmung betreffen, sondern auch Auswirkungen auf unser Denken, unsere Gefühle, unseren Körper und unsere Fähigkeit zur Lebensbewältigung haben. Betroffene, die an einer Bipolaren Störung leiden, sind genauso krank wie Menschen mit einem Herzleiden. Die Erkrankung ist weder ihre eigene Schuld, noch haben die Betroffenen eine schwache Persönlichkeit. Bipolare Störungen sind behandelbare Erkrankungen, die jeden von uns betreffen können.

24.2 Wie häufig ist eine Bipolare Störung?

Vielleicht mag es sich für die Betroffenen so anfühlen, ganz allein an dieser Erkrankung zu leiden, dabei sind Bipolare Störungen jedoch relativ häufig. Wenn man alle verschiedenen Bipolaren Störungen zusammen betrachtet, dann liegt die Häufigkeit (Lebenszeitprävalenz) bei 3,0 % bis 6,5 %. Nach aktuellen Schätzungen sind mindestens 2 % der Bevölkerung von diesen Leiden betroffen. Laut der WHO (Weltgesundheitsorganisation, engl. World Health Organization) zählen bipolare Störungen somit zu den gravierendsten Leiden, sowohl für den einzelnen Betroffenen als auch hinsichtlich der Kosten, die die Erkrankung für die Allgemeinheit verursacht. Auf Deutschland bezogen sind etwa zwei Millionen Menschen betroffen.

24.3 Wer ist betroffen?

Jeder kann von dieser Erkrankung betroffen sein. Frauen und Männer sind von einer Bipolar-I-Störung gleich häufig betroffen, während die Bipolar-II-Störung bei Frauen häufiger auftritt. Die erste Phase ist bei Männern eher eine manische Episode, bei Frauen eher eine depressive Episode. Es existieren verschiedene Faktoren, die eine erhöhte »Anfälligkeit« für die Entwicklung von Bipolaren Störungen bedingen, diese werden Vulnerabilitätsfaktoren genannt. Menschen mit einer Bipolaren Störung sind nicht deswegen krank, weil sie etwas falsch gemacht oder weil sie eine schwache Persönlichkeit haben. Sie sind nicht schuld an ihrer Erkrankung. Bipolare Erkrankungen können jeden treffen. Auch einige berühmte Menschen waren von dieser Erkrankung betroffen: So litten Hans Christian Andersen, Kurt Cobain, Vincent van Gogh, Ernest Hemingway, Gustav Mahler und viele andere außergewöhnlich kreative Menschen daran. Das Ersterkrankungsalter liegt bei den meisten Menschen zwischen dem 17. und 21. Lebensjahr, einzelne Symptome oder bis dahin nicht als solche erkannte oder abgeschwächte Phasen werden jedoch oft früher wahrgenommen, zumeist bereits im Jugendalter.

24.4 Erste Anzeichen einer Bipolaren Störung

Bei 60–70 % der Betroffenen beginnt die bipolare Erkrankung mit einer depressiven Episode; dementsprechend in 30–40 % mit einer manischen Episode. Allerdings beschreiben viele Betroffene, lange bevor sie an klaren Krankheitszeichen für eine Depression oder eine Manie leiden, eine Phase, in der sie sich rückblickend schon »anders« und »verändert« gefühlt haben. Die in dieser Phase auftretenden Symptome bezeichnet man als Frühwarnsymptome.

Frühwarnsymptome einer Depression

- Müdigkeit, Erschöpfungsgefühl, Energielosigkeit
- Gedrückte Stimmung, Niedergeschlagenheit
- Gesteigertes Ruhebedürfnis
- Vermindertes Selbstvertrauen, Selbstzweifel
- Vermehrtes Grübeln und sich Sorgen machen
- Interesselosigkeit, Lustlosigkeit
- Ein- oder Durchschlafstörungen
- Vernachlässigung alltäglicher Verpflichtungen
- Konzentrationsschwierigkeiten (Denken fällt schwer)
- Vermindertes sexuelles Interesse
- Ängstlichkeit, Nervosität
- Verringerte Belastbarkeit, Abnahme des Leistungsvermögens
- Alles auf sich beziehen, das Gefühl haben, dass andere schlecht über einen reden
- Veränderungen im alltäglichen Tagesablauf
- Körperliches Unwohlsein
- Vermehrter Alkoholkonsum
- Anspannung, Unruhe
- Reizbarkeit

Frühwarnsymptome einer Manie

- Hochstimmung, Euphorie
- Neue Ideen, Gedankenrasen
- Stärkeres Redebedürfnis
- Vermehrte Aktivität und Energie
- Veränderte Wahrnehmung (Geräuschempfindlichkeit, schärfere Wahrnehmung, Gefühl, in einer anderen Welt zu sein)
- Erhöhte Kreativität
- Vermindertes Schlafbedürfnis
- Stärkere Kontaktbereitschaft
- Gefühl, wichtig zu sein oder im Mittelpunkt des Interesses zu stehen
- Vermehrter Alkohol-/Drogenkonsum
- Gesteigertes Selbstvertrauen, Gefühl, alles zu schaffen, was man sich vornimmt
- Reizbarkeit, Angespanntheit, Ungeduld
- Gesteigertes sexuelles Interesse

- Vermehrtes Geldausgeben
- Konzentrationsschwierigkeiten, Ablenkbarkeit
- Ruhelosigkeit, Unruhe
- Mehr Streitigkeiten als sonst
- Nichteinhalten des alltäglichen Tagesablaufs

Neben den Frühwarnsymptomen sind die sogenannten weichen bipolaren Zeichen zu beachten. Unter weichen bipolaren Zeichen (engl. »bipolar soft signs«) versteht man Merkmale, die sich in der Familiengeschichte eines Betroffenen oder in dessen eigenem Krankheitsverlauf finden lassen, und die darauf hindeuten, dass es sich um eine bipolare Erkrankung handeln könnte.

- Eine familiäre Belastung mit bipolaren Erkrankungen
- Erfolgreiche Therapie von Verwandten ersten Grades (Eltern, Geschwister) mit Lithium
- Gemütserkrankungen in drei aufeinanderfolgenden Generationen einer Familie
- Durch eine Therapie mit Antidepressiva ausgelöste Hypomanien
- Auffälligkeiten im Temperament (starke Stimmungsschwankungen, leichte Reizbarkeit, Überdrehtheit oder ständige Gedrücktheit
- Depressionen, abhängig von der Jahreszeit
- In der Kindheit oder im Teenageralter auftretende Depressionen mit psychotischen Merkmalen

24.5 Verlauf Bipolarer Störungen

Da es sich bei Bipolaren Störungen um kein einheitliches Krankheitsbild handelt, kann die Erkrankung durchaus individuell sehr verschieden verlaufen. Grundsätzlich gilt, dass sie in Phasen oder, wie die Fachleute sagen, in manischen oder depressiven Episoden verläuft.

Die Dauer der Krankheitsepisoden kann zwischen einigen Tagen, mehreren Monaten und einigen Jahren variieren. Im Durchschnitt dauert eine Krankheitsepisode bei unbehandelten Betroffenen zwischen 4 und 12 Monate. Dabei können manische und depressive Episoden einzeln auftreten oder auch ineinander übergehen. Ein Teil der Betroffenen bekommt mehr manische, andere mehr depressive Episoden. Auch ein Wechseln von manischer zu depressiver Episode innerhalb einer Krankheitsepisode ist möglich.

Zwischen den einzelnen Krankheitsepisoden können Intervalle von mehreren Monaten oder Jahren liegen, in denen der Betroffene völlig beschwerdefrei ist bzw. über eine stabile Stimmungslage verfügt. In diesen Zeiten sind die Betroffenen meist voll leistungsfähig und in der Lage, den Anforderungen des täglichen Lebens zu genügen.

Darüber hinaus gibt es auch eine individuell unterschiedliche Anzahl an Krankheitsepisoden. Manche Betroffene haben im Verlauf ihres Lebens nur eine Episode oder zwei Episoden, während andere deutlich häufiger erkranken. Durchschnittlich erleiden Menschen mit Bipolaren Störungen etwa vier Krankheitsepisoden innerhalb der ersten zehn Erkrankungsjahre.

24.5.1 Manische Episode (Manie)

Während einer Manie konzentriert der Betroffene oft seine volle Kapazität auf meist angenehme Teilaspekte seines Lebens, wobei andere Aspekte vernachlässigt oder völlig ignoriert werden. So kann es vorkommen, dass der Erkrankte seine gesamte Energie auf sein berufliches oder freiwilliges Engagement, für einen neuen Partner oder auf Sexualität fokussiert, gleichzeitig aber wichtige oder wichtigere Dinge wie z. B. seinen Haushalt oder seinen Beruf oder seine Familie völlig vernachlässigt. Die vermehrte Leistungsbereitschaft kann zunächst auch zu Erfolgen führen. So kann der Erkrankte während einer Manie, mehr noch aber bei einer Hypomanie, bei vorhandener Begabung sehr respektable Leistungen vollbringen. Auch die übersteigerte Geselligkeit und Schlagfertigkeit kann gut ankommen. Der Schlaf reduziert sich jedoch extrem und der Körper wird entsprechend überanstrengt.

Bei stärkeren Ausprägungen kann es zu Realitätsverlust und Wahn kommen. Dies ist in postmanischen Mischzuständen häufig der Fall. Die Selbstüberschätzung und die Grandiositätsgefühle während der Manie können in einen Größenwahn (Megalomanie und/oder Cäsarenwahnsinn) umschlagen. Dabei kann ein religiöser Wahn, auch religiöser Größenwahn auftreten. Auch wegen des durch die Manie hervorgerufenen teils extremen Schlafmangels können Halluzinationen hervorgerufen werden.

Vielen Kranken fällt es schwer, einen »Normalzustand« oder »Normalität« als erstrebenswert anzusehen. Es kommt deshalb in einigen Fällen zu einer Bevorzugung des hypomanischen Zustands, was einer Phasenprophylaxe entgegensteht.

Folgende Symptome sind typisch für eine manische Episode

Eine ausgeprägte Periode abnormer und ständiger gehobener, überschwänglicher oder gereizter Stimmung, die über eine Woche dauert (oder Krankenhausaufenthalt).

Während der Periode der Stimmungsstörung halten drei (oder mehr) der folgenden Symptome bis zu einem bedeutsamen Grad beharrlich an:

- übertriebenes Selbstbewusstsein oder Größenwahn
- verringertes Schlafbedürfnis (z. B. fühlt sich erholt nach nur drei Stunden Schlaf)
- gesprächiger als üblich oder Drang, zu reden
- Ideenflucht oder subjektives Gefühl, dass die Gedanken rasen
- Zerstreutheit (Aufmerksamkeit wird zu leicht zu unwichtigen oder belanglosen externen Reizen gezogen)
- Zunahme zielgerichteter Aktivitäten (entweder sozial, am Arbeitsplatz oder in der Schule oder sexuell) oder psychomotorische Unruhe
- exzessive Beschäftigung mit angenehmen Tätigkeiten, die höchstwahrscheinlich negative Folgen haben (z. B. ungehemmter Kaufrausch, sexuelle Taktlosigkeiten oder törichte geschäftliche Investitionen)

Die Symptome werden nicht besser durch die Kriterien der gemischten Episode beschrieben.

Die Stimmungsstörung ist hinlänglich schwer, um eine ausgeprägte Beeinträchtigung in beruflichen Aufgabengebieten oder unübliche soziale Aktivitäten oder Beziehungen mit anderen zu bewirken oder sie erfordern einen Krankenhausaufenthalt, um Selbst- oder Fremdschädigung zu verhindern, oder es gibt andere psychotische Merkmale.

Die Symptome sind nicht durch direkte physiologische Effekte einer Substanz (z. B. Drogenmissbrauch, Medikamente oder andere Behandlungen) oder eine generelle medizinische Verfassung (z. B. Überfunktion der Schilddrüse) verursacht.

24.5.2 Depressive Episode (Depression)

Die Depression verkehrt alle Aspekte der Manie ins Gegenteil und zwingt den Betroffenen zu Apathie und Lustlosigkeit. Bei dieser Erkrankungsphase höchsten Leidens erscheint sehr oft der Tod als besserer Zustand. Auch beschämen dann oft Dinge, die man in der Manie gemacht hat. Eine Depression wird als viel schlimmer empfunden als das »Depressiv-Drauf«-Sein, das auch viele gesunde Menschen gelegentlich durchmachen. Depressive Episoden kommen im fortgeschrittenen Alter häufiger vor.

Folgende Symptome sind typisch für eine depressive Episode

Fünf (oder mehr) der folgenden Symptome sind während einer Zwei-Wochen-Periode vorhanden und bedeuten eine Änderung des bisherigen Verhaltens, Gefühlslebens oder der Leistungsfähigkeit, wobei mindestens eines der Symptome eine depressive Verstimmung oder der Verlust von Interesse und Freude ist:

- depressive Stimmung fast den ganzen Tag, beinahe jeden Tag, angezeigt entweder durch subjektiven Bericht (fühlt sich z. B. traurig oder leer) oder durch Beobachtung anderer (erscheint z. B. weinerlich). Anmerkung: Bei Kindern und Heranwachsenden kann eine gereizte Stimmung vorliegen.
- deutlich vermindertes Interesse oder Freude bei allen, oder beinahe allen Aktivitäten fast den ganzen Tag, beinahe jeden Tag (wird entweder durch eigenen Bericht oder Beobachtungen anderer festgestellt).
- erheblicher Gewichtsverlust ohne Diät oder Gewichtszunahme (z. B. eine Veränderung des Körpergewichts um mehr als 5 % in einem Monat) oder Ab- oder Zunahme des Appetits beinahe jeden Tag.
- Schlaflosigkeit oder übersteigertes Schlafbedürfnis beinahe jeden Tag.
- psychomotorische Unruhe oder Verlangsamung fast jeden Tag (beobachtet durch andere, nicht nur subjektive Gefühle der Ruhelosigkeit oder der Erschöpfung).
- Erschöpfung oder Verlust der Energie beinahe jeden Tag.
- Gefühl der Wertlosigkeit oder ausgeprägte und unangemessene Schuldgefühle (die auch wahnhaft sein können), beinahe jeden Tag (nicht nur Selbstvorwurf oder Schuldgefühle, weil man krank ist).
- verminderte Fähigkeit, zu denken oder sich zu konzentrieren, oder Entscheidungsunfähigkeit beinahe jeden Tag (entweder durch subjektiven Bericht oder Beobachtung anderer festgestellt).
- wiederkehrende Todesgedanken (nicht nur Furcht zu sterben), wiederkehrende Suizidgedanken ohne spezifischen Plan, oder ein Suizidversuch oder die konkrete Planung eines Suizids.

Die Symptome erfüllen nicht die Kriterien für eine gemischte Episode.

Die Symptome verursachen klinisch bedeutsames Leiden oder eine Beeinträchtigung in sozialen, beruflichen oder anderen wichtigen Aufgabengebieten.

Die Symptome beruhen nicht auf dem direkten physiologischen Effekt einer Substanz (z. B. einem Drogenmissbrauch, einer Medikation) oder einer generellen medizinischen Verfassung (z. B. Überfunktion der Schilddrüse).

Die Symptome werden nicht besser durch Trauer erklärt, z. B. über den Verlust einer geliebten Person. Oder: Die Symptome dauern länger als zwei Monate an oder sind gekennzeichnet durch eine ausgeprägte funktionale Beeinträchtigung, krankhafte Beschäftigung mit Wertlosigkeit, Suizidgedanken, psychotische Symptome oder psychomotorische Verlangsamung.

24.5.3 Hypomanische Episode (Hypomanie)

Eine Hypomanie ist eine abgeschwächte Form der Manie. Es treten dieselben Symptome auf wie bei einer Manie, allerdings wesentlich schwächer ausgeprägt. Der Betroffene ist noch in der Lage, die Realität und seine persönliche Situation zu erfassen. Es geht ihm gut, aber er ist nicht überschwänglich. Eine Hypomanie ist in ihrer Entwicklung unberechenbar. Sie kann als kurze und vorübergehende Steigerung der normalen Stimmungslage auftreten, sie kann aber auch Vorbote einer ausgeprägten Manie sein. Reicht im ersten Fall eine ambulante Therapie bzw. eine Anpassung der Medikation aus, muss im zweiten Fall sofort konsequent behandelt werden. Jede neue Krankheitsepisode verschlechtert den Krankheitsverlauf insgesamt und die Abstände zwischen den einzelnen Episoden werden immer kürzer. Diese beiden Gründe machen es erforderlich, auch bei einer Hypomanie so schnell wie möglich therapeutisch einzugreifen.

24.5.4 Gemischte Episode (Mischzustand)

Während der gemischten Episode können manische und depressive Phasen entweder im kurzen Wechsel oder sogar gleichzeitig auftreten. Die Betroffenen sind in gleichem Maße erregt oder getrieben, fühlen sich mutlos und deprimiert. Gerade wegen der Kombination von gesteigerter Aktivität und Depression ist bei dieser Form das Suizidrisiko besonders hoch.

24.6 Ursachen und Hintergründe Bipolarer Störungen

In jedem Menschen liegt prinzipiell die Anlage, an einer Bipolaren Störung zu erkranken. Weshalb genau der Einzelne erkrankt, ist bisher noch unklar. Man geht von verschiedenen Ursachen aus, die oft in der jeweiligen Kombination ihre Wirkung entfalten und zum Entstehen der Erkrankung beitragen können. Die wichtigsten vermuteten Ursachen nachfolgend im Überblick.

24.6.1 Genetische Ursachen

Die Bipolare Störung ist keine Erbkrankheit im klassischen Sinne, wenngleich auch eine starke genetische Komponente vorhanden ist. Nicht ein einzelnes Gen ist die Ursache, sondern mehrere Gene, die zum Beispiel für die Regulation von Botenstoffen im Gehirn (sog. Neurotransmitter) zuständig sind. Die Wahrscheinlichkeit, an einer Bipolaren Störung zu erkranken, ist für Verwandte ersten Grades (also Bruder, Schwester etc.) von Menschen mit einer bipolaren Störung um das etwa siebenfache gegenüber der Allgemeinbevölkerung erhöht. Es können jedoch auch Erziehungsstile oder traumatische Lebensereignisse beteiligt sein. Ein erhöhtes Risiko für bipolare Erkrankungen konnte auch in Adoptionsstudien nachgewiesen werden. Wurden eineiige Zwillinge untersucht, die folglich die gleichen Erbanlagen haben, und hatte der eine Zwilling eine bipolare Erkrankung, so hatte der andere dies in 60–80 % der Fälle auch. Umgekehrt ließe sich sagen, dass 40 % der Zwillinge trotz gleicher Erbanlage gesund oder nicht bipolar waren. Es spielen also offenbar viele andere Faktoren eine Rolle. Außerdem ist zu bedenken, dass auch die Gene nicht »deterministisch« (= einseitig bestimmend) wirken, sondern z. B. durch Belastungsfaktoren »geweckt« werden können. Umwelt- und Erbfaktoren stehen also in Wechselwirkung.

24.6.2 Neurotransmitterveränderungen und Nervenzellveränderungen

Neurotransmitter sind die Botenstoffe im Gehirn, die zwischen den einzelnen Nervenzellen Informationen weitergeben. Vereinfacht ausgedrückt sind hauptsächlich die Botenstoffe Noradrenalin, Serotonin und Dopamin betroffen. Bei Depressionen wird (grob gesagt) eine verminderte Konzentration, bei Manien eine erhöhte Konzentration dieser Neurotransmitter vermutet. Viele Medikamente setzen mit ihrem Wirkmechanismus an diesem Modell an. In der Nervenzelle werden verschiedenartige Abläufe von den Neurotransmittern in Gang gesetzt, die wiederum in ihrer Abfolge gestört sein können. Es wird vermutet, dass jede Krankheitsphase in den Nervenzellstrukturen gewisse »Wege bahnt«, die das Auftreten erneuter Episoden begünstigen. Dementsprechend kommt der Verhinderung erneuter Phasen eine wichtige Bedeutung bei der Behandlung der Bipolaren Störung zu. Insgesamt sind jedoch komplexe Vorgänge für die Entstehung der einzelnen Episoden mit ihrer unterschiedlichen Ausprägung verantwortlich. Man kann sich das Zusammenspiel dieser Vorgänge wie ein Mobile aus Tausenden von Einzelteilen vorstellen – nimmt man eine Änderung an einem der Teile vor, so bewegen und verändern sich die anderen Teile. Hieraus wird ersichtlich, dass eine Therapie manchmal viele Versuche durchläuft, bis eine wirkungsvolle Behandlung gefunden ist.

24.6.3 Stress und besondere Lebensereignisse

Stress kann sehr unterschiedlich aussehen. Was für den einen Menschen positiv erscheint, wie ein anstehender Geburtstag, kann von einem anderen aufgrund der erforderten Anpassungsfähigkeit oder dem Gefühl der Überforderung als »stressig« empfunden werden. Schichtarbeit, Trennungen, familiäre oder finanzielle Sorgen etc. können im Zusammenspiel mit einer individuell bestimmten Verletzlichkeit den Ausbruch einer Erkrankung begünstigen. Andauernder Stress wiederum kann die Entstehung erneuter Krankheitsepisoden fördern.

Viele Betroffene berichten, dass bei längerer Erkrankungsdauer die Episoden oft durch Stress ausgelöst werden, der in früheren Zeiten als unbedeutend empfunden wurde, die Erkrankung also in ihrem Verlauf eine gewisse Eigendynamik entwickelt hat.

Schlafmangel und ein unregelmäßiger Tag-Nacht-Rhythmus können ebenfalls die Entstehung erneuter Episoden begünstigen, ebenso Alkohol- und Drogenkonsum.

24.6.4 Vulnerabilitäts-Stress-Modell und das Modell der »biologischen Narbe«

Jeder Mensch besitzt eine unterschiedliche Vulnerabilität und Sensibilität (Dünnhäutigkeit) oder Anfälligkeit, an einer psychischen Störung zu erkranken. Diese Anfälligkeit besteht bei jedem, ist aber erhöht, wenn verschiedene Vulnerabilitätsfaktoren zusammenkommen. Die erhöhte Anfälligkeit kann durch sehr verschiedene Faktoren bedingt sein, z. B. durch eine genetische Belastung, Temperamentsfaktoren, traumatische Lebensereignisse etc. Stressige Lebensabschnitte sind z. B. Pubertät, Schulabschluss, Heirat, Verlust eines nahestehenden Menschen, Schwangerschaft oder kritische Lebensereignisse. Wenn diese Belastungen mit einer Vulnerabilität und nicht ausreichenden Bewältigungsmöglichkeiten zusammenfallen, kann bei entsprechender Neigung eine manische oder depressive Episode entstehen.

Das Modell der »biologischen Narbe« besagt, dass emotionale Belastungen bestimmte neuronale Verbindungen bahnen und andere vernachlässigen. In diesem Zusammenhang spielen frühere Erfahrungen mit Stress eine große Rolle. Stress in späteren Lebensjahren wird unter Umständen aufgrund von früher erlebtem Stress sensibler wahrgenommen als zuvor und die Spur wird tiefer. Einschneidende Lebenserfahrungen können also »biologische Narben« und eine erhöhte Verletzbarkeit hinterlassen. Der Hirnstoffwechsel wird so beeinflusst, dass er auf spätere Ereignisse sensibler als gewöhnlich reagiert. Die eigene Psyche wird empfindlicher für Stressereignisse.

24.6.5 Anthropologische Erklärungsmodelle

Zu einem umfassenden Verständnis der Bipolaren Störungen genügt es nicht, alleine auf biologisch-genetische Erklärungsmodelle zurückzugreifen, sondern man muss den Menschen in seiner Verschiedenheit sehen und die Erkrankung in diesem Zusammenhang verstehen.

Oftmals haben depressive Menschen die herrschenden sozialen Normen tief verinnerlicht. In Manien werden diese Normen manchmal in provozierender Weise infrage gestellt, meist jedoch, ohne dass sie wirklich aufgegeben werden.

Zu den Gemeinsamkeiten von Depression und Manie gehören eine veränderte Zeitwahrnehmung, Gefühle der Leere und Sinnlosigkeit. Beide Phasen können sich in einer Art Wellenbewegung gegenseitig bedingen und verstärken: Wer eine Manie voll auskostet, kann sich in eine so umfassende Erschöpfung bringen, dass die Depression wie von selbst nachfolgt. Und eine Depression kann so tief empfunden werden, dass als Weg nach draußen nur die Flucht in die Manie bleibt.

Depressionen und Manien können auch als Ausdruck eines unzureichenden Selbstwertgefühls verstanden werden. Die Empfindsamkeit für Kränkungen kann durch Vorerfahrungen erhöht sein. Die Depression führt in einen Teufelskreis der Selbstentwertung. Aber auch im Hochgefühl der Manie wird das Selbstwertgefühl nicht wirklich genährt, die Abwertung geschieht verzögert und wird vermittelt durch die negativen Reaktionen der Umgebung und die unvermeidliche körperliche Erschöpfung.

Beide Zustände, Manie und Depression, bedeuten nicht nur Störung, sondern zugleich auch – vorübergehend und unzureichend – eine Stabilisierung des inneren emotionalen Gleichgewichts. Die Manie entlastet, indem sie Angst abwehren hilft. Die tiefe Depression schützt, indem sie Verzweiflung binden kann und der Umsetzung von Suizidabsichten eine innere Lähmung entgegensetzt.

24.7 Wie stehen die Chancen auf Genesung?

Für den Verlauf der Erkrankung und damit für die Chance auf Genesung existieren sog. Prognosefaktoren. Diese Prognosefaktoren können in nicht zu beeinflussende und zu beeinflussende Faktoren eingeteilt werden. Nicht zu beeinflussende negative Faktoren sind u. a. das Vorhandensein von Bipolaren Störungen in der Familie, ein früher Erkrankungsbeginn in der Jugend oder ein Beginn der Erkrankung mit einer depressiven Phase. An diesen Faktoren kann man wenig ändern. Zu den zu beeinflussenden negativen Faktoren gehören z. B. eine lange unbehandelte Bipolare Störung, ein gleichzeitiger Substanzmissbrauch, eine nicht vorhandene Bereitschaft zur regelmäßigen medikamentösen

Behandlung, gehäufte Rückfälle durch Abbruch der medikamentösen und psychosozialen Behandlung oder dauerhafte Stressfaktoren. Dies sind lauter Punkte, an denen man etwas ändern kann. Das heißt, die Betroffenen selbst haben die Chance, den Verlauf der Erkrankung und damit ihre Genesung positiv zu beeinflussen.

24.7.1 Verbesserung der Genesungschancen

- Je früher behandelt wird, desto besser sind die Genesungschancen, d. h., je länger nicht behandelt wird, desto schlechter werden sie!
- Wenn medikamentöse und psychosoziale Therapien gleichzeitig, integriert und langfristig durchgeführt werden, ist die Genesungschance größer.
- Wenn psychologische Therapien, z. B. Verhaltenstherapie oder Familientherapie, durchgeführt werden, verringern sich Rückfälle und die Krankheit bzw. die auslösenden Probleme werden besser verarbeitet, wodurch sich die Genesungschance erhöht.
- Die Betroffenen sollten lernen, mit der Erkrankung zu leben. Verharmlosung oder Ignorieren der Erkrankung führt dazu, dass die Therapien nicht durchgeführt werden. Dies verringert die Genesungschance. Angeraten ist der Besuch einer Selbsthilfegruppe. Sich mit der Erkrankung befassen, macht die Betroffenen selbst zu Experten.
- Wenn Medikamente zuverlässig eingenommen werden, steigt die Genesungschance.
- Wenn Rückfälle durch die regelmäßige Einnahme von Medikamenten und Anpassung des Lebensstils verhindert werden, vergrößert sich die Genesungschance.
- Wenn ein zusätzlicher Suchtmittelkonsum eingestellt wird, ist die Genesungschance größer.
- Wenn mögliche zusätzliche psychische Symptome oder Erkrankungen wie Angststörungen oder Persönlichkeitsstörungen behandelt werden, erhöht sich die Genesungschance.

24.7.2 Behandlungsdauer einer Bipolaren Störung

Sowohl Betroffene als auch Angehörige müssen sich darüber im Klaren sein, dass eine bipolare Störung im Regelfall das ganze Leben lang behandelt werden muss. Die Intensität der Behandlung kann dabei zwar unterschiedlich sein, aber ohne Behandlung ist eine dauerhafte Stabilisierung der Stimmung nicht möglich. Viele Betroffene und Angehörige werden sich jetzt fragen, warum das so ist. Wie bereits erklärt, leiden Betroffene mit bipolaren Störungen an einer anlagebedingten (genetischen) Anfälligkeit für diese Erkrankung und es gibt zurzeit noch keine Möglichkeit diese genetische Anfälligkeit zu korrigieren. Die modernen Therapiemethoden können »nur« zu einer dauerhaften Unterdrückung dieser Anlage beitragen.

Leben mit der bipolaren affektiven Störung

Wie bei anderen Krankheiten gibt es leichte oder schwerere Verläufe. Je früher die Krankheit erkannt wird, umso besser. Mit Erkennen der Frühwarnzeichen und Gegensteuern und Medikation kann man ein erfülltes Leben führen. Bei einem großen Teil der Betroffenen wird die berufliche und soziale Mobilität nicht wesentlich beeinträchtigt.

25 Selbsthilfe und Trialog

Volker Mehlfeld

Kapitelübersicht

Neben der vertrauensvollen und kooperativen Zusammenarbeit mit Ihrem Arzt und/oder Therapeuten, sowie der regelmäßigen und konsequenten Einnahme der verordneten Medikamente gibt es noch zahlreiche weitere sehr wirksame Methoden, mit denen Sie Ihren Gesundheitszustand nachhaltig verbessern können. Diese Methoden können unter den Stichworten »Selbsthilfe« und »Hilfe zur Selbsthilfe« zusammengefasst werden. Ihnen gemeinsam ist, dass sie jederzeit selbst angewendet werden können und, in der Regel, keine professionelle Begleitung benötigen.

Entstanden ist die Selbsthilfebewegung aus den Selbsthilfegruppen heraus. Selbsthilfegruppen stellen bis heute das zentrale Element der Selbsthilfe dar und leisten einen wichtigen Beitrag zur Versorgung von psychisch kranken Menschen und deren Angehörigen. Durch die zunehmende Verbreitung des Internets existieren heute auch virtuelle Selbsthilfegruppen, die in Form von Foren, Chats und Messenger-Netzwerken organisiert sind. Sie sind wichtige Ergänzungen zu realen Selbsthilfegruppen und stellen Alternativen für Menschen dar, die keine Selbsthilfegruppe vor Ort besuchen können.

Zunehmend in den Fokus der Selbsthilfemöglichkeiten rücken auch Fragen des Lebensstils, also gesunde Ernährung, Sport und Schlafgewohnheiten. Viele Patienten erleiden durch die medikamentöse Behandlung eine bedeutende Gewichtszunahme. Eine Ernährungsumstellung in Kombination mit Sport kann eine nachhaltige Reduktion von Körperfett bei gleichzeitig deutlicher Verbesserung von Stimmung und Antrieb bewirken. Der häufig gestörte Schlaf lässt sich so meist bedeutend bessern. Außerdem kann ein wichtiger Beitrag zur Verhütung von Sekundärerkrankungen wie Diabetes geleistet werden.

Wissen ist Macht. Es ist sinnvoll und vorteilhaft, sich über möglichst alle Aspekte der bipolaren Störung zu informieren und sich mit den existierenden Behandlungsmethoden vertraut zu machen. Mit einem besseren Verständnis der Erkrankung wächst auch das Verständnis des eigenen, individuellen Krankheitsverlaufs. Bisher nicht berücksichtigte Behandlungsmethoden können so entdeckt und vom Arzt eingefordert werden.

Von großer Bedeutung sind auch das Arztgespräch und die Kommunikation mit den Angehörigen, denen insbesondere in akuten Krisen und in Zeiten der Krisenbewältigung eine wichtige Rolle zukommt. Für den Arzt ist es wichtig, dass ihm möglichst alle relevanten Informationen über Ihre gesundheitliche Situation bekannt sind. Nur dann kann er Sie entsprechend professionell beraten und die für Sie individuell passende Medikation bestimmen. Eine erfolgreiche Kommunikation zwischen Arzt und Patient ist eine Grundvoraussetzung für einen Behandlungserfolg. Dabei können auch Angehörige nützliche Hinweise geben, die für den Arzt von Bedeutung sind, vom Patienten aber als nicht erwähnenswert eingestuft werden.

25.1 Stimmungstagebuch

Sie können elektronisch oder handschriftlich die Entwicklung Ihrer Stimmung dokumentieren. Wenn Sie zusätzlich noch festhalten, welche Medikamente Sie einnehmen und welche Ereignisse Ihrem Eindruck nach einen Einfluss auf Ihre Stimmung haben, ergibt sich mit der Zeit ein aussagekräftiges Dokument. Dieses kann Ihnen und Ihrem Arzt wichtige Hinweise liefern, wie Ihre Behandlung verbessert werden kann und ob eine Veränderung in der Behandlung überhaupt den erhofften Erfolg gebracht hat. So können Entscheidungen auf einer besseren Grundlage getroffen werden. Weitere Informationen zu diesem Thema sind auch unter dem Stichwort »Life Chart« im Internet zu finden.

25.2 Selbsthilfegruppen

Selbsthilfegruppen vor Ort stellen das zentrale Element der Selbsthilfe dar. Sie sind sowohl für neu Erkrankte bzw. frisch Diagnostizierte, langjährig Erkrankte und deren Angehörige eine wichtige Anlaufstelle, die als unterstützend und hilfreich erlebt wird.

Für Betroffene

Betroffene erleben es in der Regel als sehr hilfreich, wenn sie sich mit anderen Menschen, die ebenfalls von der Erkrankung betroffen sind, austauschen können. Der Austausch mit anderen Erkrankten hilft dabei, Krankheitskompetenz zu entwickeln. Gemeinsam mit und von anderen lernen ist ein zentrales Element in den Selbsthilfegruppen. Auch sehr persönliche und intime Themen können und werden in Selbsthilfegruppen diskutiert. Die Treffen dauern in der Regel 90–120 Minuten und finden mindestens alle zwei Wochen statt. Im Durchschnitt nehmen an einer Gruppensitzung zwischen sechs bis zehn Teilnehmer teil. Das Besprochene bleibt in der Gruppe und wird nicht nach außen getragen.

Eine Selbsthilfegruppe kann in Krisensituationen ein stützendes und stabilisierendes Element darstellen, mit dem die Krise schneller überwunden und die Aufenthaltsdauer in einer Klinik verkürzt werden kann. Durch die Teilnahme an einer Selbsthilfegruppe entstehen neue soziale Kontakte, häufig auch Freundschaften. Das Verständnis für die Krankheit kann durch die Teilnahme an einer Selbsthilfegruppe massiv erweitert werden. Frisch Diagnostizierte profitieren dabei insbesondere von den Erfahrungen jener, die sich über lange Jahre in der Selbsthilfe engagieren.

Für Angehörige

Leider noch immer wird die Rolle von Angehörigen bei der Behandlung von bipolaren Störungen im Behandlungsalltag nicht ausreichend gewürdigt. Erkrankt der Partner, der Sohn, die Tochter oder ein Elternteil, fühlen sich die Angehörigen oft vom behandelnden Arzt ignoriert und allein gelassen. Der psychosoziale und finanzielle Scherbenhaufen, der durch Manie und Depression häufig entstanden ist, belastet sie ebenso. Dazu kommt noch die gefühlte Verantwortung für den Erkrankten.

In dieser Situation kann es auch für Angehörige sinnvoll sein, sich für die Teilnahme in einer Selbsthilfegruppe zu entscheiden. Es existieren spezielle Gruppen von und für Angehörige, dort gelten vergleichbare Regeln wie in den Gruppen für Betroffene.

Angehörige können in den Gruppen lernen, wie sie mit der Erkrankung ihres Partners, Kindes oder Elternteils besser umgehen und wie sie diese wirksamer unterstützen können. Außerdem kann man lernen sich abzugrenzen und zu erkennen, wann es besser ist, sich zurückzuziehen.

25.3 Virtuelle Selbsthilfe

Wenn keine Möglichkeit besteht, eine Selbsthilfegruppe vor Ort zu besuchen oder wenn Berührungsängste gegenüber dem Outing in einer Gruppe bestehen, können Angebote der virtuellen Selbsthilfe wie Diskussionsforen und Chaträume eine Alternative darstellen. Außerdem können sie den Besuch einer realen Selbsthilfegruppe sinnvoll ergänzen. Vielen Menschen fällt es leichter, unter dem Deckmantel eines Pseudonyms über persönliche und belastende Themen zu sprechen. Außerdem hat das Schreiben an sich schon einen therapeutisch wirksamen Effekt und unterstützt die Selbstreflexion.

25.3.1 Foren

Diskussionsforen im Internet sind die populärste Form der virtuellen Selbsthilfe. Es existieren Selbsthilfeforen zu praktisch allen Krankheiten. Für viele Erkrankte und deren Angehörige sind sie neben dem behandelnden Arzt eine wichtige Quelle für Informationen und eine Plattform für den Austausch mit anderen Erkrankten und den Angehörigen. Die Anonymität erleichtert einen offenen, ungehemmten Austausch. Aufgrund der hohen Teilnehmerzahl erhält man meistens schon nach wenigen Stunden nützliche Antworten. Der Austausch mit anderen Erkrankten und Angehörigen ist bereichernd und hat denselben Effekt wie der

Besuch einer realen Selbsthilfegruppe. Durch das zunehmende Wissen über die Erkrankung und Behandlungsstrategien wird die Selbstkompetenz gestärkt. Oft ergeben sich auch virtuelle Freundschaften, denen reale Treffen folgen.

Eine große Stärke der Internetforen ist das enorme Wissen und die Erfahrung der Teilnehmer. Selbst zu äußerst spezifischen Fragen erhält man in der Regel gute Antworten. Gleichzeitig kann für die Recherche auch das umfangreiche Archiv, in dem alle klassischen Fragen schon mehrfach beantwortet wurden, genutzt werden.

Bei der Teilnahme an Selbsthilfeforen ist zu beachten, dass – wie überall im Internet – durch die Anonymität teilweise hemmungsloser und direkter kommuniziert wird. So können unter Umständen emotional stark belastende Situationen entstehen. Je nach Belastbarkeit kann dies die eigene Konfliktfähigkeit schulen oder einen über das gesunde Maß hinaus belasten. Dann ist es sinnvoll, so lange auf Abstand zu gehen, bis man wieder gelassen mit der Situation umgehen kann.

25.3.2 Chats und Instant Messenger

Chaträume und Instant Messenger wie Skype oder ICQ ermöglichen den direkten und unmittelbaren Austausch. Ein Chat kann wie eine Selbsthilfegruppe mit den klassischen Selbsthilfegruppenregeln organisiert sein, deren Teilnehmer sich z. B. einmal wöchentlich zu einer bestimmten Zeit treffen. Daneben gibt es öffentliche Chats, an denen grundsätzlich jeder teilnehmen kann. Aus der Teilnahme an Foren und Chaträumen ergeben sich in der Regel auch immer private Chat-Kontakte. Dazu werden Instant Messenger wie Skype oder ICQ genutzt. Solche Kontakte stellen eine wertvolle Stütze bei der Bewältigung der Krankheit dar.

Suchtgefahr

Allgemein sollte darauf geachtet werden, dass das soziale Leben nicht komplett in die virtuelle Welt verlagert wird. Virtuelle Kontakte und Erfolgserlebnisse sind einfacher zu erreichen als »reale« Kontakte und Erfolge in der »echten« Welt. Reale soziale Aktivitäten sollten virtuellen immer vorgezogen werden. Eine Flucht in virtuelle Welten – mögen sie sich auch noch so real anfühlen – löst real existierende Probleme nicht.

25.4 Lebensstil

Unser Lebensstil hat großen Einfluss auf unsere körperliche und psychische Gesundheit. In den letzten Jahren wurde immer mehr erkannt, wie groß die Bedeutung einer ausgewogenen Ernährung und ausreichend Bewegung für die Gesundheit und Prävention von Krankheiten ist. Zunehmend wird auch deutlich, dass ein verschobener Tag-Nacht-Rhythmus, wie z. B. beim Schichtdienst, Depressionen und Stimmungsschwankungen begünstigen kann. Bei der bipolaren Störung treten solche Probleme verstärkt auf. Durch die Einnahme von Psychopharmaka erleben viele Patienten eine bedeutende Gewichtszunahme. Außerdem kann die bipolare Störung selbst zu negativen Veränderungen im Zucker- und Fettstoffwechsel führen. Das Risiko an Diabetes und Herz-Kreislauferkrankungen zu erkranken ist damit massiv erhöht. Es lohnt sich, im Idealfall in Zusammenarbeit mit einem Arzt oder Psychotherapeuten, seinen Lebensstil langfristig positiv zu verändern. So steht Ihnen auch mehr Energie für die Bewältigung Ihrer psychosozialen Probleme zur Verfügung.

25.4.1 Ernährung

Psychopharmaka an sich machen nicht dick, aber durch die von bestimmten Psychopharmaka ausgelösten Stoffwechselveränderungen und die Sedierung kann es zu einer Reduzierung des Grundumsatzes und einer Erhöhung der Kalorienaufnahme durch Heißhunger kommen. Die Folgen sind nicht selten eine massive Erhöhung des Körperfettanteils. Sollte dies passieren, kann gemeinsam mit dem Arzt besprochen werden, ob evtl. alternative Substanzen eingesetzt werden können, bei denen dieser Effekt weniger stark ausgeprägt oder nicht vorhanden ist.

Ist dies nicht möglich, so muss man anerkennen, dass bestimmte Psychopharmaka die Reduktion von Körperfett massiv erschweren können. Das Ziel einer Diät sollte die Reduktion von Körperfett bei gleichzeitigem Erhalt der Muskelmasse sein. Daher ist es ratsam, eine Diät mit einem Krafttraining mit schweren Gewichten, relativ zu Ihrer Leistungsfähigkeit zu verbinden. Je mehr Muskeln vorhanden sind, desto höher ist der Grundumsatz, also der Kalorienverbrauch im Ruhezustand. Eine Kalorienrestriktion alleine führt in der Regel vor dem Abbau von Körperfett erst zu einem Abbau von Muskelmasse. Resultat ist zwar ein Gewichtsverlust, es wurde aber der falsche Faktor beeinflusst. Die Konsequenz ist eine Reduzierung des Grundumsatzes, der bekannte Jojo-Effekt eine häufige Folge. Außerdem muss berücksichtigt werden, dass nur eine dauerhafte Umstellung der Ernährung zu langfristigen Erfolgen führt.

Entscheidet man sich für eine Ernährungsumstellung, so stellt sich die Frage, wie man sich ernähren soll. Dies ist nicht einfach zu beantworten. Es gibt nicht »die« Ernährungsform, die bei allen funktioniert. Es sollte immer individuell überlegt und entschieden werden, welche Diätform gewählt wird. Berücksichtigt werden sollte dabei, dass viele Menschen mit Diäten mit einem niedrigen Fett- und hohen Kohlenhydratanteil keine dauerhaften Erfolge erzielen können. Außerdem wird das Abnehmen oft von Heißhungerattacken begleitet und als Qual erlebt. Es kann daher sinnvoll sein, sich mit den kohlenhydratarmen Diäten (»Low-Carb«) zu beschäftigen. Die Reduzierung des Kohlenhydratanteils wird durch eine Erhöhung der Protein- und Fettzufuhr ausgeglichen. Ernährungsformen, bei denen der Kohlenhydratanteil unter 30 Gramm pro Tag liegt, werden ketogen genannt. Ketogene Ernährungsformen sind für manche Patienten der einzige Weg, um überhaupt noch Körperfett verlieren zu können. Dabei nutzt der Körper als Energiequelle zu 95 % Fettsäuren, die sogenannten Ketonkörper.

Sie sollten sich vor einer Diät von einem Spezialisten beraten lassen und Ihr Vorhaben mit Ihrem behandelnden Arzt absprechen.

25.4.2 Sport

Regelmäßiger Sport sollte ein fester Bestandteil des Lebens sein. Neben den vielen körperlichen Vorteilen von Sport, wie der Stärkung von Gelenken und Knochen, dem Aufbau von Muskelmasse und Training des Herz-Kreislauf-Systems, hat Sport auch eine nachgewiesene antidepressive Wirkung. Zusammen mit einer angepassten Ernährung ist richtig dosierter Sport ein mächtiges Instrument, um Ihre Gesundheit kurzfristig und langfristig dramatisch zu verbessern. Idealerweise sollten Sie sich für eine Kombination aus Training mit Gewichten (Krafttraining) und Ausdauertraining entscheiden.

Beim Krafttraining sollten Sie darauf achten, möglichst Grundübungen auszuführen und mit schweren Gewichten, relativ zu Ihrer Leistungsfähigkeit, zu trainieren. Bei den Übungen sollten Sie auf eine ausgewogene Auswahl achten und Ihren gesamten Körper trainieren. Die Trainingseinheiten sollten intensiv und fordernd sein. Nur dann kann das Training auch seine positive Wirkung entfalten. Schweres Krafttraining ist insbesondere bei einer Diät sehr wichtig, da Sie ohne dieses Training Energie verbrauchende Muskelmasse verlieren würden. Lassen Sie sich dabei bitte von einem Spezialisten beraten.

Beim Ausdauertraining sollten Sie sich für möglichst gelenkschonende Sportarten wie Schwimmen, Fahrrad fahren, Walking oder Wandern entscheiden. Die Intensität ist dabei weniger wichtig. Wichtig ist es, sich überhaupt regelmäßig zu bewegen und sich der Natur und dem natürlichen Sonnenlicht auszusetzen. Schon zweimal 30 Minuten Walking pro Woche haben erwiesenermaßen einen positiven Effekt auf Ihre Gesundheit.

Außerdem müssen Sie neben dem Sport auch die Regeneration beachten. Die richtige Mischung aus Belastung und Entspannung macht den Unterschied zwischen Erfolg und Misserfolg aus. Bitte beachten Sie, dass alles in Maßen stattfinden sollte, denn Sport kann auch zur Sucht werden.

Bevor Sie Sport treiben, sollten Sie sich von Ihrem Hausarzt prophylaktisch untersuchen lassen. Evtl. bestehen bisher unerkannte Herzfehler oder sonstige Risikofaktoren, die berücksichtigt werden müssen.

25.4.3 Tag-Nacht-Rhythmus

In den vergangenen Jahren ist immer deutlicher geworden, welchen großer Einfluss die circadiane Rhythmik bei der Entstehung affektiver Störungen hat. Licht fungiert dabei als Taktgeber und als natürliches Antidepressivum. Selbst bei bewölktem Himmel beträgt die Lichtstärke noch 8000 Lux während in Innenräumen die Lichteinstrahlung, besonders im Winter, nicht mehr als 500 Lux beträgt. Es lohnt sich daher selbst bei Bewölkung, den Weg nach draußen zu suchen.

Das circadiane System reagiert insbesondere auf blaues Licht, wie es auch LED-Flachbildschirme abgeben. So kann die Strahlung dieser Bildschirme die innere Uhr des Menschen stören, ein inneres Abschalten am Abend erschweren und dazu führen, dass die Schlafenszeit immer weiter nach hinten verlegt wird. Das kann die Leistungsfähigkeit und Stabilität gefährden. Besser wäre es, Flachbildschirme am späten Abend zu meiden.

Wer häufig zu euphorischen Stimmungen oder Unruhezuständen neigt, kann davon profitieren, gezielt die Dunkelheit zu suchen. Dies unterstützt die Wirkung beruhigender Medikamente und gaukelt dem Körper vor, es wäre Nacht und Zeit zum Schlafen.

Ihr Schlafzimmer sollte ein Ort der Ruhe und Entspannung sein. Ein erholsamer Schlaf ist die Grundvoraussetzung für körperliche und geistige Leistungsfähigkeit, einer gut getakteten inneren Uhr und damit Ihrer Stabilität.

25.4.4 Wissen und Kommunikation

Wenn Sie über die Erkrankung und deren Behandlungsmöglichkeiten gut informiert sind, können Sie im Gespräch Ihrem Arzt kompetent gegenübertreten. Das hat für Sie viele Vorteile. Auf der einen Seite können Sie so die Entscheidungen und Vorschläge Ihres Arztes besser verstehen und nachvollziehen und auf der anderen Seite sich selber besser ausdrücken und klarer darstellen, wo Sie Probleme mit der Erkrankung und den Medikamenten haben.

Wenn Sie den Eindruck haben nicht richtig behandelt zu werden oder das Gefühl, dass Ihr Arzt Sie mit Ihren Problemen nicht ernst nimmt, sollten Sie das unbedingt ansprechen, denn nur so kann dieses Problem gelöst werden. Durch die medikamentöse Behandlung treten häufig Nebenwirkungen auf. Bevor Sie eigenmächtig Medikamente absetzen oder die Dosierung verändern, sollten Sie unbedingt Ihrem Arzt Ihre Bedenken und Sorgen mitteilen. Manchmal ist es sinnvoller, vorübergehend bestimmte Nebenwirkungen zu akzeptieren, als eine manische oder depressive Phase mit ihren negativen Konsequenzen zu riskieren.

Eine nachhaltig erfolgreiche Behandlung ist nur dann möglich, wenn die Kommunikation zwischen Arzt und Patient auf Augenhöhe erfolgt. Ihr Arzt muss Sie mit Ihren individuellen Sorgen und Problemen ernst nehmen und Sie als Mensch respektieren und achten. Sollten Sie das Gefühl haben, auf keinen gemeinsamen Nenner mit Ihrem Arzt zu kommen, macht es Sinn, den Arzt zu wechseln. Es geht um Ihre Gesundheit, und wenn sie nicht vertrauensvoll mit Ihrem Arzt kommunizieren können, stellt dies eine entscheidende Hürde bei der erfolgreichen Behandlung Ihrer Erkrankung dar.

25.5 Schritt für Schritt

Radikale Veränderungen des Lebensstils von heute auf morgen sind in der Regel zum Scheitern verurteilt, da sie auch gesunde Menschen überfordern würden. Besser ist es, von Woche zu Woche oder von Monat zu Monat Veränderungen einzuführen. Jeder hat hier sein ganz individuelles Tempo. So ist die Wahrscheinlichkeit sehr viel größer, dass Sie dabei erfolgreich sind. Die vorgestellten Maßnahmen können dazu führen, dass sich Ihre Resilienz (Widerstandsfähigkeit) bei neuen Krisen verbessert. Diese Anregungen, wie die Gesundheit verbessert werden kann (Salutogenese) und Sie sich schneller von möglichen neuen Krisen erholen (Recovery), können die Basis für ein erfolgreiches Selbstmanagement sein.

26 Historische Entwicklung und Sinnhaftigkeit der Angehörigenarbeit

Horst Giesler

Kapitelübersicht

Die 1975 vom Bundestag verabschiedete »Psychiatrie-Enquete« leitete in der Bundesrepublik (und anderen westlichen Industrienationen) einen tief greifenden Strukturwandel in den psychiatrischen Versorgungssystemen ein. Der Schwerpunkt der Behandlung verlagerte sich mehr und mehr vom stationären in den ambulanten Bereich. Die Enquete sollte den Aufbau ambulanter und komplementärer Versorgungsstrukturen einleiten. Zu einer wirklich bedeutsamen Reduktion der Gesamtbettenzahl psychiatrischer Krankenhäuser kam es jedoch erst in den 1990er-Jahren im Zuge der damaligen Enthospitalisierung. Diese Enthospitalisierungswelle traf die Angehörigen und nur zuständigen Kommunen meist unvorbereitet, da die komplementären Einrichtungen wie Tageskliniken, Tagesstätten, Wohnheime, Werkstätten und ambulanten Therapeuten nicht in ausreichendem Umfang zur Verfügung standen. Teils wurde diese Unterversorgung durch die professionellen Helfer billigend in Kauf genommen verbunden mit der Hoffnung, dass sich die zuständigen Kommunen durch den Druck der bedürftigen Patienten zu schnellem Handeln gezwungen sehen würden. Diese Strategie ist bis heute nicht aufgegangen. Somit blieben die Angehörigen größtenteils auf sich allein gestellt, womit sich ca. zwei Drittel von ihnen überfordert fühlen (Krauss 1976; Angermeyer et al. 1997; Schmid et al. 2003; Spießl et al. 2003).

Zusätzlich wurden die Angehörigen durch die, auch von fachlicher Seite kolportierte Annahme, sie seien die Ursache für zahlreiche stationäre Wiederaufnahmen und einen ungünstigen Krankheitsverlauf, stark belastet und verunsichert. Die Befunde zu dem Konzept der High-Expressed-Emotions mit den Merkmalen der feindseligen, kritiklastigen und überfürsorglichen Kommunikation, die einen starken Zusammenhang mit Wiederaufnahmen von Patienten aufweisen, können jedoch auch in eine andere Richtung interpretiert werden. So könnte es auch sein, dass überlastete und schlecht vorbereitete Angehörige tatsächlich die wenig belastbaren Patienten überfordern und ungewollt unter starken Druck setzen (Bäuml et al. 2003).

Es wird also deutlich, dass ein großer Bedarf besteht, Angehörige ausreichend zu schulen, um sowohl die Patienten als auch die Familienmitglieder selbst zu entlasten. Im Rahmen der Münchner PIP-Studie (Bäuml 1996) konnte gezeigt werden, dass die Zahl der stationären Krankheitstage durch das unterstützende Verhalten von Angehörigen deutlich reduziert werden kann. Dieses Verhalten kann maßgeblich durch psychoedukative Gruppen gefördert werden, in denen ein pragmatisches Krankheitsverständnis und die Befähigung zur kotherapeutischen Mitarbeit vermittelt werden (Bäuml 2003). Allerdings reicht die Schulung der Angehörigen allein nicht aus, sie kann nur ein Baustein in der Behandlung schwer psychisch kranker Menschen sein. Daneben müssen natürlich auch Interventionen für die Betroffenen selbst angeboten und durchgeführt werden.

Neben der ökonomischen Art und Weise der Informationsvermittlung stellen Angehörigengruppen zugleich ein Forum zur emotionalen Entlastung und zum Erfahrungsaustausch für Angehörige dar. Auch kann in diesem Rahmen die oftmals selbstlose und erschöpfende Arbeit der Familienmitglieder Würdigung finden.

26.1 Bedeutung der Angehörigenarbeit in den Kliniken für Psychiatrie und Psychotherapie als Trialogischer Ansatz

Die Angehörigenarbeit muss zum zeitgemäßen Standard jeder psychiatrischen Versorgungseinrichtung gehören. Die Behandlung von Bipolaren Störungen, ohne die Angehörigen mit einzubeziehen, kommt einem Kunstfehler gleich.

Angehörige erleben die plötzlich hereinbrechende oder sich langsam entwickelnde bipolare Erkrankung eines Familienmitglieds als unmittelbar Mitbetroffene und wenig oder gar nicht Informierte auf der persönlichen Beziehungsebene mit. Schon der Bewusstwerdungsprozess, dass ein Familienmitglied psychisch erkrankt ist, kann sehr lange andauern und ist häufig mit Irritationen und erheblichen Belastungen verbunden. Angehörige sehen zuerst die Folgen der psychischen Erkrankung im Alltag und im persönlichen Umgang mit dem Betroffenen. Beziehungen verändern sich, ohne dass hierfür zunächst Erklärungen auf der Hand liegen. Es entstehen Spannungen, zwischenmenschliche Konflikte, Gefährdungen und Aggressivitäten.

Die Auswirkungen der Erkrankung bleiben in der Regel nicht auf den familiären Rahmen beschränkt, sondern führen auch zu Beeinträchtigungen im sozialen und beruflichen Umfeld des Betroffenen und damit wiederum zu Belastungen der ganzen Familienstruktur. Die Angehörigen sind häufig langfristig und in ganz erheblicher Art und Weise an der Betreuung, Versorgung und Stützung der Erkrankten beteiligt und müssen unter Umständen erhebliche Einbußen ihrer persönlichen Lebensqualität hinnehmen.

Häufig finden die Erkrankten selber nicht den Weg in eine angemessene Behandlung. Hier kommt dann den Angehörigen eine motivierende, begleitende und stützende Funktion zu, die sie zunächst oft schon deshalb nicht wahrnehmen können, weil ihnen Informationen und Beratungen über das noch unbekannte Krankheitsbild fehlen. Angst, Unsicherheit, Scham- und Schuldgefühle können erhebliche Hindernisse auf der Suche nach professioneller Hilfe sein.

Da es unzweifelhaft richtig ist, dass Angehörige langfristig die Hauptlast bei der Betreuung ihrer erkrankten Familienmitglieder tragen, haben sie ein Recht auf umfassende Informationen über das jeweilige Krankheitsbild, müssen von falschen Schuld- und Schamgefühlen entlastet werden und praktische Hilfen und Ratschläge für ihr Engagement erhalten. Ziel der Angehörigenarbeit muss es auch sein, die persönliche Beziehung von Angehörigen zu erkrankten Familienmitgliedern zu stabilisieren und darüber hinaus mehr Sicherheit im Umgang mit der Erkrankung und dem Erkrankten zu erlangen. Das Vermitteln einer hinsichtlich der Beziehung empathischen und hinsichtlich der Erkrankung professionellen Grundhaltung sollte wesentlicher Bestandteil der Angehörigenarbeit sein.

So kann die Angehörigenarbeit dazu führen, dass die Betroffenen in ihrem Lebensumfeld angemessen und langfristig unterstützt werden. Ein belastetes Familienklima kann wieder stabilisiert und Krisen der Betroffenen können so rechtzeitig erkannt und abgewendet werden.

Aus Sicht der Behandler schließlich sind die Informationen und Beobachtungen von Angehörigen unverzichtbar für eine objektive Diagnostik. Bei der akut stationären Behandlung und späteren Überleitung in ein ambulantes Setting sind die Angehörigen auch unverzichtbar, wenn ihre erkrankten Familienmitglieder die häufig nur langfristig zu definierenden Therapieziele erreichen wollen. Psychisch kranke Menschen können oft nur dann frühzeitig und gleichzeitig verantwortbar aus der stationären Behandlung entlassen werden, wenn eine gesicherte Angehörigenbetreuung besteht.

Die Angehörigenarbeit führt zu einer allgemeinen Entlastung für die Betroffenen, die sich in Gruppen mitteilen und austauschen können und dort ein Gefühl der Solidarität erfahren. Unsicherheit und Hilflosigkeit gegenüber der psychischen Erkrankung und den Hilfssystemen werden durch eine professionelle Information und Beratung reduziert. Die Angehörigen können Schuld- und Schamgefühle weitestgehend ablegen und wieder realistische Lebensperspektiven entwickeln. Für Krisensituationen, wie Aggressivität oder Suizidalität, können Angehörige konkrete Handlungsmöglichkeiten durch professionelle Beratung erlangen. In einer langfristig trialogisch wirksamen Beziehung zwischen Patienten, Behandlern und Angehörigen kommt den Angehörigen somit eine tragende und unverzichtbare Rolle zu.

Das rechtzeitige Erkennen und Handeln aus Sicht der Angehörigen hat eine besondere Bedeutung und ist einer der wichtigsten Eckpfeiler bei der Früherkennung neuer Episoden. Man könnte sogar sagen, sie sind das beste Frühwarnsystem schlechthin, dem wir noch eine viel zu geringe Beachtung beimessen. Dabei ist das Zusammenspiel zwischen den Ärzten, den Betroffenen und den Angehörigen ein elementarer Baustein. Es kommt jedoch im Wesentlichen darauf an, wie das soziale Umfeld innerhalb der Familie ausgeprägt ist. Dabei gehe ich allerdings so weit, dass der Angehörige nicht nur Mutter oder Vater, Schwester oder Bruder, Tochter oder Sohn sein muss, sondern es kann durchaus auch eine gute Freundin oder ein Freund sein. Entscheidend dabei ist das Vertrauensverhältnis, sprich die innere Bindung, zwischen den Menschen. Es ist von äußerster Wichtigkeit, dass die Angehörigen sich auf den jeweiligen aktuellen Informationsstand über die bipolare Erkrankung bringen. Sie müssen, genauso wie die Betroffenen, die bipolare Erkrankung als Krankheit annehmen und bereit sein, sich in den Dienst der Sache zu stellen. Das heißt, mit einem wertschätzenden, auf das gegenseitige Vertrauen aufbauenden Umgang miteinander – eben nicht bevormunden, lauern und ständig kontrollieren –, können die

Angehörigen einen wesentlichen Beitrag zu einem besseren Leben leisten und somit dem Betroffenen viel Leid ersparen.

Uns allen muss klar sein, dass das nur im trialogischen Sinne funktionieren kann. Die Professionellen sind dabei die Key Player in diesem magischen Dreieck. Nur durch den unbedingten Willen und die Einsicht, dass die trialogische Arbeit zum Erfolg führt, erhalten diese von den Angehörigen wertvolle Informationen, und zwar so rechtzeitig, dass sie in die Lage versetzt werden, die Behandlung des Betroffenen zum Erfolgsmodell werden zu lassen.

Die Gewichtung der Informationen obliegt ohnehin dem Behandler. Sich nichts sagen zu lassen, keinen Rat anzunehmen, Frühsymptome zu ignorieren auf Betroffenenseite und ärztliche Ignoranz auf der anderen Seite, sind ebenso kontraproduktiv, wie aufseiten der Angehörigen das »Alles besser wissen« und in die ärztliche Rolle zu schlüpfen. Dabei ist sehr wichtig, dass Professionelle, ob Psychiater, Psychologen oder ein kompetenter, rechtlicher Betreuer, die Einbeziehung der Angehörigen auch aus innerer Überzeugung wollen und diese vom Erstgespräch über die Diagnose bis hin zur Therapie und Nachsorge sicherstellen.

Leider erleben wir im Alltag noch sehr oft das Gegenteil. Ausgrenzung der Angehörigen, weil sie als lästig und unbequem gesehen werden, ist noch allzu oft die Praxis. Jedoch, auch die Betroffenen müssen es wollen, dass von Anfang an die Rolle der Angehörigen in die Therapie mit einbezogen wird. Hier sind Überzeugungsarbeit und Aufklärung notwendig.

26.2 Die Selbsthilfe der Angehörigen

Seit etwa 1980 hat sich in Deutschland die Selbsthilfe der Angehörigen psychisch Kranker entwickelt. Es sind mehrere Organisationsstufen vorhanden:

26.2.1 Angehörigen-Selbsthilfegruppen

Reine Selbsthilfegruppen bestehen ausschließlich aus Angehörigen ohne professionelle Unterstützung. Außerdem gibt es geleitete Gruppen mit professioneller Leitung, die in der Regel an Institutionen angebunden sind (Kliniken, sozialpsychiatrische Dienste u. a.). Angehörigengruppen dienen der Entlastung durch Gespräche mit Menschen in der gleichen Lebenslage, der Information über medizinische und soziale Fragen sowie dem Erfahrungsaustausch. Adressen von Angehörigengruppen sind über die Landesverbände der Angehörigen, über Selbsthilfekontaktstellen, Kliniken und sonstige Einrichtungen erhältlich.

26.2.2 Landesverbände der Angehörigen

In jedem Bundesland gibt es einen Landesverband der Angehörigen. Die Landesverbände bieten Beratungsgespräche, organisieren Fortbildungen für Angehörige und vermitteln in Angehörigengruppen. Darüber hinaus leisten sie »Lobbyarbeit« für psychisch kranke Menschen und ihre Familien auf Landesebene durch die Mitarbeit in Gremien der psychosozialen Versorgung, durch Behördenkontakte und Pressearbeit. Das Tätigkeitsspektrum der einzelnen Landesverbände ist breit gefächert und ist von den Gegebenheiten des jeweiligen Bundeslandes individuell geprägt. Die Anschriften der Landesverbände finden sich z. B. auf der Homepage des Bundesverbandes der Angehörigen psychisch Kranker (www.psychiatrie.de/bapk). Für eine erfolgreiche Arbeit sind die Landesverbände auf die Unterstützung ihrer Mitglieder angewiesen.

26.2.3 Bundesverband der Angehörigen

Dieser besteht seit 1985. Die Mitglieder des Bundesverbandes sind die Landesverbände. Der Bundesverband vertritt die Interessen der Familien auf Bundesebene unter dem Motto: Familien – Selbsthilfe – Psychiatrie. Er arbeitet mit in verschiedenen Gremien des Gesundheits- und Sozialministeriums und hält Kontakt zu den politischen Parteien.

NAKOS – Nationale Kontakt- und Informationsstelle zur Anregung und Unterstützung von Selbsthilfegruppen

Die Nationale Kontakt- und Informationsstelle zur Anregung und Unterstützung von Selbsthilfegruppen (NAKOS, www.nakos.de) besteht seit 1984 und hat ihren Sitz in Berlin. Sie ist eine Einrichtung der Deutschen Arbeitsgemeinschaft Selbsthilfegruppen e. V. (DAG SHG), des Fachverbands der Selbsthilfeunterstützung und -förderung in Deutschland.

Die NAKOS ist die bundesweite Aufklärungs-, Service- und Netzwerkeinrichtung im Feld der Selbsthilfe. Die NAKOS leistet generelle Aufklärungsarbeit über Möglichkeiten der Selbsthilfe für Betroffene und Angehörige. Dafür werden themenübergreifend Informationen über Möglichkeiten und Nutzen von Selbsthilfegruppen (Aufklärungsbroschüren, Informationsblätter, Arbeitshilfen, Plakate) entwickelt und publiziert.

Wer Menschen sucht, um sich mit ihnen zu einem seltenen medizinischen oder psychosozialen Problem auszutauschen, kann in der Datenbank BLAUE ADRESSEN nachschauen. Dort lassen sich bei der NAKOS all jene eintragen, die Kontakt zu Gleichbetroffenen aufnehmen wollen.

26.2.4 Bundesweite Selbsthilfeorganisationen und -vereinigungen – »Grüne Adressen«

In dieser Datenbank finden sich die Adressen von bundesweit tätigen Selbsthilfeorganisationen und -vereinigungen im Sozial- und Gesundheitsbereich. Diese bieten Kontakte zu Selbsthilfegruppen, Beratung und umfassende Informationen zu bestimmten Themen an, wie beispielsweise Allergien, Suchterkrankungen, Arbeitslosigkeit oder Krebs.

26.2.5 Lokale Selbsthilfekontaktstellen und -unterstützungseinrichtungen – »Rote Adressen«

Unterstützungsstellen für Selbsthilfegruppen vor Ort vermitteln den Kontakt zu örtlichen Selbsthilfegruppen. Betroffene können sich eine Anlaufstelle in ihrer Nähe mithilfe der Datenbank suchen.

26.2.6 Seltene Erkrankungen und Probleme: Suche nach Gleichbetroffenen und Selbsthilfegruppen – »Blaue Adressen«

Das DGBS-Selbsthilfenetzwerk bietet Unterstützung an: www.dgbs.de/selbsthilfe.php

Literaturverzeichnis

Abrams R, Redfield J, Taylor MA. Cognitive dysfunction in schizophrenia, affective disorder and organic brain disease. Br. J Psychiatry 1981;139:190–194.

Abrams R, Taylor MA. Unipolar and bipolar depressive illness. Phenomenology and response to electroconvulsive therapy. Arch Gen Psychiatry 1974;30:320–321.

Abdolmaleky HM, Cheng KH, Faraone SV, et al. Hypomethylation of MB-COMT promoter is a major risk factor for schizophrenia and bipolar disorder. Hum Mol Genet 2006;15:3132–3145.

Abdolmaleky HM, Smith CL, Faraone SV, et al. Methylomics in psychiatry: Modulation of gene-environment interactions may be through DNA methylation. Am J Med Genet B Neuropsychiatr Genet 2004;127:51–59.

Addington J, Addington D Facial affect recognition and information processing in schizophrenia and bipolar disorder. Schizophr Res 1998;32:171–181.

Addington J, Addington D (1997) Attentional vulnerability indicators in schizophrenia and bipolar disorder. Schizophr Res 23:197–204.

Adli M, Bschor T, Canata B, et al. Lithium in der Behandlung der akuten Depression. Fortschr Neurol Psychiatr 1998;66:435–441.

Ahrens B, Müller-Oerlinghausen B. Does lithium exert an independent antisuicidal effect? Pharmacopsychiatry 2001;34:132–136.

Ahrens B, Müller-Oerlinghausen B, Schou M, et al. Excess cardiovascular and suicide mortality of affective disorders may be reduced by lithium prophylaxis. J Affect Disord 1995;33:67–75.

Aita VM, Liu J, Knowles JA, et al. A comprehensive linkage analysis of chromosome 21q22 supports prior evidence for a putative bipolar affective disorder locus. Am J Hum Genet 1999;64:210–217.

Akiskal HS. Classification, diagnosis and boundaries of bipolar disorders: a review. In: Maj M, Akiskal H, Lopez-Ibor JJ, Sartorius N (eds.) Bipolar Disorder. Vol. 5, Chichester: Wiley & Sons; 2002, pp. 1–52

Akiskal HS. Die Borderline-Persönlichkeit: affektive Grundlagen, Symptome und Syndrome. In: Kernberg OF, Dulz B, Sachsse U (Hrsg.), Handbuch der Borderline-Störungen. Stuttgart, New York: Schattauer; 2000, S. 259–270.

Akiskal HS. The temperamental foundations of affective disorders. In: Mundt C, Hahlweg K, Fiedler P, eds. Interpersonal Factors in the Origin and Course of Affective Disorders. London: Gaskell; 1996. pp. 3–30.

Akiskal HS. The distinctive mixed states of bipolar I, II, III. Clin Neuropharmacol 1992;15:632–633.

Akiskal HS, Brieger P, Mundt C, et al. Temperament und affektive Störungen. Die TEMPS-A Skala als Konvergenz europäischer und US-amerikanischer Konzepte. Nervenarzt 2002;73:262–271.

Akiskal HS, Hantouche EG, Bourgeois ML, et al. Toward a refined phenomenology of mania: combining clinician-assessment and self-report in the French EPIMAN study. J Affect Disord 200;167(1–3):89–96.

Akiskal HS, Bourgeois ML, Angst J, et al. Reevaluating the prevalence of and diagnostic composition within the broad clinical spectrum of bipolar disorders. J Affect Disord 2000;59 Suppl 1:5–30.

Akiskal HS, Pinto O. Soft bipolar spectrum: footnotes to Kraepelin on the interface of hypomania, temperament und depression. In: Marneros A, Angst J, eds. Bipolar disorders: 100 years after manic-depressive insanity. Dordrecht Boston: Kluwer Academic Publishers; 2000. p. 37–62.

Akiskal HS, Pinto O. The evolving bipolar spectrum. Prototypes I; II; III and IV. Psychiatr Clin North Am 1999;22:517–534, vii.

Akiskal HS, Hantouche EG, Bourgeois ML, et al. Gender, temperament, und the clinical picture in dysphoric mixed mania: findings from a French national study (EPIMAN). J Affect Disord 1998a;50:175–186.

Akiskal HS, Placidi GF, Maremmani I, et al. TEMPS-I: delineating the most discriminant traits of the cyclothymic, depressive, hyperthy-

mic und irritable temperaments in a nonpatient population. J Affect Disord 1998b;51:7–19.
Akiskal HS. The temperamental foundations of affective disorders. In: Mundt C, Hahlweg K, Fiedler P, eds. Interpersonal Factors in the Origin and Course of Affective Disorders. London: Gaskell; 1996. p. 3–30.
Akiskal HS. The distinctive mixed states of bipolar I, II, III. Clin Neuropharmacol 1992;15:632–633.
Akiskal HS, Maser JD, Zeller PJ, et al. Switching from ›unipolar‹ to bipolar II. An 11-year prospective study of clinical und temperamental predictors in 559 patients. Arch Gen Psychiatry 1995;52:114–123.
Akiskal HS, Cassano GB (eds). Dysthymia and the spectrum of chronic depressions. New York, London: The Guilford Press; 1997.
Akiskal HS, Mallya G. Criteria for the »soft« bipolar spectrum: treatment implications. Psychopharmacol Bull 1987;23:68–73.
Akiskal HS, Hirschfeld RM, Yerevanian BI. The relationship of personality to affective disorders. Arch Gen Psychiatry 1983;40:801–810.
Akiskal HS, Rosenthal RH, Rosenthal TL, et al. Differentiation of primary affective illness from situational, symptomatic, and secondary depressions. Arch Gen Psychiatry 1979;36(6):635–643.
Akiskal HS, Djenderedjian AH, Rosenthal RH, Khani MK. Cyclothymic disorder: Validating criteria for inclusion in the bipolar affective group. Am J Psychiatry 1977;134:1227–1233.
Aktion Psychisch Kranke. Individuelle Wege ins Arbeitsleben. Bonn: Psychiatrie Verlag; 2004.
Albus M, Hubmann W, Wahlheim C, et al. Contrasts in neuropsychological test profile between patients with first-episode schizophrenia and first-episode affective disorders. Acta Psychiatr Scand 1996;94:87–93.
Alda M. The phenotypic spectra of bipolar disorder. Eur Neuropsychopharmacol 2004;14 Suppl 2:94–99.
Alexopoulos GS, Streim J, Carpenter D, et al. Expert Consensus Panel for Using Antipsychotic Drugs in Older Patients. Using antipsychotic agents in older patients. J Clin Psychiatry 2004;65 Suppl 2:5–99.
Alexopoulos GS, Myers BS, Young RC, et al. ›Vascular depression‹ hypothesis. Arch Gen Psychiatry 1997;54:915–922.
Allen MG. Twin studies of affective illness. Arch Gen Psychiatry 1976;33:1476–1478.
Al Jurdi RK, Dixit LA, Sajatovic M. Role of extended-release quetiapine in the management of bipolar disorders. Neuropsychiatr Dis Treat 2010;6:29–35.
Alloy LB, Abramson LY, Urosevic S, et al. Longitudinal Predictors of Bipolar Spectrum Disorders: A Behavioral Approach System (BAS) Perspective. Clin Psychol (New York) 2009;16(2):206–226.
Alloy LB, Abramson LY, Neeren AM, et al. Psychosocial risk factors for bipolar disorder: current and early environmental and cognitive styles. In: Jones SH, Bentall RP (Eds.). The psychology of bipolar disorder. Oxford: Oxford University Press; 2006, S. 11–46.
Alloy LB, Abramson LY, Urosevic S, et al. The psychosocial context of bipolar disorder: environmental, cognitive, and developmental risk factors. Clinical Psychology Review 2005; 25:1043–1075.
Almeida OP, Fenner S. Bipolar disorder: similarities and differences between patients with illness onset before and after 65 years of age. Int Psychogeriatr 2002;14:311–322.
Als TD, Dahl HA, Flint TJ, et al. Possible evidence for a common risk locus for bipolar affective disorder and schizophrenia on chromosome 4p16 in patients from the Faroe Islands. Mol Psychiatry 2004;9:93–98.
Altar CA, Laeng P, Jurata LW, et al. Electroconvulsive seizures regulate gene expression of distinct neurotrophic signaling pathways. J Neurosci 2004;24:2667–2677.
Altman EG, Hedeker D, Peterson JL, et al. A comparative evaluation of three self-rating scales for acute mania. Biol Psychiatry 2001;50:468–471.
Altman EG. Rating scales for mania: is self-rating reliable? J Affect Disord 1998;50:283–286.
Altman EG, Hedeker D, Peterson JL, et al. The Altman Self-Rating Mania Scale. Biol Psychiatry 1997;42:948–955.
Altman EG, Hedeker DR, Janicak PG, et al. The Clinician Administered Rating Scale for Mania (CARS-M): development, reliability, and validity. Biol Psychiatry 1994;36:124–134.
Altshuler LL, Post RM, Hellemann G, et al. Impact of antidepressant continuation after acute positive or partial treatment response for bipolar depression: a blinded, randomized study. J Clin Psychiatry 2009; 70:450–457.
Altshuler LL, Ventura J, van Gorp WG, et al. Neurocognitive function in clinically stable men with bipolar I disorder or schizophrenia and normal control subjects. Biol Psychiatry 2004; 56:560–569.
Altshuler LL, Frye MA, Gitlin MJ. Acceleration and augmentation strategies for treating bipolar depression. Biol Psychiatry 2003a;53:691–700.

Altshuler LL, Suppes T, Black T, et al. Impact of antidepressant discontinuation after acute bipolar depression remission on rates of depressive relapse at 1-year follow-up. Am J Psychiatry 2003b;160:1252–1262.

Altshuler LL, Bartzokis G, Grieder T, et al. An MRI study of temporal lobe structures in men with bipolar disorder or schizophrenia. Biol Psychiatry 2000;48:147–162.

Altshuler LL, Post RM, Leverich GS, et al. Antidepressant-induced mania and cycle acceleration: a controversy revisited. Am J Psychiatry 1995;152:1130–1138.

AMDP. Das AMDP-System. Manual zur Dokumentation psychiatrischer Befunde. Göttingen: Hogrefe; 2000.

American Psychiatric Association. Diagnostische Kriterien des Diagnostischen und Statistischen Manuals Psychischer Störungen. DSM-IV-TR. Dt. Bearbeitung. Göttingen Bern: Hogrefe; 2003.

American Psychiatric Association. Diagnostic and Statistical Manual of Mental Disorders. Washington, DC: American Psychiatric Press; 1996.

American Psychiatric Association. Practice guideline for the treatment of patients with bipolar disorder. Am J Psychiatry 1994;151 Suppl 12:1–36.

Amering M, Schmolke M. Recovery: Das Ende der Unheilbarkeit. 5. Auflage. Bonn: Psychiatrie Verlag; 2011.

Amsterdam JD, Shults J. Comparison of short-term venlafaxine versus lithium monotherapy for bipolar II major depressive episode: a randomized open-label study. J Clin Psychopharmacol 2008; 28:171–181.

Amsterdam JD, Garcia-Espana F. Venlafaxine monotherapy in women with bipolar II and unipolar major depression. J Affect Disord 2000;59:225–229.

Anderson IM. Selective serotonin reuptake inhibitors versus tricyclic antidepressants: a meta-analysis of efficacy and tolerability. J Affect Disord 2000;58:19–36.

Angenendt J. Patientenratgeber und Selbsthilfematerialien. In: Margraf J, Hrsg. Lehrbuch der Verhaltenstherapie. Berlin Heidelberg: Springer; 2000. p. 597–612.

Angermeyer MC. Matschinger H. Holzinger A. Die Belastung der Angehörigen chronisch psychisch Kranker. Psychiatr Prax 1997;24:215–220.

Angrilli A, Palomba D, Cantagallo A, et al. Emotional impairment after right orbitofrontal lesion in a patient without cognitive deficits. Neuroreport 1999;10:1741–1746.

Angst F, Stassen HH, Clayton PJ, et al. Mortality of patients with mood disorders: follow-up over 34-38 years. J Affect Disord 2002;68:167–181.

Angst J, Azorin JM, Bowden CL, et al. Prevalence and characteristics of undiagnosed bipolar disorders in patients with a major depressive episode: The BRIDGE study. Arch Gen Psychiatr, 2011;68:791–799.

Angst J, Cui L, Swendsen J, et al. Major depressive disorder with subthreshold bipolarity in the national comorbidity survey replication. Am J Psychiatry 2010;167:1194–1201.

Angst J, Gamma A, Endrass J, Hantouche E, et al. Obsessive-compulsive syndromes and disorders: significance of comorbidity with bipolar and anxiety syndromes. Eur Arch Psychiatry Clin Neurosci 2005;255(1): 65–71.

Angst J, Angst F, Gerber-Werder R, Gamma A. Suicide in 406 mood-disorder patients with and without long-term medication: a 40 to 44 years' follow-up. Arch Suicide Res 2005;9(3):279–300.

Angst F, Stassen HH, Clayton PJ, et al. Mortality of patients with mood disorders: follow-up over 34–38 years. J Affect Disord 2002;68:167–181.

Angst J, Angst F, Gerber-Werder R, et al. Suicide in 406 mood-disorder patients with and without long-term medication: a 40 to 44 years' follow-up. Arch Suicide Res. 2005;9:279–300.

Angst J, Gamma A, Gerber-Werder R, et al. Can a long-term medication with lithium and clozapine prevent or attenuate dementia in bipolar and depressed patients? Biol Psychiatry, in preparation.

Angst J, Gamma A, Benazzi F, et al. Toward a re-definition of subthreshold bipolarity: epidemiology and proposed criteria for bipolar-II, minor bipolar disorders and hypomania. J Affect Disord 2003a;73:133–146.

Angst J, Gamma A, Sellaro R, et al. Recurrence of bipolar disorders and major depression. A life-long perspective. Eur Arch Psychiatry Clin Neurosci 2003b;253:236–240.

Angst J, Marneros A. Bipolarity from ancient to modern times: Conception, birth and rebirth. J Affect Disord. 2001;67:3–19.

Angst J. Course and prognosis of mood disorders. In: Gelder MG, Lopez-Ibor (Jr) JJ, Andreasen NC, eds. New Oxford Textbook of Psychiatry. Oxford: Oxford University Press, 2000a:719–724.

Angst J. TOC: une épidémie invisible. Rev Prat Med Gen 2000b; Numéro spécial (Novembre):3–5.

Angst J, Angst F, Stassen HH. Suicide risk in patients with major depressive disorder. J Clin Psychiatry 1999;60 Suppl 2:57–62.

Angst J. The emerging epidemiology of hypomania and bipolar II disorder. J Affect Disord 1998;50:143–151.

Angst J. Recurrent brief psychiatric syndromes: Hypomania, depression, anxiety and neurasthenia. In: Judd LL, Saletu B, Filip V, eds. Basic and clinical science of mental and addictive disorders. Bibl Psychiatr. Basel: Karger; 1997.

Angst J. The epidemiology of dysthymia. Psychiatr Rev 1996;1:5–9.

Angst J, Preisig M. Course of a clinical cohort of unipolar, bipolar and schizoaffective patients. Results of a prospective study from 1959 to 1985. Schweiz Arch Neurol Psychiatr 1995a;146:5–16.

Angst J, Preisig M. Outcome of a clinical cohort of unipolar, bipolar and schizoaffective patients. Results of a prospective study from 1959 to 1985. Schweiz Arch Neurol Psychiatr 1995b;146:17–23.

Angst J, Angst K, Baruffol I, et al. ECT-induced and drug-induced hypomania. Convuls Ther 1992;8:179–185.

Angst J. Drug-induced affective syndromes. In: Keshavan MS, Kennedy JS, eds. Drug-induced dysfunction in psychiatry. New York Washington: Hemisphere Publ Co. 1992. p. 181–190.

Angst J. Recurrent brief depression: A new concept of depression. Pharmacopsychiatry 1990; 23:63–66.

Angst J. Clinical course of affective disorders. In: Helgason T, Daly RJ, eds. Depressive illness: prediction of course and outcome. Berlin Heidelberg: Springer; 1988. p. 1–44.

Angst J. Switch from depression to mania, or from mania to depression. J Psychopharmacol 1987;1:13–19.

Angst J. Switch from depression to mania – a record study over decades between 1920 and 1982. Psychopathology 1985;18:140–154.

Angst J. Zur Ätiologie und Nosologie endogener depressiver Psychosen. Eine genetische, soziologische und klinische Studie. Berlin: Springer; 1966.

Angst J. The prognosis of antidepressive treatments. Longitudinal and genetic studies. – Zur Prognose antidepressiver Behandlungen. Verlaufsuntersuchungen und genetische Studie. Anglo Ger Med Rev 1965;2:733–751.

Anguelova M, Benkelfat C, Turecki G. A systematic review of association studies investigating genes coding for serotonin receptors and the serotonin transporter: II. Suicidal behavior. Mol Psychiatry 2003;8:646–653.

Antonaci F, Nappi G, Galli F, et al. Migraine and psychiatric comorbidity: a review of clinical findings, The Journal of Headache and Pain 2011;12:115–125.

Anwyhl R. Protein kinase C and long-term potentiation in the hippocampus. Trends Pharmacol Sci 1989;10:236–239.

APA, Weiner RD. The Practice of Electroconvulsive Therapy: Recommendations for Treatment, Training and Privileging: a task force report of the American Psychiatric Association. American Psychiatric Association, Washington, DC; 2001.

Arnold LE, Demeter C, Mount K, et al. Pediatric bipolar spectrum disorder and ADHD: comparison and comorbidity in the LAMS clinical sample. Bipolar Disord 2011; 13(5–6):509–521.

Arnold LM. Gender differences in bipolar disorder. Psychiatr Clin North Am 2003; 26(3):595–620.

Arnold OH, Kryspin-Exner K. Zur Frage der Beeinflussung des Verlaufs des manisch-depressiven Krankheitsgeschehens durch Antidepressiva. Wien Med Wochenschr 1965;115:929–934.

Arnone D, Cavanagh J, Gerber D, et al. Magnetic resonance imaging studies in bipolar disorder and schizophrenia: meta-analysis. Br J Psychiatry 2009; 195(3):194–201.

Arnone D, McIntosh AM, Chandra P, et al. Meta-analysis of magnetic resonance imaging studies of the corpus callosum in bipolar disorder. Acta Psychiatr Scand 2008; 118(5):357–362.

Aronica E, Frey U, Wagner M, et al. Enhanced sensitivity of metabotropic glutamate receptors after induction of long-term potentiation in rat hippocampus. J Neurochem 1991;57:376–383.

Aronson R, Offman HJ, Joffe RT, et al. Triiodothyronine augmentation in the treatment of refractory depression. A meta-analysis. Arch Gen Psychiatry 1996;53:842–848.

Arranz MJ, Erdmann J, Kirov G, et al. 5-HT2A receptor and bipolar affective disorder: association studies in affected patients. Neurosci Lett 1997; 224:95–98.

Arts B, Jabben N, Krabbendam L, et al. Meta-analyses of cognitive functioning in euthymic bipolar patients and their first-degree relatives. Psychol Med 2007; 1–15.

Asarnow RF, Granholm E, Sherman T. Span of apprehension in schizophrenia. In: Steinhauer SR et al. (Hrsg.) Handbook of schizophrenia, Vol. 5: Neuropsychology, Psychophysiology and Information processing. Amsterdam: Elsevier, 1991 S. 335–370.

Asarnow RF, MacCrimmon DJ. Span of apprehension deficits during the postpsychotic stages of schizophrenia. A replication and extension. Arch Gen Psychiatry 1981; 38:1006–1011.

Ashley RV, Gladsjo A, Olson R, et al. Changes in psychiatric diagnoses from admission to discharge: review of the charts of 159 patients consecutively admitted to a geriatric psychiatry inpatient unit. Gen Hosp Psychiatry 2001;23:3–7.

Assion HJ. Bioverfügbarkeit, Plasmakonzentrationsverlauf und unerwünschte Wirkungen von Carbamazepin. Dissertation; Köln 1991.

Assion HJ, Brune N, Schmidt N, et al. Trauma exposure and post-traumatic stress disorder in bipolar disorder. Social Psychiatry and Psychiatric Epidemiology 2009;44:1041–9.

Aster Mv, Neubauer A, Horn R. Wechsler Intelligenztest für Erwachsene WIE. Frankfurt/Main: The Psychological Corporation; 2006.

Avissar S, Schreiber G, Danon A, et al. Lithium inhibits adrenergic and cholinergic increases in GTP binding in rat cortex. Nature 1988; 331:440–442.

Avramopoulos D, Willour VL, Zandi PP, et al. Linkage of Bipolar affective disorder on chromosome 8q24: follow-up and parametric analysis. Mol Psychiatry 2004;9:191–196.

Axelson D, Birmaher BJ, Brent D, et al. Preliminary study of the Kiddie Schedule for Affective Disorders and Schizophrenia for School-Age Children mania rating scale for children and adolescents. J Child Adolesc Psychopharmacol 2003;13:463–470.

Ayuso-Gutierrez JL, Ramos-Brieva JA. The course of manic-depressive illness: a comparative study of bipolar I and bipolar II patients. J Affect Disord 1982;4:9–14.

Aziz R, Lorberg B, Tampi RR. Treatments for late-life bipolar disorder. Am J Geriatr Pharmacother 2006; 4:347–364.

Azorin JM, Kaladjian A, Adida M, et al. Correlates of first-episode polarity in a French cohort of 1089 bipolar I disorder patients: role of temperaments and triggering events. J Affect Disord. 2011; 129(1–3):39–46.

Azorin JM, Bowden CL, Garay RP, et al. Possible new ways in the pharmacological treatment of bipolar disorder and comorbid alcoholism. Neuropsychiatr Dis Treat 2010; 6:37–46.

Azorin JM, Kaladjian A, Adida M, et al. Risk factors associated with lifetime suicide attempts in bipolar I patients: findings from a French National Cohort. Compr Psychiatry 2009; 50(2):115–120.

Azorin JM, Kaladjian A, Adida M, et al. Factors associated with rapid cycling in bipolar I manic patients: findings from a French national study. CNS Spectr 2008; 13(9):780–787.

Baastrup PC, Alhofs UG, Bjerkenstedt L, et al. A controlled Nordic multicentre study of zuclopenthixol acetate in oil solution, haloperidol and zuclopenthixol in the treatment of acute psychosis. Acta Psychiatr Scand 1993;87:48–58.

Baastrup PC, Schou M. Lithium as a prophylactic agents. Its effect against recurrent depressions and manic-depressive psychosis. Arch Gen Psychiatry 1967;16:162–172.

Bachl A, Büchner B. R., Stark W. Bestandsaufnahme gesundheitsbezogener Selbsthilfe-Initiativen im Raum München. In: Bericht zur Zwischenbegutachtung, Bayerischer Forschungsverbund Public Health; 1995.

Badenhop RF, Moses MJ, Scimone A, et al. Genetic refinement and physical mapping of a 2.3 Mb probable disease region associated with a bipolar affective disorder susceptibility locus on chromosome 4q35. Am J Med Genet 2003; 117B:23–32.

Badenhop RF, Moses MJ, Scimone A, Mitchell PB, Ewen KR, Rosso A, et al. A genome screen of a large bipolar affective disorder pedigree supports evidence for a susceptibility locus on chromosome 13q. Mol Psychiatry 2001;6:396–403.

Badner J, Gershon ES. Meta-analysis of whole-genome linkage scans of bipolar disorder and schizophrenia. Mol Psychiatry 2002;7:405–411.

Baethmann T. Himmelhoch jauchzend, zu Tode betrübt. Stuttgarter Zeitung. 2002.

Baghai T, Frey R, Kasper S, Möller HJ. Elektrokonvulsionstherapie. Wien: Springer; 2004.

Bahk WM, Yoon BH, Lee KU Chae JH. Combination of mood stabilizers with quetiapine for treatment of acute bipolar disorder: an open label study. Hum Psychopharmacol 2004a;19: 181–185.

Bahk WM, Yoon JS, Kim YH, et al. Risperidone in combination with mood stabilizers for acute mania: a multicentre, open study. Int Clin Psychopharmacol 2004b;19:299–303.

Bailine S, Fink M, Knapp R, et al. Electroconvulsive therapy is equally effective in unipolar and bipolar depression. Acta Psychiatr Scand 2010; 121(6):431–436.

Baillarger J. De la folié à double forme. Lecons faites a la Salpêtriere dans le semestre d'été de 1854. Ann Med Psychol 6:369–391.

Baker SC, Frith CD, Dolan RJ. The interaction between mood and cognitive function studied with PET. Psychol Med 1997;27:565–578.

Balanza-Martinez V, Tabares-Seisdedos R, Selva-Vera G, et al. Persistent cognitive dysfunctions in bipolar I disorder and schizophrenic patients: a 3-year follow-up study. Psychother Psychosom 2005; 74:113–119.

Baldessarini RJ, Pompili M, Tondo L. Suicide in bipolar disorder: Risks and management. CNS Spectr 2006a;11(6):465–471.

Baldessarini RJ, Tondo L, Davis P, et al. Decreased risk of suicides and attempts during long-term lithium treatment: a meta-analytic review. Bipolar Disord 2006b;8(5 Pt 2):625–639.

Baldessarini RJ, Tondo L. Suicide risk and treatments for patients with bipolar disorder. JAMA 2003a;290:1517–1519.

Baldessarini RJ, Tondo L, Hennen J. Lithium treatment and suicide risk in major affective disorders: update and new findings. J Clin Psychiatry 2003b;64 Suppl 5: 44–52.

Baldessarini RJ, Tondo L, Hennen J, et al. Is lithium still worth using? An update of selected recent research. Harv Rev Psychiatry 2002;10:59–75.

Baldessarini RJ, Tondo L, Floris G, et al. Effects of rapid cycling on response to lithium maintenance treatment in 360 bipolar I and II disorder patients. J Affect Disord 2000;61:13–22.

Baldessarini RJ, Tondo L, Hennen J. Treatment delays in bipolar disorders. Am J Psychiatry 1999;156;811–812.

Baldessarini RJ, Tondo L, Viguera AC (1999b) Discontinuing lithium maintenance treatment in bipolar disorders: risks and implications. Bipolar Disord 1:17–24.

Baldessarini RJ, Tondo L, Hennen J. Effects of lithium treatment and its discontinuation on suicidal behavior in bipolar manic-depressive disorders. J Clin Psychiatry 1990;60:77–84.

Ball JR, Mitchell PB, Corry JC, et al. (2006) A randomised controlled trial of cognitive therapy for bipolar disorder: focus on long-term change. Journal of Clinical Psychiatry 67:277–286.

Banov MD, Zarate CA Jr, Tohen M, et al. Clozapine therapy in refractory affective disorders: Polarity predicts response in long-term follow-up. J Clin Psychiatry 1994;55:295–300.

Barbee JG, Jamhour NJ. Lamotrigine as an augmentation agent in treatment-resistant depression. J Clin Psychiatry 2002;63:737–741.

Barbini B, Scherillo P, Benedetti F, et al. Response to clozapine in acute mania is more rapid than that of chlorpromazine. Int Clin Psychopharmacol 1997;12:109–112.

Barbosa L, Berk M, Voster M. A double-blind, randomized, placebo-controlled trial of augmentation with lamotrigine or placebo in patients concomitantly treated with fluoxetine for resistant major depressive episodes. J Clin Psychiatry 2003;64:403–407.

Barekatain M, Jahangard L, Haghighi M, et al. Bifrontal versus bitemporal electroconvulsive therapy in severe manic patients. J ECT 2008; 24(3):199–202.

Barkai AI, Dunner DL, Gross HA, et al. Reduced myo-inositol levels in cerebrospinal fluid from patients with affective disorder. Biol Psychiatry 1978;13(1):65–72.

Barnes C, Mitchell P. Considerations in the management of bipolar disorder in women. Aust N Z J Psychiatry 2005; 39(8):662–673.

Baron M, Gershon ES, Rudy V, et al. Lithium carbonate response in depression. Prediction by unipolar/bipolar illness, average-evoked response, catechol-O-methyl transferase, and family history. Arch Gen Psychiatry 1975; 32:1107–1111.

Barrett TB, Hauger RL, Kennedy JL, et al. Evidence that a single nucleotide polymorphism in the promoter of the G protein receptor kinase 3 gene is associated with bipolar disorder. Mol Psychiatry 2003;8:546–557.

Barnett JH, Smoller JW. The genetics of bipolar disorder. Neuroscience 2009; 164:331–343.

Bartels SJ, Forester B, Miles KM, et al. Mental health service use by elderly patients with bipolar disorder and unipolar major depression. Am J Geriatr Psychiatry 2000;8:160–166.

Basco MR, Rush AJ. Cognitive behavioural treatment of manic-depressive disorder. New York: Guilford Press; 1996.

Basselin M, Villacreses NE, Lee HJ, et al. Chronic lithium administration attenuates up-regulated brain arachidonic acid metabolism in a rat model of neuroinflammation. J Neurochem 2007;102:761–772.

Bassett D. Borderline personality disorder and bipolar affective disorder. Spectra or spectre? A review. Australian and New Zealand Journal of Psychiatry 2012; 46(4):327–339.

Batra A, Eschweiler GW, Bartels M, et al. Stellungnahme zum Leserbrief (B. Schneeweiß, M. Zinkler): Zur Frage der Genehmigungspflicht von Elektrokrampftherapie im Rahmen einer Betreuung (§1904 BGB). Nervenarzt 2000;71:2–3.

Batra A, Bartels M, Foerster K. Zur Frage der Genehmigungspflicht von Elektrokrampftherapie im Rahmen einer Betreuung (§1904 BGB). Nervenarzt 1999;70(7):657–661.

Battersby S, Ogilvie AD, Smith CA, et al. Structure of a variable number tandem repeat of the serotonin transporter gene and association with affective disorder. Psychiatr Genet 1996;6:177–181.

Bauer M. Neue evidenz- und konsensbasierte S3-Leitlinie zur Diagnostik und The-rapie bipolarer Störungen. Nervenarzt 2012;83:564–567.

Bauer M, Rasgon N, Grof P, et al. Mood patterns in patients with bipolar disorder: Influence of antidepressants. Bipolar Disord 2003;5:31.

Bauer M. An evidence-based review of psychosocial treatments for bipolar disorder. Psychopharmacol Bull 2001;35:109–143.

Bauer M, Glenn T, Alda M, et al. (in press) Impact of sunlight on the age of onset of bipolar disorder. Bipolar Disord, doi: 10.1111/j.1399-5618.2012.01025.x.

Bauer M, Glenn T, Pilhatsch M, et al. Gender differences in thyroid system function: relevance to bipolar disorder and its treatment. (eingereicht).

Bauer M, Adli M, Bschor T, et al. Lithiums's emerging role in the treatment of refractory major depressive episodes: augmentation of antidepressants. Neuropsychobiol 2010;62:36–42.

Bauer M, Rasgon N, Grof P, et al. Do antidepressants influence mood patterns? A naturalistic study in bipolar disorder. Eur Psychiat 2006;21:262–269.

Bauer M, London ED, Rasgon N, et al. Supraphysiological doses of levothyroxine alter regional cerebral metabolism and improve mood in women with bipolar depression. Mol Psychiatr 2005;10:456–469.

Bauer M, London ED, Berman S, et al. Effects of supraphysiological levothyroxine (T4) on cerebral glucose metabolism in bipolar depression: Findings from a positron emission tomographic study (abstract). Bipolar Disord 2001;3 Suppl 1:25.

Bauer M, Döpfmer S. Lithium augmentation in treatment-resistant depression: meta-analysis of placebo-controlled studies. J Clin Psychopharmacol 1999;20:427–434.

Bauer M, Hellweg R, Gräf KJ, et al. Treatment of refractory depression with high-dose thyroxine. Neuropsychopharmacology 1998;18:444–455.

Bauer MS, McBride L, Williford WO, et al. Collaborative care for bipolar disorder: Part II. Impact on clinical outcome, function, and costs. Psychiatr Serv 2006a;57(7):937–945.

Bauer MS, McBride L, Williford WO, et al. Collaborative care for bipolar disorder: part I. Intervention and implementation in a randomized effectiveness trial. Psychiatr Serv 2006b;57(7):927–936.

Bauer MS, Williford WO, Dawson EE, et al. Principles of effectiveness trials and their implementation in VA Cooperative Study 430. J Affect Disord 2001;67:61–78.

Bauer MS, Crits-Christoph P, Ball WA, J, et al. Independent assessment of manic and depressive symptoms by self-rating. Scale characteristics and implications for the study of mania. Arch Gen Psychiatry 1991;48:807–812.

Bauer MS, McBride L. Structured group psychotherapy for bipolar disorder: the Life Goals Program. New York: Springer Publishing Co; 1996.

Baum AE, Akula N, Cabanero M, et al. A genome-wide association study implicates diacylglycerol kinase eta (DGKH) and several other genes in the etiology of bipolar disorder. Mol Psychiatry 2008a;13:197–207.

Baum AE, Hamshere M, Green E, et al. Meta-analysis of two genome-wide association studies of bipolar disorder reveals important points of agreement. Mol Psychiatry 2008b; 13:466–467.

Bäuml J, Pitschel-Walz G, Straub E. Selbsthilfe bei Angehörigen. In: Rössler, w. (Hrsg.); Psychiatrische Rehabilitation. Berlin, Heidelberg, New York: Springer; 2004, S. 611–632.

Bäuml J, Pitschel-Walz G. Beratungs- und Therapiekonzepte für Angehörige mit schweren psychischen Erkrankungen. In: Rössler W. Psychiatrische Rehabilitation. Berlin, Heidelberg, New York: Springer; 2004, S. 424–441.

Baumann B, Normann C, Bielau H. Neurobiologische Grundlagen bipolarer affektiver Erkrankungen. Nervenarzt 2003;74:607–625.

Baumann P, Nil R, Souche A, et al. A double-blind, placebo-controlled study of citalopram with and without lithium in the treatment of therapy-resistant depressive patients: A clinical, pharmacokinetic, and pharmacogenetic investigation. J Clin Psychopharmacol 1996;16:307–314.

Baumhackl U, Biziere K, Fischbach R, et al. Efficacy and tolerability of moclobemide compared with imipramine in depressive disorder (DSM-III): An Austrian double-blind, multicentre study. Br J Psychiatry 1989;6 Suppl:78–83.

Baxter LRJ, Schwartz JM, Phelps ME, et al. Reduction of prefrontal cortex glucose metabolism common to three types of depression. Arch Gen Psychiatry 1989;46:243–250.

Beblo T. Neuropsychologie affektiver Störungen. In: Lautenbacher S, Gauggel S (Hrsg.) Neuropsychologie psychischer Störungen. Berlin, Heidelberg, New York: Springer; 2004, S. 177–198.

Bech P. The Bech-Rafaelsen Mania Scale in clinical trials of therapies for bipolar disorder: a 20-year review of its use as an outcome measure. CNS Drugs 2002a;16:47–63.

Bech P. The Bech-Rafaelsen Melancholia Scale (MES) in clinical trials of therapies in depressive disorders: a 20-year review of its use as

outcome measure. Acta Psychiatr Scand 2002b;106:252–264.
Bech P, Kastrup M, Rafaelsen OJ. Minikompendium psychiatrischer Ratingskalen. Berlin: Springer; 1991.
Bech P, Rafaelsen OJ. The melancholia scale: development, consistency, validity and utility. In: Satorius N, Ban TA, eds. Assessment of depression. Berlin: Springer; 1986.
Bech P, Rafaelsen OJ, Kramp P, et al. The mania rating scale: scale construction and inter-observer agreement. Neuropharmacology 1978;17:430–431.
Beck AT, Steer RA, Brown GK. Beck Depression Inventory II – Manual. San Antonio: The Psychological Corporation; 1996.
Beck AT, Steer RA, Garbin MG. Psychometric properties of the Beck Depression Inventory: twenty-five years of evaluation. Clin Psychol Rev 1988;8:77–100.
Beck AT, Steer RA. Beck Depression Inventory (BDI) – Manual. San Antonio: The Psychological Corporation; 1987.
Beck AT, Ward CH, Mendelson M, et al. An inventory for measuring depression. Arch Gen Psychiatry 1961;4:561–571.
Beck CT. Predictors of postpartum depression: an update. Nurs Res 2001;50(5):275–285.
Beck LH, Bransome ED, Mirsky AF, et al. A continuous performance test of brain damage. J Consult Psychol 1956;20:343–350.
Becker T. Psychiatrische Dienste – viel Evidenz, aber wo geht es hin? Die Psychiatrie 2010;7:81–86.
Beesdo K, Höfler M, Leibenluft E, et al. Mood episodes and mood disorders: patterns of incidence and conversion in the first three decades of life. Bipolar Disord 2009;11:637–649.
Beigel A, Murphy DL. Assessing clinical characteristics of the manic state. Am J Psychiatry 1971;128:688–694.
Bellivier F, Leroux M, Henry C, et al. Serotonin transporter gene polymorphism influences age at onset in patients with bipolar affective disorder. Neurosci Lett 2002;334:17–20.
Bellivier F, Henry C, Szoke A, et al. Serotonin transporter gene polymorphisms in patients with unipolar or bipolar depression. Neurosci Lett 1998;255:143–146.
Belmaker RH, Agam G, van Calker D,et al. Behavioral reversal of lithium effects by four inositol isomers correlates perfectly with biochemical effects on the PI cycle: Depletion by lithium of brain inositol is specific to hypothalamus, and inositol levels may be abnormal in postmortem brain from bipolar patients. Neuropsychopharmacology 1998;19:220–232.
Belmaker RH, Bersudsky Y, Agam G, et al. Manipulation of inositol-linked second messenger systems as a therapeutic strategy in psychiatry. In: Gessa G, Fratta W, Pani L, Serra G, eds. Depression and mania: From neurobiology to treatment. New York: Raven Press; 1995. p. 67–84.
Ben Ari Y, Aniksztejn L, Bregestovski P. Protein kinase C modulation of NMDA currents: an important link for LTP induction. Trends Neurosci 1992;15:333–339.
Benazzi F. Bipolar II depression in late life: prevalence and clinical features in 525 depressed outpatients. J Affect Disord 2001a;66(1):13–18.
Benazzi F. Is 4 days the minimum duration of hypomania in bipolar II disorder? Eur Arch Psychiatry Clin Neurosci 2001b;251(1):32–34.
Benazzi F. Sensitivity and specificity of clinical markers for the diagnosis of bipolar II disorder. Compr Psychiatry 2001c;42(6):461–465.
Benazzi F. Antidepressant-associated hypomania in outpatient depression: A 203-case study in private practice. J Affect Disord 1997;46:73–77.
Benazzi F, Akiskal HS. How best to identify a bipolar-related subtype among major depressive patients without spontaneous hypomania: superiority of age at onset criterion over recurrence and polarity? J Affect Disord 2008;107(1–3):77–88.
Bench CJ, Frackowiak RS, Dolan RJ. Changes in regional cerebral blood flow on recovery from depression. Psychol Med 1995;25:247–261.
Bench CJ, Friston KJ, Brown RG, et al. Regional cerebral blood flow in depression measured by positron emission tomography: the relationship with clinical dimensions. Psychol Med 1993a;23:579–590.
Bench CJ, Frith CD, Grasby PM, et al. Investigations of the functional anatomy of attention using the Stroop test. Neuropsychologia 1993b;31:907–922.
Benedetti A, Lattanzi L, Pini S, et al. Oxcarbazepine as add-on treatment in patients with bipolar manic, mixed or depressive episode. J Affect Disord 2004;79:273–277.
Benedetti F, Bernasconi A, Lorenzi C, et al. A single nucleotide polymorphism in glycogen synthase kinase 3-beta-promoter gene influences onset of illness in patients affected by bipolar disorder. Neurosci Lett 2004;355:37–40.
Benedetti F, Serretti A, Colombo C, et al. Influence of CLOCK gene polymorphism on circadian mood fluctuation and illness recurrence in bipolar depression. Am J Med Genet 2003; 123:23–26.

Benjamin J, Levine J, Fux M, et al. Double-blind, placebo controlled, crossover trial of inositol treatment for panic disorder. Am J Psychiatry 1995;152:1084–1086.

Bennett GS, Laskowska D, DiLullo C. Lithium chloride inhibits the phosphorylation of newly synthesized neurofilament protein, NF-M, in cultured chick sensory neurons. J Neurochem 1991;57:120–129.

Berkson J. Limitations of the application of 4-fold tables to hospital data. Biomet Bull 1946;2: 47–53.

Berman RM, Narasimhan M, Sanacora G, et al. A randomized clinical trial of repetitive transcranial magnetic stimulation in the treatment of major depression. Biol Psychiatry 2000;47:332–337.

Berntson GG, Torello MW. Attenuation of septal hyperemotionality by cerebellar fastigial lesions in the rat. Physiol Behav 1980;24:547–551.

Berrettini W. Bipolar Disorders: Review of Molecular genetic linkage studies. In: Davis K, Charney D, Coyle TC, Nemeroff C, eds. Neuropsychopharmacology. The fifth generation of progress. Philadelphia: Lippincott Williams & Wilkins; 2002. p. 1027–1038.

Berrettini WH. Molecular linkage studies of Bipolar disorders. Bipolar Disord 2001;3:276–283.

Berrettini WH. Are schizophrenic and Bipolar disorders related? A review of family and molecular studies. Biol Psychiatry 2000;48:531–538.

Berrettini WH, Ferraro TN, Goldin LR, et al. Chromosome 18 DNA markers and manic-depressive illness: evidence for a susceptibility gene. Proc Natl Acad Sci U S A 1994;91:5918–5921.

Berridge MJ. Inositol trisphosphate and calcium signaling. Nature 1993;361:315–325.

Berridge MJ, Downes CP, Hanley MR. Neural and developmental actions of lithium: a unifying hypothesis. Cell 1989;59:411–419.

Berrios GE. Melancholia and depression during the 19th century: A conceptual history. Br J Psychiatry. 1988;153:298–304.

Berry GT, Buccafusca R, Greer JJ, et al. Phosphoinositide deficiency due to inositol depletion is not a mechanism of lithium action in brain. Mol Genet Metab 2004;82(1):87–92.

Berry GT, Wu S, Buccafusca R, et al. Loss of murine Na+/myo-inositol cotransporter leads to brain myo-inositol depletion and central apnea. J Biol Chem. 2003;278(20):18297–18302.

Berry GT, Mallee JJ, Blouin JL, et al. The 21q22.1 STS marker, VN02 (EST0C541 cDNA) is part of the 3' sequence of the human Na+/myo-inositol cotransporter (SLC5A3) gene. Cytogenet Cell Genet 1996;73:77–78.

Bertelsen A, Harvald B, Hauge M. A Danish twin study of manic-depressive disorders. Br J Psychiatry 1977;130:330–351.

Beyer JL, Young R, Kuchibhatla M, et al. Hyperintense MRI lesions in bipolar disorder: A meta-analysis and review. Int Rev Psychiatry 2009;21(4):394–409.

Bhalla US, Iyengar R. Emergent properties of networks of biological signaling pathways. Science. 1999;283:381–387.

Biber K, Fiebich BL, Gebicke-Harter P, et al. Carbamazepine-induced upregulation of adenosine A1-receptors in astrocyte cultures affects coupling to the phosphoinositol signaling pathway. Neuropsychopharmacology. 1999;20:271–278.

Biber K, Klotz KN, Berger M, et al. Adenosine A1 receptor-mediated activation of phospholipase C in cultured astrocytes depends on the level of receptor expression. J Neurosci 1997;17: 4956–4964.

Biederman J, Faraone SV, Wozniak J, et al. Clinical correlates of bipolar disorder in a large, referred sample of children and adolescents. Journal of Psychiatric Research 2005;39:611–622.

Biederman J, Mick E, Wozniak J, et al. Can a subtype of conduct disorder linked to bipolar disorder be identified? integration of findings from the Massachusetts General Hospital Pediatric Psychopharmacology Research Program. Biol Psychiatry 2003;53:952–960.

Biedermann J, Mick E, Spencer TJ, et al. Therapeutic dilemmas in the pharmacotherapy of bipolar depression in the young. J Child Adolesc Psychopharmacol 2000;10:185–192.

Biederman J, Faraone SV, Hatch M, et al. Conduct disorder with and without mania in a referred sample of ADHD children. J Affect Disord 1997;44:177–188.

Bigos KL, Mattay VS, Callicott JH et al. Genetic variation in CACNA1C affects brain circuitries related to mental illness. Arch Gen Psychiatry 2010;67:939–945.

Binder W, Bender W. Die dritte Dimension in der Psychiatrie – Angehörige, Betroffene und Professionelle auf einem gemeinsamen Weg. Köln: C. Richter; 2003.

Binder W, Bender W. Angehörigenarbeit in der Psychiatrie – Standortbestimmung und Ausblick. Köln: C. Richter; 1998.

Birkenaes AB, Opjordsmoen S, Brunborg C, et al. The level of cardiovascular risk factors in bipolar disorders equals that of schizophrenia: a comparative study. J Clin Psychiatry 2007;68:917–923.

Birmaher B, Axelson D, Strober M, et al. Clinical course of children and adolescents with bipolar spectrum disorders. Archives of General Psychiatry 2006;63:175–183.

Birnbaumer L. G-proteins in signal transduction. Ann Rev Toxicol 1990;30:675–705.

Biver F, Goldman S, Delvenne V, et al. Frontal and parietal metabolic disturbances in unipolar depression. Biol Psychiatry 1994;36:381–388.

Black DW, Winokur G, Nasrallah A. Treatment of mania: a naturalistic study of electroconvulsive therapy versus lithium in 438 patients. J Clin Psychiatry 1987;48:132–139.

Blackwood DH, He L, Morris SW, et al. A locus for Bipolar affective disorder on chromosome 4p. Nat Genet 1996;12:427–430.

Biver F, Goldman S, Delvenne V, et al. Frontal and parietal metabolic disturbances in unipolar depression. Biol Psychiatry 1994;36:381–388.

Blackwell B, Shepherd M. Prophylactic lithium: another therapeutic myth? Lancet 1968;291: 968-971.

Blackwood DH, He L, Morris SW, et al. A locus for Bipolar affective disorder on chromosome 4p. Nat Genet 1996;12:427–430.

Blasing R. Wache Augen und ein offenes Herz. In: Geislinger R, Hrsg. Experten in eigener Sache. Psychiatrie, Selbsthilfe und Modelle der Teilhabe. München: ZENIT; 1998.

Blehar MC, DePaulo JR, Jr., Gershon ES, et al. Women with bipolar disorder: findings from the NIMH Genetics Initiative sample. Psychopharmacol Bull 1998;34:239–243.

Blehar MC, Weissman MM, Gershon ES, et al. Family and genetic studies of affective disorders. Arch Gen Psychiatry 1988;45:289–292.

Bloink R, Brieger P, Akiskal HS, et al. Factorial structure und internal consistency of the German TEMPS-A scale: validation against the NEO-FFI questionnaire. J Affect Disord 2005;85:77–83.

Blumberg HP, Leung HC, Skudlarski P, et al. A functional magnetic resonance imaging study of bipolar disorder: state- and trait-related dysfunction in ventral prefrontal cortices. Arch Gen Psychiatry 2003;60:601–609.

Bobo WV, Shelton RC. Risperidone long-acting injectable (Risperdal Consta(R)) for maintenance treatment in patients with bipolar disorder. Expert Rev Neurother 2010;10:1637–1658.

Bocchetta A, Ardau R, Burrai C, et al. Suicidal behavior on and off lithium prophylaxis in a group of patients with prior suicide attempts. J Clin Psychopharmacol 1998;18:384–389.

Bocchetta A, Bernardi F, Burrai C, et al. The course of thyroid abnormalities during lithium treatment: a two-year follow-up study. Acta Psychiatr Scand 1992;86:38–41.

Bock T. Achterbahn der Gefühle. Mit Manie und Depression leben lernen. Bonn: Psychiatrie; 2004.

Boerlin HL, Gitlin MJ, Zoellner LA, et al. Bipolar depression and antidepressant-induced mania: a naturalistic study. J Clin Psychiatry 1998;59:374–379.

Bogart GT, Chavez B. Safety and efficacy of quetiapine in bipolar depression. Ann Pharmacother 2009;43:1848–1856.

Bohus M, Förstner U, Kiefer C, et al. Increased sensitivity of the inositol-phospholipid system in neutrophils from patients with acute major depressive episodes. Psychiatry Res 1996;65:45–51.

Bolwig TG. Regional cerebral blood flow in affective disorder. Acta Psychiatr Scand 1993;371 Suppl:48–53.

Bonari L, Pinto N, Ahn E, et al. Perinatal risks of untreated depression during pregnancy. Can J Psychiatry 2004;49:726–735.

Bond DJ, Lam RW, Yatham LN. Divalproex sodium versus placebo in the treatment of acute bipolar depression: a systematic review and meta-analysis. J Affect Disord 2010;124:228–234.

Bond DJ, Noronha MM, Kauer-Sant'Anna M, et al. Antidepressant-Associated Mood Elevations in Bipolar II Disorder Compared With Bipolar I Disorder and Major Depressive Disorder: A Systematic Review and Meta-Analysis. J Clin Psychiatry 2008;69:1589–1601.

Bonnier B, Gorwood P, Hamon M, et al. Association of 5-HT(2A) receptor gene polymorphism with major affective disorders: the case of a subgroup of bipolar disorder with low suicide risk. Biol Psychiatry 2002;51:762–765.

Bora E, Yucel M, Pantelis C. Cognitive endophenotypes of bipolar disorder: a meta-analysis of neuropsychological deficits in euthymic patients and their first-degree relatives. J Affect Disord 2009;113:1–20.

Bora E, Vahip S, Gonul AS, et al. Evidence for theory of mind deficits in euthymic patients with bipolar disorder. Acta Psychiatr Scand 2005;112:110–116.

Børglum AD, Kirov G, Craddock N, et al. Possible parent-of-origin effect of dopa decarboxylase in susceptibility to bipolar affective disorder. Am J Med Genet 2003;117:18–22.

Bosetti F, Rintala J, Seemann R, et al. Chronic lithium downregulates cyclooxygenase-2 activity and prostaglandin E(2) concentration in rat brain. Mol Psychiatry 2002;7:845–850.

Bostwick JM, Pankratz VS. Affective disorders and suicide risk: a reexamination. Am J Psychiatry 2000;157(12):1925–1932.

Bothwell RA, Eccleston D, Marshall E. Platelet intracellular calcium in patients with recurrent affective disorders. Psychopharmacology 1994;114:375–381.

Bottai T, Hue B, Hillaire-Buys D, et al. Clonazepam in acute mania: time-blind evaluation of clinical response and concentration in plasma. J Affect Disord 1995;36:21–27.

Botteron KN, Vannier MW, Geller B, et al. Preliminary study of magnetic resonance imaging characteristics in 8- to 16-year olds with mania. J Am Acad Child Adolesc Psychiatry 1995;34: 742–749.

Bottlender R, Rudolf D, Strauss A, et al. Moodstabilisers reduce the risk of developing antidepressant-induced maniform states in acute treatment of bipolar I depressed patients. J Affect Disord 2001;63:79–83.

Bottlender R, Rudolf D, Strauss A, et al. Antidepressant-associated maniform states in acute treatment of patients with bipolar-I depression. Eur Arch Psychiatry Clin Neurosci 1998;248: 296–300.

Bourgon LN, Kellner CH. Relapse of depression after ECT: a review. J ECT 2000;16:19–31.

Bowden CL. Maintenance treatment in bipolar disorder. Clin Approaches Bipol Dis 2003;2:4–10.

Bowden CL, Vieta E, Ice KS, et al. Ziprasidone plus a mood stabilizer in subjects with bipolar I disorder: a 6-month, randomized, placebo-controlled, double-blind trial. J Clin Psychiatry 2010;71:130–137.

Bowden CL, Grunze H, Mullen J, et al. A randomized, double-blind, placebo-controlled efficacy and safety study of quetiapine or lithium as monotherapy for mania in bipolar disorder. J Clin Psychiatry 2005;66:111–121.

Bowden CL, Asnis GM, Ginsberg LD, et al. Safety and tolerability of lamotrigine for bipolar disorder. Drug Saf 2004;27(3): 173–184.

Bowden CL, Calabrese JR, Sachs G, et al. A placebo-controlled 18-month trial of lamotrigine and lithium maintenance in recently manic or hypomanic patients with bipolar I disorder. Arch Gen Psychiatry 2003b;60:392–400.

Bowden CL. Strategies to reduce misdiagnosis of bipolar depression. Psychiatric Services 2001;52:51–55.

Bowden CL, Calabrese JR, McElroy SL, et al. A randomized, placebo-controlled 12-month trial of divalproex and lithium in treatment of outpatients with bipolar I disorder. Divalproex Maintenance Study Group. Arch Gen Psychiatry 2000;57:481–489.

Bowden CL, Calabrese JR, McElroy SL, et al. The efficacy of lamotrigine in rapid cycling and non-rapid cycling patients with bipolar disorder. Biol Psychiatry 1999;45:953–958.

Bowden CL, Brugger AM, Swann AC, et al. Efficacy of divalproex vs lithium and placebo in the treatment of mania. The Depakote Mania Study Group. JAMA 1994;271:918–924.

Brady KT, Sonne SC, Anton R, et al. Valproate in the treatment of acute bipolar affective episodes complicated by substance abuse: a pilot study. J Clin Psychiatry 1995;56:118–121.

Braendle W, Breckwoldt M, Kuhl H, et al. Sexualhormone und Psyche. Ergebnisse des 2. Interdisziplinären Frankfurter Gesprächs zur Kontrazeption. Frauenarzt 2001;42:154–160.

Brambilla P, Harenski K, Nicoletti M, et al. MRI investigation of temporal lobe structures in bipolar patients. J Psychiatr Res 2003;37:287–295.

Brambilla P, Nicoletti MA, Harenski K, et al. Anantomical MRI study of subgenual prefrontal cortex in bipolar and unipolar subjects. Neuropsychopharmacology 2002;27:792–799.

Brambilla P, Harenski K, Nicoletti M, et al. MRI study of posterior fossa structures and brain ventricles in bipolar patients. J Psychiatr Res 2001;35:313–322.

Bratfos O, Haug JO. The course of manic-depressive psychosis: a follow-up investigation of 215 patients. Acta Psychiatr Scand 1968;44:89–112.

Bräunig P, Wagner P. Zwischen den Polen von Manie und Depression. Psychoedukation bei bipolarer Erkrankung. Ein Wegweiser für Betroffene und Angehörige. Hamburg, Deutsche Gesellschaft für Bipolare Störungen e. V. ConferencePoint; 2004.

Breen G, Prata D, Osborne S, Munro J, et al. Association of the dysbindin gene with bipolar affective disorder. Am J Psychiatry 2006;163:1636–1638.

Breslau N, Merikangas K, Bowden CL. Comorbidity of migraine and major affective disorders. Neurology 1994;44(Suppl. 7): S17–S22.

Brickenkamp R. Handbuch psychologischer und pädagogischer Tests. Göttingen: Hogrefe; 2002.

Brieger P. Komorbidität bei bipolar affektiven Störungen. Nervenheilkunde 2011;30:309–312.

Brieger P. Geschlechtsspezifische Komorbidität. In: Rohde A, Marneros A (Hrsg.), Geschlechtsspezifische Psychiatrie und Psychotherapie. Ein Handbuch. Stuttgart: Kohlhammer; 2006, S. 503–511.

Brieger P. Komorbidität. In: Marneros A, Hrsg. Das Neue Handbuch der Bipolaren und Depressiven Erkrankungen. Stuttgart New York: Thieme; 2004. p. 499–534.

Brieger P, Bernhard B. Bipolar affektive Störungen. Psychoedukation in der Gruppe ergänzt medikamentöse Therapie. Der Neurologe & Psychiater 2012;13(4):57201260.

Brieger P, Bode L, Urban R, et al. Die Versorgung von Menschen mit bipolar affektiven Störungen in Deutschland. Welche Relevanz hat die S3-Leitlinie? Nervenarzt 2012;83(5): 595-603

Brieger P, Hoffmann H. Was bringt psychisch Kranke besser und nachhaltiger in Arbeit? Nervenarzt. 2012;83(7): 840-846

Brieger P, Becker T. Spezialisierung in der Gemeindepsychiatrie? Die Psychiatrie 2007;4:216–220.

Brieger P, Hensel J, Marneros A. Bipolare affektive und schizoaffektive Störungen des höheren Lebensalters. Fortschr Neurol Psychiatr 2005;73(6):343–351.

Brieger P, Marneros A. Angststörungen bei unipolaren Depressionen. Klinische Diagnosen vs. standardisiertes Interview. Nervenarzt 2005;76(5):586–591.

Brieger P, Bloink R, Rottig S, et al. Die vorzeitige Berentung von unipolar depressiv und bipolar affektiv Erkrankten. Psychiatr Prax 2004a;31(4):203–206.

Brieger P, Rottig S, Marneros A. Lebensqualität bei unipolar depressiven und bipolar affektiven Patienten Psychiatr Prax 2004b;31(6):304–309.

Brieger P, Ehrt U, Marneros A. Frequency of comorbid personality disorders in bipolar und unipolar affective disorders. Compr Psychiatry 2003a;44:28–34.

Brieger P, Roettig S, Ehrt U, et al. TEMPS-A scale in ›mixed‹ und ›pure‹ manic episodes: new data und methodological considerations on the relevance of joint anxious-depressive temperament traits. J Affect Disord 2003b;73:99–104.

Brieger P, Ehrt U, Roettig S, et al. Personality features of patients with mixed und pure manic episodes. Acta Psychiatr Scand 2002a;106:179–182.

Brieger P, Ehrt U, Bloeink R, et al. Consequences of comorbid personality disorders in major depression. J Nerv Ment Dis 2002b;190:304–309.

Brieger P, Wolf H-H, Schmoll HJ, et al. Manic episode in an ifosfamide-treated patient. General Hospital Psychiatry 2000;22:52–53.

Brieger P, Marneros A. Komorbidität bei psychiatrischen Störungen. Einige theoretische Überlegungen. Nervenarzt 2000;71:525–534.

Brieger P, Marneros A. Dysthymia und Cyclothymia: Origins und Development. J Affect Disord 1997a;45:117–126.

Brieger P, Marneros A. Was ist Zyklothymia? Nervenarzt 1997b;68:531–544.

Brierley CE, Szabadi E, Rix KJ, et al. The Manchester Nurse Rating Scales for the daily simultaneous assessment of depressive and manic ward behaviours. J Affect Disord 1988;15:45–54.

Brisch KH, Hellbrügge T. Die Anfänge der Mutter-Kind-Bindung. Stuttgart: Klett-Cotta; 2007.

Broadhead J, Jacoby RJ. Mania in old age: A first prospective study. Int J Geriatr Psychiatry 1990;5:215–222.

Broll A. Gemeinsam Wege finden. Die Selbsthilfegruppe-Vertrauenspersonen. In: Geislinger R., Hrsg. Experten in eigener Sache. Psychiatrie, Selbsthilfe und Modelle der Teilhabe. München: ZENIT; 1998. p. 67–70.

Brotman AW, Farhadi AM, Gelenberg AJ. Verapamil treatment of acute mania. J Clin Psychiatry 1986;47:136–138.

Brown AS, Mallinger AG, Renbaum LC. Elevated platelet membrane phosphatidylinositol-4,5-bisphosphate in bipolar mania. Am J Psychiatry 1993;150:1252–1254.

Brown D, Silverstone T, Cookson J. Carbamazepine vs. haloperidol in acute mania. Abstracts of Soc Biol Psychiat 1986.

Brown R. U.S. experience with valproate in manic depressive illness: a multicenter trial. J Clin Psychiatry 1989;50 Suppl:13–16.

Bruno SD, Barker GJ, Cercignani M, et al. A study of bipolar disorder using magnetization transfer imaging and voxel-based morphometry. Brain 2004;127(Pt 11):2433–2440.

Bruno V, Sortino MA, Scapagnini U, et al. Antidegenerative effects of Mg(2+)-valproate in cultured cerebellar neurons. Funct Neurol 1995;10:121–130.

Bschor T. Affektive Störungen XXS pocket. Grünwald: Bruckmeier; 2009.

Bschor T. Therapieresistente bipolare Depressionen. In: Bschor T (Hrsg.) Behandlungsmanual therapieresistente Depression. Pharmakotherapie – somatische Therapieverfahren – Psychotherapie. Stuttgart: Kohlhammer; 2008, S. 165–182.

Bschor T, Angst J, Azorin JM, et al. Are bipolar disorders underdiagnosed in patients with depressive episodes? Results of the multicenter BRIDGE screening study in Germany. J Affect Disord 2012; DOI: 10.1016/j.jad.2012.03.042.

Bschor T, Lewitzka U, Pfennig A, et al. 25 Jahre Lithiumaugmentation. Nervenarzt 2007;78:1237–1247.

Bschor T, Bauer M. Bipolare Depressionen. In: Bauer M, Berghöfer A, Adli M (Hrsg.) Akute und therapieresistente Depressionen. 2. Aufl. Berlin u. a.: Springer; 2005, S. 329–343.

Bschor T, Lewitzka U, Bauer M. Lithiumaugmentation zur Behandlung der bipolaren Depression. Psychoneuro 2003a;29:392–399.

Bschor T, Lewitzka U, Sasse J, et al. Lithium augmentation in treatment-resistant depression: clinical evidence, serotonergic and endocrine mechanisms. Pharmacopsychiatry 2003b;36 (Suppl. 3):230–234.

Buchsbaum MS, Wu J, Siegel BV, et al. Effect of sertraline on regional metabolic rate in patients with affective disorder. Biol Psychiatry 1997;41:15–22.

Buchsbaum MS. Brain imaging in the search for biological markers in affective disorder. J Clin Psychiatry 1986a;47 Suppl:7–12.

Buchsbaum MS, Wu J, DeLisi LE, et al. Frontal cortex and basal ganglia metabolic rates assessed by positron emission tomography with [18F]2-deoxyglucose in affective illness J Affect Disord 1986b;10:137–152.

Bulbena A, Berrios GE. Cognitive function in the affective disorders: a prospective study. Psychopathology 1993;26:6–12.

Bundesärztekammer, Folkerts H, Remschmidt H H, et al. Stellungnahme zur Elektrokrampftherapie (EKT) als psychiatrische Behandlungsmaßnahme. Deutsches Ärzteblatt 2003;152: 141–144.

Bunney WE, Garland-Bunney B. Mechanisms of action of lithium in affective illness: Basic and clinical implications. In: Psychopharmacology: the third generation of progress. Meltzer HY ed. New York: Raven Press; 1987. p. 553–565.

Bunney WE. Psychopharmacology of the switch process in affective illness. In: Lipton MA, Dimascio A, Killam KF, eds. Psychopharmacology: a generation of progress. New York: Raven Press; 1978. p. 1249–1259.

Burgess S, Geddes J, Hawton K, et al. Lithium for maintenance treatment of mood disorders. Cochrane Database Syst 2001;RevCD003013.

Burgess GC, Shallice T. The Hayling and Brixton Tests. Bury St. Edmunds: Thames Valley Test Company; 1997.

Burgess GC, Shallice T. Bizarre responses, rule detection and frontal lobe lesions. Cortex 1996;32:241–259.

Burstein DE, Seeley PJ, Greene LA. Lithium ion inhibits nerve growth factor-induced neurite outgrowth and phosphorylation of nerve growth factor-modulated microtubule-associated proteins. J Cell Biol 1985;101:862–870.

Burt T, Lisanby SH, Sackeim HA. Neuropsychiatric applications of transcranial magnetic stimulation: a meta analysis. Int J Neuropsychopharmacol 2002;5:73–103.

Busch FN, Miller FT, Weiden PJ. A comparison of two adjunctive treatment strategies in acute mania. J Clin Psychiatry 1989;50:453–455.

Calabrese J, Cohen M, Zhao J, et al. Efficacy and safety of asenapine as adjunctive treatment for acute mania associated with bipolar disorder. Abstract NR3-061. Annual Meeting of the American Psychiatric Association. Washington D.C.: American Psychiatric Association; 2008.

Calabrese JR, Keck PE, Jr., Macfadden W, et al. A randomized, double-blind, placebo-controlled trial of quetiapine in the treatment of bipolar I or II depression. Am J Psychiatry 2005;162:1351–1360.

Calabrese JR, Shelton MD, Rapport DJ, et al. A 20-month, double-blind, maintenance trial of lithium versus divalproex in rapid-cycling bipolar disorder. Am J Psychiatry 2005b;162: 2152–2161.

Calabrese J, Vieta, E, Shelton, M. Latest maintenance data on lamotrigine in bipolar disorder. Eur Neuropsychopharmacol. 2003a;13:57–66.

Calabrese JR, Bowden CL, Akthar S, et al. Lamotrigine: evidence for mood stabilization in bipolar I depression [Abstract]. Bipolar Disord 2003b;3: Suppl 1:29.

Calabrese JR, Shelton MD, Rapport DJ,et al. Bipolar disorders and the effectiveness of novel anticonvulsants. J Clin Psychiatry 2002;63 Suppl 3:5–9.

Calabrese JR, Suppes T, Bowden CL, et al. Bipolar rapid cycling: focus on depression as its hallmark. J Clin Psychiatry 2001;62 Suppl 14:34–41.

Calabrese JR, Suppes T, Bowden CL, et al. A double-blind, placebo-controlled, prophylaxis study of lamotrigine in rapid-cycling bipolar disorder. Lamictal 614 Study Group. J Clin Psychiatry 2000;61:841–850.

Calabrese JR, Bowden CL, Sachs GS, et al. A double-blind placebo-controlled study of lamotrigine monotherapy in outpatients with bipolar I depression. J Clin Psychiatry 1999;60:79–88.

Calabrese JR, Rapport DJ, Kimmel SE, et al. Controlled trials in bipolar I depression: Focus on switch rates and efficacy. Eur Neuropsychopharmacol 1999a;9:109–112.

Calabrese JR, Rapport DJ, Kimmel SE,et al. Rapid cycling bipolar disorder and its treatment with valproate. Can J Psychiatry 1993;38:57–61.

Calabrese JR, Woyshville MJ, Kimmel SE, et al. Predictors of valproate response in bipolar rapid cycling. J Clin Psychiatry 1993b;13:280–283.

Calabrese JR, Markovitz PJ, Kimmel SE, et al. Spectrum of efficacy of valproate in 78 rapid-cycling bipolar patients. J Clin Psychopharmacol 1992;12 Suppl 1:53–56.

Calkhoven CF, Ab G. Multiple steps in the regulation of transcription-factor level and activity. Biochem J 1996:317:329–342.

Canino GJ, Bird HR, Shrout PE, et al. The prevalence of specific psychiatric disorders in Puerto Rico. Arch Gen Psychiatry 1987;44:727–735.

Cannon M, Caspi A, Moffitt TE, et al. Evidence for early-childhood, pan-developmental impairment specific to schizophreniform disorder: results from a longitudinal birth cohort. Arch Gen Psychiatry 2002;59:449–456.

Cardno AG, Marshall EJ, Coid P, et al. Heritability estimates for psychotic disorders: the Maudsley twin psychosis series. Arch Gen Psychiatry 1999;56:162–168.

Carmichael ST, Price JL. Limbic connections of the orbital and medial prefrontal cortex in macaque monkeys. J Comp Neurol 1995;363:615–641.

Carr RB, Shrewsbury K. Hyperammonemia due to valproic acid in the psychiatric setting. Am J Psychiatry 2007;164:1020–1027.

Carson AJ, MacHale S, Allen K, et al. Depression after stroke and lesion location: a systematic review. Lancet 2000;356:122–126.

Casebolt TL, Jope RS. Effects of chronic lithium treatment on protein kinase C and cyclic AMP-dependent protein phosphorylation. Biol Psychiatry 1991;29:233–243.

Casebolt TL, Li X, Jope RS. Alpha-1 adrenergic receptor binding and adrenergic-stimulated cyclic AMP production in rat cerebral cortex after chronic lithium treatment. J Neural Transm 1990;82:197–204.

Cassano GB. Towards a unitary framework for mood spectrum beyond the bipolar-unipolar dichotomy. In: Maj M, Sartorius N, Ibor J-JL, Akiskal HS, eds. Bipolar Disorders. Chichester: Wiley; 2002. p. 75–78.

Cassano GB, Akiskal HS, Savino M, et al. Proposed subtypes of bipolar II and related disorders: with hypomanic episodes (or cyclothymia) and with hyperthymic temperament. J Affect Disord 1992;26(2):127–140.

Cassidy F, Ahearn E, Caroll BJ. Elevated frequency of diabetes mellitus in hospitalized manic-depressive patients. Am J Psychiatry 1999;156: 1417–1420.

Cates M, Powers R. Concomitant rash and blood dyscrasias in geriatric psychiatry patients treated with carbamazepine. Ann Pharmacother 1998;32(9): 884–887.

Cavanagh JT, Van Beck M, Muir W, et al. Case-control study of neurocognitive function in euthymic patients with bipolar disorder: an association with mania. Br. J Psychiatry 2002;180:320–326.

Cecil KM, DelBello MP, Sellars MC,et al. Proton magnetic resonance spectroscopy of the frontal lobe and cerebellar vermis in children with a mood disorder and a familial risk for bipolar disorders. J Child Adolesc Psychopharmacol 2003;13(4):545–555.

Cecil KM, DelBello MP, Morey R, et al. Frontal lobe differences in bipolar disorder as determined by proton MR spectroscopy. Bipolar Disord 2002;4(6):357–365.

Cerletti U, Bini L. Un nouvo metodo di shocktherapie »L'eletro-shock«. Bolletino Accademia Medica Roma 1938;64:136–138.

Cerullo MA, Adler CM, Delbello MP, et al. The functional neuroanatomy of bipolar disorder. Int Rev Psychiatry 2009;21(4):314–322.

Chang K, Adleman N, Dienes K, et al. Decreased N-acetylaspertate in children with familial bipolar disorder. Biol Psychiatry 2003;53:1059-1065.

Charney DS, Reynolds CF, Lewis L, et al. Depression and Bipolar Support Alliance consensus statement on the unmet needs in diagnosis and treatment of mood disorders in late life. Arch Gen Psychiatry 2003;60:664–672.

Chee IS, Lee SW, Kim JL, et al. 5-HT2A receptor gene promoter polymorphism -1438A/G and bipolar disorder. Psychiatr Genet 2001;11:111–114.

Chen B, Dowlatshahi D, MacQueen GM et al. Increased hippocampal BDNF immunoreactivity in subjects treated with antidepressant mediaction. Biol Psychiatry 2001;50:260–265.

Chen B, Pan H, Zhu L, et al. Progesterone inhibits the estrogen-induced phosphoinositide 3-kinase-->AKT-->GSK-3beta-->cyclin D1-->pRB pathway to block uterine epithelial cell proliferation. Mol Endocrinol 1986;1978–1990.

Chen CH, Suckling J, Lennox BR, et al. A quantitative meta-analysis of fMRI studies in bipolar disorder. Bipolar Disord 2011;13(1):1–15.

Chen ST, Altshuler LL, Spar JE. Bipolar disorder in late life: a review. J Geriatr Psychiatry Neurol 2008;11:29–35.

Chen G, Huang LD, Zeng WZ, et al. Mood stabilizers regulate cytoprotective and mRNA-binding proteins in the brain: long-term effects on cell survival and transcript stability. Int J Neuropsychopharmacol 2001;4:47–64.

Chen G, Rajkowska G, Du F, et al. Enhancement of hippocampal neurogenesis by lithium. J Neurochem 2000;75(4):1729–1734.

Chen G, Hasanat KA, Bebchuk JM, et al. Regulation of signal transduction pathways and gene expression by mood stabilizers and antidepressants. Psychosomatic Med 1999;61:599–617.

Chen G, Huang LD, Jiang YM, et al. The mood-stabilizing agent valproate inhibits the activity of glycogen synthase kinase-3. J Neurochem 1999a;72(3):1327–1330.

Chen G, Yuan PX, Jiang YM, et al. Valproate robustly enhances AP-1 mediated gene expression. Brain Res Mol Brain Res 1999b;64(1):52–58.

Chen G, Zeng WZ, Yuan PX, et al. The mood-stabilizing agents lithium and valproate robustly increase the levels of the neuroprotective protein bcl-2 in the CNS. J Neurochem 1999c;72(2):879–882.

Chen G, Pan B, Hawver DB, et al. Attenuation of cyclic AMP production by carbamazepine. J Neurochem 1996;67:2079–2086.

Chen G, Manji HK, Hawver DB, et al. Chronic sodium valproate selectively decreases protein kinase C a and e in vitro. J Neurochem 1994;63:2361–2364.

Chen ST, Altshuler LL, Melnyk KA, et al. Efficacy of lithium vs. valproate in the treatment of mania in the elderly: a retrospective study. J Clin Psychiatry 1999;60:181–186.

Chen ST, Altshuler LL, Spar JE. Bipolar disorder in late life: a review. J Geriatr Psychiatry Neurol 1998;11:29–35.

Chen Y, Hertz L. Inhibition of noradrenaline stimulated increase in [Ca2+]i in cultured astrocytes by chronic treatment with a therapeutically relevant lithium concentration. Brain Res 1996;711:245–248.

Chen YS, Akula N, Detera-Wadleigh SD, et al. Findings in an independent sample support an association between bipolar affective disorder and the G72/G30 locus on chromosome 13q33. Mol Psychiatry 2004;9:87–92.

Chen YW, Dilsaver SC. Lifetime rates of suicide attempts among subjects with bipolar and unipolar disorders relative to subjects with other Axis I disorder. Biol Psychiatry 1996;39:896–899.

Chepenik LG, Fredericks C, Papademetris X, et al. Effects of the brain-derived neurotrophic growth factor val66met variation on hippocampus morphology in bipolar disorder. Neuropsychopharmacology 2009;34:944–951.

Chess S, Thomas A. Temperament and the concept of goodness of fit. In: Strelau J, Angleitner A (Hrsg.) Explorations in temperament. International perspectives on theory and measurement. London, New York: Plenum Press; 1991, S. 15–28.

Cho HJ, Meira-Lima I, Cordeiro Q, et al. Population-based and family-based studies on the serotonin transporter gene polymorphisms and bipolar disorder: a systematic review and meta-analysis. Mol Psychiatry 2005;10:771–781.

Chotai J, Serretti A, Lattuada E, et al. Gene-environment interaction in psychiatric disorders as indicated by season of birth variations in tryptophan hydroxylase (TPH), serotonin transporter (5-HTTLPR) and dopamine receptor (DRD4) gene polymorphisms. Psychiatry Res 2003;119:99–111.

Chou JC, Czobor P, Charles O, et al. Acute mania: haloperidol dose and augmentation with lithium or lorazepam. J Clin Psychopharmacol 1999;19:500–505.

Choua JC, Czobor P, Dacpano G, et al. Haloperidol blood levels in acute mania with psychosis. J Clin Psychopharmacol 2001;21:445–447.

Chuang HT, Mansell C, Patten SB. Lifestyle characteristics of psychiatric outpatients. Can J Psychiatry 2008;53(4):260–266.

Chumakov I, Blumenfeld M, Guerassimenko O, et al. Genetic and physiological data implicating the new human gene G72 and the gene for D-amino acid oxidase in schizophrenia. Proc Natl Acad Sci USA 2002;99:13675–13680.

Ciapparelli A, Dell'Osso L, Tundo A, et al. Electroconvulsive therapy in medication-nonresponsive patients with mixed mania and bipolar depression. J Clin Psychiatry 2001;62:552–555.

Ciapparelli A, Dell'Osso L, Pini S, et al. Clozapine for treatment-refractory schizophrenia, schizoaffective disorder, and psychotic bipolar disorder: a 24-month naturalistic study. J Clin Psychiatry 2000;61:329–334.

Cichon S, Mühleisen TW, Degenhardt FA, et al. Genome-wide association study identifies genetic variation in neurocan as a susceptibility factor for bipolar disorder. Am J Hum Genet 2011;88:372–381.

Cichon S, Winge I, Mattheisen M, et al. Brain-specific tryptophan hydroxylase 2 (TPH2): a functional Pro206Ser substitution and variation in the 5'-region are associated with bipolar affective disorder. Hum Mol Genet 2008;17:87–97.

Cichon S, Schmidt-Wolf G, Schumacher J, et al. A possible susceptibility locus for bipolar affective disorder in chromosomal region 10q25-q26. Mol Psychiatry 2001;6:342–349.

Cichon S, Schumacher J, Müller DJ, et al. A genome screen for genes predisposing to bipolar affective disorder detects a new susceptibility locus on 8q. Hum Mol Genet 2001;10:2933–2944.

Cipriani A, Pretty H, Hawton K, et al. Lithium in the prevention of suicidal behavior and all-cause mortality in patients with mood disorders: a systematic review of randomized trials. Am J Psychiatry 2005;162:1805–1819.

CIPS. Collegium Internationale Psychiatriae Scalarum, Hrsg. Internationale Skalen für Psychiatrie. Göttingen: Beltz-Test 2005.

Clark L, Iversen SD, Goodwin GM. Sustained attention deficit in bipolar disorder. Br J Psychiatry 2002;180:313–319.

Clarkin JF, Carpenter D, Hull J, et al. Effects of psychoeducational intervention for married patients with bipolar disorder and their spouses. Psychiatr Serv 1998;49:531–533.

Cloninger CR, Sravic DM, Przybeck TR. A psychobiological model of temperament and character. Arch Gen Psychiatry 1993;50:975–990.

Clothier J, Swann AC, Freeman T. Dysphoric mania. J Clin Psychopharmacol 1992;12 Suppl:13-16.

Cochran SD. Preventing medical noncompliance in the outpatient treatment of bipolar affective disorders. J Consult Clin Psychol 1984;52:873–878.

Coffman JA, Bornstein RA, Olson SC, et al. Cognitive impairment and cerebral structure by MRI in bipolar disorder. Biol Psychiatry 1990;27:1188–1196.

Cohen LS, Sichel DA, Robertson LM, et al. Postpartum prophylaxis for women with bipolar disorder. Am J Psychiatry 1995;152:1641–1645.

Cohen LS, Friedman JM, Jefferson JW, et al. A reevaluation of risk of in utero exposure to lithium. JAMA 1994;271:146–150.

Cohen S, Khan A, Robinson J. Significance of mixed features in acute mania. Compr Psychiatry 1988;29:421–426.

Cohn JB, Collins G, Ashbrook E, et al. A comparison of fluoxetine imipramine and placebo in patients with bipolar depressive disorder. Int Clin Psychopharmacol 1989;4:313–322.

Collier DA, Arranz MJ, Sham P, et al. The serotonin transporter is a potential susceptibility factor for bipolar affective disorder. Neuroreport 1996a;7:1675–1679.

Collier DA, Stober G, Li T, et al. A novel functional polymorphism within the promoter of the serotonin transporter gene: possible role in susceptibility to affective disorders. Mol Psychiatry 1996b;1:453–460.

Colom F, Vieta E, Sanchez-Moreno J, et al. Group psychoeducation for stabilised bipolar disorders: 5-year outcome of a randomised clinical trial. British Journal of Psychiatry 2009;194: 260–265.

Colom F, Vieta E, Daban C, et al. Clinical and therapeutic implications of predominant polarity in bipolar disorder. J Affect Disord 2006;93:13–17.

Colom F, Vieta E, Martinez-Aran A, et al. A randomized trial on the efficacy of group psychoeducation in the prophylaxis of recurrences in bipolar patients whose disease is in remission. Arch Gen Psychiatry 2003;60(4):402–407.

Colom F, Vieta E, Martinez A, et al. What is the role of psychotherapy in the treatment of bipolar disorder? Psychother Psychosom 1998;67:3–9.

Conca A, Hrubos W, Di-Pauli J, et al. ECT response after relapse during continuation repetitive transcranial magnetic stimulation. A case report. Eur Psychiatry 2004;19:118–119.

Connor CM, Akbarian S. DNA methylation changes in schizophrenia and bipolar disorder. Epigenetics 2008;3:55–58.

Cook BL, Shukla S, Hoff AL, et al. Mania with associated organic factors. Acta Psychiatr Scand 1987;76:674–677.

Cooke RG, Krüger S, Shugar G. Comparative evaluation of two self-report mania rating scales. Biol Psychiatry 1996;40:279–283.

Coppen A, Standish-Barry H, Bailey J, et al. Does lithium reduce the mortality of recurrent mood disorders? J Affect Disord 1991;23:1–7.

Cornish-Bowden A. Why is uncompetitive inhibition so rare? FEBS-Lett 1986;203:3–6.

Correll CU, Penzner JB, Frederickson AM, et al. Differentiation in the preonset phases of schizophrenia and mood disorders: evidence in support of a bipolar mania prodrome. Schizophr Bull 2007;33(3):703–714. Epub 2007.

Coryell W, Solomon D, Turvey C, et al. The long-term course of rapid-cycling bipolar disorder. Arch Gen Psychiatry 2003;60:914–920.

Coryell W, Leon AC, Turvey C, et al. The significance of psychotic features in manic episodes: a report from the NIMH collaborative study. J Affect Disorder 2001;67:79–88.

Coryell W, Turvey C, Endicott J, et al. Bipolar I affective disorder: predictors of outcome after 15 years. J Affect Disord 1998;50:109–116.

Coryell W, Scheftner W, Keller M, et al. The enduring psychosocial consequences of mania and depression. Am J Psychiatry 1993;150:720–727.

Coryell W, Turvey C, Leon A, et al. Persistence of depressive symptoms and cardiovascular death among patients with affective disorder. Psychosom Med 1990a;61:755–761.

Coryell W, Keller M, Lavori P, et al. Affective syndromes, psychotic features and prognosis, II: mania. Arch Gen Psychiatry 1990b;47:658–662.

Coryell W, Keller M, Endicott J, et al. Bipolar II illness: course and outcome over a five-year period. Psychol Med 1989;19:129–141.

Coryell W, Andreasen NC, Endicott J, et al. The significance of past mania or hypomania in the course and outcome of major depression. Am J Psychiatry 1987;144:309–315.

Cowdry RW, Wehr TA, Zis AP, et al. Thyroid abnormalities associated with rapid-cycling bipolar illness. Arch Gen Psychiatry 1983:40:414–420.

Coyle N, Jones I, Robertson E, et al. Variation at the serotonin transporter gene influences susceptibility to bipolar affective puerperal psychosis. Lancet 2000;356:1490–1491.

Craddock N, Sklar P. Genetics of bipolar disorder: successful start to a long journey. Trends Genet 2009;25:99–105.

Craddock N, Dave S, Greening J. Association studies of bipolar disorder. Bipolar Disord 2001;3:284–298.

Craddock N, Jones I. Genetics of bipolar disorder. J Med Genet 1999;36:585–594.

Craddock N, Khodel V, Van Eerdewegh P, et al. Mathematical limits of multilocus models: the genetic transmission of bipolar disorder. Am J Hum Genet 1995;57:690–702.

Cross DA, Alessi DR, Cohen P, et al. (1995) Inhibition of glycogen synthase kinase-3 by insulin mediated by protein kinase B. Nature 378:785–789.

Crossley NA, Bauer M. Acceleration and augmentation of antidepressants with lithium for depressive disorders: Two meta-analyses of randomized controlled trials. J Clin Psychiat 2007;68:935–940

Cummings JL, Mendez MF. Secondary mania with focal cerebrovascular lesions. Am J Psychiatry 1984;141:1084–1087.

Cure S, Rathbone J, Carpenter S. Droperidol for acute psychosis. Cochrane Database Syst Rev 2004;18:CD002830.

Curtin F, Schulz P. Clonazepam and lorazepam in acute mania: a Bayesian meta-analysis. J Affect Disord 2004;78:201–208.

Curtis D, Kalsi G, Brynjolfsson J, et al. Genome scan of pedigrees multiply affected with bipolar disorder provides further support for the presence of a susceptibility locus on chromosome 12q23-q24, and suggests the presence of additional loci on 1p and 1q. Psychiatric Genet 2003;13:77–84.

Curtis VA, Dixon TA, Morris RG, et al. Differential frontal activation in schizophrenia and bipolar illness during verbal fluency. J Affect Disord 2001;66:111–121.

Cutler A et al. Effectiveness of extended-release formulation of quetiapine as monotherapy for the treatment of acute bipolar mania. Poster presented at the XXVI Collegium Internationale Neuro-Psychopharmacologicum Congress, 3–17. July 2008, Munich, Germany; 2008.

Dager SR, Friedman SD, Parow A, et al. Brain metabolic alterations in medication-free patients with bipolar disorder. Arch Gen Psychiatry 2004;61(5):450–458.

Dalby JT, Williams R. Preserved reading and spelling ability in psychotic disorders. Psychol Med 1986;16:171–175.

Daly JJ, Prudic J, Devanand DP, et al. ECT in bipolar and unipolar depression: differences in speed of response. Bipolar Disord 2001;3:95–104.

Dando S, Tohen M. Olanzapine-relapse prevention following mania. J Psychopharmacol 2006;20:31–38.

Dasari M, Friedman L, Jesberger J, et al. Magnetic resonance imaging study of thalamic area in adolescent patients with either schizophrenia or bipolar disorder as compared to healthy controls. Psychiatry Res 1999;91:155–162.

Davanzo P, Yue K, Thomas MA, et al. Proton magnetic resonance spectroscopy of bipolar disorder versus intermittent explosive disorder in children and adolescents. Am J Psychiatry 2003;160(8):1442–1452.

Davanzo P, Thomas MA, Yue K, et al. Decreased anterior cingulate myo-inositol/creatine spectroscopy resonance with lithium treatment in children with bipolar disorder. Neuropsychopharmacology 2001;2(4):359–369.

Davis LL, Bartolucci A, Petty F. Divalproex in the treatment of bipolar depression: a placebo-controlled study. J Affect Dis 2005;85:259–266.

Dawson E, Gill M, Curtis D, et al. Genetic association between alleles of pancreatic phospholipase A2 gene and bipolar affective disorder. Psychiatr Genet 1995;5:177–180.

Dawson E, Parfitt E, Roberts Q, et al. Linkage studies of bipolar disorder in the region of the Darier's disease gene on chromosome 12q23-24.1. Am J Med Genet 1995b;60:94–102.

Decker LV, Parker PJ. Protein kinase C-a question of specificity. Trends Biol Sci 1994;19:73–77.

Deckersbach T, McMurrich S, Ogutha J, et al. Characteristics of non-verbal memory impairment in bipolar disorder: the role of encoding strategies. Psychol Med 2004a;34:823–832.

Deckersbach T, Savage CR, Reilly-Harrington N, et al. Episodic memory impairment in bipolar disorder and obsessive-compulsive disorder: the role of memory strategies. Bipolar Disord 2004b;6:233–244.

Deckert J, Arolt V. Genetische Forschung in der Psychiatrie: Fortschritt und Ethische Verantwortung. In: Raem A, Braun R, Fenger H, Michaelis W, Nikol S, Winter S, Hrsg. Genmedizin. Berlin: Springer; 2000. p. 477–491.

DGBS e. V.und DGPPN e. V. S3-Leitlinie zur Diagnostik und Therapie Bipolarer Störungen. Langversion 1.0, Mai 2012. http://www.leitlinie-bipolar.de/wp-content/uploads/2012/05/S3_Leitlinie-Bipolar_11052012_pdf; 2012.

DGPPN, BÄK, KBV, AWMF, AkdÄ, BPtK, BApK, DAGSHG, DEGAM, DGPM, DGPs, DGRW, & die Leitliniengruppe Unipolare Depression. S3-Leitlinie/Nationale VersorgungsLeitlinie Unipolare Depression-Kurzfassung. Berlin, Düsseldorf: DGPPN, ÄZQ, AWMF; 2009.

Deicken RF, Pegues MP, Anzalone S, et al. Lower concentration of hippocampal N-acetylaspartate in familial bipolar I disorder. Am J Psychiatry 2003;160:873–882.

Delbello MP, Schwiers ML, Rosenberg HL, et al. A double-blind, randomized, placebo-controlled study of quetiapine as adjunctive treatment for adolescent mania. J Am Acad Child Adolesc Psychiatry 2002;41:1216–1223.

Delis D, Kramer JH, Kaplan E, et al. The California Verbal Learning Test. New York: Psychological Corporation; 1987.

Dell'Osso B, Mundo E, D'Urso N, et al. Augmentative repetitive navigated transcranial magnetic stimulation (rTMS) in drug-resistant bipolar depression. Bipolar Disord 2009;11(1):76–81.

Dell'Osso L, Placidi GF, Nassi R, et al. The manic-depressive mixed state: familial, temperamental and psychopathological characteristics in 108 female inpatients. Eur Arch Psychiatry Clin Neurosci 1991;240:234–239.

Demyttenaere K, De Fruyt J. Getting what you ask for: on the selectivity of depression rating scales. Psychother Psychosom 2003;72:6–70.

Denicoff KD, Leverich GS, Nolen WA, et al. Validation of the prospective NIMH-Life-Chart Method (NIMH-LCM-p) for longitudinal assessment of bipolar illness. Psychological Medicine 2000;30:1391–1397.

Denicoff KD, Ali SO, Mirsky AF, et al. Relationship between prior course of illness and neuropsychological functioning in patients with bipolar disorder. J Affect Disord 1999;56:67–73.

Denicoff KD, Meglathery SB, Post RM, et al. Efficacy of carbamazepine compared with other agents: a clinical practice survey. J Clin Psychiatry 1994;55:70–76.

Dennehy EB, Marangell LB, Allen MH, et al. Suicide and suicide attempts in the Systematic Treatment Enhancement Program for Bipolar Disorder (STEP-BD). J Affect Disord 2011;133(3):423–427.

De Pradier M, Gorwood P, Beaufils B, et al. Influence of the serotonin transporter gene polymorphism, cannabis and childhood sexual abuse on phenotype of bipolar disorder: a preliminary study. Eur Psychiatry 2010;25:323–327.

Depue RA, Iacono WG. Neurobehavioral aspects of affective disorders. Annual Review of Psychology 1989;40:457–492.

DeQuardo JR, Tandon R. Concurrent lithium therapy prevents ECT-induced switch to mania. J Clin Psychiatry 1988;49:167–168.

Derogatis LR. SCL-90-R, administration, scoring and procedures manual I for the Revised version. John Hopkins University School of Medicine; 1977.

De Sarno P, Li X, Jope RS. Regulation of Akt and glycogen synthase kinase-3 beta phosphorylation by sodium valproate and lithium. Neuropharmacology 2002;1158–1164.

Detera-Wadleigh SD. Lithium-related genetics of bipolar disorder. Ann Med 2001;33:272–285.

Detera-Wadleigh SD, Badner JA, Berrettini WH, et al. A high-density genome scan detects evidence for a bipolar-disorder susceptibility locus on 13q32 and other potential loci on 1q32 and 18p11.2. Proc Natl Acad Sci U S A 1999;96:5604–5609.

Detera-Wadleigh SD, Badner JA, Goldin LR, et al. Affected-sib-pair analyses reveal support of prior evidence for a susceptibility locus for bipolar disorder, on 21q. Am J Hum Genet 1996;58:1279–1285.

Deutsche Gesellschaft für Kinder- und Jugendpsychiatrie und Psychotherapie (DGKJPP). Leitlinien zur Diagnostik und Therapie von psychischen Störungen im Säuglings-, Kindes- und Jugendalter (3. Aufl.). Köln: Deutscher Ärzte Verlag; 2007.

Deutsche Gesellschaft für Kinder- und Jugendpsychiatrie und Psychotherapie Berufsverband der Ärzte für Kinder- und Jugendpsychiatrie und Psychotherapie in Deutschland e. V., Bundesarbeitsgemeinschaft der leitenden Klinikärzte für Kinder- und Jugendpsychiatrie und Psychotherapie e. V. Leitlinien zur Diagnostik und Therapie von psychischen Störungen im Säuglings-, Kindes- und Jugendalter Köln: Deutscher Ärzte Verlag; 2003.

Devanand DP, Polanco P, Cruz R, et al. The efficacy of ECT in mixed affective states. J ECT 2000;16:32–37.
Devanand DP, Dwork AJ, Hutchinson ER, et al. Does ECT alter brain structure? Am J Psychiatry 1994;151:957–970.
Devinsky O, Morrell MJ, Vogt BA. Contributions of anterior cingulate cortex to behaviour. Brain 1995;118:279–306.
Dhingra U, Rabins PV. Mania in the elderly: a 5-7 year follow-up. J Am Geriatr Soc 1991;39:581–583.
Diagnostisches und Statistisches Manual Psychischer Störungen. DSM-IV. Dt. Bearbeitung von H. Saß, H.-U. Wittchen und M. Zaudig. Göttingen: Hogrefe; 1996.
Diamond S, Rubinstein A, Dunner D, et al. Menstrual problems in women with primary affective illness. Compr Psychiatry 1976;17:541–549.
Dick DM, Foroud T, Flury L, et al. Genomewide Linkage Analyses of Bipolar Disorder: A New Sample of 250 Pedigrees from the National Institute of Mental Health Genetics Initiative. Am J Hum Genet 2003;73:107–114.
Dickerson F, Boronow JJ, Stallings C, et al. Cognitive functioning in schizophrenia and bipolar disorder: comparison of performance on the Repeatable Battery for the Assessment of Neuropsychological Status. Psychiatry Res 2004a;129:45–53.
Dickerson FB, Boronow JJ, Stallings C, et al. Infection with herpes simplex virus type 1 is associated with cognitive deficits in bipolar disorder. Biol Psychiatry 2004b;55:588–593.
Dietrich DE, Kropp S, Emrich HM. Oxcarbazepin in der Behandlung affektiver und schizoaffektiver Erkrankungen. Fortschr Neurol Psychiat 2003;71:255–264.
Dieterich M, Irving C, Park B, et al. Intensive case management for severe mental illness. Cochrane Database of Systematic Reviews CD007906; 2010.
Diflorio A, Jones I. Is sex important? Gender differences in bipolar disorder. Int Rev Psychiatry 2010;22(5):437–452.
Dilsaver SC, Chen YW, Swann AC, et al. Suicidality, panic disorder and psychosis in bipolar depression, depressive-mania and pure-mania. Psychiatry Res 1997;73:47–56.
Dilsaver SC, Swann SC, Chen YW, et al. Treatment of bipolar depression with carbamazepine: results of an open study. Biol Psychiatry 1996;40: 935–937.
Dilsaver SC, Swann AC. Mixed mania: apparent induction by a tricyclic antidepressant in five consecutively treated patients with bipolar depression. Biol Psychiatry 1995;37:60–62.
Dilsaver SC, Chen YW, Swann AC, et al. Suicidality in patients with pure and depressive mania. Am J Psychiatry 1994;151:1312–1315.
DIMDI. ICF – Internationale Klassifikation der Funktionsfähigkeit, Behinderung und Gesundheit. Köln: WHO; 2010.
Dion G, Tohen M, Anthony W, et al. Symptoms and functioning of patients with bipolar disorder six months after hospitalization. Hosp Community Psychiatry 1988;39:652–656.
Dittmann RW, Junghanß J. Olanzapin in der Behandlung jugendlicher psychotischer Patienten. Psychopharmakotherapie 2001;2:71–75.
Dittmann S, Seemüller F, Schwarz M, et al. Association of cognitive deficits with elevated homocysteine plasma levels in euthymic bipolar patients and its impact on psychosocial functioning: Preliminary results. Bipolar Disord 2007;9:63–70.
Dixon JF, Hokin LE. Lithium acutely inhibits and chronically up-regulates and stabilizes glutamate uptake by presynaptic nerve endings in mouse cerebral cortex. Proc Natl Acad Sci U S A. 1998;95(14):8363–8368.
Dixon JF, Lee CH, Los GV, et al. Lithium enhances accumulation of [3H]inositol radioactivity and mass of second messenger inositol-1,4,5-trisphosphate in monkey cerebral cortical slices. J Neurochem 1992;59:2332–2335.
Dmitrzak-Weglarz M, Rybakowski JK, Slopien A, et al. Dopamine receptor D1 gene -48A/G polymorphism is associated with bipolar illness but not with schizophrenia in a Polish population. Neuropsychobiology 2006;53:46–50.
Doble BW, Woodgett JR. GSK-3: tricks of the trade for a multi-tasking kinase. J Cell Sci 2003;116:1175–1186.
Dolan RJ, Bench CJ, Brown RG, et al. Neuropsychological dysfunction in depression: the relationship to regional cerebral blood flow. Psychol Med 1994;24:849–857.
Dolberg OT, Dannon PN, Schreiber S, et al. Transcranial magnetic stimulation in patients with bipolar depression: a double blind, controlled study. Bipolar Disord 2003;4 Suppl 1:94–95.
Dolberg OT, Schreiber S, Grunhaus L. Transcranial magnetic stimulation-induced switch into mania: a report of two cases. Biol Psychiatry 2001;49:468–470.
Donaldson S, Goldstein LH, Landau S, et al. The Maudsley Bipolar Disorder Project: the effect of medication, family history, and duration of illness on IQ and memory in bipolar I disorder. J Clin Psychiatry 2003;64:86–93.
Döpfner M, Berner W, Flechtner H, et al. Psychopathologisches Befundsystem für Kinder und

Jugendliche (CASCAP-D): Befundbogen, Glossar und Explorationsleitfaden. Göttingen: Hogrefe; 1999.
Dorevitch A. Mania associated with Clonazepam. DICP 1991;25:938–939.
Dose M, Emrich HM, Cording-Tommel C, et al. Use of calcium antagonists in mania. Psychoneuroendocrinology 1986;11:241–243.
Dousa T, Hechter O. Lithium and brain adenylate cyclase. Lancet, 1970;18(1):834–835.
Drevets WC. Neuroimaging and neuropathological studies of depression: implications for the cognitive-emotional features of mood disorders. Curr Opin Neurobiol 2001;11(2):240–249.
Drevets WC, Price JL, Simpson JR Jr, et al. Subgenual prefrontal cortex abnormalities in mood disorders. Nature 1997;386:824–827.
Drummond AH. Lithium affects G-protein receptor coupling. Nature 1988;331:388.
Drummond AH. Lithium and inositol lipid-linked signaling mechanisms. Trends Pharmacol Sci 1987;8:129–133.
Druss BG, Bradford WD, Rosenheck RA, et al. Quality of Medical Care and Excess Mortality in Older Patients With Mental Disorders. Arch Gen Psychiatry 2001;58(6):565–572.
Du J, Feng L, Zaitsev E, et al. Regulation of TrkB receptor tyrosine kinase and its internalization by neuronal activity and Ca2+ influx. J Cell Biol 2003;163:385–395.
Dube S, Andersen S, Clemow D. Olanzapine-fluoxetine combination for treatment of psychotic depression. Eur Psychiatry 2002;17: Suppl 1:130.
Duffy A, Alda M, Hajek T, et al. Early stages in the development of bipolar disorder. Journal of Affective Disorders 2010;121:127–135.
Dunayevich E, Sax KW, Keck PE, et al. Twelve-month outcome in bipolar patients with and without personality disorders. J Clin Psychiatry 2000;61:134–139.
Dunner DL. Toward an expansion of bipolar disorders in DSM-V. In: Maj M, Akiskal HS, Lopez-Ibor JJ, Sartorius N, eds. Bipolar Disorder. WPA Series. Evidence and Experience in Psychiatry. Chichester: John Wiley & Sons; 2002.
Dunner DL. Rapid cycling bipolar manic depressive illness. Psychiatr Clin North Am 1979;2:461–467.
Dunner DL, Patrick V, Fieve R. Rapid cycling manic depressive patients. Compr Psychiatry 1977;18:561–565.
Dunner DL, Gershon ES, Goodwin FK. Heritable factors in the severity of affective illness. Biol Psychiatry 1976;11:31–42.
Dunner DL, Fieve RR. Clinical factors in lithiumcarbonate prophylaxis failure. Arch Gen Psychiat 1974;30:229–233.
Dwivedi Y, Pandey GN. Effects of subchronic administration of antidepressants and anxiolytics on levels of the a subunits of G proteins in the rat brain. J Neural Trans 1997;104:747–760.
Ebstein R, Belmaker R, Grunhaus L, et al. Lithium inhibition of adrenaline stimulated adenylate cyclase in humans. Nature 1976;259:411–413.
Edenberg HJ, Foroud T, Conneally PM, et al. Initial genomic scan of the NIMH genetics initiative Bipolar pedigrees: chromosomes 3, 5, 15, 16, 17, and 22. Am J Med Genet 1997;74: 238–246.
Egeland JA, Blumenthal RL, Nee J, et al. Reliability and relationship of various ages of onset criteria for major affective disorder. J Affect Disord 1987a;12:159–165.
Egeland JA, Gerhard DS, Pauls DL, et al. Bipolar affective disorders linked to DNA markers on chromosome 11. Nature 1987b;325:783–787.
Egeland JA. Bipolarity: The Iceberg of Affective Disorders? Comprehensive Psychiatry 1983;24:337–344.
Ehlers CL, Frank E, Kupfer DJ. Social Zeitgebers and biological rhythms. Archives of General Psychiatry 1988;45:948–952.
Ehrt U, Brieger P, Marneros A. Temperament und affektive Erkrankungen – geschichtliche Grundlagen einer aktuellen Diskussion. Fortschr Neurol Psychiatr 2003;71:323–331.
Einat H, Yuan P, Gould TD, et al. The role of extracellular signal-regulated kinase signaling pathway in mood modulation. J Neurosci 2003;23:7311–7316.
Ekholm JM, Kieseppa T, Hiekkalinna T, et al. Evidence of susceptibility loci on 4q32 and 16p12 for bipolar disorder. Hum Mol Genet 2003;12:1907–1915.
Ekholm JM, Pekkarinen P, Pajukanta P, et al. Bipolar disorder susceptibility region on Xq24-q27.1 in Finnish families. Mol Psychiatry 2002;7:453–459.
El Badri SM, Ashton CH, Moore PB, et al. Electrophysiological and cognitive function in young euthymic patients with bipolar affective disorder. Bipolar Disord 2001;3:79–87.
Elhaj O, Calabrese JR. Rapid cycling in bipolar disorder. In: Marneros A, Goodwin FK, Hrsg. Mixed states, rapid cycling and atypical bipolar disorder. Cambridge: University Press, 2005.
Elias MF, Robbins MA, Budge MM, et al. Homocysteine, folate, and vitamins B6 and B12 blood levels in relation to cognitive performance: the Maine-Syracuse study. Psychosom Med 2006;68:547–554.

Elkis H, Friedman L, Wise A, et al. Meta-analyses of studies of ventricular enlargement and cortical sulcal prominence in mood disorders. Arch Gen Psychiatry 1995;52:735–746.

Ellicott A, Hammen C, Gitlin M, et al. Life events and the course of bipolar disorder. Am J Psychiatry 1990;147:1194-1198.

Elliott R, Sahakian BJ, McKay AP, et al. Neuropsychological impairments in unipolar depression: the influence of perceived failure on subsequent performance. Psychol Med 1996;26: 975–989.

Ellis J, Lenox RH. Receptor coupling to G-proteins: interaction not affected by lithium. Lithium 1991;2:141–147.

Ellis J, Lenox RH. Chronic lithium treatment prevents atropine induced supersensitivity of the muscarinic phosphoinositide response in rat hippocampus. Biol Psychiat 1990;23:619.

El-Mallakh RS, Wyatt RJ. The Na+-K+-ATPase hypothesis for bipolar illness. Biol Psychiatry 1995;37:235–244.

El-Mallakh RS, Li R. Is the Na+-K+-ATPase the link between phosphoinositide metabolism and bipolar disorders. J Neuropsychiatry 1993; 5:361–368.

Emamghoreishi M, Schlichter L, Li PP, et al. High intracellular calcium concentrations in transformed lymphoblasts from subjects with bipolar I disorder. Am J Psychiatry 1997;154(7):976–982.

Emrich HM, Wolf R. Valproate treatment of mania. Prog Neuropsychopharmacol Biol Psychiatry 1992;16:691–701.

Emrich HM. Studies with oxcarbazepine (TRILEPTAL) in acute mania. Intern Clin Psychopharmacol 1990;5 Suppl 1:83–88.

Emrich HM, Dose M, von Zerssen D. The use of sodium valproate, carbamazepine and oxcarbazepine in patients with affective disorders. J Affect Disord 1985;8:243–250.

Emrich HM, Okuma T, Müller AA. Anticonvulsants in affective disorders. Amsterdam; Elsevier 1984:139–147.

Emrich HM, von Zerssen D, Kissling W, et al. Therapeutic effect of valproate in mania. Am J Psychiatry 1981;138:255.

Emrich HM, von Zerssen D, Kissling W, et al. Effect of sodium valproate on mania. The GABA-hypothesis of affective disorder. Arch Psychiatr Nervenkr 1980;229:1–16.

Engelhardt HD, Kandler J, Stark W, et al. Qualitativ-sozialpolitische und quantitativ ökonomische Analysen als Hilfsmittel für sozialpolitische Entscheidungen. Sozialpolitische Konsequenzen und Empfehlungen. In: Engelhardt HD, Simeth A, Stark W, Hrsg. Was Selbsthilfe leistet...Ökonomische Wirkungen und sozialpolitische Bewertung. Freiburg: Lambertus; 1995. p. 199–200.

Erfurth A, Dobmeier M, Zechendorf M. Kurzpsychoedukation für bipolare Patienten. Stuttgart: Thieme, 2005.

Erfurth A, Dobmeier M. Short psychoeducation for bipolar patients. Eur Psychiatry 2005;20 Suppl 1:124.

Erfurth A, Gerlach AL, Hellweg I, et al. Studies on a German (Munster) version of the temperament auto-questionnaire TEMPS-A: construction and validation of the briefTEMPS-M. J Affect Disord 2005a;85(1–2):53–69.

Erfurth A, Gerlach AL, Michael N, et al. Distribution and gender effects of the subscales of a German version of the temperament autoquestionnaire briefTEMPS-M in a university student population. J Affect Disord 2005b;85(1–2):71–76.

Erfurth A, Arolt V. Das Spektrum bipolarer Erkrankungen. Nervenarzt 2003;74:55–71.

Eschweiler GW, Plewnia C, Wild B. Gemeinsamkeiten und Unterschiede der therapeutischen transkraniellen Magnetstimulation und der Elektrokrampf-therapie. Nervenheilkunde 2003;22:189–195.

Eschweiler GW, Bartels M. Elektromagnetische Therapien in der Psychiatrie. Darmstadt: Steinkopff; 2003.

Eschweiler GW, Plewnia C, Bartels M. Welche depressiven Patienten profitieren von präfrontaler repetitiver transkranieller Magnetstimulation (rTMS)? Fortschr Neurol Psychiatr 2001;69:1–8.

Eschweiler GW, Wegerer C, Schlotter W, et al. Left prefrontal activation predicts therapeutic effects of repetitive transcranial magnetic stimulation (rTMS) in major depression. Psychiatry Res 2000;99:161–172.

Esquirol JED. Des maladies mentale. Paris: Baillière; 1838.

Esquirol JED (1820) Mélancholie. Dictionnaire des sciences médicales, par une Société de Medicins et de Chirurgiens. Paris: Panckoucke.

Evans J, Melotti R, Heron J, et al. The timing of maternal depressive symptoms and child cognitive development: a longitudinal study. J Child Psychol Psychiatry 2011 (Epub).

Evans LM, Akiskal HS, Greenwood TA, et al. Suggestive linkage of a chromosomal locus on 18p11 to cyclothymic temperament in bipolar disorder families. Am J Med Genet B Neuropsychiatr Genet 2008;147(3):326–332.

Evans L, Akiskal HS, Keck PE, Jr., et al. Familiality of temperament in bipolar disorder: support for a genetic spectrum. J Affect Disord 2005;85(1–2), 153–168.

Evans DL, Byerly MJ, Greer RA. Secondary mania: diagnosis and treatment. J Clin Psychiatry 1995;56 Suppl 3:31–37.
Ewald G. Temperament und Charakter. Berlin: Springer; 1924.
Ewald H, Flint T, Kruse TA, et al. A genome-wide scan shows significant linkage between bipolar disorder and chromosome 12q24.3 and suggestive linkage to chromosomes 1p22-21, 4p16, 6q14-22, 10q26 and 16p13.3. Mol Psychiatry 2002;7:734–744.
Ewald H, Degn B, Mors O, et al. Significant linkage between bipolar affective disorder and chromosome 12q24. Psychiatr Genet 1998; 8:131–140.
Ewald H, Degn B, Mors O, et al. Support for the possible locus on chromosome 4p16 for bipolar affective disorder. Mol Psychiatry 1998; 3:442–448.
Eysenck HJ. Dimensions of personality. The biopsychosocial approach to personality. In: Strelau J, Angleitner A, eds. Explorations in temperament. International perspectives on theory and measurement. London New York: Plenum Press; 1991. p. 87–103.
Faedda GL, Baldessarini RJ, Tohen M, et al. Episode sequence in bipolar disorder and response to lithium treatment. Am J Psychiatry 1991;148:1237–1239.
Fagiolini A, Chengappa KN, Soreca I, et al. Bipolar disorder and the metabolic syndrome: causal factors, psychiatric outcomes and economic burden. CNS Drugs 2008;22(8):655–669.
Fagiolini A, Kupfer DJ, Houck PR, et al. Obesity as a correlate of outcome in patients with bipolar I disorder. Am J Psychiatry 2003;160:112–117.
Fallin MD, Lasseter VK, Avramopoulos D, et al. Bipolar I disorder and schizophrenia: a 440-single-nucleotide polymorphism screen of 64 candidate genes among Ashkenazi Jewish case-parent trios. Am J Hum Genet 2005;77:918–936.
Falret J. La folie circulaire ou folie à formes alternés (suite). Arch Gen Med 1879; 1 (Vlle Série, tombe 3):52–68.
Falret JP. De la folie circulaire ou forme de maladie mentale caractérisée par l'alternative régulière de la manie et de la mélancholie. Bull Acad Med 1854;19:382.
Falret JP. Marche de la folie. Gaz Hopitaux 1851;24:18–19.
Faraone SV, Glatt SJ, Su J, et al. Three potential susceptibility loci shown by a genome-wide scan for regions influencing the age at onset of mania. Am J Psychiatry 2004;161:625–630.
Faravelli C, Guerrini Degl'Innocenti B, Aiazzi L, et al. Epidemiology of mood disorders: a community survey in Florence. J Affect Disord 1990;20(2):135–141.
Faravelli C, Incerpi G. Epidemiology of affective disorder in Florence. Preliminary results. Acta Psychiatr Scand 1985;72:331–333.
Faust V, Hole G, Wolfersdorf M. Psychiatrie. Ein Lehrbuch für Klinik, Praxis und Beratung. Suttgart Jena: Fischer; 1995.
Fazekas F, Schmidt R, Scheltens P. Pathophysiologic mechanisms in the development of age-related white matter changes of the brain. Dement Geriatr Cogn Disord 1998;9 Suppl 1:2–5.
FDA. Suicidal Behavior and Ideation and Antiepileptic Drugs. Rockville, MD 20857: FDA; 2009.
Fergusson D, Doucette S, Glass KC, et al. Association between suicide attempts and selective serotonin reuptake inhibitors: systematic review of randomised controlled trials. BMJ 2005; 330(7488):396.
Ferreira MA, O'Donovan MC, Meng YA, et al. and Wellcome Trust Case Control Consortium. Collaborative genome-wide association analysis supports a role for ANK3 and CACNA1C in bipolar disorder. Nat Genet 2008;40:1056–1058.
Ferrier IN, Stanton BR, Kelly TP, et al. Neuropsychological function in euthymic patients with bipolar disorder. Br J Psychiatry 1999;175:246–251.
Fieve RR, Kumbaraci T, Dunner DL. Lithium prophylaxis of depression in bipolar I, bipolar II, and unipolar patients. Am J Psychiatry 133: 925–929.
Findling RL, Frazier TW, Youngstrom EA, et al. (2007) Double-blind, placebo-controlled trial of divalproex monotherapy in the treatment of symptomatic youth at high risk for developing bipolar disorder. Journal of Clinical Psychiatry 1976;68(5):781–788.
Finzen A. Carbamazepin bei der Behandlung der Manie und der Rückfallprophylaxe manischdepressiven Erkrankungen. Psychiatr Prax 1991;18:1–8.
Fischer-Homberger E (1968) Das zirkuläre Irresein. Zürich: Juris.
Fisher SK, Heacock AM, Agranoff BW. Inositol lipids and signal transduction in the central nervous system: an update. J Neurochem 1992;58(1):18–38.
Fitzgerald PB, Brown TL, Daskalakis ZJ. The application of transcranial magnetic stimulation in psychiatry and neurosciences research. Acta Psychiatr Scand 2002;105:324–340.
Fjorback LO, Arendt M, Ørnbøl E, et al. Mindfulness-Based Stress Reduction and Mindfulness-Based Cognitive Therapy – a systematic

review of randomized controlled trials. Acta Psychiatrica Scandinavica 2011;124:102–119.
Flashar H. Melancholie und Melancholiker. Berlin: de Gruyter; 1966.
Fleming K, Green MF. Backward masking performance during and after manic episodes. J Abnorm Psychol 1995;104:63–68.
Fogarty F, Russell JM, Newman SC, et al. Epidemiology of psychiatric disorders in Edmonton. Acta Psychiatr Scand 1994;376:16–23.
Folkerts HW. Elektrokrampftherapie. Indikation, Durchführung und Behandlungsergebnisse. Nervenarzt 2011;82(1):93–102.
Folkerts H. The ictal electroencephalogram as a marker for the efficacy of electroconvulsive therapy. Eur Arch Psychiatry Clin Neurosci 1996;246:155–164.
Folstein MF, Folstein SE, McHugh PR. »Minimental state«. A practical method for grading the cognitive state of patients for the clinician. J Psychiatr Res 1975;12:189–198.
Forester BP, Streeter CC, Berlow YA, et al. Brain lithium levels and effects on cognition and mood in geriatric bipolar disorder: a lithium-7 magnetic resonance spectroscopy study. Am J Geriatr Psychiatry 2009;17:13–23.
Forlenza OV, Diniz BS, Radanovic M, et al. Disease-modifying properties of long-term lithium treatment for amnestic mild cognitive impairment: randomised controlled trial. Br J Psychiatry 2011;198:351–356.
Forn J, Veldecasas FG. Effects of lithium on brain adenyl cyclase activity. Biochem Pharmacol 1971;20:2773–2779.
Foster JR. Use of lithium in elderly patients: a review of the literature. Lithium 1991; 3:77–93.
Fountoulakis KN, Vieta E. Efficacy and safety of aripiprazole in the treatment of bipolar disorder: a systematic review. Ann Gen Psychiatry 2009;8:16. doi:10.1186/1744-859X-8-16doi. http://www.annals-general-psychiatry.com/content/8/1/16.
Frame S, Cohen P, Biondi RM. A common phosphate binding site explains the unique substrate specifity of GSK-3 and its inactivation by phosphorylation. Mol Cell 2001;7:1321–1327.
Frangou S, Donaldson S, Hadjulis M, et al. The Maudsley Bipolar Disorder Project: executive dysfunction in bipolar disorder I and its clinical correlates. Biol Psychiatry 2005;58:859–864.
Frangou S, Hadjulis M, Chitnis C, et al. The Maudsley Bipolar Disorder Project: brain structural changes in bipolar I disorder. Bipolar Disord 2002;4:123–124.
Frank E. Treating bipolar disorder. A clinician's guide to interpersonal and social rhythm therapy. New York: Guilford Press; 2005.
Frank E, Interpersonal and social rhythm therapy prevents depressive symptomatology in bipolar I patients (abstract). J Bipolar Disord 1999;1 Suppl 1:13.
Frank E, Kupfer DJ, Thase ME, et al. Two-year outcomes for Interpersonal and Social Rhythm Therapy in individuals with bipolar I disorder. Archives of General Psychiatry 2005;62:996–1004.
Franke GH. Die Symptom-Checkliste von Derogatis – deutsche Version – Manual. Göttingen: Beltz; 1995.
Frazier JA, Biederman J, Tohen M, et al. A prospective open-label treatment trial of olanzapine monotherapy in children and adolescents with bipolar disorder. J Child Adolesc Psychopharmacol 2001;11:239–250.
Freeman MP, Smith KW, Freeman SA, et al. The impact of reproductive events on the course of bipolar disorder in women. J Clin Psychiatry 2002;63:284–287.
Freeman TW, Clothier JL, Pazzaglia P, et al. A double-blind comparison of valproate and lithium in the treatment of acute mania. Am J Psychiatry 1992;149:108–111.
Freimer NB, Reus VI, Escamilla MA, et al. Genetic mapping using haplotype, association and linkage methods suggests a locus for severe bipolar disorder (BPI) at 18q22-q23. Nat Genet 1996;12:436–441.
Freyhan FA. The pharmacological modification of mental depressions with imipramine. 1st Meeting CINP Rome. Amsterdam: Elsevier; 1958. p. 557–561.
Friddle C, Koskela R, Ranade K, et al. Gull-genome scan for linkage in 50 families segregating the bipolar affective disease phenotype. Am J Hum Genet 2000;66:205–215.
Friedman E, Wang H-Y, Levinson D, et al. Altered platelet protein kinase C activity in bipolar affective disorder, manic episode. Biol Psychiatry 1993;33:520–525.
Fristad MA, Weller RA, Weller EB. The Mania Rating Scale (MRS): further reliability and validity studies with children. Ann Clin Psychiatry 1995;7:127–132.
Friston KJ, Frith CD, Liddle PF, et al. Comparing functional PET images: the assessment of significant change. J Cerebr Blood Flow Metab 1991;11:690–699.
Fritze F, Ehrt U, Brieger P. Zum Konzept der Hyperthymie. Historische Entwicklung und aktuelle Aspekte. Fortschr Neurol Psychiatr 2002;70(3):117–125.
Frye MA, Altshuler LL, McElroy SL, et al. Gender differences in prevalence, risk, and clinical cor-

relates of alcoholism comorbidity in bipolar disorder. Am J Psychiatry 2003;160:883–889.
Fujikawa T, Yamawaki S, Touhouda Y. Silent cerebral infarctions in patients with late-onset mania. Stroke 1995;26:946–949.
Fujiwara Y, Honda R, Tanaka Y, et al. Comparison of early- and late-onset rapid cycling affective disorders: clinical course and response to pharmacotherapy. J Clin Psychopharmacol 1998; 18:282–288.
Funke B, Malhotra AK, Finn CT, et al. COMT genetic variation confers risk for psychotic and affective disorders: a case control study. Behav Brain Funct 2005;1:19.
Furlong RA, Ho L, Rubinsztein JS, et al. Analysis of the monoamine oxidase A (MAOA) gene in bipolar affective disorder by association studies, meta-analyses, and sequencing of the promoter. Am J Med Genet 1999;88:398–406.
Furlong RA, Ho L, Walsh C, et al. Analysis and meta-analysis of two serotonin transporter gene polymorphisms in bipolar and unipolar affective disorders. Am J Med Genet 1998;81:58–63.
Fux M, Levine J, Aviv A, et al. Inositol treatment of obsessive-compulsive disorder. Am J Psychiatry 1996;153:1219–1221.
Gamma A, Angst J, Ajdacic-Gross V, et al. Are hypomanics the happier normals? J Affect Disord 2008;111(2–3):235–243.
Gani D, Downes CP, Batty I, et al. Lithium and myo-inositol homeostasis. Biochim Biophys Acta 1993;1177:253–269.
Garfinkel PE, Stancer HC, Persad E. A comparison of haloperidol, lithium carbonate and their combination in the treatment of mania. J Affect Disord 1980;2:279–288.
Garnham J, Munro A, Slaney C, et al. Prophylactic treatment response in bipolar disorder: results of a naturalistic observation study. J Affect Disord 2007;104:185–190.
Garza-Trevino ES, Overall JE, Hollister LE. Verapamil versus lithium in acute mania. Am J Psychiatry 1992;149:121–122.
Geddes JR, Calabrese JR, Goodwin GM. Lamotrigine for treatment of bipolar depression: independent meta-analysis and meta-regression of individual patient data from five randomised trials. Br J Psychiatry 2009;194:4–9.
Geddes J, et al. Efficacy and safety of electroconvulsive therapy in depressive disorders: a systematic review and meta-analysis. Lancet 2003;361:799–808.
Geislinger R, Grunze H. Bipolare Störungen (manisch-depressive Erkrankungen). Ratgeber für Betroffene und Angehörige. Hamburg, Deutsche Gesellschaft für Bipolare Störungen e.V. ConferencePoint; 2002.
Geislinger R. Einige Aspekte der Arbeit. In: Geislinger R, Hrsg. Experten in eigener Sache. Psychiatrie, Selbsthilfe und Modelle der Teilhabe. München: ZENIT; 1998. p. 31–44.
Geller B, Tillman R, Bolhofner K, et al. Child bipolar I disorder: prospective continuity with adult bipolar I disorder; characteristics of second and third episodes; predictors of 8-year outcome. Arch Gen Psychiatry 2008;65(10): 1125–1133.
Geller B, Badner JA, Tillman R, et al. Linkage disequilibrium of the brain-derived neurotrophic factor Val66Met polymorphism in children with a prepubertal and early adolescent bipolar disorder phenotype. Am J Psychiatry 2004;161:1698–1700.
Geller B, Craney JL, Bolhofer K, et al. Two-year prospective follow-up of children with a prepubertal and early adolescent bipolar disorder phenotype. Am J Psychiatry 2002;159:927–933.
Geller B, Zimerman B, Wiliams RN, et al. Phenomenology of prepubertal and early adolescent bipolar disorder: examples of elevated mood, grandiose behaviors, decreased need of sleep, racing thoughts and hypersexuality. J Child Adolesc Psychopharmacol 2002;12:3–9.
Geller B, Zimerman B, Williams M, et al. DSM-IV mania symptoms in a prepubertal and early adolescent bipolar disorder phenotype compared to attention-deficit hyperactive and normal controls. J Child Adolesc Psychopharmacol 2002a;12:11–25.
Geller B, Zimerman B, Williams M, et al. Diagnostic charateristics of 93 cases of a prepubertal and early adolescent bipolar disorder phenotype by gender, puberty and comorbid attention deficit hyperactivity disorder. J Child Adolesc Psychopharmacol 2000;10:157–164.
Geller B, Cooper TB, Sun K et al. Double-blind and placebo controlled study of lithium for adolescent bipolar disorders with secondary substance dependency. J Am Acad Child Adolesc Psyciatry 1998;37:171–178.
Geller B, Luby J. Child and adolescent bipolar disorders: a review of the past 10 years. J Am Acad Child Adolesc Psyciatry 1997;36:1168–1176.
Geller B, Todd RD, Luby J, et al. Treatment-resistant depression in children and adolescents. Psychiatr Clin North Am 1996;19:253–267.
Gelowitz DL, Berger SP. Signal transduction mechanisms and behavioral sensitization to stimulant drugs: an overview of cAMP and PLA2. J Addict Dis 2001;20(3):33–42.

Gemar MC, Kapur S, Segal ZV, et al. Effects of self-generated sad mood on regional cerebral activity: a PET study in normal subjects. Depression 1996;4:81–88.

George MS, Ketter TA, Parekh PI, et al. Blunted left cingulate activation in mood disorders subjects during a response interference task (the Stroop). J Neuropsychiatry Clin Neurosci 1997a;9:55–63.

George MS, Wassermann EM, Kimbrell TA, et al. Mood improvement following daily left prefrontal repetitive transcranial magnetic stimulation in patients with depression: A placebo-controlled crossover trial. Am J Psychiatry 1997b;154:1752–1756.

George MS, Ketter TA, Parekh PI, et al. Brain activity during transient sadness and happiness in healthy women. Am J Psychiatry 1995; 152:341–351.

Gershon ES, Badner JA, Goldin LR, et al. Closing in on genes for manic-depressive illness and schizophrenia. Neuropsychopharmacology 1998;18:233–242.

Gershon ES, Badner JA, Detera-Wadleigh S, et al. Maternal Inheritance and Chromosome 18 allele sharing in unilineal bipolar illness pedigrees. Am J Med Genet 1996;67:202–207.

Ghaemi SN, Ostacher MM, El-Mallakh RS, et al. Antidepressant discontinuation in bipolar depression: a Systematic Treatment Enhancement Program for Bipolar Disorder (STEP-BD) randomized clinical trial of long-term effectiveness and safety. J Clin Psychiatry 2010;71:372–380.

Ghaemi SN, Boiman EE, Goodwin FK. Diagnosing bipolar disorder and the effect of antidepressants: a naturalistic study. J Clin Psychiatry 2000;61:804–808.

Ghaemi SN, Boiman EE, Goodwin FK. Kindling and second messengers: an approach to the neurobiology of recurrence in bipolar disorder. Biol Psychiatry 1999;45(2):137–144.

Ghaziuddin N, Ghaziuddin M. Mania-like reaction induced by benzodiazepine withdrawal in a patient with mental retardation. Can J Psychiatry 1990;35:612–613.

Giannini AJ, Pascarzi GA, Loiselle RH, et al. Comparison of clonidine and lithium in the treatment of mania. Am J Psychiatry 1986;143:1608–1609.

Giannini AJ, Extein I, Gold MS, et al. Clonidine in mania. Drug Dev Res 1983;3:101–103.

Gibbons RD, Hur K, Brown CH, Mann JJ. Relationship between antiepileptic drugs and suicide attempts in patients with bipolar disorder. Arch Gen Psychiatry 2009;66(12):1354–1360.

Gielen R, Geissler D, Giesler H, et al. Leitlinien im Trialog erarbeiten – Chancen und Risiken. Nervenarzt 2012;83(5): 587–594

Gijsman HJ, Geddes JR, Rendell JM, et al. Antidepressants for bipolar depression: a systematic review of randomised controlled trials. Am J Psychiatry 2004;161:1–11.

Gijsman HJ, Geddes JR, Rendell JM, et al. Antidepressants for bipolar depression: a systematic review of randomized, controlled trials. Am J Psychiatry 2004b;161:1537–1547.

Gildengers AG, Mulsant BH, Begley A, et al. The longitudinal course of cognition in older adults with bipolar disorder. Bipolar Disord 2009;11:744–752.

Gildengers AG, Whyte EM, Drayer RA, et al. Medical burden in late-life bipolar and major depressive disorders. Am J Geriatr Psychiatry 2008;16: 194–200.

Gildengers AG, Butters MA, Seligman K, et al. Cognitive functioning in late-life bipolar disorder. Am J Psychiatry 2004;161:736–738.

Gitlin MJ, Swendsen J, Heller TL. Release and impairment in bipolar disorder. Am J Psychiatry 1995;152:1635–1640.

Glanville NT, Byers, HV, Cook MW, et al. Differences in the metabolism of inositol and phosphoinositides by cultured cells of neuronal and glial origin. Biochim Biophys Acta 1989;1004: 169–179.

Glaser M, Wanaski S, Buser CA, et al. Myristoylated alanine-rich C kinase substrate (MARCKS) produces reversible inhibition of phospholipase C by sequestering phosphatidylinositol 4,5-bisphosphate in lateral domains. J Biol Chem 1996;271(42):26187–26193.

Glasser M, Rabins P. Mania in the elderly. Age Ageing 1984;13:210–213.

Goldberg JF. Treatment guidelines: Current and future management of bipolar disorder. J Clin Psychiatry 2000;61 Suppl 13:12–18.

Goldberg JF, Garno JL, Leon AC, Kocsis JH, Portera L. Rapid titration of mood stabilisers predicts remission from mixed or pure mania in bipolar patients. J Clin Psychiaty 1998;59:151–158.

Golden RN, Gaynes BN, Ekstrom RD, et al. The efficacy of light therapy in the treatment of mood disorders: a review and meta-analysis of the evidence. Am J Psychiatry 2005;162:656–662.

Goldman SA. Lithium and neuroleptics in combination: is there enhancement of neurotoxicity leading to permanent sequelae? J Clin Pharmacol 1996;36:951–962.

Goldman-Rakic PS. Topography of cognition: parallel distributed networks in primate association cortex. Ann Rev Neurosci 1988;11:137–156.

Goldstein BI, Fagiolini A, Houck P, et al. Cardiovascular disease and hypertension among adults with bipolar I disorder in the United States. Bipolar Disord 2009;11(6):657–662.

Goldstein BI, Herrmann N, Shulman KI. Comorbidity in bipolar disorder among the elderly: results from an epidemiological community sample. Am J Psychiatry 2006;163(2):319–321.

Goldstein TR, Ha W, Axelson DA, et al. Predictors of Prospectively Examined Suicide Attempts Among Youth With Bipolar DisorderPredictors of Suicide Attempts. Arch Gen Psychiatry 2012; 69:1113–22.

Goodwin FK. Suicide risk in bipolar disorder during treatment with lithium and divalproex. JAMA 2003;290:1467–1473.

Goodwin FK. Rationale for long-term treatment of bipolar disorder and evidence for long-term lithium treatment. J Clin Psychiatry 2002;63 Suppl 10:5–12.

Goodwin FK, Jamison KR. Manic-depressive Illness. Bipolar Disorders and Recurrent Depression. Oxford: Oxford University Press; 2007.

Goodwin FK, Fireman B, Simon GE, et al. Suicide risk in bipolar disorder during treatment with lithium and divaloprex. JAMA 2003;290:1467–1473.

Goodwin FK, Jamison KR. Manic-depressive illness. Bipolar disorders and recurrent depression. (2nd ed.). New York: Oxford University Press; 2007.

Goodwin FK, Jamsion KR (eds.). Manic-Depressive Illness. New York Oxford: Oxford University Press; 1990.

Goodwin FK, Prange AJ Jr, Post RM, et al. Potentiation of antidepressant effects by L-triiodothyronine in tricyclic nonresponders. Am J Psychiatry 1982;139:34–38.

Goodwin FK, Murphy DL, Dunner DL, et al. Lithium response in unipolar versus bipolar depression. Am J Psychiatry 1972;129:44–47.

Goodwin GM. Recurrence of mania after lithium withdrawal. Implications for the use of lithium in the treatment of bipolar affective disorder. Br J Psychiatry 1994;164:149–152.

Goodwin GM, Bowden CL, Calabrese JR, et al. A pooled analysis of 2 placebo-controlled 18-month trials of lamotrigine and lithium maintenance in bipolar I disorder. J Clin Psychiatry 2004;65:432–441.

Gottesman II, Gould TD. The endophenotype concept in psychiatry: etymology and strategic intentions. Am J Psychiatry 2003;160:636–645.

Gould TD, Einat H, O'Donnell KC, et al. Beta-catenin overexpression in the mouse brain phenocopies lithium-sensitive behaviors. Neuropsychopharmacology 2007;32:2173–2183.

Gould TD, Einat H, Bhat R, et al. AR-A014418, a selective GSK-3 inhibitor, produces antidepressant-like effects in the forced swim test. Int J Neuropsychopharmacol 2004;7(4):387–390.

Gould TD, Quiroz JA, Singh J, et al. Emerging experimental therapeutics for bipolar disorder: insights from the molecular and cellular actions of current mood stabilizers. Mol Psychiatry 2004;9:734–7355.

Gould TD, Manji HK. Signaling networks in the pathophysiology and treatment of mood disorders. J Psychosom Res 2002;53(2):687–697.

Gracious BL, Youngstrom EA, Findling RL, et al. Discriminative validity of a parent version of the Young Mania Rating Scale. Journal of the American Academy of Child and Adolescent Psychiatry 2002;41:1350–1359.

Grafman J, Vance SC, Weingartner H, et al. The effects of lateralized frontal lesions on mood regulation. Brain 1986;109:1127–1148.

Grant BF, Goldstein RB, Chou SP, et al. Sociodemographic and psychopathologic predictors of first incidence of DSM-IV substance use, mood and anxiety disorders: results from the Wave 2 National Epidemiologic Survey on Alcohol and Related Conditions. Mol Psychiatry 2009; 14(11):1051–1066.

Gray JA. The neuropsychology of temperament. In: Strelau J, Angleitner A, eds. Explorations in temperament. International perspectives on theory and measurement. London New York: Plenum Press; 1991. p. 105–128.

Grayson DR, Kundakovic M, Sharma RP. Is there a future for histone deacetylase inhibitors in the pharmacotherapy of psychiatric disorders? Mol Pharmacol 2010;77:126–135.

Green E, Elvidge G, Jacobsen N, et al. Localization of bipolar susceptibility locus by molecular genetic analysis of the chromosome 12q23-q24 region in two pedigrees with bipolar disorder and Darier's disease. Am J Psychiatry 2005;162:35–42.

Green EK, Raybould R, Macgregor S, et al. Operation of the schizophrenia susceptibility gene, neuregulin 1, across traditional diagnostic boundaries to increase risk for bipolar disorder. Arch Gen Psychiatry 2005;62:642–648.

Greenwood TA, Akiskal HS, Akiskal KK, et al. (in press). Genome-Wide Association Study of Temperament in Bipolar Disorder Reveals Significant Associations with Three Novel Loci. Biol Psychiatry 2012;72:303–10.

Greenwood TA, Alexander M, Keck PE, et al. Evidence for linkage disequilibrium between the dopamine transporter and bipolar disorder. Am J Med Genet 2001;105:145–151.

Greil W, Kleindienst N. Lithium versus carbamazepine in the maintenance treatment of bipolar II disorder and bipolar disorder not otherwise specified. Int Clin Psychopharmacol 1999;14:283–285.

Greil W, Kleindienst N, Erazo N, et al. Differential response to lithium and carbamazepine in the prophylaxis of bipolar disorder. J Clin Psychopharmacol 1998;18:455–460.

Greil W, Ludwig-Mayerhofer W, Erazo N, et al. Lithium vs carbamazepine in the maintenance treatment of schizoaffective disorder: a randomised study. Eur Arch Psychiatry Clin Neurosci 1997a;247:42–50.

Greil W, Ludwig-Mayerhofer W, Erazo N, et al. Lithium versus carbamazepine in the maintenance treatment of bipolar disorders – a randomised study. J Affect Disord 1997b;43:151–161.

Greil W, Sassim N., Ströbel-Sassim C. Die manisch-depressive Krankheit: Therapie mit Carbamazepin. Für Betroffene, Angehörige und Therapeuten. Stuttgart: Thieme; 1996.

Greil W, Steber R, van Calker D. The agonist-stimulated accumulation of inositol phosphates is attenuated in neutrophils from male patients under chronic lithium therapy. Biol Psychiatry 1991;30:443–451.

Griesinger, W. Die Pathologie und Therapie der psychischen Krankheiten für Ärzte und Studierende. Braunschweig: Wreden; 1876.

Griesinger W. Die Pathologie und Therapie der psychischen Krankheiten für Ärzte und Studierende. Stuttgart: Krabbe; 1845.

Grigoroiu-Serbanescu M, Diaconu CC, Herms S, et al. Investigation of the tryptophan hydroxylase 2 gene in bipolar I disorder in the Romanian population. Psychiatr Genet 2008;18:240–247.

Grimes CA, Jope RS. CREB DNA binding activity is inhibited by glycogen synthase kinase-3 beta and facilitated by lithium. J Neurochem 2001;78(6):1219–1232.

Grimmer Y, Hohmann S, Banaschewski T, et al. Früh beginnende bipolare Störungen, ADHS oder Störung der Affektregulation? Kindheit und Entwicklung 2010;3:192–201.

Grisaru N, Chudakov B, Yaroslavsky Y,et al. Catatonia treated with transcranial magnetic stimulation [letter]. Am J Psychiatry 1998a;155: 1626.

Grisaru N, Chudakov B, Yaroslavsky Y, et al. Transcranial magnetic stimulation in mania: a controlled study. Am J Psychiatry 1998b;155: 1608–1610.

Grossi E, Sacchetti E, Vita A, et al. Carbamazepine vs. chlorpromazine in mania: a double-blind trial. In: Emrich HM, Okuma T, Müller AA, eds. Anticonvulsants in affective disorders. Amsterdam: Elsevier; 1984. p. 139–147.

Grozeva D, Kirov G, Ivanov D, et al. Rare copy number variants: a point of rarity in genetic risk for bipolar disorder and schizophrenia. Arch Gen Psychiatry 2010;67:318–327.

Gruber O, Tost H, Henseler I, et al. Pathological amygdala activation during working memory performance: Evidence for a pathophysiological trait marker in bipolar affective disorder. Hum Brain Mapp 2010;31(1):115–125.

Gruber NP, Dilsaver SC, Shoaib AM, et al. ECT in mixed affective states: a case series. J ECT 2000;16:183–188.

Grunhaus L, Schreiber S, Dolberg OT,et al. A randomized controlled comparison of electroconvulsive therapy and repetitive transcranial magnetic stimulation in severe and resistant nonpsychotic major depression. Biol Psychiatry 2003;53:324–331.

Grunze H, Vieta E, Goodwin GM, et al. The World Federation of Societies of Biological Psychiatry (WFSBP) Guidelines for the Biological Treatment of Bipolar Disorders: Update 2012 on the Maintenance treatment of Bipolar Disorder. World J Biol Psychiatry, 2013.

Grunze, H, Kasper, S, Goodwin, G, et al. The World Federation of Societies of Biological Psychiatry (WFSBP) guidelines for the biological treatment of bipolar disorders, part III: Maintenance treatment. World J Biol Psychiatry 2004a;5(3):120–135.

Grunze H, Scharfetter J. Elektrokonvulsionstherapie in der manischen Episode. In: Baghai T, Frey AE, Kasper S, Möller HJ, Hrsg. Elektrokonvulsionstherapie. Wien: Springer; 2004b. p. 394.

Grunze H, Scharfetter J. Elektrokonvulsionstherapie der manischen Episode im Rahmen einer bipolaren affektiven Störung. In: Baghai T, Frey R, Kasper S, Möller H-J, Hrsg. Klinische und wissenschaftliche Aspekte der Elektrokonvulsionstherapie. Wien: Springer; 2003a.

Grunze H, Kasper S, Goodwin G, et al. The World Federation of Societies of Biological Psychiatry (WFSBP) Guidelines for the Biological Treatment of Bipolar Disorders, Part II: Treatment of Mania. World J Biol Psychiatry 2003b;4:5–13.

Grunze H, Walden J. Die bipolaren Störungen. Manisch-depressive Erkrankungen. Ratgeber für Betroffene und ihre Angehörigen. Stuttgart: Thieme; 2003c.

Grunze H. Lithium in the acute treatment of bipolar disorder – a stocktaking. Eur Arch Psychiatry Clin Neurosci 2003d;253:115–119.

Grunze H, Walden J. Informationsquellen und Selbsthilfegruppen. In: Die bipolaren Störungen. Manisch-depressive Erkrankungen. Ratgeber für Betroffene und ihre Angehörigen. Stuttgart: Thieme; 2003e. p. 57–59.

Grunze H, Kasper S, Goodwin G, et al. WFSBP Task Force on Treatment Guidelines for Bipolar Disorders. World Federation of Societies of Biological Psychiatry (WFSBP) guidelines for biological treatment of bipolar disorders. Part I: Treatment of bipolar depression. World J Biol Psychiatry 2002a;3:115–124.

Grunze H, Walden J, Dittmann S, et al. Psychopharmakotherapie bipolarer affektiver Erkrankungen. Nervenarzt 2002b;73:4–17.

Grunze H, Walden J. Valproat bei manisch-depressiven Erkrankungen. Stuttgart New York: Thieme; 2000.

Grunze H, Erfurth A, Schafer M, et al. Elektrokonvulsionstherapie in der Behandlung der schweren Manie. Kasuistik und Wissensstand. Nervenarzt 1999;70:662–667.

Guitard X, Nestler EJ. Chronic administration of lithium or other antidepressants increases levels of DARPP-32 in rat frontal cortex. J Neurochem 1992;59,1164–1167.

Gülick-Bailer M, Maurer K, Häfner H, eds. Schedules for Clinical Assessment in Neuropsychiatry (SCAN). Bern: Huber; 1995.

Gunderson JG, Weinberg I, Daversa MT, et al. Descriptive and longitudinal observations on the relationship of borderline personality disorder and bipolar disorder. Am J Psychiatry 2006;163(7):1173–1178.

Gundert-Remy U. Alter als Faktor der Dosis-Wirkungs-Beziehung. Z Gerontol Geriat 1995;28:408–414.

Gur E, Lerer B, Newman ME. Acute or chronic lithium does not affect agonist-stimulated inositoltrisphosphate formation in rat brain in vivo. Neuroreport 1996;7:393–396.

Gutzmann H, Kuhl KP. Emotion control and cerebellar atrophy in senile dementia. Arch Gerontol Geriatr 1987;6:61–71.

Guze SB, Robins E. Suicide and primary affective disorders. Br J Psychiatry 1970;117:437–438.

Gyulai L, Bauer M, Bauer MS, et al. Thyroid hypofunction in patients with rapid cycling bipolar disorder after lithium challenge. Biol Psychiatry 2003;53:899–905.

Hadcock JR, Malbon CC. Agonist regulation of gene expression of adrenergic receptors and G-proteins. J Neurochem 1993;60:1–9.

Hadjipavlou G, Mok H, Yatham LN. Pharmacotherapy of bipolar II disorder: a critical review of current evidence. Bipolar Disord 2004;6:14–25.

Haldane M, Frangou S. New insights help define the pathophysiology of bipolar affective disorder: neuroimaging and neuropathology findings. Prog Neuro-Psychopharmacol Biol Psychiatry 2004;28:943–960.

Hamakawa H, Kato T, Murashita J, et al. Quantitative proton magnetic resonance spectroscopy of the basal ganglia in patients with affective disorders. Eur Arch Psychiatry Clin Neurosci 1998;248:53–58.

Hamilton M. HAMD Hamilton Depression Scale. In: Collegium Internationale Psychiatriae Scalarum, Hrsg. Internationale Skalen für Psychiatrie. Göttingen: Beltz-Test; 1996. p. 93–96.

Hamilton M. Development of a rating scale for primary depressive illness. Brit J Soc Clin Psychol 1967:6:278–296.

Hamilton M. A rating scale for depression. J Neurol Neurosurg Psychiat 1960;23:56–62.

Hantouche EG, Angst J, Demonfaucon C, et al. Cyclothymic OCD: a distinct form? J Affect Disord 2003;75(1):1–10.

Hantouche EG, Demonfaucon C, Angst J, et al. Cyclothymic obsessive-compulsive disorder. Clinical characteristics of a neglected and under-recognized entity. Presse Med 2002;31:644–648.

Hantouche EG, Akiskal HS, Lancrenon S. Systematic clinical methodology for validating bipolar II disorder: data in mid-stream from a French national multi-site study (EPIDEP). J Affect Disord 1998;50:163–173.

Hardy BG, Shulman KI, Mackenzie SE, et al. Pharmacokinetics of lithium in the elderly. J Clin Psychopharmacol 1987;7:153–158.

Hardy MC, Lecrubier Y, Widlocher D. Efficacy of clonidine in 24 patients with acute mania. Am J Psychiatry 1986;143:1450–1453.

Harris EC, Barraclough B. Suicide as an outcome for mental disorders: a meta-analysis. Br J Psychiatry 1997;170:205–208.

Harrison PJ. The neuropathology of primary mood disorder. Brain 2002;125(Pt 7):1428-49.

Harrow M, Goldberg JF, Grossman LS, et al. Outcome in manic disorders: a naturalistic follow-up study. Arch Gen Psychiatry 1990;47:665–671.

Hartong EG, Moleman P, Hoogduin CA, et al. Prophylactic efficacy of lithium versus carbamazepine in treatment-naive bipolar patients. J Clin Psychiatry 2003;64:144–151.

Harvey M, Gagné B, Labbé M, et al. Polymorphisms in the neuronal isoform of tryptophan hydroxylase 2 are associated with bipolar disorder in French Canadian pedigrees. Psychiatr Genet 2007;17:17–22.

Harvey M, Shink E, Tremblay M, et al. Support for the involvement of TPH2 gene in affective disorders. Mol Psychiatry 2004;9:980–981.

Harwood AJ. Lithium and bipolar mood disorder: the inositol-depletion hypothesis revisited. Mol Psychiatry 2005;10(1):117–126.

Harwood AJ, Agam G. Search for a common mechanism of mood stabilizers. Biochem Pharmacol. 2003;66(2):179–189.

Hasey G. Transcranial magnetic stimulation in the treatment of mood disorder: a review and comparison with electroconvulsive therapy. Can J Psychiatry 2001;46:720–727.

Hashimoto R, Hough C, Nakazawa T, et al. Lithium protection against glutamate excitotoxicity in rat cerebral cortical neurons: involvement of NMDA receptor inhibition possibly by decreasing NR2B tyrosine phosphorylation. J Neurochem. 2002;80(4):589–597.

Hastings DW. Follow-up results in psychiatric illness. Am J Psychiatry 1958;114:1057–1060.

Hattori E, Liu C, Badner JA, et al. Polymorphisms at the G72/G30 gene locus, on 13q33, are associated with bipolar disorder in two independent pedigree series. Am J Hum Genet 2003;72: 1131–1140.

Haugsten TH (1995) Les troubles bipolaires dans l'histoire de la psychiatrie (Kraepelin excepté). In: Bourgeois ML, Verdoux H (eds.) Les troubles bipolaires de l'humeur. Paris: Masson Médicine et Physiotherapie.

Hauser M, Pfennig A, Ozgürdal S, et al. Early recognition of bipolar disorder. Eur Psychiatry 22(2):92–98. Epub 2006.

Hautzinger M. HAMD. Hamilton Depression Skala. In: Strauß B, Schumacher J, Hrsg. Klinische Interviews und Ratingskalen. Göttingen: Hogrefe; 2005. p. 157-160.

Hautzinger M, Meyer TD. Bipolare affektive Störungen. Fortschritte der Psychotherapie. Hogrefe: Göttingen; 2011.

Hautzinger M, Meyer TD. Psychotherapie bei bipolaren affektiven Störungen – Ein systematischer Überblick kontrollierter Interventionsstudien. Nervenarzt 2007;78:1248–1250.

Hautzinger M, Meyer TD. Diagnostik affektiver Störungen. Göttingen: Hogrefe; 2002.

Hautzinger M. Depression im Alter. Weinheim: Beltz; 2000.

Hautzinger M, Bailer M, Worrall H, et al. Das Beck Depressionsinventar (BDI). Bern: Huber; 1995.

Hautzinger M, Bailer M. Allgemeine Depressions Skala (ADS). Weinheim: Beltz; 1993.

Hawi Z, Mynett-Johnson L, Gill M, et al. Pseudoautosomal gene: possible association with bipolar males but not with schizophrenia. Psychiatr Genet 1999;9:129–134.

Healy D. The antidepressant era. Cambridge: Harvard University Press; 1997.

Heath RG, Dempesy CW, Fontana CJ, et al. Feedback loop between cerebellum and septal-hippocampal sites: its role in emotion and epilepsy. Biol Psychiatry 1980;15:541–556.

Heath RG, Dempesy CW, Fontana CJ, et al. Cerebellar stimulation: effects on septal region, hippocampus, and amygdala of cats and rats. Biol Psychiatry 1978;13:501–529.

Heaton RK. Wisconsin Card Sorting Test Manual. Odessa, Fl.: Psychological Assessment Resources; 1981.

Hecker E. Zur klinischen Diagnostik und Prognostik der psychischen Krankheiten. Allgemeine Zeitschrift für Psychiatrie 1877;33:602–620.

Heiden A, Schussler P, Itzlinger U, et al. Association studies of candidate genes in bipolar disorders. Neuropsychobiology 2000;42:18–21.

Heim C, Nemeroff CB. The role of childhood trauma in the neurobiology of mood and anxiety disorders: preclinical and clinical studies. Biol Psychiatry 2001;49:1023–1039.

Heinrichs RW, Zakzanis KK. Neurocognitive deficit in schizophrenia: a quantitative review of the evidence. Neuropsychology 1998;12:426–445.

Heinroth JCA. Lehrbuch der Störungen des Seelenlebens oder der Seelenstörung und ihrer Behandlung – aus rationaler Sicht. Leipzig: Vogel; 1818.

Helmchen H, Rafaelsen OJ, Bauer M. Depression und Manie. Wege zurück in ein normales Leben. Ein Ratgeber für Kranke und Angehörige. TRIAS; 2001.

Hendrick V, Altshuler LL, Gitlin MJ, et al. Gender and bipolar illness. J Clin Psychiatry 2000;61(5):393–396; quiz 397.

Heng S, Song AW, Sim K. White matter abnormalities in bipolar disorder: insights from diffusion tensor imaging studies. J Neural Transm 2010;117(5):639–654.

Hesslinger B, Normann C, Langosch JM, et al. Effects of carbamazepine and valproate on haloperidol plasma levels and on psychopathologic outcome in schizophrenic patients. J Clin Psychopharmacol 1999;19:310–315.

Heun R, Maier W. The distinction of bipolar II disorder from bipolar I and recurrent unipolar depression: results of a controlled family study. Acta Psychiatr Scand 1993;87:279–284.

Hiller W, Zaudig M, Mombour W. Internationale Diagnosen Checklisten (IDCL)für DSM-IV. Göttingen: Hogrefe; 1997.

Hiller W, Zaudig M, Mombour W. Internationale Diagnosen Checklisten (IDCL) für ICD-10. Bern: Huber; 1995.

Himmelhoch JM, Thase ME, Mallinger AG, et al. Tranylcypromine versus imipramine in anergic bipolar depression. Am J Psychiatry 1991;148:910–916.

Himmelhoch JM, Neil JF, May SJ, et al. Age, dementia, dyskinesias, and lithium response. Am J Psychiatry 1980;137:941–945.

Himmelhoch JM, Mulla D, Neil JF, et al. Incidence and significance of mixed affective states in a bipolar population. Arch Gen Psychiatry 1976;33:1062–1066.

Hiremani RM, Thirthalli J, Tharayil BS, et al. Double-blind randomized controlled study comparing short-term efficacy of bifrontal and bitemporal electroconvulsive therapy in acute mania. Bipolar Disord 2008;10(6):701–707.

Hirschfeld R et al. Asenapine in acute mania: a randomized, double-blind, placebo- and olanzapine-controlled trial Abstract NR333. Annual Meeting of the American Psychiatric Association. Washington D.C.: American Psychiatric Association; 2007.

Hirschfeld RM, Kasper S. A review of the evidence for carbamazepine and oxcarbazepine in the treatment of bipolar disorder. Int J Neuropsychopharmacol 2004a;7:507–522.

Hirschfeld RM, Keck PE, Kramer M, et al. Rapid antimanic effect of risperidone monotherapy: a 3-week multicenter, double-blind, placebo-controlled trial. Am J Psychiatry 2004b;161:1057–1065.

Hirschfeld RM, Calabrese JR, Weissman MM, et al. Screening for bipolar disorder in the community. J Clin Psychiatry 2003a;64:53–59.

Hirschfeld RM, Lewis L, Vornik LA. Perceptions and impact of bipolar disorder: How far have we really come? Results of the National Depressive and Manic-Depressive Association 2000 Survey of individuals with bipolar disorder. J Clin Psychiatry 2003b;64:161–174.

Hirschfeld RM. Practice guideline for the treatment of patients with bipolar disorders (revision). Am J Psychiatry 2002;159 Suppl 4:1–50.

Hirschfeld RM, Allen MH, McEvoy JP, et al. Safety and tolerability of oral loading divalproex sodium in acutely manic bipolar patients. J Clin Psychiatry 1999;60:815–818.

Hlastala SA, Frank E. Adapting interpersonal and social rhythm therapy to the developmental needs of adolescents with bipolar disorder. Development and Psychopathology 2006;18:1267–1288.

Hlastala SA, Frank E. Biology versus Environment: Stressors in the pathophysiology of bipolar disorder. In: Soares JC, Gershon S (Eds.) Bipolar disorders. Basic mechanisms and therapeutic implications. New York: Marcel Dekker; 2000, S. 353–372.

Hodgkinson CA, Goldman D, Jaeger J, et al. Disrupted in schizophrenia 1 (DISC1): association with schizophrenia, schizoaffective disorder, and bipolar disorder. Am J Hum Genet 2004;75:862–872.

Hoff AL, Shukla S, Aronson T, et al. (1990) Failure to differentiate bipolar disorder from schizophrenia on measures of neuropsychological function. Schizophr Res 3:253–260.

Hoge EA, Friedman L, Schulz SC. Meta-analysis of brain size in bipolar disorder. Schizophr Res 1999;37:177–181.

Holtmann M, Duketis E, Poustka L, et al. Bipolar Disorder in children and adolescents in Germany: National Trends in the Rates of Inpatients 2000–2007. Bipolar Disorders 2010;12:155–163.

Holtmann M, Pörtner F, Duketis E, et al. Validation of the Hypomania Checklist (HCL-32) in a nonclinical sample of German Adolescents. Journal of Adolescence 2009;32:1075–1088.

Hong KS, McINnes LA, Service SK, et al. Genetic mapping using haplotype and model-free linkage analysis supports previous evidence for a locus predisposing to severe bipolar disorder at 5q31-33. Am J Med Genet 2004;125:83–86.

Honig A, Arts BM, Ponds RW, et al. Riedel WJ. Lithium induced cognitive side-effects in bipolar disorder: a qualitative analysis and implications for daily practice. Int Clin Psychopharmacol 1999;14:167–171.

Horesh N, Apter A, Zalsman G. Timing, quantity and quality of stressful life events in childhood and preceding the first episode of bipolar disorder. J Affect Disord 2011;134(1–3):434–437.

Horn K, Roessner V, Holtmann M. Neurocognitive performance in children and adolescents with bipolar disorder: a review. European Child & Adolescent Psychiatry 2011;20(9):433–450.

Hosang GM, Uher R, Keers R, et al. Stressful life events and the brain-derived neurotrophic factor gene in bipolar disorder. J Affect Disord 2010;125:345–349.

Huang J, Perlis RH, Lee PH, et al. Cross-disorder genomewide analysis of schizophrenia, bipolar disorder, and depression. Am J Psychiatry 2010;167:1254–1263.

Huang CC, Su TP, Shan IK. A case report of repetitive transcranial magnetic stimulation-induced mania. Bipolar Disord 2004;6:444–445.

Hughes P, Dragunow M. Induction of immediate-early genes and the control of neurotransmitter-regulated gene expression within the nervous system. Pharmacol Rev 1995;47(1):133–178.

Huxley N, Baldessarini RJ. Disability and its treatment in bipolar disorder patients. Bipolar Disorders 2007;9:183–196.

Hwu HG, Yeh EK, Chang LY. Prevalence of psychiatric disorders in Taiwan defined by the Chinese diagnostic interview schedule. Acta Psychiatr Scand 1989;79:136–147.

Hyman SE, Nestler EJ. Initiation and adaptation: A paradigm for understanding psychotropic drug action. Am J Psychiatry 1996;153:151–162.

Ikonomov OC, Manji HK. Molecular mechanisms underlying mood stabilization in manic-depressive illness: the phenotype challenge. Am J Psychiatry 1999;156:1506–1514.

Inskip HM, Harris EC, Barraclough B. Lifetime risk of suicide for affective disorder, alcoholism and schizophrenia. Br J Psychiatry 1998; 172:35–37.

Internationale Klassifikation Psychischer Störungen. ICD-10, Kapitel V (F). Klinisch-diagnotische Leitlinien. Dilling H, Mombour W, Schmidt MH, Hrsg. Bern: Huber; 1993.

Isometsä ET, Henriksson MM, Aro HM, et al. Suicide in bipolar disorder in Finland. Am J Psychiatry 1994;151:1020–1024.

Iwamoto K, Kakiuchi C, Bundo M, et al. Molecular characterization of bipolar disorder by comparing gene expression profiles of postmortem brains of major mental disorders. Mol Psychiatry 2004;9:406–416.

Jackson SW. Melancholia and depression: From Hippocratic times to modern times. New York: Yale University Press; 1986.

Jacoby R. Manie. In: Förstl, H, Hrsg. Lehrbuch der Gerontopsychiatrie und -psychotherapie. Stuttgart: Thieme; 2003. p. 432–435.

Jaenisch R, Bird A. Epigenetic regulation of gene expression: how the genome integrates intrinsic and environmental signals. Nat Genet 2003;33: 245–254.

Jagadheesan K, Duggal HS, Gupta SC, et al. Acute antimanic efficacy and safety of intravenous valproate loading therapy: an open-label study. Neuropsychobiology 2003;47:90–93.

Jakobsen SN, Wiborg O. Selective effects of long-term lithium and carbamazepine administration on G-protein subunit expression in rat brain. Brain Res 1998;780:46–55.

James ACD, Javaloyes AM. Practitioner review: The treatment of bipolar disorder in children and adolescents. J Child Psychol Psychiatry 2001;2:439–449.

Jamison KR. Suicide and bipolar disorder. J Clin Psychiatry 2000;61 Suppl 9:47–51.

Jamison KR. An Unquiet Mind. A Memoir of Mood and Madness New York: Vintage Books; 1995.

Jaspers K. Allgemeine Psychopathologie. Springer: Berlin; 1913.

Jensen JB, and Mork A. Altered protein phosphorylation in the rat brain following chronic lithium and carbamazepine treatments. Eur Neuropsychopharmacol 1997;7:173–179.

Jeste DV, Lacro JP, Palmer B, et al. Incidence of tardive dyskinesia in early stages of low-dose treatment with typical neuroleptics in older patients. Am J Psychiatry 1999;156:309–311.

Jha AK, Stein GS, Fenwick P. Negative interaction between lithium and electroconvulsive therapy – a case-control study. Br J Psychiatry 1996; 168:241–243.

Joffe RT, Singer W, Levitt AJ, et al. A placebo-controlled comparison of lithium and triiodothyronine augmentation of tricyclic antidepressants in unipolar refractory depression. Arch Gen Psychiatry 1993;50:387–393.

Johnson G, Gershon S, Burdock EI, et al. Comparative effects of lithium and chlorpromazine in the treatment of acute manic states. Brit J Psychiatry 1971;119:267–276.

Johnson SL. Mania and dysregulation in goal pursuit: A review. Clinical Psychology Review 2005;25:241–262.

Johnson SL, Cuellar AK, Ruggero C, et al. Life events as predictors of mania and depression in bipolar I disorder. Journal of Abnormal Psychology 2008;117:268–277.

Johnson SL, Winett CA, Meyer B, et al. Social support and the course of bipolar disorder. Journal of Abnormal Psychology 1999;108: 558–566.

Johnson SL, Roberts JE. Life events and bipolar disorder: Implications from biological theories. Psychological Bulletin 1995;117:434–449.

Johnstone EC, Crow TJ, Frith CD, et al. The Northwick Park »functional« psychosis study: diagnosis and treatment response. Lancet 1988; 2:119–125.

Jones I, Gordon-Smith K, Craddock N. Triplet repeats and bipolar disorder. Curr Psychiatry Rep 2002;4:134–140.

Jones I, Jacobsen N, Green EK, et al. Evidence for familial cosegregation of major affective disorder and genetic markers flanking the gene for

Darier's disease. Mol Psychiatry 2002;7:424–427.

Jones I, Craddock N. Familiality of the puerperal trigger in bipolar disorder: results of a family study. Am J Psychiatry 2001;158:913–917.

Jones SH, Bentall RP. A review of potential cognitive and environmental risk markers in children of bipolar parents. Clinical Psychology Review 2008;28:1083–1095.

Jones SH, Bentall RP. The psychology of bipolar disorder. Oxford: Oxford University Press; 2006.

Jope RS. Related Articles, Lithium and GSK-3: one inhibitor, two inhibitory actions, multiple outcomes.Trends Pharmacol Sci. 2003;24(9):441–443.

Jope RS. A bimodal model of the mechanism of action of lithium. Mol Psychiatry 1999;4(1):21–25.

Jope RS. Anti-bipolar therapy: mechanism of action of lithium. Mol Psychiatry 1999;4:117–128.

Jope RS, Song L, Kolasa K. Inositol trisphosphate, cyclic AMP and cyclic GMP in rat brain regions after lithium and seizures. Biol Psychiatry 1997;31:505–514.

Jope RS, Song L. AP-1 and NF-kB stimulated by carbachol in human neuroblastoma SH-SY5Y cells are differentially sensitive to inhibition by lithium. Mol Brain Res 1997;50:171–180.

Jope RS, Williams MB. Lithium and brain signal transduction systems. Biochem Pharmacol 1994;47:429–441.

Joseph R. Frontal lobe psychopathology: mania, depression, confabulation, catatonia, perseveration, obsessive compulsions, and schizophrenia. Psychiatry 1999;62:138–172.

Joyce PR. Age of onset in bipolar affective disorder and misdiagnosis of schizophrenia. Psychol Med 1984;14:145–149.

Judd LL, Akiskal HS. The prevalence and disability of bipolar spectrum disorders in the US population: re-analysis of the ECA database taking into account subthreshold cases. J Affect Disord 2003;73(1–2):123–131.

Judd LL, Akiskal HS, Schettler PJ, et al. A Prospective Investigation of the Natural History of the Long-term Weekly Symptomatic Status of Bipolar II Disorder. Arch Gen Psychiatry 2003a;60:261–269.

Judd LL, Schettler PJ, Akiskal HS, et al. Long-term symptomatic status of bipolar I vs. bipolar II disorders. Intern J Neuropsychopharmacol 2003b;6:127–137.

Judd LL, Akiskal HS, Schettler PJ, et al. The comparative clinical phenotype and long term longitudinal episode course of bipolar I and II: a clinical spectrum or distinct disorders ? J Affect Disorder 2003c;19–32.

Judd FK, Jackson HJ, Komiti A, et al. High prevalence disorders in urban and rural communities. Aust N Z J Psychiatry 2002a;36:104–113.

Judd LL, Akiskal HS, Schettler PJ, et al. The long-term natural history of the weekly symptomatic status of bipolar I disorder. Arch Gen Psychiatry 2002b;59:530–537.

Judd LL, Akiskal HS, Maser JD, et al. A prospective 12-year study of subsyndromal and syndromal depressive symptoms in unipolar major depressive disorder. Arch Gen Psychiatry 1998;55:694–700.

Kahlbaum KL. Ueber cyklisches Irresein. Der Irrenfreund. 1882;24:145–157.

Kahlbaum KL. Die Gruppirung der psychischen Krankheiten und die Eintheilung der Seelenstörungen. Danzig: Kafemann; 1863.

Kaidanovich-Beilin O, Milman A, Weizman A, et al. Rapid antidepressive-like activity of specific glycogen synthase kinase-3 inhibitor and its effect on beta-catenin in mouse hippocampus. Biol Psychiatry 2004;55(8):781–784.

Kallert TW. Braucht psychiatrische Versorgungsforschung randomisierte kontrollierte Studien? Psychiatrische Praxis 2005;32:375–377.

Kallner G, Lindelius R, Petterson U, et al. Mortality in 497 patients with affective disorders attending lithium clinic or after having left it. Pharmacopsychiatry 2000;33:8–13.

Kanba S, Pfennig M, Richelson E. Lithium ions inhibit function of low- but not high-affinity muscarinic receptors of murine neuroblastoma cells (clone N1E-115) Psychopharmacology 1985;86:413–416.

Kandel ER. The molecular biology of memory storage: a dialogue between genes and synapses. Science 2001;294(5544):1030–1038.

Kane JM, Quitkin FM, Rifkin A, et al. Lithium carbonate and imipramine in the prophylaxis of unipolar and bipolar II illness: a prospective, placebo-controlled comparison. Arch Gen Psychiatry 1982;39:1065–1069.

Kaneva RP, Chorbov VM, Milanova VK, et al. Linkage analysis in bipolar pedigrees adds support for a susceptibility locus on 21q22. Psychiatr Genet 2004;14:101–106.

Kaptsan A, Yaroslavsky Y, Applebaum J, et al. Right prefrontal TMS versus sham treatment of mania: a controlled study. Bipolar Disord 2003;5:36–39.

Karam EG, Salamoun MM, Yeretzian JS, et al. The role of anxious and hyperthymic temperaments in mental disorders: a national epide-

miologic study. World Psychiatry 2010;9(2): 103–110.
Kasper S. Sicher therapieren bei bipolaren Störungen. Kössen: Pm Verlag; 2003.
Kato T, Kunugi H, Nanko S, et al. Mitochondrial DNA polymorphisms in Bipolar disorder. J Affect Disord 2001;62:151–164.
Kato T, Hamakawa H, Shioiri T, et al. Choline-containing components detected by proton magnetic resonance spectroscopy in the basal ganglia of bipolar patients. J Psychiatry Neurosci 1996;21:248–254.
Katona CL, Abou-Saleh MT, Harrison DA, et al. Placebo-controlled trial of lithium augmentation of fluoxetine and lofepramine. Br J Psychiatry 1995;166:80–86.
Kauder V, Aktion psychisch Kranke. Personenzentrierte Hilfen in der psychiatrischen Versorgung. Kurzfassung des Berichts zum Forschungsprojekt des Bundesministeriums für Gesundheit »Personalbemessung im komplementären Bereich der psychiatrischen Versorgung«. Psychosoziale Arbeitshilfen 11. Bonn: Psychiatrie Verlag; 1998.
Kawa I, Carter JD, Joyce PR, et al. Gender differences in bipolar disorder: age of onset, course, comorbidity, and symptom presentation. Bipolar Disord 2005;7(2):119–125.
Kawada Y, Hattori M, Dai XY, et al. Possible association between monoamine oxidase A gene and bipolar affective disorder. Am J Hum Genet 1995;56:335–336.
Keck PE Jr, Orsulak PJ, Cutler AJ, et al. Aripiprazole monotherapy in the treatment of acute bipolar I mania: a randomized, double-blind, placebo- and lthium-controlled study.J Affect Disord 2009;112(1–3):36–49.
Keck PE Jr, Calabrese JR, McIntyre RS, et al. Aripiprazole monotherapy for maintenance therapy in bipolar I disorder: a 100 week, double-blind study versus placebo. J Clin Psychiatry 2007; 68:1480–1491.
Keck PE Jr, Calabrese JR, McIntyre RS, et al. A randomized double-blind, placebo-controlled 26-week trial of Aripiprazole in recently manic patients with bipolar I disorder. J Clin Psychiatry 2006;67:626–637.
Keck PE Jr, Potkin S, Warrington L, et al. Efficacy and safety of ziprasidone in bipolar disorder: short- and long-term data. Poster 2004 (bisher nicht veröffentlicht).
Keck PE Jr, Nelson EB, McElroy SL. Advances in the pharmacologic treatment of bipolar depression. Biol Psychiatry 2003a;53:671–679.
Keck PE Jr, Versiani M, Potkin S, et al. Ziprasidone in the treatment of acute bipolar mania: A three-week, placebo-controlled, double-blind, randomized trial. Am J Psychiatry 2003b;160: 741–748.
Keck PE, Marcus R, Tourkodimitris S, et al. A placebo-controlled, double-blind study of the efficacy and safety of aripiprazole in patients with acute bipolar mania. Am J Psychiatry 2003c;160:1651–1658.
Keck PE, McElroy SL, Havens JR, et al. Psychosis in bipolar disorder: phenomenology and impact on morbidity and course of illness. Compr Psychiatry 2003d;44:263–269.
Keck PE, McElroy SL, Strakowski SM, et al. 2-month outcome of patients with bipolar disorder following hospitalization for a manic or mixed episode. Am J Psychiatry 1998;155:646–652.
Keers R, Farmer AE, Aitchison KJ. Extracting a needle from a haystack: reanalysis of whole genome data reveals a readily translatable finding. Psychol Med 2009;39:1231–1235.
Keikhaee MR, Fadai F, Sargolzaee MR, et al. Association analysis of the dopamine transporter (DAT1)-67A/T polymorphism in bipolar disorder. Am J Med Genet B Neuropsychiatr Genet 2005;135:47–49.
Keller MB, Baker LA. Bipolar disorder: epidemiology, course, diagnosis, and treatment. Bull Menninger Clin 1991;55:172–181.
Keller MB, Lavori PW, Friedman B, et al. The longitudinal interval follow-up evaluation. A comprehensive method for assessing outcome in prospective longitudinal studies. Arch Gen Psychiatry 1987;44:540–548.
Kelsoe JR, Spence MA, Loetscher E, et al. A genome survey indicates a possible susceptibility locus for bipolar disorder on chromosome 22. Proc Natl Acad Sci U S A 2001;98:585–590.
Kelsoe JR, Ginns EI, Egeland JA, et al. Re-evaluation of the linkage relationship between chromosome 11p loci and the gene for bipolar affective disorder in the Old Order Amish. Nature 1989;342:238–243.
Kemp DE, Gao K, Ganocy SJ, et al. A 6-month, double-blind, maintenance trial of lithium monotherapy versus the combination of lithium and divalproex for rapid-cycling bipolar disorder and Co-occurring substance abuse or dependence. J Clin Psychiatry 2009;70:113–121.
Kempton MJ, Ruberto G, Vassos E, et al. Effects of the CACNA1C risk allele for bipolar disorder on cerebral gray matter volume in healthy individuals. Am J Psychiatry 2009;166:1413–1414.
Kempton MJ, Geddes JR, Ettinger U, et al. Meta-analysis, database, and meta-regression of 98 structural imaging studies in bipolar disorder. Arch Gen Psychiatry 2008;65(9):1017–1032.

Kendell RE, Chalmers JC, Platz C. Epidemiology of puerperal psychoses. Br J Psychiatry 1987; 150:662–673.

Kendler KS, Pedersen NL, Neale MC, et al. A pilot Swedish twin study of affective illness including hospital- and population-ascertained subsamples: results of model fitting. Behav Genet 1995;25:217–232.

Kessing LV, Hansen MG, Andersen PK, et al. The predictive effect of episodes on the risk of recurrence in depressive and bipolar disorders – a life-long perspective. Acta Psychiatr Scand 2004;109:339–344.

Kessing LV, Nilsson FM. Increased risk of developing dementia in patients with major affective disorders compared to patients with other medical illnesses. J Affect Disord 2003;261–269.

Kessing LV, Andersen PK. Recurrence of affective disorder. Am J Psychiatry 2001;158:819–820.

Kessing LV. Recurrence in affective disorders. British J Psychiatry 1998;172:23–28.

Kessler RC, Adler L, Barkley R, et al. The Prevalence and Correlates of Adult ADHD in the United States: Results From the National Comorbidity Survey Replication. Am J Psychiatry 2006;163(4):716–723.

Kessler RC, Rubinow DR, Holmes C, et al. The epidemiology of DSM-III-R bipolar I disorder in a general pouplation survey. Psychol Medicine 1997;27:1079–1089.

Kessler RC, McGonagle KA, Zhao S, et al. Lifetime and 12-month prevalence of DSM-III-R psychiatric disorders in the United States. Results from the National Comorbidity Survey. Arch Gen Psychiatry 1994;51:8–19.

Kessler RC, McGonagle KA, Swartz M, et al. Sex and depression in the national comorbidity survey. Journal of Affective Disorders 1993;29: 85–96.

Khan A, Khan SR, Shankles EB, et al. Relative sensitivity of the Montgomery-Asberg Depression Rating Scale, the Hamilton Depression rating scale and the Clinical Global Impressions rating scale in antidepressant clinical trials. Int Clin Psychopharmacol 2002;17:281–285.

Kho KH, van-Vreeswijk MF, Simpson S, et al. A meta-analysis of electroconvulsive therapy efficacy in depression. J ECT 2003;19:139–147.

Kielholz P. Diagnose und Therapie der Depressionen für den Praktiker. München: Lehmanns; 1971.

Kielholz P, Battegay R. Behandlung depressiver Zustandsbilder unter spezieller Berücksichtigung von Tofranil, einem neuen Antidepressivum. Schweiz Med Wochenschr 1958;88:763–767.

Kimmel SE, Calabrese JR, Woyshville MJ, et al. Clozapine in treatment-refractory mood disorders. J Clin Psychiatry 1994;55 Suppl B:91–93.

Kinane TB, Shang C, Finder JD, et al. cAMP regulates G-protein ai2 subunit gene transcription in polarized LLC-PK1 cells by induction of a CCAAT box nuclear binding factor. J Biol Chem 1993;268:24669–24676.

King TD, Bijur GN, Jope RS. Caspase-3 activation induced by inhibition of mitochondrial complex I is facilitated by glycogen synthase kinase-3beta and attenuated by lithium. Brain Res 2001;919(1):106–114.

Kingma R. Mit gebrochenen Flügeln fliegen.... Menschen berichten über bipolare Störungen. Hamburg, Deutsche Gesellschaft für Bipolare Störungen e. V. ConferencePoint; 2003.

Kirov G, Rees M, Jones I, et al. Bipolar disorder and the serotonin transporter gene: a family-based association study. Psychol Med 1999;29: 1249–1254.

Kirov G, Murphy KC, Arranz MJ, et al. Low activity allele of catechol-O-methyltransferase gene associated with rapid cycling bipolar disorder. Mol Psychiatry 1998;3:342–345.

Kirshenboim N, Plotkin B, Shlomo SB, et al. Lithium-mediated phosphorylation of glycogen synthase kinase-3b involves PI3 kinase-dependent activation of protein kinase C-alpha. J Mol Neurosci. 2004;24(2):237–245.

Klein E, Bental E, Lerer R, et al. Carbamazepine and haloperidol versus placebo and haloperidol in excited psychosis. Arch Gen Psychiat 1984;41:165-170.

Kleinman L, Lowin A, Flood E, et al. Costs of bipolar disorder. Pharmacoeconomics 2003; 21(9):601–622.

Kleist K. Die Gliederung der neuropsychischen Erkrankungen. Monatsschr Psychiatr Neurol 1953;125:526–554.

Kleist K. Über zykloide, paranoide und epileptoide Psychosen und über die Frage der Degenerationspsychosen. Schweiz Arch Neurol Psychiatr 1928;23:3–37.

Klerman GL. The classification of bipolar disorders. Psychiatr Ann 1987;17:13–17.

Klerman GL. The spectrum of mania. Compr Psychiatry 1981;22:11–20.

Konarski JZ, McIntyre RS, Kennedy SH, et al. Volumetric neuroimaging investigations in mood disorders: bipolar disorder versus major depressive disorder. Bipolar Disord 2008;10(1): 1–37.

Kora K, Saylan M, Akkaya C, et al. Predictive factors for time to remission and recurrence in patients treated for acute mania: health outcomes of manic episodes (HOME) study. Prim

Care Companion J Clin Psychiatry 2008;10(2): 114–119.
Koukopoulos A, Sani G, Koukopoulos AE, et al. Duration and stability of the rapid-cycling course: a long-term personal follow-up of 109 patients. J Affect Disorder 2003;73:75–85.
Koukopoulos A, Koukopoulos A. Agitated depression as a mixed state und the problem of melancholia. Psychiatr Clin North Am 1999;22(3): 547–564.
Kovacs M. The Children's Depression Inventory (CDI). Psychopharm Bulletin 1985;21:995–999.
Kowatch RA, Suppes T, Carmody TJ, et al. Effect size of lithium, divalproex sodium and carbamazepine in children and adolescents with bipolar disorder. J Am Acad Child Adolesc Psychiatry 2000;39:713–720.
Krabbendam L, Honig A, Wiersma J, et al. Cognitive dysfunctions and white matter lesions in patients with bipolar disorder in remission. Acta Psychiatr Scand 2000;101:274–280.
Kraepelin, E. Mixed states. In: Robertson G.M. Manic-depressive insanity and paranoia. Edinburgh: E & S Livingston Ltd.. 1921. p. 99–117.
Kraepelin E. Psychiatrie. Ein Lehrbuch für Studierende und Ärzte. 8. Aufl. Leipzig: Johann Ambrosius Barth; 1913.
Kraepelin E. Das manisch depressive Irresein. Kapitel IX aus: Kraepelin E. Psychiatrie, Ein Lehrbuch für Studierende und Ärzte. 8. Aufl. Bd. III. Klinische Psychiatrie, Teil II. Leipzig: Johann Ambrosius Barth; 1913.
Kraepelin E (1899) Die klinische Stellung der Melancholie. Mschr Psychiatr Neurol 6:325–335.
Kraepelin E. Psychiatrie. 6. Aufl. Leipzig: J.A. Barth; 1899.
Kraepelin E. Psychiatrie. 5. Auflage. Leipzig: J.A. Barth; 1896.
Kraepelin E. Psychiatrie. 3. Aufl. Leipzig: J.A. Barth; 1889.
Krauss P. Probleme der Angehörigen chronisch-seelisch Kranker. Nervenarzt 1976;47, 498–501.
Krauthammer C, Klerman GL. Secondary mania: manic syndromes associated with antecedent physical illness or drugs. Arch Gen Psychiatry 1978;35:1333–1339.
Kremeyer B, Herzberg I, Garcia J, et al. Transmission distortion of BDNF variants to bipolar disorder type I patients from a South American population isolate. Am J Med Genet B Neuropsychiatr Genet 2006;141:435–439.
Krüger S, Bräunig P. Die bipolare Erkrankung. Was Sie wissen sollten. AstraZeneca; 2004.
Krüger S. Mutter werden mit einer bipolaren Störung – was sollte ich wissen? Ein Ratgeber für Patientinnen. Hamburg: DGBS, Conference-Point; 2003.
Krüger S. Bipolare Störung und Kinderwunsch. Informationen für Ärzte. Hamburg: DGBS, ConferencePoint; 2003a.
Krüger S, Cooke RG, Spegg CC, et al. Relevance of the catatonic syndrome to the mixed manic episode. J Affect Disord 2003b;74:279–285.
Krüger S, Seminowicz D, Goldapple K, et al. State and trait influences on mood regulation in bipolar disorder: blood flow differences with an acute mood challenge. Biol Psychiatry 2003c;54:1274–1283.
Krüger S, Bräunig P, Shugar G. Manie-Selbstbeurteilungsskala (MSS). Deutsche Bearbeitung des Self-Report Manic Inventory. Göttingen: Beltz; 1997.
Krüger S, Cooke RG, Hasey GM, et al. Comorbidity of obsessive compulsive disorder in bipolar disorder. J Affect Disord 1995;34(2):117–120.
Kubacki A. Late onset (hypo)mania. Can J Psychiatry 1991;36:389–390.
Kunugi H, Hattori M, Kato T, et al. Serotonin transporter gene polymorphisms: ethnic difference and possible association with bipolar affective disorder. Mol Psychiatry 1997;2:457–462.
Kunze H. Personenzentrierter Ansatz in der psychiatrischen Versorgung in Deutschland. Psycho 1999;25:728–735.
Kupka RW, Luckenbaugh DA, Post RM, et al. Comparison of rapid-cycling and non-rapid-cycling bipolar disorder based on prospective mood ratings in 539 outpatients. Am J Psychiatry 2005;162:1273–1280.
Kupka RW, Luckenbaugh DA, Post RM,et al. Rapid and non-rapid cycling bipolar disorder: a meta-analysis of clinical studies. J Clin Psychiatry 2003;64:1483–1494.
Kurtz MM, Gerraty RT. A meta-analytic investigation of neurocognitive deficits in bipolar illness: profile and effects of clinical state. Neuropsychology 2009;23:551–562.
Kusumakar V, Lazier L, MacMaster FP, et al. Bipolar mood disorder: Diagnosis, etiology and treatment. In: Kutcher S, ed. Practical Child and Adolescent Psychopharmacology. Cambridge New York: Cambridge University Press; 2002.
Kwapil TR, Miller MB, Zinser MC, et al. A longitudinal study of high scorers on the hypomanic personality scale. J Abnorm Psychol 2000;109:222–226.
Kwok JB, Adams LJ, Salmon JA, et al. Nonparametric simulation-based statistical analyses for bipolar affective disorder locus on chromosome 21q22.3. Am J Med Genet 1999;88:99–102.

Kyte ZA, Carlson GA, Goodyer IM. Clinical and neuropsychological characteristics of child and adolescent bipolar disorder. Psychological Medicine 2006;36:1197–1211.

Lachman HM, Kelsoe JR, Remick RA, et al. Linkage studies suggest a possible locus for bipolar disorder near the velo-cardio-facial syndrome region on chromosome 22. Am J Med Genet 1997;74:121–128.

Lam D, Jones SH, Hayward P, et al. Cognitive therapy for bipolar disorder. A therapist's guide to concepts, methods and practice (2nd edition). New York: Wiley; 2010.

Lam D, Hayward P, Watkins ER, et al. Relapse prevention in patients with bipolar disorder: Cognitive therapy outcome after 2 years. American Journal of Psychiatry 2005;162:324–329.

Lam DH, Watkins ER, Hayward P, et al. A randomized controlled study of cognitive therapy for relapse prevention for bipolar affective disorder: outcome of the first year. Arch Gen Psychiatry 2003;60:145–152.

Lam D, Wong G. Prodromes, coping strategies, insight and social functioning in bipolar affective disorders. Psychological Medicine 1997;27:1091–1100.

Lam RW, Chan P, Wilkins-Ho M, et al. Repetitive transcranial magnetic stimulation for treatment-resistant depression: a systematic review and metaanalysis. Can J Psychiatry 2008;53(9): 621–631.

Lambert M, Bock T, Schottle D, et al. Assertive community treatment as part of integrated care versus standard care: a 12-month trial in patients with first- and multiple-episode schizophrenia spectrum disorders treated with quetiapine immediate release (ACCESS Trial). J Clin Psychiatry 2010;71(10):1313–1323.

Lambert PA. Acute and prophylactic therapies of patients with affective disorders using valpromide (dipropylacetamide). In: Emrich HE, Okuma T, Müller AA (eds.) Anticonvulsants in affective disorders. Amsterdam Oxford: Elsevier Science Publishers; 1984. p. 33–44.

Lambert PA, Carraz G, Borselli S, et al. Action neuropsychotrope d'un nouvel antiépileptique: Le Dépamide. Ann Med Psychol 1966;1:707–710.

Lamont SR, Paulls A, Stewart CA. Repeated electroconvulsive stimulation, but not antidepressant drugs, induces mossy fibre sprouting in the rat hippocampus. Brain Res 2001;893:53–58.

Lander E, Kruglyak L. Genetic dissection of complex traits: guidelines for interpreting and reporting linkage results. Nat Genet 1995;11:241–247.

Lane RD, Reiman EM, Ahern GL, et al. Neuroanatomical correlates of happiness, sadness, and disgust. Am J Psychiatry 1997;154:926–933.

Langan C, McDonald C. Neurobiological trait abnormalities in bipolar disorder. Mol Psychiatry 2009;14(9):833–846.

Langer B (1994) Die Entwicklung des Bipolaritätsbegriffes. Dissertation zur Erlangung des akademischen Grades Dr. med., Martin-Luther-Universität, Medizinische Fakultät, Halle.

Langosch JM, Drieling T, Biedermann NC, et al. Efficacy of quetiapine monotherapy in rapid-cycling bipolar disorder in comparison with sodium valproate. J Clin Psychopharmacol 2008;28:555–560.

Lara DR, Pinto O, Akiskal K, et al. Toward an integrative model of the spectrum of mood, behavioral and personality disorders based on fear and anger traits: I. Clinical implications. J Affect Disord 2006;94(1–3):67–87.

Lauterbach E, Felber W, Müller-Oerlinghausen B, et al. Adjunctive lithium treatment in the prevention of suicidal behaviour in depressive disorders: a randomised, placebo-controlled, 1-year trial. Acta Psychiatr Scand 2008;118: 469–479.

Laux G. Anhaltende manische und bipolar affektive Störungen. In: Möller HJ, Laux G, Kapfhammer HP, Hrsg. Psychiatrie und Psychotherapie. Berlin Heidelberg: Springer; 2000.

Leboyer M, Kupfer DJ. Bipolar disorder: new perspectives in health care and prevention. J Clin Psychiatry 2010;71(12):1689–1695.

Leboyer M, Malafosse A, Boularand S, et al. Tyrosine hydroxylase polymorphisms associated with manic-depressive illness. Lancet 1990;335: 1219.

Lee CH, Dixon JF, Reichman M, et al. Li+ increases accumulation of inositol 1,4,5-trisphosphate and inositol 1,3,4,5-tetrakisphosphate in cholinergically stimulated brain cortex slices in guinea pig, mouse and rat. Biochem J 1992;282: 377–385.

Lee CK, Kwak YS, Yamamoto J, et al. Psychiatric epidemiology in Korea, I: gender and age differences in Seoul. J Nerv Ment Dis 1990a;178: 242–246.

Lee CK, Kwak YS, Yamamoto J, et al. Psychiatric epidemiology in Korea, II: urban and rural differences in Seoul. J Nerv Ment Dis 1990b;178: 247–252.

Lee HJ, Rao JS, Chang L, et al. Chronic imipramine but not bupropion increases arachidonic acid signaling in rat brain: is this related to »switching« in bipolar disorder? Mol Psychiatry 2008;15:602–614.

Lee MT, Chen CH, Lee CS, et al. Genome-wide association study of bipolar I disorder in the Han Chinese population. Mol Psychiatry 2010;16:548–556.

Lehmann HE, Cahn CH, De Verteuil RL. The treatment of depressive conditions with imipramine (G 22 355). Canad Psychiat Ass J 1958;3:155–164.

Lehmann P. The Medical Model, Diagnostic and Treatment Methods. In: European Network of Users and Ex-Users in Mental Health, eds. The second European Conference of Users and Ex-Users in Mental Health – The International People's College. Amsterdam: Self-Publication; 1994. p. 28–30.

Lehrl S. MWT-B Mehrfachwahl-Wortschatz Intelligenztest. Göttingen: Hogrefe; 2005.

Lehrl S, Gallwitz H. Erlanger-Depressions-Skala (EDS). Vaterstetten: Vless; 1983.

Leibenluft E, Ashman SB, Feldman-Naim S, et al. Lack of relationship between menstrual cycle phase and mood in a sample of women with rapid cycling bipolar disorder. Biol Psychiatry 1999;46:577–580.

Leibenluft E. Issues in the treatment of women with bipolar illness. J Clin Psychiatry 1997; 58:5–11.

Leibenluft E. Women with bipolar illness: clinical and research issues. Am J Psychiatry 1996; 153(2):163–173.

Leiberich P, Nedoschill J, Nickel M, et al. Selbsthilfe und Beratung im Internet. Mündige Benutzer können Arzt-Patient-Beziehungen neu gestalten. Med Klin 2004;15:99.

Lenox RH, Gould TD, Manji HK. Endophenotypes in bipolar disorder. Am J Med Genet 2002;114(4):391–406.

Lenox RH, McNamara RK, Papke LR, et al. Neurobiology of lithium: an Update. J Clin Psychiatry 1998;59 Suppl 6:37–47.

Lenox RH, McNamara RK, Watterson JM, et al. Myristoylated alanine-rich C kinase substrate (MARCKS): a molecular target for the therapeutic action of mood stabilizers in the brain? J Clin Psychiatry 1996;57 Suppl 13:23–31.

Lenox RH, Newhouse PA, Creelman WL, et al. Adjunctive treatment of manic agitation with lorazepam versus haloperidol: a double-blind study. J Clin Psychiatry 1992;53:47–52.

Lenzi A, Lazzerini F, Grossi E, et al. Use of carbamazepine in acute psychosis: a controlled study. J Int Med 1986;14:78–84.

Leon AC, Solomon DA, Li C, et al. Antiepileptic drugs for bipolar disorder and the risk of suicidal behavior: a 30-year observational study. Am J Psychiatry 2012;169(3):285–291.

Leonhard K. Aufteilung der endogenen Psychosen und ihre differentierte Ätiologie. Beckmann H, Hrsg. Stuttgart New York: Thieme; 1995.

Leonhard K. Aufteilung der endogenen Psychosen. Berlin: Akademie Verlag, 1957.

Lepine JP, Lellouch J, Lovell A, et al. Anxiety and depressive disorders in a French population: methodology and preliminary results. Psychiatr Psychobiol 1989;4:267–274.

Lerer B, Moore N, Meyendorff E, et al. Carbamazepine versus lithium in mania: a double-blind study. J Clin Psychiatry 1987;48:89–93.

Levav I, Dohrenwend BP, Shrout PE, et al. An epidemiological study of mental disorders in a 10-year cohort of young adults in Israel. Psychol Med 1993;23:691–707.

Leverich GS, Post RM, Keck PE, et al. The poor prognosis of childhood-onset bipolar disorder. J Pediatrics 2007;150:485–490.

Leverich GS, Altshuler LL, Frye MA, et al. Risk of switch in mood polarity to hypomania or mania in patients with bipolar depression during acute and continuation trials of venlafaxine, sertraline, and bupropion as adjuncts to mood stabilizers. Am J Psychiatry 2006;163: 232–239.

Leverich GS, Altshuler LL, Frye MA, et al. Factors associated with suicide attempts in 648 patients with bipolar disorder in the Stanley Foundation Bipolar Network. J Clin Psychiatry 2003;64:506–515.

Leverich GS, McElroy SL, Suppes T, et al. Early physical and sexual abuse associated with an adverse course of bipolar illness. Biol Psychiatry 2002;51:288–297.

Levine J, Barak Y, Gonzalves M, et al. Double-blind, controlled trial of inositol treatment of depression. Am J Psychiatry 1995;152:792–794.

Levine J, Rapeport A, Lev L, Bersurdsky et al. Inositol treatment raises CSF inositol levels. Brain Res 1993;627:168–170.

Levitt AJ, Wesson VA, Russel M, et al. A controlled comparison of light box and head-mounted units in the treatment of seasonal depression. J Clin Psychiatry 1996;57:105–110.

Lewinsohn PM, Seeley JR, Klein DN. Bipolar disorder in adolescents. Epidemiology and suicidal behavior. In: Geller B, Del Bello M, eds. Child and early adolescent bipolar disorder. New York: Guilford Press; 2003. p. 7–24.

Lewinsohn PM, Klein DN, Seeley JR. Bipolar disorder during adolescence and young adulthood in a community sample. Bipolar Disord 2000;2(3 Pt 2):281–293.

Lewinsohn PM, Klein DN, Seeley JR. Bipolar disorders in a community sample of older adole-

scents: prevalence, phenomenology, comorbidity, and course. J Am Acad Child Adolesc Psychiatry 1995;34:454–463.
Lewitzka U. Irreversible MAO-Hemmer. In: Bschor T (Hrsg.) Behandlungsmanual therapieresistente Depression. Pharmakotherapie – somatische Therapieverfahren – Psychotherapie. Stuttgart: Kohlhammer; 2008, S. 102–113.
Li T, Vallada H, Curtis D, et al. Catechol-O-methyltransferase Val158Met polymorphism: frequency analysis in Han Chinese subjects and allelic association of the low activity allele with bipolar affective disorder. Pharmacogenetics 1997;7:349–353.
Li X, Bijur GN, Jope RS. Related Articles, Links Abstract Glycogen synthase kinase-3beta, mood stabilizers, and neuroprotection. Bipolar Disord 2002;4 Suppl 2:137–144.
Li X, Jope RS. Selective inhibition of expression of signal transduction proteins by lithium in nerve growth factor-differentiated PC 12 cells. J Neurochem 1995;65:2500–2508.
Lichtenstein P, Yip BH, Björk C, et al. Common genetic determinants of schizophrenia and bipolar disorder in Swedish families: a population-based study. Lancet 2009;373:234–239.
Lieb R, Isensee B, Sydow K von, et al. The Early Developmental Stages of Psychopathology Study (EDSP): a methodological update. Eur Addict Res 2000;6(4):170–182.
Lim LC, Powell J, Sham P, et al. Evidence for a genetic association between alleles of monoamine oxidase A gene and bipolar affective disorder. Am J Med Genet 1995;60:325–331.
Lin S, Jiang S, Wu X, et al. Association analysis between mood disorder and monoamine oxidase gene. Am J Med Genet 2000;96:12–14.
Lin YM, Yang HC, Lai TJ, et al. Receptor mediated effect of serotonergic transmission in patients with bipolar affective disorder. J Med Genet 2003;40:781–786.
Liotti M, Mayberg HS, Brannan SK, et al. Mood challenge in remitted depression: a ^{15}O-water PET study. Neuroimage 1997;5:114.
Lippmann SB, El-Mallakh R. Can electroconvulsive therapy be given during lithium treatment. Lithium 1994;5:205–209.
Lisanby SH, Maddox JH, Prudic J, et al. The effects of electroconvulsive therapy on memory of autobiographical and public events. Arch Gen Psychiatry 2000;57:581–590.
Lish JD, Dime-Meenan S, Whybrow PC, et al. The National Depressive and Manic-depressive Association (DMDA) survey of bipolar members. J Affect Disord 1994;31:281–294.
Lisofski B. Nachgefragt bei Beate Lisofski, Pressereferentin des Bundesverbandes der Angehörigen psychisch Kranker. Über das Verhältnis zu professionellen Helfern. Ärztliche Praxis Neurologie Psychiatrie 2004;5:42.
Liu C, Badner JA, Christian SL, et al. Fine mapping supports previous linkage evidence for a bipolar disorder susceptibility locus on 13q32. Am J Med Genet 2001;105:375–380.
Liu J, Juo SH, Dewan A, et al. Evidence for a putative bipolar disorder locus on 2p13-16 and other potential loci on 4q31, 7q34, 8q13, 9q31, 10q21-24, 13q32, 14q21 and 17q11-12. Mol Psychiatry 2003;8:333–342.
Liu J, Juo SH, Terwilliger JD, et al. A follow-up linkage study supports evidence for a bipolar affective disorder locus on chromosome 21q22. Am J Med Genet 2001;105:189–194.
Liu X, Akula N, Skup M, et al. A genome-wide association study of amygdala activation in youths with and without bipolar disorder. J Am Acad Child Adolesc Psychiatry 2010;49:33–41.
Livesley WJ. Suggestions for a framework for an empirically based classification of personality disorder. Can J Psychiatry 1998;43:137–147.
Lobban F, Taylor L, Chandler C, et al. Enhanced relapse prevention for bipolar disorder by community mental health teams: cluster feasibility randomised trial. Br J Psychiatry 2010;196(1): 59–63.
Lonati-Galligani M, Emrich HM, Raptis C, et al. Effect of in vivo lithium treatment on isoproterenol-stimulated cAMP accumulation in lymphocytes of healthy subjects and patients with affective psychoses. Pharmacopsychiat 1989; 22:241–245.
Loo C, Katalinic N, Mitchell PB, et al. Physical treatments for bipolar disorder: a review of electroconvulsive therapy, stereotactic surgery and other brain stimulation techniques. J Affect Disord 2011;132(1–2):1–13.
Lopez-Larson MP, DelBello MP, Zimmerman ME, et al. Regional prefrontal gray and white matter abnormalities in bipolar disorder. Biol Psychiatry 2002;52:93–100.
Loranger A, Leivene P. Age and onset of bipolar affective illness. Arch Gen Psychiatry 1978;35: 1345–1348.
Lorry AC (1765) De melancholia et morbis melancholis. Von der Melancholie und den melancholischen Krankheiten. Aus dem Lateinischen übersetzt von Christian August Wichmann (1770), Überarbeitung und Vorrede von Carl Christian Krause. Frankfurt, Leipzig: Andreäische Buchhandlung.
Los GV, Artemenko IP, Hokin LE. Time-dependent effects of lithium on the agonist-stimulated accumulation of second messenger inositol-1,4,5-trisphosphate in SH-SY5Y human neu-

roblastoma cells. Biochem J 1995;311:225–232.

Lubrich B, Spleiss O, Gebicke-Haerter PJ, et al. Differential expression and regulation of the sodium/myo-inositol cotransporter in astrocyte cultures of various regions of the rat brain. Neuropharmacology 2000;39(4):680–690.

Lubrich B, van Calker D. Inhibition of the high affinity myo-inositol uptake: A common mechanism of action of antibipolar drugs? Neuropsychopharmacology 1999;21(4):519–529.

Lubrich B, Patishi Y, Kofman O, et al. Lithium-induced inositol depletion in rat brain after chronic treatment is restricted to the hypothalamus. Mol Psychiatry 1997;2:407–412.

Lusznat RM, Murphy DP, Nunn CMH. Carbamazepine vs. lithium in the treatment and prophylaxis of mania. Brit J Psychiat 1988;153:198–204.

Luxenburger H. Vorläufiger Bericht über psychiatrische Serienuntersuchungen an Zwillingen. Zentralblatt der Gesellschaft für Neurologie und Psychiatrie 1928;116:297–326.

Lynch D, Laws KR McKenna PJ. Cognitive behavioural therapy for major psychiatric disorder: Does it really work? A meta-analytical review of well-controlled trials. Psychological Medicine 2010;40:9–24.

Lyseng-Williamson KA, Perry CM. Aripiprazole: in acute mania associated with bipolar I disorder. CNS Drugs 2004;18:367–376.

Macdonald JB. Prognosis in manic-depressive insanity. J Nerv Ment Dis 1918;47:20–30.

Machado-Vieira R, Manji HK, Zarate CA Jr. The role of lithium in the treatment of bipolar disorder: convergent evidence for neurotrophic effects as a unifying hypothesis. Bipolar Disord 2009;11(Suppl. 2):92–109.

MacKinnon DF, Xu J, McMahon FJ, et al. Bipolar disorder and panic disorder in families: an analysis of chromosome 18 data. Am J Psychiatry 1998;155:829–831.

MacKinnon DF, McMahon FJ, Simpson SG, et al. Panic disorder with familial bipolar disorder. Biol Psychiatry 1997;42:90–95.

MacQueen GM, Hajek T, Alda M. The phenotypes of bipolar disorder: relevance for genetic investigations. Mol Psychiatry 2005;10(9):811–826.

MacQueen GM, Grof P, Alda M, et al. A pilot study of visual backward masking performance among affected versus unaffected offspring of parents with bipolar disorder. Bipolar Disord 2004 ;6:374–378.

MacQueen GM, Young LT, Joffe RT. A review of psychosocial outcome in patients with bipolar disorder. Acta Psychiatr Scand 2001;103:163–170.

Macritchie K, Geddes JR, Scott J Haslam D, et al. Valproate for acute mood episodes in bipolar disorder. Cochrane Database Syst Rev. 2003;(1): CD004052.

Madsen TM, Treschow A, Bengzon J, et al. Increased neurogenesis in a model of electroconvulsive therapy. Biol Psychiatry 2000;47:1043–1049.

Maes M, Meltzer HY. The serotonin hypothesis of major depression. In: Bloom FE, Kupfer DJ, eds. Psychopharmacology. The fourth generation of progress. New York: Raven Press; 1995. p. 933–944.

Magnan V. Leçons cliniques sur des maladies mentales. Paris: Bataille; 1893.

Maier W, Schwab S, Rietschel M. Genetik Affektiver Störungen. In: Helmchen H, Henn F, Lauter H, Sartorius N, Hrsg. Psychiatrie der Gegenwart. Heidelberg: Springer; 1998. p. 373–407.

Maier W, Lichtermann D, Minges J, et al. Continuity and discontinuity of affective disorders and schizophrenia. Results of a controlled family study. Arch Gen Psychiatry 1993;50:871–883.

Maier W, Heuser I, Philipp M, et al. Improving depression severity assessment--II. Content, concurrent and external validity of three observer depression scales. J Psychiatr Res 1988; 22:13–19.

Maina G, Salvi V, Rosso G, et al. Cyclothymic temperament and major depressive disorder: a study on Italian patients. J Affect Disord 2010; 121(3):199–203.

Maj M, Pirozzi R, Magliano L, et al. Agitated Depression in Bipolar I Disorder: Prevalence, Phenomenology, and Outcome. Am J Psychiatry 2003;160(12):2134–2140.

Maj M. »Psychiatric comorbidity«: an artefact of current diagnostic systems? Br J Psychiatry 2005;186(3):182–184.

Maj M, Pirozzi R, Magliano L, et al. Long-term outcome of lithium prophylaxis in bipolar disorder: a 5-year prospective study of 402 patients at a lithium clinic. Am J Psychiatry 1998; 155:30–35.

Maj M, Magliano L, Pirozzi R, et al. Validity of rapid cycling as a course specifier for bipolar disorder. Am J Psychiatry 1994;151:1015–1019.

Malenka RC. Synaptic plasticity in the hippocampus: LTP and LTD. Cell 1994;78:535–538.

Malhi GS, Ivanovski B, Hadzi-Pavlovic D, et al. Neuropsychological deficits and functional

impairment in bipolar depression, hypomania and euthymia. Bipolar Disord 2007;9:114–125.
Mandelli L, Mazza M, Martinotti G, et al. Further evidence supporting the influence of brain-derived neurotrophic factor on the outcome of bipolar depression: independent effect of brain-derived neurotrophic factor and harm avoidance. J Psychopharmacol 2010;24:1747–1754.
Manji HK, Chen G. PKC, MAP kinases and the bcl-2 family of proteins as long-term targets for mood stabilizers. Mol Psychiatry 2002;7 (Suppl. 1):46–56.
Manji HK, Moore GJ, Chen G. Bipolar disorder: leads from the molecular and cellular mechanisms of action of mood stabilizers. Br J Psychiatry 2001a;41:107–119.
Manji HK, Drevets WC, Charney DS. The cellular neurobiology of depression. Nat Med 2001b;7(5):541–547.
Manji HK, Chen G, Hsiao JK, et al. Regulation of signal transduction pathways by mood stabilizing agents: Implications for the pathophysiology and treatment of bipolar affective disorder. In: Manji HK, Bowden CL, Belmaker RH, eds. Bipolar Medications: Mechanism of Action. Washington DC: American Psychiatric Press; 2000a. p. 129–177.
Manji HK, Moore GJ, Rajkowska G, et al. Neuroplasticity and cellular resilience in mood disorders. Mol Psychiatry 2000b;5(6):578–593.
Manji HK, Moore GJ, Chen G. Lithium at 50: have the neuroprotective effects of this unique cation been overlooked? Biol Psychiatry 1999;46:929–940.
Manji HK, Lenox RH. Signaling: cellular insights into the pathophysiology of bipolar disorder. Biol Psychiatry 2000;48:518–530.
Manji HK, Lenox RH. Protein kinase C signaling in the brain: molecular transduction of mood stabilization in the treatment of manic-depressive illness. Biol Psychiatry 1999;46(10):1328–1351.
Manji HK, Bersudsky Y, Chen G, et al. Modulation of protein kinase C isoenzymes and substrates by lithium: the role of myo-inositol. Neuropsychopharmacol 1996a;15:370–381.
Manji HK, Chen G, Shimon H, et al. Regulation of signal transduction pathways by mood stabilizing agents: Implications for the delayed onset of therapeutic efficacy. J Clin Psychiatry 1996b;57 Suppl 13:34–46.
Manji HK, Chen G, Shimon H, et al. Guanine nucleotide-binding proteins in bipolar affective disorder. Effects of long-term lithium treatment. Arch Gen Psychiatry 1995a;52:135–144.
Manji HK, Potter WZ, Lenox RH. Signal transduction pathways. Molecular targets for lithiums actions. Arch Gen Psychiatry 1995b;52: 531–543.
Manji HK, Lenox RH. Long term action of lithium: A role for transcriptional and post-transcriptional factors regulated by protein kinase C. Synapse 1994;16:11–28.
Manji HK. G-proteins: Implications for psychiatry. Am J Psychiatry 1992;149:746–760.
Manning JS, Haykal RF, Connor PD, et al. On the nature of depressive and anxious states in a family practice setting: the high prevalence of bipolar II and related disorders in a cohort followed longitudinally. Compr Psychiatry 1997;38(2):102–108.
Mann-Wrobel MC, Carreno JT, Dickinson D. Meta-analysis of neuropsychological functioning in euthymic bipolar disorder: an update and investigation of moderator variables. Bipolar Disord 2011;13:334–342.
Marangell LB, Bauer MS, Dennehy EB, et al. Prospective predictors of suicide and suicide attempts in 1,556 patients with bipolar disorders followed for up to 2 years. Bipolar Disord 2006;8(5 Pt 2):566–575.
Marcus R, Khan A, Rollin L, et al. Efficacy of aripiprazole adjunctive to lithium or valproate in the long-term treatment of patients with bipolar I disorder with an inadequate response to lithium or valproate monotherapy: a multicenter, double-blind, randomized study. Bipolar Disord 2011;13:133–144.
Margraf J, Schneider S. Diagnostisches Interview bei psychischen Störungen (DIPS), 4. Auflage. Berlin, Heidelberg: Springer; 2011.
Margraf J. Dianostisches Kurz-Interview psychischer Störungen (Mini-DIPS). Berlin: Springer; 1994.
Margraf J, Schneider S, Ehlers A. Diagnostisches Interview bei psychischen Störungen (DIPS). Berlin: Springer; 1991.
Marneros A. Gemischt-affektive Storungen. [Mixed affective disorders.]. Nervenarzt 2007; 78(1):15–20.
Marneros A, Goodwin FK (eds). Mixed states, rapid cycling and atypical bipolar disorders. Cambridge: University Press; 2004a.
Marneros A (Hrsg.). Das Neue Handbuch der Bipolaren und Depressiven Erkrankungen. Stuttgart, New York: Thieme; 2004b.
Marneros A. Expanding the group of bipolar disorders. J Affect Disord 2001;62:39–44.
Marneros A (Hrsg.). Handbuch der unipolaren und bipolaren Erkrankungen. Stuttgart: Thieme; 1999.

Marneros A, Angst J (2000) Bipolar Disorders. 100 Years after manic depressive insanity. Dordrecht, Boston, London: Kluwer Academic Publishers.

Marneros A, Roettig S, Roettig D, et al. The longitudinal polymorphism of bipolar I disorders and its theoretical implications. J Affect Disord 2008;107(1–3):117–126.

Marneros A, Deister A, Rohde A. Affektive, schizoaffektive und schizophrene Psychosen. Eine vergleichende Langzeitstudie. Berlin Heidelberg: Springer; 1991.

Marneros A, Deister A, Rohde A. Syndrome shift in long-term course of schizoaffective disorders. Eur Arch Psychiatr Neurol Sci 1988a;238:97–104.

Marneros A, Deister A, Rohde A, et al. Nonpsychopathological features of K. Schneider's mania. Jap J Psychiatry Neurol 1988b;42:17–21.

Marneros A, Deister A, Rohde A, et al. Psychopathology of K. Schneider's mania. Jap J Psychiatry Neurology 1988c;42:11–15.

Marneros A, Deister A, Rohde A. The Cologne study on schizoaffective disorders and schizophrenia suspecta. In: Marneros A, Tsuang MT, eds. Schizoaffective psychoses. Berlin Heidelberg: Springer; 1986a.

Marneros A, Pillmann F (2005) Das Wort Psychiatrie wurde in Halle geboren. Stuttgart: Schattauer.

Marneros A, Pillmann F (2004) Acute and Transient Psychoses. Cambridge Cambridge University Press.

Marneros A, Rohde A, Deister A, et al. Features of schizoaffective disorders: The »cases-in-between«. In: Marneros A, Tsuang MT, eds. Schizoaffective psychoses. Berlin Heidelberg: Springer; 1986b.

Marneros A, Rohde A, Deister A, et al. Schizoaffective psychoses: The prognostic value of the affective component. In: Marneros A, Tsuang MT, eds. Schizoaffective psychoses. Berlin Heidelberg: Springer; 1986c.

Martin JL, Barbanoj MJ, Schlaepfer TE, et al. Transcranial magnetic stimulation for treating depression. Cochrane Database Syst Rev CD003493; 2002.

Martinez-Aran A, Vieta E, Torrent C, et al. Functional outcome in bipolar disorder: the role of clinical and cognitive factors. Bipolar Disord 2007;9:103–113.

Martinez-Aran A, Vieta E, Colom F, et al. Cognitive impairment in euthymic bipolar patients: implications for clinical and functional outcome. Bipolar Disord 2004a;6:224–232.

Martinez-Aran A, Vieta E, Reinares M, et al. Cognitive function across manic or hypomanic, depressed, and euthymic states in bipolar disorder. Am J Psychiatry 2004b;161:262–270.

Martinez-Aran A, Vieta E, Colom F, et al. Neuropsychological performance in depressed and euthymic bipolar patients. Neuropsychobiology 2002;46 (Suppl. 1):16–21.

Martinez-Aran A, Vieta E, Colom F, et al. Cognitive dysfunctions in bipolar disorder: evidence of neuropsychological disturbances. Psychother Psychosom 2000;69:2–18.

Martinez-Aran A, Vieta A, Reinares M, et al. Cognitive function across manic or hypomanic, depressed and euthymic states in bipolar disorder. Am J Psychiatry 2004;161:262–270.

Martinot JL, Hardy P, Feline A, et al. Left prefrontal glucose hypometabolism in the depressed state: a confirmation. Am J Psychiatry 1990;147:1313–1317.

Martinsen EW, Friis S, Hoffart A. Assessment of depression: comparison between Beck Depression Inventory and subscales of Comprehensive Psychopathological Rating Scale. Acta Psychiatr Scand 1995;92:460–463.

Masana MI, Bitran JA, Hsiao JK, et al. In vivo evidence that lithium inactivates Gi modulation of adenylate cyclase in brain. J Neurochem 1992;5:200–205.

Masana MI, Bitran JA, Hsiao JK, Mefford IN, Potter WZ. Lithium effects on noradrenergic-linked adenylate cyclase activity in intact rat brain: an in vivo microdialysis study. Brain Res 1991;538:333–336.

Masi G, Mucci M, Millepiedi S. Clozapine in adolescent inpatients with acute mania. J Child Adolesc Psychopharmacol 2002;12:93–99.

Massat I, Souery D, Del-Favero J, et al. Excess of allele1 for alpha3 subunit GABA receptor gene (GABRA3) in bipolar patients: a multicentric association study. Mol Psychiatry 2002a;7:201–207.

Massat I, Souery D, Del-Favero J, et al. Positive association of dopamine D2 receptor polymorphism with bipolar affective disorder in a European Multicenter Association Study of affective disorders. Am J Med Genet 2002b;114: 177–185.

Matkowski K, Rybakowski J. Carbamazepine in the treatment of depressive syndromes. Psychiatr Pol 1992;26:251–258.

Matsuo K, Walss-Bass C, Nery FG, et al. Neuronal correlates of brain-derived neurotrophic factor Val66Met polymorphism and morphometric abnormalities in bipolar disorder. Neuropsychopharmacology 2009;34:1904–1913.

Matthes-von Cramon G, von Cramon DY. Störungen exekutiver Funktionen. In: Sturm W et al. (Hrsg.) Lehrbuch klinischer Neuropsy-

chologie. Lisse, NL: Swets & Zeitlinger Publishers; 2000, S. 392–410.
Mayberg HS, Liotti M, Brannan SK, et al. Reciprocal limbic-cortical function and negative mood: converging PET findings in depression and normal sadness. Am J Psychiatry 1999; 156:675–682.
Mayberg HS, Brannan SK, Mahurin RK, et al. Cingulate function in depression: a potential predictor of treatment response. Neuroreport 1997;8:1057–1061.
Mayberg HS, Lewis PJ, Regenold W, et al. Paralimbic hypoperfusion in unipolar depression. J Nucl Med 1994;35:929–934.
Mayberg HS, Starkstein SE, Peyser CE, et al. Paralimbic frontal lobe hypometabolism in depression associated with Huntington's disease. Neurology 1992;42:1791–1797.
Maziade M, Roy MA, Rouillard E, et al. A search for specific and common susceptibility loci for schizophrenia and bipolar disorder: a linkage study in 13 target chromosomes. Mol Psychiatry 2001;6, 684–693.
McCall WV, Reboussin DM, Weiner RD, et al. Titrated moderately suprathreshold vs fixed high-dose right unilateral electroconvulsive therapy: acute antidepressant and cognitive effects. Arch Gen Psychiatry 2000;57:438–444.
McCarthy MI, Abecasis GR, Cardon LR, et al. Genome-wide association studies for complex traits: consensus, uncertainty and challenges. Nat Rev Genet 2008;9:356–369.
McClellan J, Werry J. Practice parameters for the assessment and treatment of children and adolescents with bipolar disorder. J Am Acad Child Adolesc Psychiatry 1997;36:138–157.
McDonald WM. Epidemiology, etiology, and treatment of geriatric mania. J Clin Psychiatry 2000;61 Suppl 13:3–11.
McDonald WM, Nemeroff CB. The diagnosis and treatment of mania in the elderly. Bull Menninger Clin 1996;60:174–196.
McDonald WM, Krishnan KR, Doraiswamy PM, et al. Occurrence of subcortical hyperintensities in elderly subjects with mania. Psychiatry Res 1991;40:211–220.
McElroy SL. Bipolar Disorder: Special Considerations for Diagnosis in Women and New Developments in Treatment. Presentation WMH Congress Washington; 2004.
McElroy SL, Weisler RH, Chang W, et al. A double-blind, placebo-controlled study of quetiapine and paroxetine as monotherapy in adults with bipolar depression (EMBOLDEN II). J Clin Psychiatry 2010;71:163–174.
McElroy S, Altshuler L, Suppes T. Axis I psychiatric comorbidity and its relationship to historical illness variables in 288 patients with bipolar disorder. Am J Psychiatry 2004;158: 420–426.
McElroy SL, Altshuler LL, Suppes T, et al. Axis I psychiatric comorbidity and its relationship to historic illness variables in 288 patients with bipolar disorder. Am J Psychiatry 2001;158: 420–426.
McElroy SL, Keck PE, Stanton SP, et al. A randomized comparison of divalproex oral loading versus haloperidol in the initial treatment of acute psychotic mania. J Clin Psychiatry 1996;57:142–146.
McElroy SL, Keck PE Jr. Rapid Cycling. In: Dunner DL, ed. Current psychiatry therapy. Philadelphia: WB Saunders; 1993.
McElroy SL, Keck PE, Pope HG, et al. Clinical and research implication of the diagnosis of dysphoric or mixed mania or hypomania. Am J Psychiatry 1992;149:1633–1644.
McEwen B. The neurobiology of stress: from serendipity to clinical relevance. Brain Res 2000;886:172–189.
McGahon B, Clements MP, Lynch MA. The ability of aged rats to sustain long-term potentiation is restored when the age-related decrease in membrane arachidonic acid concentration is reversed. Neuroscience 1997;81:9–16.
McGowan S, Eastwood SL, Mead A, et al. Hippocampal and cortical G protein Gsa, Goa, Gi2a mRNA expression after electroconvulsive shock or lithium treatment. Eur J Pharmacol 1996;306:249–255.
McGrath J, Scheldt S, Welham J, et al. Performance on tests sensitive to impaired executive ability in schizophrenia, mania and well controls: acute and subacute phases. Schizophr Res 1997;26:127–137.
McInnis MG, Lan TH, Willour VL, et al. Genome-wide scan of bipolar disorder in 65 pedigrees: supportive evidence for linkage at 8q24, 18q22, 4q32, 2p12 and 13q12. Mol Psychiatry 2003; 8:288–298.
McInnis MG, Escamilla MA, Service SK, et al. A complete genome screen for genes predisposing to severe bipolar disorder in two Costa Rican pedigrees. Proc Natl Acad Sci U S A 1996;93: 13060–13065.
McIntosh AM, Harrison LK, Forrester K, et al. Neuropsychological impairments in people with schizophrenia or bipolar disorder and their unaffected relatives. Br J Psychiatry 2005;186: 378–385.
McIntyre R, Hirschfeld R, Alphs L, et al. Asenapine in the treatment of acute mania in bipolar I disorder: outcomes from two randomized

placebo-controlled trials. Bipolar Disord 2008;10 (Suppl. 1):49.
McIntyre RS, Muzina DJ, Kemp DE, et al. Bipolar disorder and suicide: research synthesis and clinical translation. Curr Psychiatry Rep 2008;10(1):66–72.
McKnight RF, Adida M, Budge K, et al. Lithium toxicity profile: a systematic review and meta-analysis. Lancet 2012;379(9817):721–728.
McMahon FJ, Hopkins PJ, Xu J, McInnis MG, Shaw S, Cardon L, et al. Linkage of bipolar affective disorder to chromosome 18 markers in a new pedigree series. Am J Hum Genet 1997;61:1397–1404.
McQueen MB, Devlin B, Faraone SV, et al. Combined analysis from eleven linkage studies of bipolar disorder provides strong evidence of susceptibility loci on chromosomes 6q and 8q. Am J Hum Genet 2005;77:582–595.
Meeks S. Bipolar disorder in the latter half of life: symptom presentation, global functioning and age of onset. J Affect Disord 1999;52:161–167.
Meehan K, Zhang F, David S, et al. A double-blind, randomized comparison of the efficacy and safety of intramuscular injections of olanzapine, lorazepam, or placebo in treating acutely agitated patients diagnosed with bipolar mania. J Clin Psychopharmacol 2001;21:389–397.
Melchinger H. Ambulante psychiatrische Versorgung: Umsteuerungen dringend geboten. Dtsch Arztebl 2008;105(46):A2457–2460.
Meloni R, Leboyer M, Bellivier F, et al. Association of manic-depressive illness with tyrosine hydroxylase microsatellite marker. Lancet 1995;345:932.
Mendel E. Die Manie. Wien Leipzig: Urban und Schwarzenberg; 1881.
Mendlewicz J, Simon P, Sevy S, et al. Polymorphic DNA marker on X chromosome and manic depression. Lancet 1987;1:1230–1232.
Mendlewicz J, Rainer JD. Adoption study supporting genetic transmission in manic-depressive illness. Nature 1977;268:327–329.
Merikangas KR, Herrell R, Swendsen J, et al. Specificity of bipolar spectrum conditions in the comorbidity of mood and substance use disorders: results from the Zurich cohort study. Arch Gen Psychiatry 2008;65(1):47–52.
Merikangas KR, Akiskal HS, Angst J, et al. Lifetime and 12-Month Prevalence of Bipolar Spectrum Disorder in the National Comorbidity Survey Replication. Arch Gen Psychiatry 2007;64(5):543–552.
Merikangas KR, Risch N. Will the genomics revolution revolutionize psychiatry? Am J Psychiatry 2003;160(4):625–635.
Merikangas KR, Kupfer DJ. Mood disorders: Genetic aspects. In: Kaplan HI, Sadock BJ, eds. Comprehensive textbook of psychiatry. 6th edition. Baltimore: Williams & Wilkins; 1995, p. 1102–1116.
Mesulam MM. Large scale neurocognitive networks and distributed processing for attention, language and memory. Ann Neurol 1990;28:597–613.
Mesulam MM, Van Hoesen GW, Pandya DN, et al. Limbic and sensory connections of the inferior parietal lobule (area PG) in the rhesus monkey: a study with a new method for horseradish peroxidase histochemistry. Brain Res 1977;136:393–414.
Meye MR, Slesina W. Zusammenarbeit von Ärzten und Selbsthilfegruppen. Erprobung von Kooperationsformen im Bereich der Kassenärztlichen Vereinigung Westfalen-Lippe. Köln: Deutscher Ärzteverlag; 1990.
Meyer TD. Hypomanie und Manie. In: Röhrle B, Caspar F, Schlottke PF (Hrsg.) Lehrbuch der klinisch-psychologischen Diagnostik. Stuttgart: Kohlhammer; 2008a, S. 433–474.
Meyer TD, Bipolare Störungen. In: Margraf J, Schneider S (Hrsg.) Lehrbuch der Verhaltenstherapie (3. Aufl.) (Kapitel 8). Berlin: Springer; 2008b, S. 130-173.
Meyer TD. Psychoedukation und Selbstmanagement bei bipolar affektiven Störungen (Kapitel 8). In: Behrendt B, Schaub A (Hrsg.) Psychoedukation und Selbstmanagement. Verhaltenstherapeutische Ansätze zur Krankheitsbewältigung für die klinische Praxis. Tübingen: DGVT Verlag; 2005, S. 209–246.
Meyer TD, Hautzinger M. Cognitive behavior therapy and supportive therapy for bipolar disorder. Relapse rates for treatment period and 2 year follow-up? Psychological Medicine 2012;42: 1429-1439.
Meyer TD, Hautzinger M. Psychotherapie und Psychoedukation. In: Bauer M, DGBS (Hrsg.) Weissbuch Bipolare Störungen in Deutschland. Stand des Wissens – Defizite – Was ist zu tun? Norderstedt: Books on Demand GmbH; 2006, S. 325–398.
Meyer TD, Hautzinger M. Manisch depressive Störungen – Kognitive Verhaltenstherapie zur Rückfallprophylaxe. Weinheim: Beltz; 2004.
Meyer TD, Hautzinger M. Psychoedukation und Psychotherapie bei bipolaren affektiven Störungen. In: DGBS, Hrsg. Weißbuch bipolare Störungen in Deutschland. Hamburg: Conference Point; 2003. p. 251–306.
Meyer TD, Hautzinger M. Screening for bipolar disorders using the Hypomanic Personality Scale. J Affect Disord 2003;75:149–154.

Meyer TD, Koßmann-Böhm S, Schlottke P. Do child psychiatrists in Germany diagnose bipolar disorders in children and adolescents? Results from a survey. Bipolar Disorders 2004;6:426–431.

Michael N, Erfurth A. Treatment of bipolar mania with right prefrontal rapid transcranial magnetic stimulation. J Affect Disord 2004;78:253–257.

Michael N, Gosling M, Reutemann M, et al. Metabolic changes after repetitive transcranial magnetic stimulation (rTMS) of the left prefrontal cortex: a sham-controlled proton magnetic resonance spectroscopy (1H MRS) study of healthy brain. Eur J Neurosci 2003;17:2462–2468.

Michalak E, Yatham L, Lam R. Quality of life in bipolar disorder: A review of the literature. Health and Quality of Life Outcomes 2005; 3(1):72.

Miklowitz DJ, Otto MW, Frank E, et al. Psychosocial treatments for bipolar depression: a 1-year randomized trial from the Systematic Treatment Enhancement Program. Arch Gen Psychiatry 2007;64 (4):419–426.

Miklowitz DJ, George EL, Richards JA, et al. A randomized study of family-focused psychoeducation and pharmacotherapy in the outpatient management of bipolar disorder. Arch Gen Psychiatry 2003;60:904–912.

Miklowitz DJ, Frank E, George EL. New psychosocial treatment for the outpatient management of bipolar disorder. Psychopharmacol Bull 1996a;32:613–621.

Miklowitz DJ. Bipolar disorder. A family-focused treatment approach (2nd ed.). New York: Guilford Press; 2010.

Miklowitz DJ., Psychotherapy in combination with drug treatment for bipolar disorder. Clin Psychopharmacol 1996b;16 (2) Suppl 1:56–66.

Miklowitz DJ, Axelson DA, Birmaher B, et al. Family-focused treatment for adolescents with bipolar disorder: results of a 2-year randomized trial. Archives of General Psychiatry 2008;65(9):1053–1061.

Miklowitz DJ, Goldstein MJ. Bipolar disorder. A family-focused treatment approach. New York: Guilford Press; 1997.

Miklowitz DJ, Goldstein MJ. Behavioral family treatment for patients with bipolar affective disorder. Behav Modif 1990;14(4):457–489.

Miklowitz DJ, Simoneau TL, Sachs-Ericsson N, et al. Family risk indicators in the course of bipolar affective disorder. In: Mundt C, Goldstein MJ, Hahlweg K, Fiedler P (Eds.) Interpersonal factors in the origin and course of affective disorders. London: Gaskell; 1996, S. 203–217.

Mill J, Tang T, Kaminsky Z, Khare T, et al. Epigenomic profiling reveals DNA-methylation changes associated with major psychosis. Am J Hum Genet 2008;82:696–711.

Miller DS, Yatham LN, Lam RW. Comparative efficacy of typical and atypical antipsychotics as add-on therapy to mood stabilizers in the treatment of acute mania. J Clin Psychiatry 2001;62:975–980.

Minnai GP, Salis PG, Oppo R, et al. Effectiveness of maintenance electroconvulsive therapy in rapid-cycling bipolar disorder. J ECT 2011;27:123–126.

Mirchandani IC, Young RC. Management of mania in the elderly: an update. Ann Clin Psychiatry 1993;5:67–77.

Mitchell PB, Manji HK, Chen G, et al. High levels of Gsa in platelets of euthymic patients with bipolar affective disorder. Am J Psychiatry 1997;154:218–223.

Modell JG. Further experience and observations with lorazepam in the management of behavioral agitation. J Clin Psychiatry 1986;6:385–387.

Modell JG, Lenox RH, Weiner S. Inpatient clinical trial of lorazepam for the management of manic agitation. J Clin Psychopharmacol 1985;5:109–113.

Möller HJ. Standardisierte psychiatrische Befunddiagnostik. In: Möller HJ, Laux G, Kapfhammer HP (Hrsg.) Psychiatrie, Psychosomatik, Psychotherapie. Band 2, Spezielle Psychiatrie, 4. Aufl., Berlin, Heidelberg: Springer; 2011; 545–568.

Möller HJ. Methodological aspects in the assessment of severity of depression by the Hamilton Depression Scale. Eur Arch Psychiatry Clin Neurosci. 2001;251 Suppl 2:13–20.

Möller HJ, Grunze H. Have some guidelines for the treatment of acute bipolar depression gone too far in the restriction of antidepressants? Eur Arch Psychiatry Clin Neurosci 2000;250: 57–68.

Möller H-J, von Zerssen D, Emrich HM, et al. Action of d-propanolol in manic psychoses. Arch Psychiatr Nervenkr 1979;227:301–317.

Montgomery SA, Asberg M. A new depression scale designed to be sensitive to change. Br J Psychiatry 1979;134:382–389.

Monti B, Polazzi E. Contestabile A. Biochemical, molecular and epigenetic mechanisms of valproic acid neuroprotection. Curr Mol Pharmacol 2009;2:95–109.

Moore GJ, Breeze JL, Gruber SA, et al. Choline, myo-inositole and mood in bipolar disorder: A

proton magnetic resonance spectroscopic imaging study of the anterior cingulate cortex. Bipolar Disord 2000a;2:207–216.
Moore GJ, Bebchuk JM, Wilds IM, et al. Lithium-induced increase in human brain grey matter. Lancet 2000b;356:1241–1242.
Moore GJ, Bebchuk JM, Hasanat K et al. Lithium increases N-acetyl-aspertate in the human brain: in vivo evidence in support of bcl-2's neurotrophic effects. Biol Psychiatry 2000c;48: 1–8.
Moore GJ, Bebchuk JM, Parrish JK, et al. Temporal dissociation between lithium-induced changes in frontal lobe myo-inositol and clinical response in manic-depressive illness. Am J Psychiatry 1999;156(12):1902–1908.
Mora A, Gonzalez-Polo RA, Fuentes JM, et al. Different mechanisms of protection against apoptosis by valproate and Lithium. Eur J Biochem 1999;266(3):886–891.
Morel BA. Traité des maladies mentales. Paris: Masson; 1860.
Morgagni JB (1761) Recherches anatomiques sur le siège et les causes des maladies (translated). Venice: Destouet.
Morgan JI, Curran T. Stimulus-transcription coupling in neurons: role of cellular immediate early genes. Trends Neurosci 1989;11:459–462.
Mori S, Tardito D, Dorigo A, et al. Effects of lithium on cAMP-dependent protein kinase in rat brain. Neuropsychopharmacology 1998;19: 233–240.
Mori S, Zanardi R, Popoli M, et al. Inhibitory effects of lithium on cAMP dependent phosphorylation systems. Life Sci 1996;59:99–104.
Morice R. Cognitive inflexibility and prefrontal dysfunction in schizophrenia and mania. Br J Psychiatry 1990;157:50–54.
Morissette J, Villeneuve A, Bordeleau L, et al. Genome-wide search for linkage of bipolar affective disorders in a very large pedigree derived from a homogeneous population in quebec points to a locus of major effect on chromosome 12q23-q24. Am J Med Genet 1999;88: 567–587.
Mork A, Geisler A, Hollund P. Effects of lithium on second messenger systems in the brain. Pharmacol Toxicol 1992;71:4–17.
Mork A, Geisler A. The effects of lithium in vitro and ex vivo on adenylate cyclase in brain are exerted by distinct mechanisms. Neuropharmacology 1989;28(3):307–311.
Morriss, R, Leese, M, Chatwin, J, Baldwin, D. The THREAD Study Group. Inter-rater reliability of the Hamilton Depression Rating Scale as a diagnostic and outcome measure of depression in primary care. J affect disord 2008; 111: 204–213.
Mota de Freitas D, Castro MM, Geraldes CF. Is competition between Li+ and Mg2+ the underlying theme in the proposed mechanisms for the pharmacological action of lithium salts in bipolar disorder? Acc Chem Res 2006;39:283–291.
Muglia P, Petronis A, Mundo E, Lander S, Cate T, Kennedy JL. Dopamine D4 receptor and tyrosine hydroxylase genes in bipolar disorder: evidence for a role of DRD4. Mol Psychiatry 2002;7:860–866.
Mukherjee S, Sackeim HA, Schnur DB. Electroconvulsive therapy of acute manic episodes: a review of 50 years' experience. Am J Psychiatry 1994;151:169–176.
Mukherjee S, Sackheim HA, Lee C. Unilateral ECT in the treatment of manic episodes. Convulsive Ther 1988;4:74–80.
Müller DJ, Schulze TG, Jahnes E, et al. Association between a polymorphism in the pseudoautosomal X-linked gene SYBL1 and bipolar affective disorder. Am J Med Genet 2002;114:74–78.
Müller MJ, Himmerich H, Kienzle B, et al. Differentiating moderate and severe depression using the Montgomery-Asberg depression rating scale (MADRS). J Affect Disord 2003;77:255–260.
Müller P, Herpertz R. Zur Behandlung manischer Psychosen mit Clozapin. Fortschr Neurol Psychiatr 1977;45:420–424.
Müller-Oerlinghausen B, Berghöfer A, Bauer M. Bipolar disorder. Lancet 2002;359:241–247.
Müller-Oerlinghausen B, Retzow A, Henn FA, et al. Valproate as an adjunct to neuroleptic medication for the treatment of acute episodes of mania: a prospective, randomized, double-blind, placebo-controlled, multicenter study. European Valproate Mania Study Group. J Clin Psychopharmacol 2000;20:195–203.
Müller-Oerlinghausen B, Greil W, Berghöfer A. Die Lithiumtherapie. Nutzen, Risiken, Alternativen. Berlin Heidelberg: Springer; 1997.
Müller-Oerlinghausen B. Unerwünschte Wechselwirkungen von Lithiumsalzen mit anderen Arzneimitteln. In: Müller-Oerlinghausen B, Greil W, Berghöfer A, Hrsg. Die Lithiumtherapie. Berlin Heidelberg:Springer; 1997. p.446–455.
Müller-Oerlinghausen B, Wolf T, Ahrens B, et al. Mortality of patients who dropped out from regular lithium prophylaxis: a collaborative study by the International Group for the Study of Lithium-Treated Patients (IGSLI). Acta Psychiatr Scand 1996;94:344–347.

Müller-Oerlinghausen B, Wolf T, Ahrens B, et al. Mortality during initial and during later lithium treatment. A collaborative study by the International group for the study of lithium-treated patients. Acta Psychiatr Scand 1994;90:295–297.

Müller-Oerlinghausen B, Ahrens B, Grof E, et al. The effect of long-term lithium treatment on the mortality of patients with manic-depressive and schizoaffective illness. Acta Psychiatr Scand 1992a;86:218–222.

Müller-Oerlinghausen B, Müser-Causemann B, Volk J. Suicides and parasuicides in a high-risk patient group on and off lithium long-term medication. J Affect Disord 1992b;25:261–270.

Mundo E, Walker M, Cate T, et al. The role of serotonin transporter protein gene in antidepressant-induced mania in bipolar disorder: preliminary findings. Arch Gen Psychiatry 2001;58:539–544.

Murphy DL, Donnelly C, Moskowitz J. Inhibition by lithium of prostaglandin E1 and norepinephrine effects on cyclic adenosine monophosphate production in human platelets. Pharmac Therapeutics 1973;14:810–814.

Murphy FC, Sahakian BJ, Rubinsztein JS, et al. Emotional bias and inhibitory control processes in mania and depression. Psychol Med 1999;29:1307–1321.

Muzina DJ et al. Aripiprazole monotherapy in patients with rapid-cycling bipolar I disorder: an analysis from a longterm, double-blind, placebo-controlled study. Int J Clin Pract 2008;62(5):679–687.

Mynett-Johnson L, Kealey C, Claffey E, et al. Multimarkerhaplotypes within the serotonin transporter gene suggest evidence of an association with bipolar disorder. Am J Med Genet 2000;96:845–849.

Mynett-Johnson LA, Murphy VE, Claffey E, et al. Preliminary evidence of an association between bipolar disorder in females and the catechol-O-methyltransferase gene. Psychiatr Genet 1998;8:221–225.

Nahas Z, Kozel FA, Li X, et al. Left prefrontal transcranial magnetic stimulation (TMS) treatment of depression in bipolar affective disorder: a pilot study of acute safety and efficacy. Bipolar Disord 2003;5:40–47.

Nahas Z, Bohning DE, Molloy MA, et al. Safety and feasibility of repetitive transcranial magnetic stimulation in the treatment of anxious depression in pregnancy: a case report. J Clin Psychiatry 1999;60:50–52.

National Institut of Mental Health Research Roundtable on Prepubertal Bipolar Disorder. J Am Acad Child Adolesc Psychiatry 2001;40: 871–878.

Neele E. Die phasischen Psychosen nach ihrem Erscheinungs- und Erbbild. Leipzig: J.A. Barth; 1949.

Nelson HE. National Adult Reading Test (NART): Test Manual. Windsor: NFER-Nelson; 1982.

Nelson JC, Mazure CM. Lithium augmentation in psychotic depression refractory to combined drug treatment. Am J Psychiatry 1986;143:363–366.

Neumann NU, Schulte RM. Montgomery-Asberg-Depressions-Rating-Skala. Bestimmung der Validität und der Interrater-Reliabilität der deutschen Fassung. Psycho 1988;14:911–924.

Neves-Pereira M, Mundo E, Muglia P, et al. The brain-derived neurotrophic factor gene confers susceptibility to bipolar disorder: evidence from a family-based association study. Am J Hum Genet 2002;71:651–655.

Ng B, Camacho A, Lara DR, et al. A case series on the hypothesized connection between dementia and bipolar spectrum disorders: bipolar type VI? J Affect Disord 2008;107(1–3):307–315.

Ni X, Trakalo JM, Mundo E, et al. Linkage disequilibrium between dopamine D1 receptor gene (DRD1) and bipolar disorder. Biol Psychiatry 2002;52:1144–1450.

Nibuya M, Morinobu S, Duman RS. Regulation of BDNF and trkB mRNA in rat brain by chronic electroconvulsive seizure and antidepressant drug treatments. J Neurosci 1995;15:7539–7547.

Niculescu AB, 3rd, Kelsoe JR. Convergent functional genomics: application to bipolar disorder. Ann Med 2001;33:263–271.

Niehof M, Mann MP, Trautwein C. CREB controls LAP/C/EBPb transcription. Mol Cell Biol 1997;17:3600–3613.

Nielssen O, Buhrich N, Finlay-Jones R. Intravenous sedation of involuntary psychiatric patients in New South Wales. Aust N Z J Psychiatry 1997;31:273–278.

Nilsson KK, Straarup KN, Jorgensen CR, et al. Affective temperaments' relation to functional impairment and affective recurrences in bipolar disorder patients. J Affect Disord 2012;138(3): 332–336.

Nilsson FM, Kessing LV, Sorensen TM, et al. Enduring increased risk of developing depression and mania in patients with dementia. J Neurol Neurosurg Psychiatry 2002;73:40–44.

NIMH. Breaking Ground, Breaking Through: The Strategic Plan for Mood disorders Research of the National Institute of Mental Health (www.

nimh.nih.gov/strategic/mooddisorders.pdf); 2002.
Nobler MS, Sackeim HAPI, Moeller JR, et al. Regional cerebral blood flow in mood disorders III: treatment and clinical response. Arch Gen Psychiatry 1994;51:884–897.
Nolen WA, Weisler RH, Neijber A, et al. Quetiapine or lithium versus placebo for maintenance treatment of bipolar I disorder after stabilization on quetiapine. Poster presented at the 17th European congress of Psychiatry, 24–28 January 2009, Lisbon, Portugal; 2009.
Nolen WA, Kupka RW, Schulte PFJ, et al. Richtlijn bipolaire stoornissen. 2nd ed. Utrecht: De Tijdstrom uitgerverij BV; 2008.
Nolen WA, Bloemkolk D. Treatment of bipolar depression, a review of the literature and a suggestion for an algorithm. Neuropsychobiology 2004;2 Suppl 1:11–17
Nolen WA, Luckenbaugh DA, Altshuler LL, et al. Correlates of 1-year prospective outcome in bipolar disorder: results form the Stanley foundation bipolar network. Am J Psychiatry 2004b;1447–1454.
Nolen WA, Ten Have M, Vollebergh W, eds. Rate of Detection and Care Utilization by People with Bipolar Disorders. Results from the Netherlands Mental Health Survey and Incidence Study (NEMESIS). Chichester: Wiley; 2002.
Nonaka S, Hough CJ, Chuang DM. Chronic lithium treatment robustly protects neurons in the central nervous system against excitotoxicity by inhibiting N-methyl-D-aspartate receptor-mediated calcium influx. Proc Natl Acad Sci USA 1998;95(5):2642–2647.
Normann C, Peckys D, Schulze CH, et al. Associative long-term depression in the hippocampus is dependent on postsynaptic N-type Ca2+ channels. J Neurosci 2000;20:8290–8297.
Nöthen MM, Cichon S, Rohleder H, et al. Evaluation of linkage of bipolar affective disorder to chromosome 18 in a sample of 57 German families. Mol Psychiatry 1999;4:76–84.
Nöthen M, Cichon S, Franzek E. Systematic search for susceptibility genes in bipolar affective disorder – evidence for disease loci at 18p and 4p. Am J Hum Genet 1997;61:A288.
Nöthen M, Cichon S, Craddock N. Linkage studies of bipolar disorder to chromosome 18 markers. Biol Psychiatry 1996;39:615.
Novick DM, Swartz HA, Frank E. Suicide attempts in bipolar I and bipolar II disorder: a review and meta-analysis of the evidence. Bipolar Disord 2010;12(1):1–9.
Nunes PV, Forlenza OV, Gattaz WF. Lithium and risk for Alzheimer's disease in elderly patients with bipolar disorder. Br J Psychiatry 2007;190: 359–360.
O'Brien WT, Harper AD, Jove F, et al. Glycogen synthase kinase-3beta haploinsufficiency mimics the behavioral and molecular effects of lithium. J Neurosci 2004;24(30):6791–6798.
O'Donnell T, Rotzinger S, Nakashima TT, et al. Chronic lithium and sodium valproate both decrease the concentration of myo-inositol and increase the concentration of monophosphates in rat brain. Brain Res 2000;880(1–2):84–91.
O'Donovan MC, Craddock N, Norton N, et al. Molecular Genetics of Schizophrenia Collaboration. Identification of loci associated with schizophrenia by genome-wide association and follow-up. Nat Genet 2008;40:1053–105.
O'Donovan C, Kusumakar V, Graves GR, et al. Menstrual abnormalities and polycystic ovary syndrome in women taking valproate for bipolar mood disorder. J Clin Psychiatry 2002;63: 322–330.
Oedegaard KJ, Dilsaver SC, Hundal Ãi, et al. Are Migraine and Bipolar Disorders Comorbid Phenomena?: Findings From a Pharmacoepidemiological Study Using the Norwegian Prescription Database. Journal of Clinical Psychopharmacology 2011;31(6):734–739
Oedegaard KJ, Greewood TA, Lunde A, et al. A genome-wide linkage study of bipolar disorder and co-morbid migraine: replication of migraine linkage on chromosome 4q24, and suggestion of an overlapping susceptibility region for both disorders on chromosome 20p11. J Affect Disord 2009a;122:14–26.
Oedegaard KJ, Syrstad VE, Morken G, et al. A study of age at onset and affective temperaments in a Norwegian sample of patients with mood disorders. J Affect Disord 2009;118(1–3):229–233.
Oedegaard KJ, Fasmer OB. Is migraine in unipolar depressed patients a bipolar spectrum trait? Journal of Affective Disorders 2005;84(2–3):233–242.
Okuma T. Effects of carbamazepine and lithium on affective disorders. Neuropsychobiology 1993;27:138–145.
Okuma T, Yamashita I, Takahashi R, et al. Double-blind controlled studies on the therapeutic efficacy of carbamazepine in affective and schizophrenic patients. Psychopharmacol 1988;96: 102.
Okuma T, Inanaga K, Otsuki S, et al. Comparison of the antimanic efficacy of carbamazepine and chlorpromazine: a double-blind controlled study. Psychopharmacoclogy 1979;66:211–217.
Okuma T, Kishimoto A, Inoue K. Anti-manic and prophylactic effects of carbamazepine (Tegre-

tol) on manic depressive psychosis. Folia Psychiatrica et Neurologica Japonica 1973;27:283–297.

Oliver JM, Simmons ME. Affective disorders and depression as measured by the Diagnostic Interview Schedule and Beck Depression Inventory in an unselected adult population. J Clin Psychol 1985;41:496–576.

Ollila HM, Soronen P, Silander K, et al. Findings from bipolar disorder genome-wide association studies replicate in a Finnish bipolar family-cohort. Mol Psychiatry 2009;14:351–353.

Oluboka OJ, Bird DC, Kutcher S, et al. A pilot study of loading versus titration of valproate in the treatment of acute mania. Bipolar Disord 2002;4:341–345.

Ongur D, Drevets WC, Price JL. Glial reduction in the subgenual prefrontal cortex in mood disorders. Proc Natl Acad Sci U S A 1998; 95(22):13290–13295.

Orn H, Newman SC, Bland RC. Design and field methods of the Edmonton Survey of Psychiatric Disorders. Acta Psychiatr Scand 1988;77 Suppl 338:17–23.

Ösby U, Brandt L, Correia N, et al. Excess mortality in bipolar and unipolar disorder in Sweden. Arch Gen Psychiatry 2001;58:844–850.

Ostacher MJ, Perlis RH, Nierenberg AA, et al. Impact of substance use disorders on recovery from episodes of depression in bipolar disorder patients: prospective data from the Systematic Treatment Enhancement Program for Bipolar Disorder (STEP-BD). Am J Psychiatry 2010; 167(3):289–297.

Osterrieth PA. Le test de copie d'une figure complex: Contribution á l'étude de la perceptionet de la mémoire. Arch Psychol 1944;30:286–356.

Otto MW, Perlman CA, Wernicke R, et al. Posttraumatic stress disorder in patients with bipolar disorder: a review of prevalence, correlates, and treatment strategies. Bipolar Disord 2004;6(6):470–479.

Ottoni GL, Lorenzi TM, Lara DR. Association of temperament with subjective sleep patterns. J Affect Disord 2011;128(1–2):120–127.

Ozaki N, Chuang DM. Lithium increases transcription factor binding to AP-1 and cyclic AMP-responsive element in cultured neurons and rat brain. J Neurochem 1997;69:2336–2344.

Ozgürdal S, van Haren E, Hauser M, et al. Early mood swings as symptoms of the bipolar prodrome: preliminary results of a retrospective analysis. Psychopathology 42(5):337–342. Epub 2009, Aug 11.

Pae CU, Lee KU, Kim JJ, et al. Switching to quetiapine in patients with acute mania who were intolerant to risperidone. Hum Psychopharmacol 2004;19:47–51.

Panagides J et al. Asenapine in acute mania: a randomized, double-blind, placebo- and olanzapine-controlled trial (ARES 7501004). Biol Psychiatry 2007;61:222S.

Panhorst H, Ramacher R, Wagener R, et al. Psychoedukation bei bipolaren Störungen. Nervenheilkunde 2001;20 Suppl 2:34–38.

Papadimitriou GN, Dikeos DG, Karadima G, et al. Association between the GABA(A) receptor alpha5 subunit gene locus (GABRA5) and bipolar affective disorder. Am J Med Genet 1998;81:73–80.

Papatheodorou G, Kutcher SP, Katic M, et al. The efficacy and safety of divalproex sodium in the treatment of acute mania in adolescents and young adults: an open clinical trial. J Clin Psychopharmacol 1995;15:110–116.

Papiol S, Molina V, Desco M, et al. Gray matter deficits in bipolar disorder are associated with genetic variability at interleukin-1 beta gene (2q13). Genes Brain Behav 2008;7:796–801.

Papolos DF, Papolos J. The bipolar child. New York: Brodway Books; 1999.

Papolos DF, Veit S, Faedda GL, et al. Ultra-ultra rapid cycling bipolar disorder is associated with the low activity catecholamine-O-methyltransferase allele. Mol Psychiatry 1998;3:346–349.

Pardo JV, Pardo PJ, Raichle ME. Neural correlates of self-induced dysphoria. Am J Psychiatry 1993;150:713–719.

Parker G, McCraw S, Fletcher K. Cyclothymia. Depress Anxiety 2012;29:487–94.

Parker G, Roy K, Wilhelm K, et al. The nature of bipolar depression: implications for the definition of melancholia. J Affect Disord 2000;59: 217–224.

Pascual-Leone A, Catala MD, Pascual-Leone PA. Lateralized effect of rapid-rate transcranial magnetic stimulation of the prefrontal cortex on mood. Neurology 1996a;46:499–502.

Pascual-Leone A, Rubio B, Pallardo F, et al. Rapid-rate transcranial magnetic stimulation of left dorsolateral prefrontal cortex in drug-resistant depression. Lancet 1996b;348:233–237.

Patishi Y, Lubrich B, Berger M, et al. Differential uptake of myo-inositol into rat brain areas. Eur Neuropsychopharmacol 1996;6:73–75.

Pato CN, Pato MT, Kirby A, et al. Genome-wide scan in Portuguese Island families implicates multiple loci in bipolar disorder: fine mapping adds support on chromosomes 6 and 11. Am J Med Genet 2004;127:30–34.

Payne JL, Roy PS, Murphy-Eberenz K, et al. Reproductive cycle-associated mood symptoms in women with major depression and bipolar disorder. J Affect Disord 2007;99:221–229.

Pazzaglia P, Post RM, Ketter TA, et al. Nimodipine monotherapy and carbamazepine augmentation in patients with refractory recurrent affective illness. J Clin Psychopharmacol 1998;18:404–413.

Peet M. Induction of mania with selective serotonin reuptake inhibitors and tricyclic antidepressants. Br J Psychiatry 1994;164:549–550.

Pekkarinen P, Terwilliger J, Bredbacka PE, et al. Evidence of a predisposing locus to Bipolar disorder on Xq24-q27.1 in an extended Finnish pedigree. Genome Res 1995;5:105–115.

Perez de Castro I, Santos J, Torres P, et al. A weak association between TH and DRD2 genes and bipolar affective disorder in a Spanish sample. J Med Genet 1995;32:131–134.

Perlick D, Clarkin JF, Sirey J, et al. Burden experienced by care-givers of persons with bipolar affective disorder. Br J Psychiatry 1999;175:56–62.

Perlick DA, Miklowitz DJ, Lopez N, et al. Family-focused treatment for caregivers of patients with bipolar disorder. Bipolar Disord 2010; 12(6):627–637.

Perlick DA, Rosenheck RA, Miklowitz DJ, et al. Prevalence and correlates of burden among caregivers of patients with bipolar disorder enrolled in the Systematic Treatment Enhancement Program for Bipolar Disorder. Bipolar Disord 2007;9(3):262–273.

Perlick DA, Rosenheck RA, Clarkin JF, et al. Impact of family burden and affective response on clinical outcome among patients with bipolar disorder. Psychiatr Serv 2004;55(9):1029–1035.

Perlis RH, Smoller JW, Ferreira MA, et al. A genomewide association study of response to lithium for prevention of recurrence in bipolar disorder. Am J Psychiatry 2009;166:718–725.

Perlis RH, Purcell S, Fagerness J, et al. Family-based association study of lithium-related and other candidate genes in bipolar disorder. Arch Gen Psychiatry 2008;65:53–61.

Perlis RH, Miyahara S, Marangell LB, et al., for the STEP-BD Investigators. Long-term implications of early onset in bipolar disorder: data from the first 1.000 participants in the systematic treatment enhancement program for bipolar disorder (STEP-BD). Biological Psychiatry 2004;55:875–881.

Perris C. A study of bipolar (manic-depressive) and unipolar recurrent depressive psychoses. Acta Psychiatr Scand 1966;194:1–89.

Perry A, Tarrier N, Morris R, et al. Randomised controlled trial of efficacy of teaching patient with bipolar disorder to identify early symptoms of relapse and obtain treatment. BMJ 1999;318:149–153.

Perugi G, Akiskal HS. Emerging concepts of mixed states: a longitudinal perspective. In: Marneros A, Goodwin FK, eds. Mixed states, rapid cycling and atypical bipolar disorder. Cambridge: University Press; 2004.

Perugi G, Akiskal HS. The soft bipolar spectrum redefined: focus on the cyclothymic, anxious-sensitive, impulse-dyscontrol, and binge-eating connection in bipolar II and related conditions. Psychiatr Clin North Am 2002;25(4):713–737.

Perugi G, Fornaro M, Akiskal HS. Are atypical depression, borderline personality disorder and bipolar II disorder overlapping manifestations of a common cyclothymic diathesis? World Psychiatry 2011;10(1):45–51.

Perugi G, Toni C, Maremmani I, et al. The influence of affective temperaments and psychopathological traits on the definition of bipolar disorder subtypes: a study on bipolar I Italian national sample. J Affect Disord 2012;136(1–2):e41–49.

Perugi G, Toni C, Passino MCS, et al. Bulimia nervosa in atypical depression: The mediating role of cyclothymic temperament. J Affect Disord 2006;92(1):91–97.

Perugi G, Toni C, Travierso MC, et al. The role of cyclothymia in atypical depression: toward a data-based reconceptualization of the bordeline-bipolar II connection. J Affect Disord 2003;73:87–98.

Perugi G. A broader definition of mixed states. Proceedings of APA. San Diego, CA; 1997a.

Perugi G, Akiskal HS, Micheli C, et al. Clinical subtypes of bipolar mixed states: validating a broader European definition in 143 cases. J Affect Disord 1997b;43:169–180.

Perugi G, Akiskal HS, Giannotti D, et al. Gender related differences in body dysmorphic disorder (dysmorphophobia). J Nerv Ment Dis 1997c ;185:578–582.

Petrides G, Tobias KG, Kellner CH, et al. Continuation and maintenance electroconvulsive therapy for mood disorders: review of the literature. Neuropsychobiology 2011;64(3):129–140.

Petronis A. Epigenetics and bipolar disorder: new opportunities and challenges. Am J Med Genet C Semin Med Genet 2003;123:65–75.

Petterson U, Fyro B, Sedvall G. A new scale for the longitudinal rating of manic states. Acta Psychiatr Scand 1973;49:248–256.

Pfennig A, Bschor T, Baghai T, Bräunig P, et al. S3-Leitlinie zur Diagnostik und Therapie bipolarer Störungen. Nervenarzt 2012;83:568–586.

Phiel CJ, Zhang F, Huang EY, et al. Histone deacetylase is a direct target of valproic acid, a potent anticonvulsant, mood stabilizer, and teratogen. J Biol Chem 2001;276(39):36734–36741.
Philibert RA, Richards L, Lynch CF, et al. Effect of ECT on mortality and clinical outcome in geriatric unipolar depression. J Clin Psychiatry 1995;56:390–394.
Phillips ML, Drevets WC, Rauch SL, et al. Neurobiology of emotion perception II: Implications for major psychiatric disorders. Biol Psychiatry 2003;54(5):515–528.
Philipsen A, Heßlinger B, Tebartz van Elst L. Aufmerksamkeitsdefizithyperaktivitätsstörung im Erwachsenenalter – Diagnostik, Ätiologie und Therapie. Dtsch Arztebl 2008;105:311–317.
Phrolov K, Applebaum J, Levine J, et al. Single-dose intravenous valproate in acute mania. J Clin Psychiatry 2004;65:68–70.
Pichot P. The birth of the bipolar disorder. Eur Psychiatry 1995;10:1–10.
Pickard BS, Christoforou A, Thomson PA, et al. Interacting haplotypes at the NPAS3 locus alter risk of schizophrenia and bipolar disorder. Mol Psychiatry 2009;14:874–884.
Piet J, Hougaard E. The Effect of Mindfulness-Based Cognitive Therapy for Prevention of Relapse in Recurrent Major Depressive Disorder: A Systematic Review and Meta-analysis. Clinical Psychology Review 2011;31:1032–1040.
Pike A, Plomin R. Importance of nonshared environment factors for childhood and adolescent psychopathology. J Am Acad Child Adolesc Psychiatry 1996;35:560–570.
Pilhatsch M, Wolf R, Winter C, et al. Comparison of paroxetine and amitriptyline as adjunct to lithium maintenance therapy in bipolar depression: a reanalysis of a randomised, double-blind study. J Affect Disord 2010;126:453–457.
Pini S, de Queiroz V, Pagnin D, et al. Prevalence and burden of bipolar disorders in European countries. Eur Neuropsychopharmacol 2005;15(4):425–434.
Pitschel-Walz G. Angehörigenarbeit bei affektiven Erkrankungen. In: Binder W, Bender W. Die dritte Dimension in der Psychiatrie – Angehörige, Betroffene und Professionelle auf einem gemeinsamen Weg. Köln: C. Richter; 2003. p. 197–223.
Pitschel-Walz G, Bäuml J, Kissling W. Psychoedukation bei Depressionen – Manual zur Leitung von Patienten- und Angehörigengruppen. München: Urban & Fischer; 2003.
Placidi GF, Signoretta S, Liguori A, et al. The semi-structured Affective Temperament Interview: I. Reliability und psychometric properties in 1010 14–26 year students. J Affect Disord 1998;47:1–10.
Platman SR. A comparison of lithium carbonate and chlorpromazine in mania. Am J Psychiatry 1970;127:351–353.
Plewnia C, Eschweiler G. Kortikale Erregbarkeit – Messung und Modulation. Nervenheilkunde 2003;22:182–188.
Pohl E. Die Melancholie nach dem neuesten Standpunkte der Physiologie und auf Grundlage klinischer Beobachtungen. Prague: J.G. Calve'sche Buchhandlung; p. 1852.
Pollack IF. Posterior fossa syndrome. Int Rev Neurobiol 1997;41:411–432.
Poolsup N, Li Wan Po A, Oyebode F. Measuring mania and critical appraisal of rating scales. J Clin Pharm Ther 1999;24:433–443.
Pope HG, McElroy SL, Keck PE, et al. Valproate in the treatment of acute mania. A placebo-controlled trial. Arch Gen Psychiatry 1991;48: 62–68.
Popovic D, Reinares M, Goikolea JM, er al. Polarity Index of Pharmacological Agents used for Maintenance Treatment of Bipolar Disorder. Eur Neuropsychopharmacol 2012;22:339–346.
Post RM, Altshuler LL, Leverich GS, et al. Mood switch in bipolar depression: comparison of adjunctive venlafaxine, bupropion and sertraline. Br J Psychiatry 2006;189:124–131.
Post RM, Leverich GS, Althshuler LL, et al. An overview of recent findings of the Stanley Foundation Bipolar Network (part I). Bipolar Disord 2003a;5:310–319.
Post RM, Denicoff KD, Leverich GS, et al. Morbidity in 258 bipolar outpatients followed for 1 year with daily prospective ratings on the NIMH char method. J Clin Psychiatry 2003b; 64:680–690.
Post RM, Weiss SRB. Neurobiological Models of Recurrence in Mood Disorders. In: Charney DS, Nestler EJ, Bunney BS, eds. Neurobiology of Mental Illness. New York: Oxford University Press; 1999. p. 365–384.
Post RM. Transduction of psychosocial stress into the neurobiology of recurrent affective disorder. Am J Psychiatry 1992;149:999–1010.
Post RM, Kramlinger KG, Altshuler LL, et al. Treatment of rapid cycling bipolar illness. Psychopharmacol Bull 1990;26:37–47.
Post RM, Rubinow DR, Ballenger JC. Conditioning and sensitisation in the longitudinal course of affective illness. Br J Psychiatry 1986;149: 191–201.
Potash JB, Willour VL, Chiu YF, et al. The familial aggregation of psychotic symptoms in bipolar disorder pedigrees. Am J Psychiatry 2001;158:1258–1264.

Potash JB, DePaulo JR, Jr. Searching high and low: a review of the genetics of bipolar disorder. Bipolar Disord 2000;2:8–26.

Poznanski EO, Freeman LN, Mokros HB. Children's depressive rating scale – revised. Psychopharmacology Bulletin 1985;21:979–989.

Praharaj SK, Ram D, Arora M. Efficacy of high frequency (rapid) suprathreshold repetitive transcranial magnetic stimulation of right prefrontal cortex in bipolar mania: a randomized sham controlled study. J Affect Disord 2009; 117(3):146–150.

Preisig M, Bellivier F, Fenton BT, et al. Association between bipolar disorder and monoamine oxidase A gene polymorphisms: results of a multicenter study. Am J Psychiatry 2000;157: 948–955.

Price W, DiMarzio L. Premenstrual tension syndrome in rapid-cycling bipolar affective disorder. J Clin Psychiatry 1986;47:415–417.

Prien RF, Kupfer DJ, Mansky PA, et al. Drug therapy in the prevention of recurrences in unipolar and bipolar affective disorders. Report of the NIMH Collaborative Study Group comparing lithium carbonate, imipramine, and a lithium carbonate-imipramine combination. Arch Gen Psychiatry 1984;41:1096–1104.

Prien RF, Point P, Caffey EM, et al. Comparison of lithium carbonate and chlorpromazine in the treatment of mania. Arch Gen Psychiatry 1972;26:146–153.

Propping P. Psychiatrische Genetik. Berlin: Springer; 1989.

Psychiatric GWAS Consortium Bipolar Disorder Working Group. Large-scale genome-wide association analysis of bipolar disorder identifies a new susceptibility locus near ODZ4. Nature Genet 2011;18:97–983.

Puertollano R, Visedo G, Zapata C, et al. A study of genetic association between manic-depressive illness and a highly polymorphic marker from the GABRbeta-1 gene. Am J Med Genet 1997;74:342–344.

Quiroz JA, Gould TD, Manji HK. Molecular effects of lithium. Mol Interv 2004;4:259–272.

Quitkin FM, Kane J, Rifkin A, et al. Prophylactic lithium carbonate with and without imipramine for bipolar 1 patients. A double-blind study. Arch Gen Psychiatry 1981;38:902–907.

Quitkin F, Rifkin A, Kane J, et al. Prophylactic effect of lithium and imipramine in unipolar and bipolar II patients: a preliminary report. Am J Psychiatry 1978;135:570–572.

Quraishi S, Frangou S. Neuropsychology of bipolar disorder: a review. J Affect Disord 2002;72: 209–226.

Rackensperger W, Fritsch W, Schwarz D, et al. The effect of the beta-adrenergic blocking agent propanolol in mania. Arch Psychiatr Nervenkr 1976;28:223–243.

Radloff LS. The CES-D scale: A self-report depression scale for research in the general population. Appl Psych Measurement 1977;1:385–401.

Rajikowska G. Cell pathology in bipolar disorder. Bipolar Disord 2002;4:105–116.

Rajkowska G, Halaris A, Selemon LD. Reductions in neuronal and glial density characterize the dorsolateral prefrontal cortex in bipolar disorder. Biol Psychiatry 2001;49(9):741–752.

Rajkowska G. Histopathology of the prefrontal cortex in major depression: what does it tell us about dysfunctional monoaminergic circuits? Prog Brain Res 2000a;126:397–412.

Rajkowska G. Postmortem studies in mood disorders indicate altered numbers of neurons and glial cells. Biol Psychiatry 2000b;48(8):766–777.

Rajkowska G, Miguel-Hidalgo JJ, Wei J, et al. Morphometric evidence for neuronal and glial prefrontal cell pathology in major depression. Biol Psychiatry 1999;45(9):1085–1098.

Ralph RJ, Varty GB, Kelly MA, et al. The dopamine D2, but not D3 or D4, receptor subtype is essential for the disruption of prepulse inhibition produced by amphetamine in mice. J Neurosci 1999;19:4627–4633.

Ram A, Guedj F, Cravchik A, et al. No abnormality in the gene for the G protein stimulatory a subunit in patients with bipolar disorder. Arch Gen Psychiatry 1997;54:44–48.

Ranade SS, Mansour H, Wood J, et al. Linkage and association between serotonin 2A receptor gene polymorphisms and bipolar disorder. Am J Med Genet 2003;121:28–34.

Ranjan R, Meltzer HY. Acute and long-term effectiveness of clozapine in treatment-resistant psychotic depression. Biol Psychiatry 1996;40:253–258.

Rao JS, Bazinet RP, Rapoport SJ, et al. Chronic treatment of rats with sodium valproate downregulates frontal cortex NF-kappaB DNA binding activity and COX-2 mRNA. Bipolar Disord 2007;9:513–520.

Rapoport SI, Basselin M, Kim HW, et al. Bipolar disorder and mechanisms of action of mood stabilizers. Brain Res Rev 2009;61:185–209.

Raybould R, Green EK, MacGregor S, et al. Bipolar disorder and polymorphisms in the dysbindin gene (DTNBP1). Biol Psychiatry 2005; 57:696–701.

Rea MM, Thompson MC, Miklowitz DJ, et al. Family-focused treatment versus individual treatment for bipolar disorder: Results of a

randomized clinical trial. Journal of Consulting and Clinical Psychology 2003;71:482–492.
Reddy JYC, Srinath S. Juvenile bipolar disorder. Acta Psychiatr Scand 2000;102:162–170.
Rees M, Norton N, Jones I, et al. Association studies of bipolar disorder at the human serotonin transporter gene (hSERT; 5HTT). Mol Psychiatry 1997;2:398–402.
Regenold WT, Thapar RK, Marano C, et al. Increased prevalence of type 2 diabetes mellitus among psychiatric inpatients with bipolar I affective and schizoaffective disorders independent of psychotropic drug use. J Affect Disord 2002;70:19–26.
Regeer EJ, ten Have M, Rosso ML, et al. Prevalence of bipolar disorder in the general population: a Reappraisal Study of the Netherlands Mental Health Survey and Incidence Study. Acta Psychiatr Scand 2004;110(5):374–382.
Regier DA, Farmer ME, Rae DS, et al. Comorbidity of Mental Disorders With Alcohol and Other Drug Abuse. JAMA 1990;264:2511–2518.
Reichenberg A, Weiser M, Rabinowitz J, et al. A population-based cohort study of premorbid intellectual, language, and behavioral functioning in patients with schizophrenia, schizoaffective disorder, and nonpsychotic bipolar disorder. Am J Psychiatry 2002;159:2027–2035.
Reiman EM, Lane RD, Ahern GL, et al. Neuroanatomical correlates of externally and internally generated human emotion. Am J Psychiatry 1997;154:918–925.
Reitan RM. Validity of the trailmaking test as an indication of organic brain damage. Percept Mot Skills 1958;8:271–276.
Remschmidt H, Schmidt MH, Poustka F. Multiaxiales Klassifikationsschema für psychische Störungen des Kindes- und Jugendalters nach ICD-10 der WHO. Bern Göttingen: Hans Huber; 2001.
Rendell JM, Gijsman HJ, Keck P, et al. Olanzapine alone or in combination for acute mania. Cochrane Database Syst Rev CD004040; 2003.
Retzow A, Emrich H. Therapie bipolarer affektiver Erkrankungen mit Valproat. Psychiat Prax 1998;25:163–171.
Rey A. L'examen clinique en psychologie. Paris: Press Universitaire de France; 1958.
Rey A. L'éxamen psychologique dans les cas d'éncephalopathie traumatique. Arch Psychol 1941;28:286–340.
Riemann D, Voderholzer U, Berger M. Sleep and sleep-wake manipulations in bipolar depression. Neuropsychobiology 2002;45 Suppl 1:7–12.
Rihmer Z, Pestality P. Bipolar II disorder and suicidal behavior. Psychiatr Clin North Am 1999;22:667–673.
Robbins TW, James M, Owen AM, et al. A study of performance on tests from the CANTAB battery sensitive to frontal lobe dysfunction in a large sample of normal volunteers: implications for theories of executive functioning and cognitive aging. Cambridge Neuropsychological Test Automated Battery. J Int Neuropsychol Soc 1998 ;4:474–490.
Robbins TW, James M, Owen AM, et al. Cambridge Neuropsychological Test Automated Battery (CANTAB): a factor analytic study of a large sample of normal elderly volunteers. Dementia 1994;5:266–281.
Roberts RE, Lewinsohn PM, Seeley JR. Screening for adolescent depression: a comparison of depression scales. J Am Acad Child Adolesc Psychiatry 1991;30:58–66.
Robillard M, Conn DK. Lamotrigine use in geriatric patients with bipolar depression. Can J Psychiatry 2002;47, 8: 767–770.
Robins E, Guze SB. Establishment of diagnostic validity in psychiatric illness: Its application to schizophrenia. Am J Psychiatry 1970;126:983–987.
Robins LN, Regier DA. Psychiatric Disorders in America: The Epidemiologic Catchment Area Study. New York: Free Press; 1991.
Robinson LJ, Ferrier IN. Evolution of cognitive impairment in bipolar disorder: a systematic review of cross-sectional evidence. Bipolar Disord 2006;8:103–116.
Robinson LJ, Thompson JM, Gallagher P, et al. A meta-analysis of cognitive deficits in euthymic patients with bipolar disorder. J Affect Disord 2006;93:105–115.
Robinson RG. Mood Disorders Secondary to Stroke. Semin Clin Neuropsychiatry 1997;2:244–251.
Robinson RG, Kubos KL, Starr LB, et al. Mood disorders in stroke patients: importance of location of lesions. Brain 1984;107:81–93.
Rocha FL, Hara C. Lamotrigine augmentation in unipolar depression. Intern Clin Psychopharmacology 2003;18:97–99.
Roestel C et al. In: Bräunig P, Hrsg. Psychotherapie und Psychoedukation bipolarer Störungen. Deutscher Ärzte-Verlag; in Druck.
Rohde A, Marneros A. Zur Prognose der Wochenbettpsychosen: Verlauf und Ausgang nach durchschnittlich 26 Jahren. Nervenarzt 1993; 64:175–180.
Rohde A, Schaefer C. Psychopharmakotherapie in Schwangerschaft und Stillzeit. Arzneisicher-

heit – Beratung – Entscheidungsfindung. Stuttgart: Thieme; 2010.
Rohde A, Schaefer C. Frauen und Psychiatrie (www.frauen-und-psychiatrie.de). Internetportal zu Schwangerschaft, Stillzeit und psychischen Störungen. Stuttgart: Thieme; 2004.
Rohde A. Psychiatrische Erkrankungen in der Schwangerschaft und im Wochenbett. Gynäkologe 2001;34:315–323.
Rolls E. A theory of emotion and its application to understanding the neural basis of emotion. Cognition and Emotion. 1990;4:161–190.
Rolls ET. The orbitofrontal cortex and reward. Cereb Cortex 2000;10:284–294.
Romans SE, McPherson HM. The social networks of bipolar affective disorder patients. J Affect Disord 1992;25:221–228.
Rosa A, Picchioni MM, Kalidindi S, et al. Differential methylation of the X-chromosome is a possible source of discordance for bipolar disorder female monozygotic twins. Am J Med Genet B Neuropsychiatr Genet 2008;147:459–462.
Rosenberger TA, Villacreses NE, Hovda JT, et al. Rat brain arachidonic acid metabolism is increased by a 6-day intracerebral ventricular infusion of bacterial lipopolysaccharide. J Neurochem 2004;88:1168–1178.
Rossi A, Arduini L, Daneluzzo E, et al. Cognitive function in euthymic bipolar patients, stabilized schizophrenic patients, and healthy controls. J Psychiatr Res 2000;34:333–339.
Rossmann P. Depressionstest für Kinder (DTK). Bern: Huber; 1993.
Rothenhöfer S, Wewetzer Ch, Warnke A. Manische Episode und bipolare affektive Störung. In: Gerlach M, Warnke A, Wewetzer CH, Hrsg. Grundlagen der Neuro-Psychopharmakologie im Kindes- und Jugendalter. Ein Therapie-Handbuch. Wien: Springer; 2004. p. 259–265.
Rotondo A, Mazzanti C, Dell'Osso L, et al. Catechol o-methyltransferase, serotonin transporter, and tryptophan hydroxylase gene polymorphisms in bipolar disorder patients with and without comorbid panic disorder. Am J Psychiatry 2002;159:23–29.
Rottig D, Rottig S, Brieger P, et al. Temperament and personality in bipolar I patients with and without mixed episodes. J Affect Disord 2007;104:97–102.
Royal College of Psychiatrists.The ECT Handbook: the second report of the Royal College of Psychiatrists' special commitee on ECT. Royal College of Psychiatrists. London; 1995.
Roy-Byrne P, Post RM, Uhde TW, et al. The longitudinal course of recurrent affective illness: life chart data from research patients at the NIMH. Acta Psychiatr Scand 1985;Suppl 317:5–34.
Rubinsztein DC, Leggo J, Goodburn S, et al. Genetic association between monoamine oxidase A microsatellite and RFLP alleles and bipolar affective disorder: analysis and meta-analysis. Hum Mol Genet 1996;5:779–782.
Rubinsztein JS, Michael A, Paykel ES, et al. Cognitive impairment in remission in bipolar affective disorder. Psychol Med 2000;30:1025–1036.
Ruhrmann S, Kasper S, Hawallek B. Selective serotonin re-uptake inhibitors for treatment of seasonal affective disorder (SAD). Clin Neuropharmacology 1992;15:341.
Rush AJ, George MS, Sackeim HA, et al. Vagus nerve stimulation (VNS) for treatment-resistant depressions: a multicenter study. Biol Psychiatry 2000;47:276–286.
Rush AJ, Giles DE, Schlesser MA, et al. The Inventory for Depressive Symptomatology (IDS): preliminary findings. Psychiatry Res 1986;18:65-87.
Rutten BP, Mill J. Epigenetic mediation of environmental influences in major psychotic disorders. Schizophr Bull 2009;35:1045–1056.
Ryan ND, Bhatara VS, Perel JM. Mood stabilizers in children and adolescents. J Am Acad Child Adolesc Psychiatry 1999;38:529–536.
Rybakowski J, Matkowski K. Adding lithium to antidepressant therapy: factors related to therapeutic potentiation. Eur Neuropsychopharmacol 1992;2:161–165.
Saba G, Rocamora JF, Kalalou K, et al. Repetitive transcranial magnetic stimulation as an add-on therapy in the treatment of mania: a case series of eight patients. Psychiatry Res 2004;128(2): 199–202.
Sachs GS, Nierenberg AA, Calabrese JR, et al. Effectiveness of adjunctive antidepressant treatment for bipolar depression. N Engl J Med 2007;356, 17:1711–1722.
Sachs G, Chengappa KN, Suppes T, et al. Quetiapine with lithium or divalproex for the treatment of bipolar mania: a randomized, double-blind, placebo-controlled study. Bipolar Disord 2004;6:213–223.
Sachs G, Collins MA, Altshuler L, et al. Divalproex sodium versus placebo for the treatment of bipolar depression. APA Syllabus & Proceedings Summary; 2002.
Sachs GS, Grossman F, Ghaemi SN, et al. Combination of a mood stabilizer with risperidone or haloperidol for treatment of acute mania: a double-blind, placebo-controlled comparison of efficacy and safety. Am J Psychiat 2002;159: 1146–1154.

Sachs GS, Printz DJ, Kahn DA, et al. The Expert Consensus Guideline Series: Medication Treatment of Bipolar Disorder 2000. Postgrad Med Spec Report 2000;1–104.

Sachs GS, Lafer B, Stoll AL, et al. A double-blind trial of bupropion versus desipramine for bipolar depression. J Clin Psychiatry 1994;55: 391–393.

Sackeim HA, Haskett RF, Mulsant BH, et al. Continuation pharmacotherapy in the prevention of relapse following electroconvulsive therapy: a randomized controlled trial. JAMA 2001a;285:1299–1307.

Sackeim HA, Rush AJ, George MS, et al. Vagus nerve stimulation (VNS) for treatment-resistant depression: efficacy, side effects, and predictors of outcome. Neuropsychopharmacology 2001b;25:713–728.

Sackeim HA, Prudic J, Devanand DP, at al. A prospective, randomized, double-blind comparison of bilateral and right unilateral electroconvulsive therapy at different stimulus intensities. Arch Gen Psychiatry 2000;57:425–434.

Sackeim HA, Prohovnik I, Moeller JR, et al. Regional cerebral blood flow in mood disorders. I. Comparison of major depressives and normal controls at rest. Arch Gen Psychiatry 1990;47: 60–70.

Sajatovic M, Chen P. Geriatric bipolar disorder. Psychiatr Clin North Am 2011;34:319–333.

Sajatovic M, Ramsay E, Nanry K, et al. Lamotrigine therapy in elderly patients with epilepsy, bipolar disorder or dementia. Int J Geriatr Psychiatry 2007;22(10):945–950.

Sajatovic M, Kales HC. Diagnosis and management of bipolar disorder with comorbid anxiety in the elderly. J Clin Psychiatry 2006;67 (Suppl. 1):21–27.

Sajatovic M, Blow FC, Ignacio RV, et al. Age-related modifiers of clinical presentation and health service use among veterans with bipolar disorder. Psychiatr Serv 2004;55:1014–1021.

Sajatovic M. Treatment of bipolar disorder in older adults. Int J Geriatr Psychiatry 2002;17: 865–873.

Sajatovic M, Brescan DW, Perez DE, et al. Quetiapine alone and added to a mood stabilizer for serious mood disorders. J Clin Psychiatry 2001;62:728–732.

Sakkas P, Mihalopoulou P, Mourtzouhou P, et al. Induction of mania by rTMS: report of two cases. Eur Psychiatry 2003;18:196–198.

Saleem Q, Dash D, Gandhi C, et al. Association of CAG repeat loci on chromosome 22 with schizophrenia and bipolar disorder. Mol Psychiatry 2001;6:694–700.

Sanchez-Moreno J, Martinez-Aran A, Tabares-Seisdedos R, et al. Functioning and disability in bipolar disorder: an extensive review. Psychother Psychosom 2009;78:285–297.

Sanger TM, Grundy SL, Gibson PJ, et al. Long-term olanzapine therapy in the treatment of bipolar I disorder: an open-label continuation phase study. J Clin Psychiatry 2001;62:273–281.

Santarelli L, Saxe M, Gross C, et al. Requirement of hippocampal neurogenesis for the behavioral effects of antidepressants. Science 2003;301:805–809.

Sassi RB, Nicoletti M, Brambilla P, et al. Increased gray matter volume in lithium-treated bipolar patients. Neurosci Lett 2002;329:243–245.

Sasson Y, Chopra M, Harrari E, et al. Bipolar comorbidity: from diagnostic dilemma to therapeutic challenge. Int J Neuropsychopharmacol 2003;6:139–144.

Saunders EF, Fitzgerald KD, Zhang P et al. Clinical Features of Bipolar Disorder Comorbid with Anxiety Disorders Differ between Men and Women. Depress Anxiety 2012;29:739–46.

Schaefer C, Spielmann H, Vetter K, et al. Arzneimittel in Schwangerschaft und Stillzeit. 8. Aufl. München: Urban & Fischer; 2012.

Schaefer C, Spielmann H. Arzneiverordnung in Schwangerschaft und Stillzeit. München: Urban & Fischer; 2001.

Schäfer U, Rüther E. Im Auf und Ab der Gefühle. Manie und Depression – die bipolare Störung. Ein Ratgeber. Abw Wissenschaftsverlag; 2004.

Schaub A, Bernhard B, Gauck L. Kognitiv-psychoedukative Therapie bei bipolaren Erkrankungen. Ein Therapiemanual. Göttingen: Hogrefe; 2004.

Scherk H, Kemmer C, Usher J, et al. No change to grey and white matter volumes in bipolar I disorder patients. Eur Arch Psychiatry Clin Neurosci 2008a;258(6):345–349.

Scherk H, Backens M, Schneider-Axmann T, et al. Neurochemical pathology in hippocampus in euthymic patients with bipolar I disorder. Acta Psychiatr Scand 2008b;117(4):283–288.

Scherk H, Reith W, Falkai P. Hirnstrukturelle Veränderungen bei bipolaren affektiven Störungen. Nervenarzt 2004;75:861–872.

Schlotter W. Kognitive Effekte der Elektrokrampfbehandlung. In: Eschweiler GW, Wild B, Bartels M, Hrsg. Elektromagnetische Therapien in der Psychiatrie. Darmstadt: Steinkopff; 2003. p. 32.

Schmahmann JD, Pandya DN. The cerebrocerebellar system. Int Rev Neurobiol 1997;41:31–60.

Schmid R, Spießl H, Vukovich A, Cording C. Belastungen von Angehörigen und ihre Erwartungen an psychiatrische Institiutionen. Fortschr Neurol Psychiat 2003;71:118–128.

Schmidt K-H, Metzler P. WST Wortschatztest. Weinheim: Beltz; 1992.

Schmidt-Hieber C, Jonas P, Bischofberger J. Enhanced synaptic plasticity in newly generated granule cells of the adult hippocampus. Nature 2004;429:184–187.

Schmidtke A, Fleckenstein P, Moises W, et al. Studies of the reliability and validity of the German version of the Montgomery-Asberg Depression Rating Scale (MADRS). Schweiz Arch Neurol Psychiatr 1988;139:51–65.

Schneider F, Gur RE, Mozley LH, et al. Mood effects on limbic blood flow correlate with emotional self-rating: a PET study with O15-labeled water. Psychiatr Res 1995;61:265–283.

Schosser A, Fuchs K, Leisch F, et al. Possible linkage of schizophrenia and bipolar affective disorder to chromosome 3q29: a follow-up. J Psychiatr Res 2004;38:357–364.

Schott K. Die Geschichte der Elektrokrampftherapie. In: Eschweiler GW, Wild B, Bartels M, Hrsg. Elektromagnetische Therapien in der Psychiatrie. Darmstadt: Steinkopff; 2003. p. 3.

Schöttle D, Huber CG, Bock T, et al. Psychotherapy for bipolar disorders – a review of the most recent studies. Current Opinion in Psychiatry 2011;24:549–555.

Schou M. Lithium-Behandlung der manisch-depressiven Krankheit. Informationen für Arzt, Patient und Angehörige. Deutsche Übersetzung und Bearbeitung von Albrecht J, Müller-Oerlinghausen B. Stuttgart: Thieme; 2001.

Schou M. The effect of prophylactic lithium treatment on mortality and suicidal behavior: a review for clinicians. J Affect Disord 1998;50:253–259.

Schulte-Markwort M, Forouher N. Affektive Störungen. In: Herpertz-Dahlmann B, Resch F, Schulte-Markwort M, Warnke A, Hrsg. Entwicklungspsychiatrie. Stuttgart New York: Schattauer; 2004. p. 609–638.

Schulze TG, Alda M, Adli M, et al. The International Consortium on Lithium Genetics (ConLiGen): an initiative by the NIMH and IGSLI to study the genetic basis of response to lithium treatment. Neuropsychobiology 2010;62:72–78.

Schulze TG, Detera-Wadleigh SD, Akula N, et al. Two variants in Ankyrin 3 (ANK3) are independent genetic risk factors for bipolar disorder. Mol Psychiatry 2009;14, 487–491

Schulze TG, Hedeker D, Zandi P, et al. What Is Familial About Familial Bipolar Disorder?: Resemblance Among Relatives Across a Broad Spectrum of Phenotypic Characteristics. Archives of General Psychiatry 2006;63(12):1368–1376.

Schulze TG, Ohlraun S, Czerski PM, et al. Genotype-phenotype studies in bipolar disorder showing association between the DAOA/G30 locus and persecutory delusions: a first step toward a molecular genetic classification of psychiatric phenotypes. Am J Psychiatry 2005;162:2101–2108.

Schulze TG, Buervenich S, Badner JA, et al. Loci on Chromosomes 6q and 6p interact to increase susceptibility to bipolar affective disorder in the National Institute of mental health genetics initiative pedigrees. Biol Psychiatry 2004;56:18–23.

Schulze TG, McMahon FJ. Genetic linkage and association studies in bipolar affective disorder: a time for optimism. Am J Med Genet C Semin Med Genet 2003;123:36–47.

Schumacher J, Abon Jamra R, Freudenberg J, et al. Examination of G72 and D-amino-acid oxidase as genetics risk factors for schizophrenia and bipolar affective disorder. Mol Psychiatry 2004;9:203–207.

Schürhoff F, Bellivier F, Jouvent R, et al. Early and late onset bipolar disorders: two different forms of manic-depressive illness? J Affect Disord 2000;58:215–221.

Schwab SG, Hallmayer J, Lerer B, et al. Support for a chromosome 18p locus conferring susceptibility to functional psychoses in families with schizophrenia, by association and linkage analysis. Am J Hum Genet 1998;63:1139–1152.

Scott J. Cognitive therapy as and adjunct to medication in bipolar disorder. Br J Psychiatry 2001;178 Suppl 41:164–168.

Scott J, Colom F, Vieta E. A meta-analysis of relapse rates with adjunctive psychological therapies compared to usual psychiatric treatment for bipolar disorders. Int J Neuropsychopharmacol 2007;10(1):123–129.

Scott J, Paykel E, Morriss R, et al. Cognitive behaviour therapy for severe and recurrent bipolar disorders: A randomized controlled trial. British Journal of Psychiatry 2006;188:313–320.

Scott J, Garland A, Moorhead S. A pilot study of cognitive therapy in bipolar disorders. Psychological Medicine 2001;31:450–467.

Scott LJ, Muglia P, Kong XQ, et al. Genome-wide association and meta-analysis of bipolar disorder in individuals of European ancestry. Proc Natl Acad Sci USA 2009;106:7501–7506.

Segurado R, Detera-Wadleigh SD, Levinson DF, et al. Genome scan meta-analysis of schizo-

phrenia and bipolar disorder part III: bipolar disorder. Am J Hum Genet 2003;73:49–62.
Sellmayer A, Obermeier H, Weber C. Intrinsic cyclooxygenase activity is not required for monocytic differentiation of U937 cells. Cell Signal 1997;9:91–96.
Selvaraj S, Arnone D, Job D, et al. Grey matter differences in bipolar disorder: a meta-analysis of voxel-based morphometry studies. Bipolar Disord. 2012;14(2):135–145.
Serretti A, Mandelli L. The genetics of bipolar disorder: genome »hot regions«, genes, new potential candidates and future directions. Mol Psychiatry 2008;13:742–771.
Serretti A, Malitas PN, Mandelli L, et al. Further evidence for a possible association between serotonin transporter gene and lithium prophylaxis in mood disorders. Pharmacogenomics J 2004;4(4):267–273.
Severino G, Congiu D, Serreli C, et al. A48G polymorphism in the D1 receptor genes associated with bipolar I disorder. Am J Med Genet B Neuropsychiatr Genet 2005;5;134:37–38.
Severus E, Riedel M, Moller H. Ist die Klassifikation der Bipolarität von Akiskal in die Praxis umsetzbar? J Neurol Neurochir Psychiatr 2009;10(1):88–90.
Seymour RM, Routledge PA. Important drug-drug interactions in the elderly. Drugs Aging 1998;12:485–494.
Shadmer R, Holcomb HH. Procedural memory. Am J Psychiatry 2000;157:162.
Shah MP, Wang F, Kalmar JH, et al. Role of variation in the serotonin transporter protein gene (SLC6A4) in trait disturbances in the ventral anterior cingulate in bipolar disorder. Neuropsychopharmacology 2009;34:1301–1310.
Shah PJ, Ebmeier KP, Glabus MF, et al. Cortical grey matter reductions associated with treatment-resistant chronic unipolar depression. Controlled magnetic resonance imaging study. Br J Psychiatry 1998;172:527–532.
Shallice T. Specific impairments of planning. Philos. Trans R Soc Lond B Biol Sci 1982;298:199–209.
Shansis F, Grevet E, Mattevi B, et al. Development and application of the mania rating guide (MRG). Rev Bras Psiquiatr 2003;25:91–95.
Sharma R, Venkatasubramanian PN, Barany M, et al. Proton magnetic resonance spectroscopy of the brain in schizophrenic and affective patients. Schizophr Res 1992;8:43–49.
Sharp T, Bramwell SR, Lambert P, et al. Effect of short- and long-term administration of lithium on the release of endogenous 5-HT in the hippocampus of the rat in vitro. Neuropharmacology 1991;30:977–984.
Shaw SH, Mroczkowski-Parker Z, Shekhtman T, et al. Linkage of a bipolar disorder susceptibility locus to human chromosome 13q32 in a new pedigree series. Mol Psychiatry 2003;8:558–564.
Shean GD. Shifts in diagnostic frequencies during the years 1975–1999. J Nerv Ment Dis 2003; 191(11):751–755.
Shearman MS, Sekiguchi K, Nishizuka Y. Modulation of ion channel activity: A key function of the protein kinase C enzyme family. Pharmacol Rev 1989;41:211–237.
Shelton RC, et al. A novel augmentation strategy for treating resistant major depression. Am J Psychiatry 2001;158:131–134.
Shifman S, Bronstein M, Sternfeld M, et al. COMT: A common susceptibility gene in bipolar disorder and schizophrenia. Am J Med Genet 2004;128:61–64.
Shih RA, Belmonte PL, Zandi PP. A review of the evidence from family, twin and adoption studies for a genetic contribution to adult psychiatric disorders. Int Rev Psychiatry 2004;16:260–283.
Shimon H, Agam G, Belmaker RH, et al. Reduced frontal cortex inositol levels in postmortem brain of suicide victims and patients with bipolar disorder. Am J Psychiatry 1997;154:1148–1150.
Shink E, Morissette J, Villeneuve A, et al. Support for the presence of bipolar disorder susceptibility loci on chromosome 5: heterogeneity in a homogeneous population in Quebec. Prog Neuropsychopharmacol Biol Psychiatry 2002;26:1273–1277.
Shiwach RS, Reid WH, Carmody TJ. An analysis of reported deaths following electroconvulsive therapy in Texas, 1993-1998. Psychiatr Serv 2001;52:1095–1097.
Shobe FO, Brion P. Long-term prognosis in manic-depressive illness. Arch Gen Psychiatry 1971; 24:334–337.
Shopsin B, Gershon S, Thompson H, et al. Psychoactive drugs in mania. Arch Gen Psychiatry 1975;32:34–42.
Shugar G, Schertzer S, Toner BB, et al. Development, use, and factor analysis of a self-report inventory for mania. Compr Psychiatry 1992;33:325–331.
Shulman KI, Rochon P, Sykora K, et al. Changing prescription patterns for lithium and valproic acid in old age: shifting practice without evidence. BMJ 2003;326, 7396):960–961.
Shulman KI, Schaffer A, Levitt A, et al. Effects of gender and age on phenomenology and management of bipolar disorder: a review. In: May M, Akiskal H, Lopez-Ibor JJ, Sartorius N, eds.

Bipolar Disorder. New York: John Wiley & Sons. Ltd.; 2002. p. 359–397.

Shulman KI. Disinhibition syndromes, secondary mania and bipolar disorder in old age. J Affect Disord 1997;46:175–182.

Shulman KI, Tohen M. Unipolar mania reconsidered: evidence from an elderly cohort. Br J Psychiatry 1994;164:547–549.

Shulman KI, Tohen M, Satlin A, et al. Mania compared with unipolar depression in old age. Am J Psychiatry 1992;149:341–345.

Shulman KI, Post F. Bipolar affective disorder in old age. Br J Psychiatry 1980;136:26–32.

Shulman KI, Herrmann N. The nature and management of mania in old age. Psychiatr Clin North Am 1999;22(3):649–665, ix.

Shulman RW, Marton P, Fisher A, et al. Characteristics of psychogeriatric patient visits to a general hospital emergency room. Can J Psychiatry 1996;41:175–180.

Silva AJ, Giese KP. Plastic genes are in! Curr Opin Neurobiol 1994;4:413–420.

Silverstone PH, Wu RH, O'Donnell T, et al. Chronic treatment with both lithium and sodium valproate, increases cortical N-acetyl-aspartate concentrations in euthymic bipolar patients. Int Clin Psychopharmacol 2003;18:73–79.

Silverstone PH, Wu RH, O'Donnell T, et al. Chronic treatment with both lithium and sodium valproate may normalize phosphoinositol cycle activity in bipolar patients. Hum Psychopharmacol 2002;17:321–327.

Silverstone PH, Rotzinger S, Pukhovsky A, et al. Effects of lithium and amphetamine on inositol metabolism in the human brain as measured by 1H and 31P MRS. Biol Psychiatry 1999; 46(12):1634–1641.

Silverstone T. Moclobemide vs. imipramine in bipolar depression: a multicentre double-blind clinical trial. Acta Psychiatr Scand 2001;104: 104–109.

Simon GE, Ludman EJ, Bauer MS, et al. Long-term effectiveness and cost of a systematic care program for bipolar disorder. Arch Gen Psychiatry 2006;63(5):500–508.

Simon NM, Otto MW, Wisniewski SR, et al. Anxiety disorder comorbidity in bipolar disorder patients: data from the first 500 participants in the Systematic Treatment Enhancement Program for Bipolar Disorder (STEP-BD). Am J Psychiatry 2004;161(12):2222–2229.

Simpson SG, Jamison KR. The risk of suicide in patients with bipolar disorders. J Clin Psychiatry 1999;60 Suppl 2:53–56.

Sit D. Women and bipolar disorder across the life span. J Am Med Womens Assoc 2004;59(2):91–100.

Sjøholt G, Ebstein RP, Lie RT, et al. Examination of IMPA1 and IMPA2 genes in manic-depressive patients: association between IMPA2 promoter polymorphisms and bipolar disorder. Mol Psychiatry 2004;9:621–629.

Sklar P, Smoller JW, Fan J, et al. Whole-genome association study of bipolar disorder. Mol Psychiatry 2008;13:558–569.

Sklar P, Gabriel SB, McInnis MG, et al. Family-based association study of 76 candidate genes in bipolar disorder: BDNF is a potential risk locus. Mol Psychiatry 2002;7:579–593.

Slater E. Zur Periodik des manisch-depressiven Irreseins. Z Ges Neurol Psychiatr 1938;162: 794–801.

Slotema CW, Blom JD, Hoek HW, et al. Should we expand the toolbox of psychiatric treatment methods to include Repetitive Transcranial Magnetic Stimulation (rTMS)? A meta-analysis of the efficacy of rTMS in psychiatric disorders. J Clin Psychiatry 2010;71(7):873–884.

Small JG, Klapper MH, Marhenke JD, et al. Lithium combined with carbamazepine or haloperidol in the treatment of mania. Psychopharmacol Bull 1995;31:265–272.

Small JG, Klapper MH, Milstein V, et al. Carbamazepine compared with lithium in the treatment of mania. Arch Gen Psychiatry 1991;48:915–921.

Small JG, Millstein V. Lithium interactions: lithium and electroconvulsive therapy. J Clin Psychopharmacol 1990;10:346–350.

Small JG, Klapper MH, Kellams JJ, et al. Electroconvulsive treatment compared with lithium in the management of manic states. Arch Gen Psychiatry 1988;45:727–732.

Small JG, Kellams JJ, Milstein V, et al. Complications with electroconvulsive treatment combined with lithium. Biol Psychiatry 1980;15: 103–112.

Smarty S, Findling RL. Psychopharmacology of pediatric bipolar disorder: a review. Psychopharmacology 2007;191(1):39–54.

Smeraldi E, Benedetti F, Barbini B, et al. Sustained antidepressant effect of sleep deprivation combined with pindolol in bipolar depression. A placebo-controlled trial. Neuropsychopharmacol 1999;20:380–385.

Smith DJ, Griffiths E, Kelly M, et al. Unrecognised bipolar disorder in primary care patients with depression. Br J Psychiatry 2011;199:49–56.

Smith DJ, Evans R, Craddock N. Predicting response to lithium in bipolar disorder: a critical review of pharmacogenetic studies. J Ment Health 2010;19:142–156.

Smith EN, Bloss CS, Badner JA, et al. Genomewide association study of bipolar disorder in European American and African American individuals. Mol Psychiatry 2009;14:755–763.
Snaith RP. Present use of the Hamilton Depression Rating Scale: observation on method of assessment in research of depressive disorders. Br J Psychiatry 1996;168:594–597.
Snider RS, Maiti A. Cerebellar contributions to the Papez circuit. J Neurosci Res 1976;2:133–146.
Snowdon J. The relevance of guidelines for treatment mania in old age. Int J Geriatr Psychiatry 2000;15:779–783.
Snowdon J. A retrospective case-note study of bipolar disorder in old age. Br J Psychiatry 2000;158:485–490.
Snowdon J. A retrospective case-note study of bipolar disorder in old age. Br J Psychiatry 1991;158:485–490.
Soares JC, Innis RB. Brain Imaging findings in bipolar disorder. In: Soares JC, Gershon S, eds. Bipolar disorders. New York: Marcel Dekker; 2000. p. 227–252.
Soares JC. Contributions form brain imaging to the elucidation of pathophysiology of bipolar disorder. Int J Neuropsychopharmacol 2003;6: 171–180.
Sobanski T, Volz HP, Sauer H. Funktionelle Bildgebung. In: Riederer P, Laux G, Pöldinger W, Hrsg. Neuro-Psychopharmaka. Ein Therapiehandbuch. Antidepressiva und Phasenprophylaktika. Wien: Springer; 2002. p. 56–77.
Soutullo CA, DelBello MP, Ochsner JE, et al. Severity of bipolarity in hospitalized manic adolescents with history of stimulant of antidepressant treatment. J Affect Disord 2002;70: 323–327.
Soutullo CA, Sorter MT, Foster KD, et al. Olanzapine in the treatment of adolescent acute mania: a report of seven cases. J Affect Disord 1999;53:279–283.
Souza FG, Goodwin GM. Lithium treatment and prophylaxis in unipolar depression: a metaanalysis. Br J Psychiatry 1991;158:666–675.
Speer AM, Kimbrell TA, Wassermann EM, et al. Opposite effects of high and low frequency rTMS on regional brain activity in depressed patients. Biol Psychiatry 2000;48:1133–1141.
Spina E, Pisani F, Perucca E. Clinically significant pharmacokinetic drug interactions with carbamazepine. An update. Clin Pharmacokinet 1996;31:198–214.
Spleiss O, van Calker D, Schärer L, et al. Abnormal G-protein ai2- and a0 -subunit mRNA expression in bipolar affective disorder. Mol Psychiatry 1998;3:512–520.
Spreen O, Strauss E. A Compendium of Neuropsychological Tests. 2nd Ed. New York, Oxford: Oxford University Press; 1998.
Spring G, Schweid D, Gray, et al. A double-blind comparison of lithium and chlorpromazine in the treatment of manic states. Am J Psychiatry 1970;126:1306–1310.
Sproule BA, Hardy BG, Shulman KI. Differential pharmacokinetics of lithium in elderly patients. Drugs Aging 2000;16:165–177.
Squire LR, Zouzounis JA. ECT and memory: brief pulse versus sine wave. Am J Psychiatry 1986;143:596–601.
Squire LR, Slater PC, Miller PL. Retrograde amnesia and bilateral electroconvulsive therapy. Long-term follow-up. Arch Gen Psychiatry 1981;38:89–95.
Srivastava S, Ketter TA. The link between bipolar disorders and creativity: evidence from personality and temperament studies. Curr Psychiatry Rep 2010;12(6):522–530.
Stark W. Selbsthilfe und PatientInnenorientierung im Gesundheitswesen – Abschied von der Spaltung zwischen Professionellen und Selbsthilfe? Psychomed 2003;15(1):58–62.
Stark W, Trojan A. Laiensystem und Selbsthilfe – Bedeutung und Perspektiven im Rahmen von Public Health. Forum public health 1996;3:44–46.
Stark W. Was Selbsthilfe leistet – ungewöhnliche Zugänge und unerwartete Stärken von Selbsthilfe und Eigeninitiative. In: Engelhardt HD, Simeth A, Stark W. Was Selbsthilfe leistet... Ökonomische Wirkungen und sozialpolitische Bewertung. Freiburg: Lambertus; 1995. p. 9–12.
Starkstein SE, Mayberg HS, Berthier ML, et al. Mania after brain injury: neuroradiological and metabolic findings. Ann Neurol 1990;27:652–659.
Stasiek C, Zetin M. Organic manic disorders. Psychosomatics 1985;26:394–396,399,402.
Stefansson JG, Lindal E, Björnsson JK, et al. Lifetime prevalence of specific mental disorder among people born in Iceland in 1931. Acta Psychiatr Scand 1991;84:142–149.
Steinberg S, Mors O, Børglum AD, et al. Expanding the range of ZNF804A variants conferring risk of psychosis. Mol Psychiatry 2011;16:59–66.
Stewart D, Klompenhouwer J, Kendell R, et al. Prophylactic lithium in puerperal psychosis. Br J Psychiatry 1991;158:393–397.
Stieglitz RD. Diagnostik und Klassifikation in der Psychiatrie. Stuttgart: Kohlhammer; 2007.
Stieglitz RD. AMDP-System. In: Strauß B, Schumacher J, Hrsg. Klinische Interviews und Ra-

tingskalen. Göttingen: Hogrefe; 2005a. p. 34–37.
Stieglitz RD. BRMS. Bech-Rafaelsen-Melancholie-Skala. In: Strauß B, Schumacher J, Hrsg. Klinische Interviews und Ratingskalen. Göttingen: Hogrefe; 2005b. p. 55–58.
Stieglitz RD, Ahrens B, Freyberger HJ. Fremdbeurteilungsverfahren. In: Stieglitz RD, Baumann U, Freyberger HJ, Hrsg. Psychodiagnostik in klinischer Psychologie, Psychiatrie, Psychotherapie. Stuttgart: Thieme; 2001. p. 95–107.
Stieglitz RD. Diagnostik und Klassifikation psychischer Störungen: konzeptuelle und methodische Beiträge zur Evaluierung psychiatrischer Diagnostikansätze. Göttingen: Hogrefe; 2000.
Stieglitz RD, Smolka M, Bech P, et al. H. Bech-Rafaelsen-Melancholie-Skala (BRMS). Göttingen: Hogrefe; 1998.
Stiensmeier-Pelster J, Schürmann M, Duda K. Depressionsinventar für Kinder und Jugendliche (DIKJ). Göttingen: Hogrefe; 1989.
Stine OC, McMahon FJ, Chen L, et al. Initial genome screen for bipolar disorder in the NIMH genetics initiative pedigrees: chromosomes 2, 11, 13, 14, and X. Am J Med Genet 1997;74: 263–269.
Stine OC, Xu J, Koskela R, et al. Evidence for linkage of bipolar disorder to chromosome 18 with a parent-of-origin effect. Am J Hum Genet 1995;57:1384–1394.
Stöckle T. Die Irren-Offensive. Erfahrungen einer Selbsthilfe-Organisation von Psychiatriebetroffenen. Berlin: Antipsychiatrieverlag; 2000.
Stoll AL, Tohen M, Baldessarini RJ, et al. Shifts in diagnostic frequencies of schizophrenia und major affective disorders at six North American psychiatric hospitals, 1972-1988. Am J Psychiatry 1993;150:1668–1673.
Stoll AL, Mayer PV, Kolbrenner M, et al. Antidepressant-associated mania: a controlled comparison with spontaneous mania. Am J Psychiatry 1994;151:1642–1645.
Stone K. Mania in the elderly. Br J Psychiatry 1989;155:220–224.
Stone MH (1977) Healing the mind.A history of psychiatry from antiquity to the present. New York, London: WW Norton & Co.
Stopkova P, Saito T, Papolos DF, et al. Identification of PIK3C3 promoter variant associated with bipolar disorder and schizophrenia. Biol Psychiatry 2004;55:981–988.
Strafella AP, Paus T, Fraraccio M, et al. Striatal dopamine release induced by repetitive transcranial magnetic stimulation of the human motor cortex. Brain 2003;126:2609–2615.
Strafella AP, Paus T, Barrett J, et al. Repetitive transcranial magnetic stimulation of the human prefrontal cortex induces dopamine release in the caudate nucleus. J Neurosci 2001;21:157–163.
Strakowski SM, Fleck DE, Maj M. Broadening the diagnosis of bipolar disorder: benefits vs. risks. World Psychiatry 2011;10(3):181–186.
Strakowski SM, DelBello MP, Fleck DE, et al. Effects of co-occurring alcohol abuse on the course of bipolar disorder following a first hospitalization for mania. Arch Gen Psychiatry 2005;62(8):851–858.
Strakowski SM, Delbello MP, Adler CM. The functional neuroanatomy of bipolar disorder: a review of neuroimaging findings. Mol Psychiatry 2005b;10(1):105–116.
Strakowski SM, DelBello MP, Zimmerman ME, et al. Ventricular and periventricular structural volumes in first- versus multiple-episode bipolar disorder. Am J Psychiatry 2002;159:1841–1847.
Strakowski SM, DelBello MP, Adler C, Cecil et al. Neuroimaging in bipolar disorder. Bipolar Disord 2000a;2:148–164.
Strakowski SM, DelBello MP, Fleck DE, et al. The impact of substance abuse on the course of bipolar disorder. Biol Psychiatry 2000b;48:477–485.
Strakowski SM, DelBello MP, Sax KW, et al. Brain magnetic resonance imaging of structural abnormalities in bipolar disorder. Arch Gen Psychiatry 1999;56:254–260.
Strakowski SM, Sax KW, McElroy SL, et al. Course of psychiatric and substance abuse syndromes co-occuring with bipolar disorder after a first psychiatric hospitalization. J Clin Psychiatry 1998a;59:465–471.
Strakowski SM, Keck PE, McElroy SL, et al. Twelve-month outcome after a first hospitalization for affective psychosis. Arch Gen Psychiatry 1998b;55:49–55.
Strakowski SM, McElroy SL, Keck PE, et al. Suicidality among patients with mixed and manic bipolar disorder. Am J Psychiatry 1996;153: 674–676.
Strakowski SM, Tohen M, Stoll AL, et al. Comorbidity in psychosis at first hospitalization. Am J Psychiatry 1993;150:752–757.
Strakowski SM, Tohen M, Stoll A, et al. Comorbidity in mania at first hospitalization. Am J Psychiatry 1992;149:554–556.
Strange K. Regulation of solute and water balance and cell volume in the central nervous system. J Am Soc Nephrol 1992;3:12–27.
Strange K, Morrison R, Heilig CW, et al. Upregulation of inositol transport mediates inositol accumulation in hyperosmolar brain cells. Am J Physiol 1991;260:C784–C790.

Straub RE, Lehner T, Luo Y, et al. A possible vulnerability locus for Bipolar affective disorder on chromosome 21q22.3. Nat Genet 1994;8: 291–296.

Strauss ME, Bohannon WE, Stephens JH, et al. Perceptual span in schizophrenia and affective disorders. J Nerv Ment Dis 1984;172:431–435.

Strelau J, Angleitner A. Temperament research: Some divergences und similarities. In: Strelau J, Angleitner A, eds. Explorations in temperament. International perspectives on theory and measurement. London New York: Plenum Press; 1991. p. 1–12.

Strelau J. Renaissance in research on temperament. Where to? In: Strelau J, Angleitner A, eds. Explorations in temperament. International perspectives on theory and measurement. London New York: Plenum Press; 1991. p. 337–358.

Strober M, Carlson G. Bipolar illness in adolescents with major depression. Arch Gen Psychiatry 1982;39:549–555.

Strömgren LS, Boller S. Carbamazepine in treatment and prophylaxis of manic-depressive disorder. Psychiatr Dev 1985;3:349–367.

Stroop JR. Studies of interference in serial verbal reactions. J Exp Psychol 1984; 18:643–661.

Stubbs EB, Agranoff BW. Lithium enhances muscarinic receptor-stimulated CDP-diacylglycerol formation in inositol-depleted SK-N-SH neuroblastoma cells. J Neurochem 1993;60:1292–1299.

Studentkowski G, Scheele D, Calabrese P, et al. Cognitive impairment in patients with a schizoaffective disorder: a comparison with bipolar patients in euthymia. Eur J Med Res. 2010;15: 70–8.

Suppes T, Datto C, Minkwitz M, et al. Effectiveness of the extended release formulation of quetiapine as monotherapy for the treatment of acute bipolar depression 1. J Affect Disord 2010;121:106–115.

Suppes T, Vieta E, Liu S, et al. Maintenance treatment for patients with bipolar I disorder: results from a North American study of quetiapine combination with lithium or divalproex (Trial 127). Am J Psychiatry 2009 ;166:476–488.

Suppes T et al. Efficacy and safety of aripiprazole in subpopulations with acute manic or mixed episodes of bipolar I disorder. Affect Disord 2008;107(1–3):145–154.

Suppes T, Marangell LB, Bernstein IH, et al. A single blind comparison of lithium and lamotrigine for the treatment of bipolar II depression. J Affect Disord 2008;111:334–343.

Suppes T, Leverich GS, Keck PE, et al. The Stanley Foundation Bipolar Network: demographics and illness characteristics of the first 261 patients with bipolar disorder. J Affect Disord 2001;67:45–59.

Suppes T, Webb A, Paul B, et al. Clinical outcome in a randomized 1-year trial of clozapine versus treatment as usual for patients with treatment-resistant illness and a history of mania. Am J Psychiatry 1999;156:1164–1169.

Suppes T, McElroy SL, Gilbert J, et al. Clozapine in the treatment of dysphoric mania. Biol Psychiatry 1992;32:270–280.

Suppiger A, Schneider S. DIPS. Diagnostisches Interview bei psychischen Störungen. In: Strauß B, Schumacher J, Hrsg. Klinische Interviews und Ratingskalen. Göttingen: Hogrefe; 2005. p. 116–120.

Sutherland EW, Rall T. Fractionation and characterization of a cyclic adenine ribonucleotide formed by tissue particles. J Biol Chem 1958;232:1077–1091.

Svenningsson P, Nishi A, Fisone G, et al. DARPP-32: an integrator of neurotransmission. Ann Rev Pharmacol Toxicol 2004;44:269–296.

Swann AC. Impulsivity in mania. Curr Psychiatry Rep 2009;11(6):481–487.

Swann AC, Secunda SK, Katz MM, et al. Specificity of mixed affective states: clinical comparison of dysphoric mania and agitated depression. J Affect Disord 1993;28:81–89.

Sweeney JA, Kmiec JA, Kupfer DJ. Neuropsychologic impairments in bipolar and unipolar mood disorders on the CANTAB neurocognitive battery. Biol Psychiatry 2000;48:674–684.

Szadoczky E, Papp Z, Vitrai J, et al. The prevalence of major depressive and bipolar disorders in Hungary. Results from a National Epidemiologic Survey. J Affect Disord 1998;50:153–162.

Takahashi R, Sakuma A, Itoh K, et al. Comparison of efficacy of lithium carbonate and chlorpromazine in mania. Arch Gen Psychiatry 1975;32:1310–1318.

Talairach J, Tournoux P. Co-planar stereotactic atlas of the human brain. New York: Thieme; 1988.

Targum SD, Dibble ED, Davenport YP, et al. The family attitudes questionnaire: patients' and spouses' views of bipolar illness. Arch Gen Psychiatry 1981;38:562–568.

Taylor MA, Abrams R. Early- and late-onset bipolar illness. Arch Gen Psychiatry 1981;38:58–61.

Taylor TL, Killaspy H, Wright C, et al. A systematic review of the international published literature relating to quality of institutional care for people with longer term mental health problems. BMC Psychiatry 2009;9:55.

Taylor-Tavares JV, Drevets WC, Sahakian BJ. Cognition in mania and depression. Psychol Med 2003;33:959–967.

Tecoult E, Nathan N. Morbidity in electroconvulsive therapy. Eur J Anaesthesiol 2001;18:511–518.

Teixeira NA, Pereira DG, Hermini AH. Chronic but not acute Li+ treatment prevents behavioral depression in rats. Braz J Med Biol Res 1995;28:1003–1007.

Telger K, Tölle R, Helmes U. Die »Fachlektüre« psychisch Kranker. Spektrum Psychiatrie und Nervenheilkunde 1984;13:51–60.

Tellenbach H. Melancholie. Belin Heidelberg: Springer; 1982.

Ten Have M, Vollebergh W, Bijl R, et al. Bipolar disorder in the general population in The Netherlands (prevalence, consequences and care utilisation): results from The Netherlands Mental Health Survey and Incidence Study (NEMESIS). J Affect Disord 2002;68:203–213.

Teng EL, Chui HC. The Modified Mini-Mental State (3MS) examination. J Clin Psychiatry 1987;48:314–318.

Terp IM, Mortensen PB. Postpartum psychoses. Clinical diagnoses and relative risk of admission after parturition. Br J Psychiatry 1998;172: 521–526.

Tewes U. HAWIE-R, Hamburg-Wechsler Intelligenztest für Erwachsene, Revision 1991. Bern: Huber; 1994.

Tham A, Engelbrektson K, Mathe AA, et al. Impaired neuropsychological performance in euthymic patients with recurring mood disorders. J Clin Psychiatry 1997;58:26–29.

Thase ME, Jonas A, Khan A, et al. Aripiprazole monotherapy in nonpsychotic bipolar I depression: results of 2 randomized, placebo-controlled studies. J Clin Psychopharmacol 2008;28, 1:13–20.

Thase ME, Macfadden W, Weisler RH, et al. Efficacy of quetiapine monotherapy in bipolar I and II depression: a double-blind, placebo-controlled study (the BOLDER II study). J Clin Psychopharmacol 2006;26:600–609.

Thase ME, Mallinger AG, McKnight D, et al. Treatment of imipramine-resistant recurrent depression, IV: A double-blind crossover study of tranylcypromine for anergic bipolar depression. Am J Psychiatry 1992;149:195–198.

Thies-Flechtner K, Müller-Oerlinghausen B, Seibert W, et al. Effect of prophylactic treatment on suicide risk in patients with major affective disorders. Data from a randomised prospective trial. Pharmacopsychiatry 1996;29:103–107.

Thomas A, Chess S. Temperament und development. New York: Brunner, Mazel; 1977.

Thompson JM, Gallagher P, Hughes JH, et al. Neurocognitive impairment in euthymic patients with bipolar affective disorder. Br J Psychiatry 2005;186:32–40.

Thomsen PH, Moller LL, Dehlholm B, et al. Manic-depressive psychosis in children younger than 15 years: A register-based investigation of 39 cases in Denmark. Acta Psychiatr Scand 1992;85:401–406.

Thomson PA, Christoforou A, Morris SW, et al. Association of Neuregulin 1 with schizophrenia and bipolar disorder in a second cohort from the Scottish population. Mol Psychiatry 2007;12:94–104.

Thomson PA, Wray NR, Millar JK, et al. Association between the TRAX/DISC locus and both bipolar disorder and schizophrenia in the Scottish population. Mol Psychiatry 2005;10:657–668.

Tiihonen J, Haukka J, Henriksson M, et al. Premorbid intellectual functioning in bipolar disorder and schizophrenia: results from a cohort study of male conscripts. Am J Psychiatry 2005;162:1904–1910.

Tohen M, Bowden CL, Calabrese JR, et al. Influence of sub-syndromal symptoms after remission from manic or mixed episodes. Br J Psychiatry 2006a;189:515–519.

Tohen M, Calabrese JR, Sachs GS, et al. Randomized, placebo-controlled trial of olanzapine as maintenance therapy in patients with bipolar I disorder responding to acute treatment with olanzapine. Am J Psychiatry 2006b;163:247–256.

Tohen M, Greil W, Calabrese JR, et al. Olanzapine versus lithium in the maintenance treatment of bipolar disorder: a 12-month, randomized, double-blind, controlled clinical trial. Am J Psychiatry 2005;162:1281–1290.

Tohen M, Bowden C, Calabrese J, et al. Olanzapine`s efficacy for relapse prevention in bipolar disorder: A randomized double-blind controlled 12-month clinical trial. World J Biol Psychiatry 2004;5 Suppl 1:51.

Tohen M, Goldberg JF, Gonzalez-Pinto Arrillaga AM, et al. A 12-week, double-blind comparison of olanzapine vs haloperidol in the treatment of acute mania. Arch Gen Psychiatry 2003a; 60:1218–1226.

Tohen M, Ketter TA, Zarate CA, et al. Olanzapine versus divalproex sodium for the treatment of acute mania and maintenance of remission: a 47-week study. Am J Psychiatry 2003b; 160:1263–1271.

Tohen M, Baker RW, Altshuler LL, et al. Olanzapine versus divalproex in the treatment of acu-

te mania. Am J Psychiatry 2002a;159:1011–1017.
Tohen M, Chengappa KN, Suppes T, et al. Efficacy of olanzapine in combination with valproate or lithium in the treatment of mania in patients partially nonresponsive to valproate or lithium monotherapy. Arch Gen Psychiatry 2002b;59:62–69.
Tohen M, Vieta E, Calabrese J, et al. Efficacy of olanzapine and olanzapine-fluoxetine combination in the treatment of bipolar I depression. Arch Gen Psychiatry 2002c;60:1079–1088.
Tohen M, Marneros A, Bowden C, et al. Olanzapine versus lithium in relapse prevention in bipolar disorder: a randomized double-blind controlled 12-month clinical trial. Bipolar Disord 2002d;4 Suppl 1:135.
Tohen M, Jacobs TG, Grundy SL, et al. Efficacy of olanzapine in acute bipolar mania: a double-blind, placebo-controlled study. The Olanzapine HGGW Study Group. Arch Gen Psychiatry 2000;57:841–849.
Tohen M, Sanger TM, McElroy SL, et al. Olanzapine versus placebo in the treatment of acute mania. Olanzapine HGEH Study Group. Am J Psychiatry 1999;156:702–709.
Tohen M, Castillo J, Pope HG, et al. Concomitant Use of Valproate and Carbamazepine in Bipolar and Schizoaffective Disorder. J Clin Psychopharmacol 1994a;14:67–70.
Tohen M, Shulman KI, Satlin A. First-episode mania in late life. Am J Psychiatry 1994b;151:130–132.
Tohen M, Waternaux CM, Tsuang MT. Outcome in mania: a 4-year prospective follow-up of 75 patients using survival analysis. Arch Gen Psychiatry 1990a;47:1106–1111.
Tohen M, Waternaux CM, Tsuang MT, et al. Four-year follow-up of twenty-four-first-episode manic patients. J Affect Disord 1990b;19:79–86.
Tondo L, Hennen J, Baldessarini RJ. Rapid-cycling bipolar disorder: effects of long-term treatments. Acta Psychiatr Scand 2003a;108:4–14.
Tondo L, Isacsson G, Baldessarini RJ. Suicidal behaviour in bipolar disorder. CNS Drugs 2003b;17:491–511.
Tondo L, Baldessarini RJ. Reduced suicide risk during lithium maintenance treatment. J Clin Psychiatry 2000;61 Suppl 9:97–104.
Tondo L, Baldessarini RJ, Hennen J, et al. Lithium maintenance treatment of depression and mania in bipolar I and bipolar II disorders. Am J Psychiatry 1998a;155:638–645.
Tondo L, Baldessarini RJ. Rapid cycling in women and men with bipolar manic-depressive disorders. Am J Psychiatry 1998b;155:1434–1436.
Torres IJ, Boudreau VG, Yatham LN. Neuropsychological functioning in euthymic bipolar disorder: a meta-analysis. Acta Psychiatr Scand 2007 ;(Suppl.):17–26.
Toulopoulou T, Quraishi S, McDonald C, et al. The Maudsley Family Study: premorbid and current general intellectual function levels in familial bipolar I disorder and schizophrenia. J Clin Exp Neuropsychol 2006;28:243–259.
Treuer T, Tohen M. Predicting the course and outcome of bipolar disorder: a review. Eur Psychiatry 2010;25(6):328–333.
Trojan A. »Ein großes Herz, möglichst vier Ohren zum Zuhören und eine Zunge, die Killerphrasen vermeidet«. Was Selbsthilfegruppen sich in den drei Foren der Ärztekammer Hamburg von ihren Ärzten gewünscht haben. Hamburger Ärzteblatt 1996;10:392–395.
Trojan A. Wissen ist Macht. Eigenständig durch Selbsthilfe in Gruppen. Frankfurt a.M.: Fischer TB; 1986.
Trojanowski JQ, Jacobson S. The morphology and laminar distribution of cortico-pulvinar neurons in the rhesus monkey. Exp Brain Res 1977;28:51–62.
Tsuang MT, Woolson RF, Fleming JA. Long term outcome of major psychoses. Arch Gen Psychiatry 1979;36:1295–1301.
Turecki G, Grof P, Cavazzoni P, et al. Evidence for a role of phospholipase C-gamma1 in the pathogenesis of bipolar disorder. Mol Psychiatry 1998;3:534–538.
Umapathy C, Mulsant BH, Pollock B.: Bipolar disorder in late life. Psychiatr Annals 2000,30:473–480.
Unnewehr S, Schneider S, Margraf J, Hrsg. Diagnostisches Interview psychischer Störungen bei Kindern und Jugendlichen (Kinder-DIPS). Berlin: Springer; 1994.
Usher J, Leucht S, Falkai P, Scherk H. Correlation between amygdala volume and age in bipolar disorder – a systematic review and meta-analysis of structural MRI studies. Psychiatry Res 2010a;182(1):1–8.
Usher J, Menzel P, Schneider-Axmann T, et al. Increased right amygdala volume in lithium-treated patients with bipolar I disorder. Acta Psychiatr Scand 2010b;121(2):119–124.
Utschakowski J, Sielaff G, Bock T. Vom Erfahrenen zum Experten: Wie Peers die Psychiatrie verändern. Bonn: Psychiatrie Verlag; 2009.
Vadnal R, Parthasarathy R. Myo-inositol monophosphatase: diverse effects of lithium, carbamazepine, and valproate. Neuropsychopharmacol 1995;12(4):277–285.
Vaidya NA, Mahableshwarkar AR, Shahid R. Continuation and maintenance ECT in treat-

ment-resistant bipolar disorder. J ECT 2003;19:10–16.
van Calker D, Biber K. The role of glial adenosine receptors in neural resilience and the neurobiology of mood disorders. Neurochem Res 2005; 30:1205–1217.
van Calker D, Belmaker RH. The high affinity inositol transport system – implications for the pathophysiology and treatment of bipolar disorder. Bipolar Disord 2000;2:102–107.
van Calker D, Förstner U, Bohus M, et al. Increased sensitivity to agonist-stimulation of the Ca2+ response in neutrophils of manic-depressive patients: Effect of lithium therapy. Neuropsychobiol 1993;27:180–183.
van Calker D, Steber R, Klotz KN, et al. Carbamazepine distinguishes between adenosine receptors that mediate different second messenger responses. Eur J Pharmacol 1991;206:285–290.
van Calker D, Müller M, Hamprecht B. Adenosine regulates via two different types of receptors the accumulation of cyclic AMP in cultured brain cells. J Neurochem 1979;33:999–1005.
van Calker D, Müller M, Hamprecht B. Adenosine inhibits the accumulation of cyclic AMP in cultured brain cells. Nature 1978;276:839–841.
Van den Bergh BR, Mulder EJ, Mennes M, et al. Antenatal maternal anxiety and stress and the neurobehavioural development of the fetus and child: links and possible mechanisms. A review. Neurosci Biobehav Rev 2005;29:237–258.
Van Den Bogaert A, Sleegers K, De Zutter S, et al. Association of brain-specific tryptophan hydroxylase, TPH2, with unipolar and bipolar disorder in a Northern Swedish, isolated population. Arch Gen Psychiatry 2006;63:1103–1110.
van Gent EM, Zwart FM. Psychoeducation of partners of bipolar-manic patients. J Affect Disord 1991;21:15–18.
van Gerpen MW, Johnson JE, Winstead DK. Mania in the geriatric patient population: a review of the literature. Am J Geriatr Psychiatry 1999;7:188–202.
van Gorp WG, Altshuler L, Theberge DC, et al. Cognitive impairment in euthymic bipolar patients with and without prior alcohol dependence. A preliminary study. Arch Gen Psychiatry 1998;55:41–46.
Vardi J, Finkelstein Y, Zlotogorski Z, et al. L'homme qui rit: inappropriate laughter and release phenomena of the frontal subdominant lobe. Behav Med 1994;20:44–46.
Varney M, Galione A, Watson SP. Lithium-induced decrease in spontaneous Ca2+ oscillations in single GH3 rat pituitary cells. Br J Pharmacol 1994;112:390–395.
Varney M, Godfrey PP, Drummond AH, et al. Chronic lithium treatment inhibits basal and agonist-stimulated responses in rat cerebral cortex and GH3 pituitary cells. Mol Pharmacol 1992;42:671–678.
Vasudev K, Goswami U, Kohli K. Carbamazepine and valproate monotherapy: feasibility, relative safety and efficacy, and therapeutic drug monitoring in manic disorder. Psychopharmacol 2000;150:15–23.
Vazquez GH, Tondo L, Mazzarini L, et al. Affective temperaments in general population: A review and combined analysis from national studies. J Affect Disord 2012;139(1):18–22.
Vazquez GH, Gonda X, Zaratiegui R, et al. Hyperthymic temperament may protect against suicidal ideation. J Affect Disord 2010;127(1–3):38–42.
Vazquez GH, Kahn C, Schiavo CE, et al. Bipolar disorders and affective temperaments: a national family study testing the »endophenotype« and »subaffective« theses using the TEMPS-A Buenos Aires. J Affect Disord 2008;108(1–2):25–32.
Vega P, Barbeito S, Ruiz de Azúa S, et al. Bipolar disorder differences between genders: special considerations for women. Womens Health (Lond Engl) 2011;7(6):663–676.
Vieta E. Polypharmacy in bipolar disorder. Eur Psychiatry 2005;20 Suppl 1:210.
Vieta E et al. Effectiveness of adjunctive aripiprazole to either valproate or lithium in bipolar mania patients partially non-responsive to valproate/lithium monotherapy: a placebo-controlled study. Am J psychiatry 2008;165(10): 1316–1322.
Vieta E, Suppes T, Eggens I, et al. Efficacy and safety of quetiapine in combination with lithium or divalproex for maintenance of patients with bipolar I disorder (international trial 126). J Affect Disord 2008b ;109:251–263.
Vieta E et al. Effectiveness of aripiprazole v. haloperidol in acute bipolar mania: double-blind, randomised, comparative 12 week trial. Br J Psychiatry 2005;187:235–242.
Vieta E, Reinares M, Bourgeois ML. Bipolar I and bipolar II: a dichotomy. In: Marneros A, Goodwin FK (Hrsg.) Mixed states, rapid cycling and atypical bipolar disorders. Cambridge: University Press. 2004a; S. 88–108.
Vieta E, Brugue E, Goikolea JM, et al. Acute and continuation risperidone monotherapy in mania. Hum Psychopharmacol 2004b;19:41–45.
Vieta E, Herraiz M, Parramon G, et al. Risperidone in the treatment of mania: efficacy and safety results from a large, multicenter, open

study in Spain. J Affect Disord 2002a;72:15–19.
Vieta E, Martinez-Aran A, Goikolea JM, et al. A randomized trial comparing paroxetine and venlafaxine in the treatment of bipolar depressed patients taking mood stabilizers. J Clin Psychiatry 2002b;63:508–512.
Vieta E, Parramon G, Padrell E, et al. Quetiapine in the treatment of rapid cycling bipolar disorder. Bipolar Disorder 2002c;4:335–340.
Vieta E, Gasto C, Colom F. Role of risperidone in bipolar II: an open 6-month study. J Affect Disord 2001a;67:213–219.
Vieta E, Goikolea JM, Corbella B, et al. Group for the Study of Risperidone in Affective Disorders (GSRAD). Risperidone safety and efficacy in the treatment of bipolar and schizoaffective disorders: results from a 6-month, multicenter, open study. J Clin Psychiatry 2001b;62:818–825.
Viguera AC, Tondo L, Koukopoulos AE, et al. Episodes of mood disorders in 2 252 pregnancies and postpartum periods. Am J Psychiatry 2011;168:1179–1185.
Viguera AC, Cohen LJ, Tondo L, Baldessarini RJ. Risk of Recurrence in women with bipolar disorder during pregnancy: prospective study of mood stabilizer discontinuation. Am J Psychiatry 2007;164:1817–1824.
Viguera AC, Cohen LS, Baldessarini RJ, et al. Managing bipolar disorder during pregnancy: weighing the risks and benefits. Can J Psychiatry 2002a;47:426–436.
Viguera AC, Cohen LS, Bouffard S, et al. Reproductive decisions by women with bipolar disorder after prepregnancy psychiatric consultation. Am J Psychiatry 2002b;159:2102–2104.
Viguera AC, Baldessarini RJ, Tondo L. Response to lithium maintenance treatment in bipolar disorders: comparison of women and men. Bipolar Disord 2001;3:245–252.
Viguera AC, Nonacs R, Cohen LS, et al. Risk of recurrence of bipolar disorder in pregnant and nonpregnant women after discontinuing lithium maintenance. Am J Psychiatry 2000;157:179–184.
Vita A, De Peri L, Sacchetti E. Gray matter, white matter, brain, and intracranial volumes in first-episode bipolar disorder: a meta-analysis of magnetic resonance imaging studies. Bipolar Disord 2009;11(8):807–814.
Vloet JA, Hagenah UF. Pharmakotherapie bipolarer Störungen bei Kindern und Jugendlichen. Zeitschrift für Kinder- und Jugendpsychiatrie und Psychotherapie 2009;37:27–49.
Volz HP, Meisenzahl E. Bildgebende Verfahren. In: Möller HJ, Laux G, Kapfhammer HP, Hrsg. Psychiatrie und Psychotherapie. Berlin: Springer; 2003. p. 487–510.
Volz HP, Sauer H. Behandlung der akuten Manie mit Lithium und anderen Pharmaka. In: Müller-Oerlinghausen B, Greil W, Berghöfer A, Hrsg. Die Lithiumtherapie. Berlin Heidelberg: Springer; 1997. S. 163–177.
Wagner KD et al. A double-blind randomized placebo-controlled trial of oxcarbazepine in the treatment of bipolar disorder in children and adolescents. Am J Psychiatry 2006;163:1179–1186.
Wagner P, Bräunig P (2006) Psychoedukation bei bipolaren Störungen. Ein Therapiemanual für Gruppen Stuttgart: Schattauer.
Wagner P, Bräunig P. Psychoedukation bei bipolaren Störungen: Ein Therapiemanual für Gruppen. Stuttgart: Schattauer; 2004.
Walden J. Vorwort. In: Weißbuch Bipolare Störungen in Deutschland. Hamburg, DGBS, Hrsg. ConferencePoint; 2003a, S. 9–10.
Walden J, Grunze, H. Bipolare affektive Störungen. Ursachen und Behandlung. Stuttgart: Thieme; 2003b.
Walden J, Schaerer LO, Schlösser S, et al. An open longitudinal study of patients with bipolar rapid cycling treated with lithium or lamotrigine for mood stabilization. Bipolar Disord 2000;2:336–339.
Walden J, Hesslinger B, van Calker D, et al. Addition of lamotrigine to valproate may enhance efficacy in the treatment of bipolar affective disorder. Pharmacopsychiatry 1996;29:193–195.
Walden J, Grunze H, Olbrich, H, et al. Bedeutung von Kalziumionen und Kalziumantagonisten bei affektiven Psychosen. Fortschr Neurol Psychiat 1992;60:471–476.
Waldman ID, Robinson BF, Feigon SA. Linkage disequilibrium between the dopamine transporter gene (DAT1) and bipolar disorder: extending the transmission disequilibrium test (TDT) to examine genetic heterogeneity. Genet Epidemiol 1997;14:699–704.
Walton WA, Berk M, Brook S. Superiority of lithium over verapamil in mania: a randomized, controlled, single-blind trial. J Clin Psychiatry 1996;57:543–546.
Wang H-Y, Friedman E. Enhanced protein kinase C activity and translocation in bipolar affective disorder brains. Biol Psychiatry 1996;40:568–575.
Wang H-Y, Friedman E. Lithium inhibition of protein kinase C activation-induced serotonin release. Psychopharmacology 1989;99:213–218.

Warnke A, Gerlach M. Stimmungsstabilisierer/Phasenprophylaktika. In: Gerlach M, Warnke A, Wewetzer Ch, Hrsg.: Grundlagen der Neuro-Psychopharmakologie im Kindes- und Jugendalter. Ein Therapie-Handbuch. Wien: Springer; 2004. p. 191–197.
Warsh JJ, Li PP. Second messenger systems in mood disorders. Curr Opin Psychiat 1996;9:23–29.
Washizuka S, Kakiuchi C, Mori K, et al. Association of mitochondrial complex I subunit gene NDUFV2 at 18p11 with bipolar disorder. Am J Med Genet 2003;120:72–78.
Wassermann EM, Lisanby SH. Therapeutic application of repetitive transcranial magnetic stimulation: a review. Clin Neurophysiol 2001; 112:1367–1377.
Wassermann EM. Risk and safety of repetitive transcranial magnetic stimulation: report and suggested guidelines from the International Workshop on the Safety of Repetitive Transcranial Magnetic Stimulation, June 5–7, 1996. Electroencephalogr Clin Neurophysiol 1998; 108:1–16.
Watson DG, Watterson JM, Lenox RH. Sodium valproate down-regulates the myristoylated alanine-rich C kinase substrate (MARCKS) in immortalized hippocampal cells: aproperty of protein kinase C-mediated mood stabilizers. J Pharmacol Exp Ther 1998;285(1):307–316.
Watson DG, Lenox RH. Chronic lithium-induced downregulation of MARCKS in immortalized hippocampal cells: potentiation by muscarinic receptor activation. J Neurochem 1996;67:767–777.
Watson PJ. Nonmotor functions of the cerebellum. Psychol Bull 1978;85:944–967.
Wciorka J, Schaeffer E, Switaj P, et al. Bech-Rafaelsen Mania Scale and Young Mania Rating Scale – comparison of psychometric properties of the two instruments for rating a manic syndrome. Psychiatr Pol 2011; 45:61–78.
Weber B, Jermann F, Gex-Fabry M, et al. Mindfulness-based cognitive therapy for bipolar disorder: A feasibility trial. European Psychiatry 2010;25:334–337.
Weber H, Kittel-Schneider S, Gessner A, et al. Cross-Disorder Analysis of Bipolar Risk Genes: Further Evidence of DGKH as a Risk Gene for Bipolar Disorder, but also Unipolar Depression and Adult ADHD. Neuropsychopharmacology 2011;36:2076–2085.
Wechsler D. WAIS-III, WMS-III Technical Manual. San Antonio, TX: The Psychological Corporation; 1997.
Wechsler D. Wechsler Memory Scale-Revised. New York: Psychological Corporation; 1987.
Wechsler D. Wechsler Adult Intelligence Scale-revised (WAIS-R) Manual. New York: Psychological Corporation; 1981.
Wechsler D. Manual for the Wechsler Adult Intelligence Scale. New York: Psychological Corporation; 1955.
Wechsler D. A standardized memory scale for clinical use. J Psychol 1945;19:87–95.
Wefelmeyer T. Bücher über Depression, Manien und Schizophrenien für Patienten und deren Angehörige. Spektrum 1996;1:2–23.
Wehr TA, Sack DA, Rosenthal NE, et al. Rapid cycling affective disorder: Contributing factors and treatment responses in 51 patients. Am J Psychiatry 1988;145:179–184.
Wehr TA, Goodwin FK. Can antidepressants cause mania and worsen the course of affective illness? Am J Psychiatry 1987a;144:1403–1411.
Wehr TA, Goodwin FK. Do antidepressants cause mania? Psychopharmacol Bull 1987b;23:61–65.
Wei H, Qin ZH, Senatorov VV, et al. Lithium suppresses excitotoxicity-induced striatal lesions in a rat model of Huntington's disease. Neurosci 2001;106(3):603–612.
Weisler RH, Keck PE, Swann AC, et al. Extended-release carbamazepine capsules as monotherapy for acute mania in bipolar disorder: a multicenter, randomized, double-blind, placebo-controlled trial. J Clin Psychiatry 2005;66:323–330.
Weisler R, Warrington L, Dunn J, et al. Adjunctive ziprasidone in bipolar mania: short- and long-term data. Poster 2004a.
Weisler RH, Kalali AH, Ketter TA. A multicenter, randomized, double-blind, placebo-controlled trial of extended-release carbamazepine capsules as monotherapy for bipolar disorder patients with manic or mixed episodes. J Clin Psychiatry 2004b;65:478–484.
Weissman MM, Bland RC, Canino GJ, et al. Cross-national epidemiology of major depression and bipolar disorders. JAMA 1996;276: 293–299.
Weissman MM, Leaf PJ, Tischler GL, et al. Affective disorders in five United States communities. Psychol Med 1988;18:141–153.
Weissman MM, Myers JK. Rates and risks of depressive symptoms in a US urban community. Acta Psychiatr Scand 1978;57:219–231.
Wells JE, Bushnell JA, Hornblow AR, et al. Christchurch Psychiatric Epidemiology Study, I: methodology and lifetime prevalence for specific psychiatric disorders. Aust N Z J Psychiatry 1989;23:315–326.
Wender PH, Kety SS, Rosenthal D, et al. Psychiatric disorders in the biological and adoptive families of adopted individuals with affective

disorders. Arch Gen Psychiatry 1986;43:923–929.

Wernicke C. Grundrisse der Psychiatrie in klinischen Vorlesungen. Leipzig: Thieme; 1906.

Wessa M, Linke J, Witt SH, et al. The CACNA1C risk variant for bipolar disorder influences limbic activity. Mol Psychiatry 2010;15:1126–1127.

West SA, Keck PE, McElroy SL, et al. Open Trial of Valproate in the Treatment of Adolescent Mania. J Child Adolescent Psychopharmacol 1994;4:263–267.

Wetterling T, Junghanns K. Affective disorders in older inpatients. Int J Geriatr Psychiatry 2004;19:487–492.

Weygandt W. Über die Mischzustände des manisch-depressiven Irreseins. München: Lehmann; 1899.

Whitworth P, Heal DJ, Kendall DA. The effect of acute and chronic lithium treatment on pilocarpine-stimulated phosphoinositide hydrolysis in mouse brain in vivo. Br J Pharmacol 1990;101:39–44.

Wiener P, Alexopoulos GS, Kakuma T, et al. The limits of history-taking in geriatric depression. Am J Geriatr Psychiatry 1997;5:116–125.

Wiesinger H. Myo-inositol transport in mouse astroglia-rich primary cultures. J Neurochem 1991;56:1698–1704.

Wijeratne C, Malhi GS Vascular mania: an old concept in danger of sclerosing? A clinical overview. Acta Psychiatr Scand 2007;(Suppl. 434): 35–40.

Wilcox H, Field T, Prodromidis M, et al. Correlations between the BDI and CES-D in a sample of adolescent mothers. Adolescence 1998;33:565–574.

Wild B. Indikation und Wirksamkeit. In: Eschweiler GW, Wild B, Bartels M, Hrsg. Elektromagnetische Therapien in der Psychiatrie. Darmstadt: Steinkopff; 2003, S. 6.

Wild B, Eschweiler GW, Bartels C. Anesthesia for electroconvulsive therapy. Eur J Anesthesiol 2002;19:616.

Wildenauer DB, Schwab SG, Maier W, et al. Do schizophrenia and affective disorder share susceptibility genes? Schizophr Res 1999;39:107–111.

Wildes JE, Marcus MD, Fagiolini A. Prevalence and correlates of eating disorder co-morbidity in patients with bipolar disorder. Psychiatry Res 2008;161(1):51–58.

Wildes JE, Marcus MD, Fagiolini A. Obesity in patients with bipolar disorder: a biopsychosocial-behavioral model. J Clin Psychiatry 2006;67(6):904–915.

Wileman SM, Eagles JM, Andrew JE. Light therapy for seasonal affective disorder in primary care: randomised controlled trial. Br J Psychiatry 2001;178:311–316.

Williams CA, Frias JL. The Angelman («happy puppet«) syndrome. Am J Med Genet 1982;11: 453–460.

Williams HJ, Craddock N, Russo G, et al. Most genome-wide significant susceptibility loci for schizophrenia and bipolar disorder reported to date cross-traditional diagnostic boundaries. Hum Mol Genet 2011;20:387–391.

Williams JB. Standardizing the Hamilton Depression Rating Scale: past, present, and future. Eur Arch Psychiatry Clin Neurosci 2001;251 Suppl 2:6–12.

Williams JMG, Alatiq Y, Crane C, et al. Mindfulness-based Cognitive Therapy (MBCT) in bipolar disorder: Preliminary evaluation of immediate effects on between-episode functioning. Journal of Affective Disorders 2008;107:275–279.

Williams MB, Jope RS. Modulation by inositol of cholinergic- and serotonergic-induced seizures in lithium-treated rats. Brain Res 1995;685:169–178.

Williams RS, Cheng L, Mudge AW, et al. A common mechanism of action for three mood-stabilizing drugs. Nature 2002;417(6886):292–295.

Willis T (1672) De anima brutorum, quae hominis vitalis ac sensitiva est, exercitationes duae. Zitiert nach H. Isler (1965). Thomas Willis: Ein Wegbereiter d. modernen Medizin 1621–1675. Stuttgart: Wissenschaftliche Verlagsgesellschaft.

Willmroth F, Drieling T, Lamla U, et al. Sodium-myo-inositol co-transporter (SMIT-1) mRNA is increased in neutrophils of patients with bipolar 1 disorder and down-regulated under treatment with mood-stabilizers. Int J Neuropsychopharmacol 2007;10:63–71.

Willour VL, Zandi PP, Huo Y, et al. Genome scan of the fifty-six bipolar pedigrees from the NIMH genetics initiative replication sample: chromosomes 4, 7, 9, 18,19, 20 and 21. Am J Med Genet 2003;121:21–27.

Winans E. Aripiprazole. Am J Health Syst Pharm 2003;60:2437–2445.

Winokur G, Clayton PJ, Reich T. Manic depressive illness. Saint Louis: C.V. Mosby Company; 1969.

Winokur G, Clayton PJ. Family history studies: I. Two types of affective disorders separated according to genetic and clinical factors. In: Wortis J, ed. Recent advances in biological psychiatry. New York: Plenum; 1967.

Winsberg ME, DeGolia SG, Strong CM, et al. Divalproex therapy in medication-naïve and mood-stabilizer-naïve bipolar II depression. J Affect Disord 2001;67:207–212.

Winsberg ME, Sachs N, Tate DL, et al. Decreased dorsolateral prefrontal N-acetyl aspartate in bipolar disorder. Biol Psychiatry 2000;47:475–481.

Wisner KL, Peindl KS, Perel JM, et al. Verapamil treatment for women with bipolar disorder. Biol Psychiatry 2002;51:745–752.

Wittchen HU, Jacobi F, Rehm J, et al. The size and burden of mental disorders and other disorders of the brain in Europe 2010. Eur Neuropsychopharmacol 2011;21(9):655–679.

Wittchen HU, Mühlig S, Pezawas L. Natural course and burden of bipolar disorders. Int J Neuropsychopharmacol 2003;6:145–154.

Wittchen HU, Freyberger HJ, Stieglitz RD. Interviews. In: Stieglitz RD, Baumann U, Freyberger HJ, Hrsg. Psychodiagnostik in klinischer Psychologie, Psychiatrie, Psychotherapie. Stuttgart: Thieme; 2001, S. 108–117.

Wittchen HU, Wunderlich U, Gruschwitz S, et al. SKID-I. Strukturiertes klinisches Interview für DSM-IV. Achse I: Psychische Störungen. Göttingen: Hogrefe; 1997.

Wittchen HU, Essau CA, v. Zerssen D, et al. Lifetime and six-month prevalence of mental disorders in the Munich Follow-up Study. Eur Arch Psychiatry Clin Neurosci 1992;241:247–258.

Wittchen HU, Semler G. Composite International Diagnostic Interview (CIDI). Weinheim: Beltz; 1991.

Wittchen HU, Pfister H. DIA-X: Expertensystem zur Diagnostik psychischer Störungen. Frankfurt am Main: Swets Test Serrices; 1977.

Wolf F, Brüne M, Assion HJ. Theory of mind and neurocognitive functioning in patients with bipolar disorder. Bipolar Disord. 2010;12:657–66.

Wolfersdorf M, Etzersdorfer E. Suizid und Suizidprävention Stuttgart: Kohlhammer; 2011.Wolfson M, Bersudsky Y, Zinger E, et al. Chronic treatment of human astrocytoma cells with lithium, carbamazepine or valproic acid decreases inositol uptake at high inositol concentrations but increases it at low inositol concentrations. Brain Res 2000;855(1):158–161.

Wolter D. Risiken von Antipsychotika im Alter, speziell bei Demenzen. Zeitschrift für Gerontopsychologie & -psychiatrie 2009;22:17–56.

Wood AJ, Goodwin GM. A review of the biochemical and neuropharmacological actions of lithium. Psychol Med 1987;17:579–600.

Woods BT, Yurgelun-Todd D, Benes FM, et al. Progressive ventricular enlargement in schizophrenia: comparison to bipolar affective disorder and correlation with clinical course. Biol Psychiatry 1990;27:341–352.

Woolley JD, Wilson MR, Hung E, et al. Frontotemporal dementia and mania. Am J Psychiatry 2007;164:1811–1816.

World Health Organization. Computergestützte Diagnostik nach ICD-10 und DSM-III-R mit dem Composite International Diagnostic Interview (CIDI). Deutsche Bearbeitung: Pfister H, Wittchen HU, Weigel A. Weinheim: Beltz; 1990.

Wormer E. Bipolar. Leben mit extremen Emotionen. Depression und Manie. Knaur; 2003.

WTCCC. Genome-wide association study of 14,000 cases of seven common diseases and 3,000 shared controls. Nature 2007;447:661–678.

Wundt W. Grundzüge der physiologischen Psychologie. 3. Band, 5. Aufl. Leipzig: Wilhelm Engelmann; 1903.

Wylie ME, Mulsant BH, Pollock BG, et al. Age at onset in geriatric bipolar disorder. Effects on clinical presentation and treatment outcomes in an inpatient sample. Am J Geriatr Psychiatry 1999;7:77–83.

Xia G, Gajwani P, Muzina DJ, et al. Treatment-emergent mania in unipolar and bipolar depression: focus on repetitive transcranial magnetic stimulation. Int J Neuropsychopharmacol 2008;11(1):119–130.

Yatham LN, Binder C, Riccardelli R. Risperidone in acute and continuation treatment of mania. Int Clin Psychopharmacol 2003a;18:227–235.

Yatham LN, Grossman F, Augustyns I, et al. Mood stabilisers plus risperidone or placebo in the treatment of acute mania. International, double-blind, randomised controlled trial. Br J Psychiatry 2003b;182:141–147.

Yesavage JA, Brink TL, Rose TL, et al. Development and validation of a geriatric depression screening scale: a preliminary report. J Psychiatr Res 1983;17:37–49.

Yildiz A, Sachs GS, Dorer DJ, et al. 31P nuclear magnetic resonance spectroscopy findings in bipolar illness: a meta-analysis. Psychiatry Res 2001;106:181–191.

Yonkers KA, Wisner KL, Stowe Z, et al. Management of Bipolar Disorder During Pregnancy and the Postpartum Period. Am J Psychiatry 2004;161:608–620.

Young AH, McElroy SL, Bauer M, et al. A double-blind, placebo-controlled study of quetiapine and lithium monotherapy in adults in the acute phase of bipolar depression (EMBOLDEN I). J Clin Psychiatry 2010;71:150–162.

Young AH et al. Aripiprazole monotherapy in acute mania: 12 week, randomized, placebo and haloperidol controlled study. The British Journal of Psychiatry 2009;194(1):40–48.

Young LT, Joffe RT, Robb JC, et al. Double-blind comparison of addition of a second mood stabilizer versus an antidepressant to an initial mood stabilizer for treatment of patients with bipolar depression. Am J Psychiatry 2000;157: 124–126.

Young RC, Kiosses D, Heo M, et al. Age and ratings of manic psychopathology. Bipolar Disord 2007;9:301–304.

Young RC, Murphy CF, Heo M, et al. Cognitive impairment in bipolar disorder in old age: literature review and findings in manic patients. J Affect Disord 2006;92:125–131.

Young RC, Gyulai L, Mulsant BH, et al. Pharmacotherapy of bipolar disorder in old age: review and recommendations. Am J Geriatr Psychiatry 2004;12:342–357.

Young RC, Jain H, Kiosses DN, et al. Antidepressant-associated mania in late life. Int J Geriatr Psychiatry 2003;18:421–424.

Young RC. Bipolar mood disorders in the elderly. Psychiatr Clin North Am 1997;20:121–136.

Young RC, Biggs JT, Ziegler VE, et al. A rating scale for mania: reliability, validity and sensitivity. Br J Psychiatry 1978;133:429–435.

Youngstrom EA, Arnold LE, Frazier TW. Bipolar and ADHD Comorbidity: Both Artifact and Outgrowth of Shared Mechanisms. Clin Psychol (New York) 2010;17(4):350–359.

Yourgelun-Todd DA, Gruber SA, Kanayama G, et al. fMRI during discrimination in bipolar affective disorder. Bipolar Disord 2000;2:237–248.

Yu X, Malenka RC. Beta-catenin is critical for dendritic morphogenesis. Nat Neurosci 2003;6: 1169–1177.

Yuan P, Chen G, Manji HK. Lithium activates the c-Jun NH2-terminal kinases in vitro and in the CNS in vivo. J Neurochem 1999;73(6):2299–2309.

Yuan PX, Huang LD, Jiang YM, et al. The mood stabilizer valproic acid activates mitogen-activated protein kinases and promotes neurite growth. J Biol Chem 2001;276:31674–31683.

Yuan PX, Chen G, Huang LD, et al. Lithium stimulates gene expression through the AP-1 transcription factor pathway. Brain Res Mol Brain Res 1998;58(1-2):225–230.

Zajecka JM, Weisler R, Sachs G, et al. A comparison of the efficacy, safety, and tolerability of divalproex sodium and olanzapine in the treatment of bipolar disorder. J Clin Psychiatry 2002;63:1148–1155.

Zalla T, Joyce C, Szoke A, et al. Executive dysfunctions as potential markers of familial vulnerability to bipolar disorder and schizophrenia. Psychiatry Res 2004;121:207–217.

Zammit S, Allebeck P, David AS, et al. A longitudinal study of premorbid IQ Score and risk of developing schizophrenia, bipolar disorder, severe depression, and other nonaffective psychoses. Arch Gen Psychiatry 2004;61:354–360.

Zanardi R, Racagni G, Smeraldi E, et al. Differential effects of lithium on platelet protein phosphorylation in bipolar patients and healthy subjects. Psychopharmacol 1997;129: 44–47.

Zarate CA, Manji HK. Protein kinase C inhibitors: rationale for use and potential in the treatment of bipolar disorder. CNS Drugs 2009;23:569–582.

Zarate CA Jr, Tohen M, Banov MD, et al. Is clozapine a mood stabilizer? J Clin Psychiatry 1995;56:108–112.

Zeh W. Psychopathologie der zyklothymen Manie. Fortschr Neurol Psychiatr 1965;24:149–160.

Zentner MR. Die Wiederentdeckung des Temperaments. Eine Einführung in die Kinder-Temperamentsforschung. Frankfurt/M.: Fischer; 1998.

Zerssen v. D, Koeller DM. Klinische Selbstbeurteilungsskalen (KSb-S) aus dem Münchner Psychiatrischen Informationssystem (PSYCHIS München). Weinheim: Beltz; 1976.

Zerssen v. D. Selbstbeurteilungsskalen zur Abschätzung des »subjektiven Befundes« in psychopathologischen Querschnitts- und Längsschnittsuntersuchungen. Arch Psychiat Nervenkr 1973; 217:299–314.

Zhang D, Cheng L, Qian Y, et al. Singleton deletions throughout the genome increase risk of bipolar disorder. Mol Psychiatry 2009;14:376–380.

Zhang F, Phiel CJ, Spece L, et al. Inhibitory phosphorylation of glycogen synthase kinase-3 (GSK-3) in response to lithium. Evidence for autoregulation of GSK-3. J Biol Chem 2003; 278:33067–33077.

Zhang ZJ, Kang WH, Tan QR, et al. Adjunctive herbal medicine with carbamazepine for bipolar disorders: A double-blind, randomized, placebo-controlled study. J Psychiatr Res 2007;41:360–369.

Ziehen T. Die Erkennung und Behandlung der Melancholie in der Praxis. Halle a.S.: Carl Marhold; 1907.

Ziehen T. Psychiatrie für Ärzte und Studierende. Leipzig: S. Hirzel; 1902.

Zimbroff DL et al. Management of acute agitation in patients with bipolar disorder. Efficacy and safety of intramuscular aripiprazole. J Clin Psychopharmokology 2007;27(2):171–176.

Zimmermann M, Posternak MA, Chelminski I. Defing remission on the Montgomery-Asberg depression rating scale. J Clin Psychiatry 2004;65:163–168.

Zimmermann P, Bruckl T, Nocon A, et al. Heterogeneity of DSM-IV major depressive disorder as a consequence of subthreshold bipolarity. Arch Gen Psychiatry 2009;66(12):1341–1352.

Zisook S. Cyclic 48-hours unipolar depression. J Nerv Ment Dis 1988;176 53–56.

Zornberg GL, Pope HG Jr. Treatment of depression in bipolar disorder: new directions for research. J Clin Psychopharmacol 1993;13:397–408.

Zubieta JK, Huguelet P, O'Neil RL, Giordani BJ. Cognitive function in euthymic bipolar I disorder. Psychiatry Res 2001;102:9–20.

Zuliani R, Moorhead TW, Job D, et al. Genetic variation in the G72 (DAOA) gene affects temporal lobe and amygdala structure in subjects affected by bipolar disorder. Bipolar Disord 2009;11:621–627.

Zullino D, Baumann P. Lithium augmentation in depressive patients not responding to selective serotonin reuptake inhibitors. Pharmacopsychiatry 2001;34:119–127.

Zung WWK. A self-rating depression scale. Arch Gen Psychiat 1965;12:63–70.

Zwanzger P, Baghai TC, Padberg F, et al. The combined dexamethasone-CRH test before and after repetitive transcranial magnetic stimulation (rTMS) in major depression. Psychoneuroendocrinology 2003;28:376–385.

Herausgeber- und Autorenverzeichnis

Prof. Dr. Hans-Jörg Assion
LWL-Klinik Dortmund
Prävention, Psychiatrie, Psychotherapie, Psychosomatische Medizin, Rehabilitation
Marsbruchstr. 179
44287 Dortmund
E-Mail: hans-joerg.assion@wkp-lwl.org

Dr. med. Thomas Aubel
LWL-Klinik Dortmund
Marsbruchstr. 179
44287 Dortmund
E-Mail: thomas.aubel@wkp-lwl.org

Prof. Dr. med. Michael Bauer
Klinik und Poliklinik für Psychiatrie und Psychotherapie
Universitätsklinikum Carl Gustav Carus an der Technischen Universität Dresden
Fetscherstr. 74
01307 Dresden
E-Mail: Michael.Bauer@uniklinikum-dresden.de

Dr. med. Michael Berger
Ludwig-Maximilians-Universität München
Klinik für Psychiatrie und Psychotherapie
Nußbaumstr. 7
80336 München
E-Mail: m.berger@med.uni-muenchen.de

Prof. Dr. med. Peter Brieger
BKH Kempten
Akademisches Lehrkrankenhaus der Universität Ulm
Freudental 1
87435 Kempten
E-Mail: peter.brieger@bkh-kempten.de

Priv.-Doz. Dr. med. Tom Bschor
Abteilung für Psychiatrie
Schlosspark-Klinik
Heubnerweg 2
14059 Berlin
E-Mail: bschor@schlosspark-klinik.de

Univ.-Prof. Dr. med. Jürgen Deckert
Klinik und Poliklinik für Psychiatrie, Psychosomatik und Psychotherapie
Universitätsklinikum Würzburg
Füchsleinstr. 15
97080 Würzburg
E-Mail: Deckert_J@klinik.uni-wuerzburg.de

Prof. Dr. med. Michael Deuschle
Klinik für Psychiatrie und Psychotherapie, Zentralinstitut für Seelische Gesundheit Mannheim
J5
68159 Mannheim
E-Mail: Michael.Deuschle@zi-mannheim.de

Dr. Sandra Dittmann
Klinik und Poliklinik für Psychiatrie und Psychotherapie der Ludwig-Maximilians-Universität
Nussbaumstr. 7
80336 München
Tel: 089/ 5160-5781
Fax: 089/ 5160-5562
Email: Sandra.Dittmann@med.uni-muenchen.de

Univ.-Prof. Dr. med. Katharina Domschke, M.A. (USA)
Klinik und Poliklinik für Psychiatrie, Psychosomatik und Psychotherapie
Universitätsklinikum Würzburg
Füchsleinstr. 15,
97080 Würzburg
E-Mail: Domschke_K@klinik.uni-wuerzburg.de

Prof. Dr. med. Gerhard W. Eschweiler
Universitätsklinik für Psychiatrie und Psychotherapie
Calwerstr. 14
72076 Tübingen
E-Mail: gerhard.eschweiler@med.uni-tuebingen.de

Dr. med. Peter Fangmann
Marien Hospital
Klinik für Psychiatrie und Psychotherapie
Gablonzstr. 9
44225 Dortmund
E-Mail: peter.fangmann@marien-hospital-dortmund.de

Dr. med. Tobias Freyer
Universitätsklinik für Psychiatrie und Psychosomatik der Universität Freiburg
Abteilung für Psychiatrie und Psychotherapie
Hauptstr. 5
79104 Freiburg
E-Mail: tobias.freyer@uniklinik-freiburg.de

Dietmar Geissler
Deutsche Gesellschaft für Bipolare Störungen e. V. (DGBS)
Bundesverband der Betroffenen, deren Angehörigen und Professionellen
Geschäftsführer (komm.)
Postfach 1431
87404 Kempten

Horst Giesler
Bilsteinstraße 12
34305 Niedenstein
E-Mail: horst.giesler@t-online.de

Dr. Heinz Grunze
Professor of Clinical Psychiatry
Newcastle University, Institute of Neuroscience, Academic Psychiatry
Campus of Aging and Vitality
Wolfson Research Centre
Westgate Road
Newcastle upon Tyne NE4 5PL, United Kingdom
E-Mail: heinz.grunze@newcastle.ac.uk

Christa Gutzmann
Retzdorffpromenade 3
12161 Berlin

Prof. Dr. med. Hans Gutzmann
St. Hedwig Kliniken Berlin GmbH
Krankenhaus Hedwigshöhe
Klinik für Psychiatrie, Psychotherapie und Psychosomatik
Höhensteig 1
12526 Berlin
E-Mail: m.koeppen@alexius.de

Dr. med. Jürgen Höffler, M. A.
Martin-Luther-Krankenhaus gGmbH Wattenscheid
Abteilung Psychiatrie, Psychotherapie und Psychosomatik
Voedestraße 79
44866 Bochum
E-Mail: hoeffler@mlk-bo.de

Prof. Dr. Dr. Martin Holtmann
LWL-Universitätsklinik Hamm der Ruhr-Universität Bochum
Klinik für Kinder- und Jugendpsychiatrie, Psychotherapie und Psychosomatik
Heithofer Allee 64
59071 Hamm
E-Mail: martin.holtmann@wkp-lwl.org

Univ.-Prof. Dr. med. Georg Juckel
Klinik für Psychiatrie, Psychotherapie und Präventivmedizin
LWL-Universitätsklinikum Bochum der Ruhr-Universität Bochum
Alexandrinenstr. 1–3
44791 Bochum
E-Mail: georg.juckel@wkp-lwl.org, georg.juckel@rub.de

Dr. med. Johanna Kunze
Klinik Carolabad
Zentrum für Verhaltensmedizin, Psychosomatik, Psychotherapie und psychiatrische Rehabilitation
Riedstr. 32
09117 Chemnitz
E-Mail: j.kunze@carolabad.de

Prof. Dr. med. Prof. h. c. Dr. h. c. mult. Andreas Marneros
Klinik und Poliklinik für Psychiatrie, Psychotherapie und Psychosomatik
Martin-Luther-Universität Halle-Wittenberg
06097 Halle
E-Mail: andreas.marneros@medizin.uni-halle.de

Prof. Dr. Claudia Mehler-Wex
HEMERA Privatklinik für Seelische Gesundheit – Jugendliche und junge Erwachsene
Schönbornstraße 16
97688 Bad Kissingen
E-Mail: mehler-wex@hemera.de

Volker Mehlfeld
Im Steinenbächle 10
73569 Eschach
E-Mail: maverick.mythos@googlemail.com

Prof. Dr. Thomas D. Meyer
Newcastle University
Institute of Neuroscience, Doctorate in Clinical Psychology
NE1 7RU Newcastle, United Kingdom
E-Mail: thomas.meyer@newcastle.ac.uk

PD Dr. Claus Normann
Universitätsklinik für Psychiatrie und Psychosomatik
Abteilung für Psychiatrie und Psychotherapie
Hauptsr. 5
79104 Freiburg
E-Mail: Claus.Normann@uniklinik-freiburg.de

Prof. Dr. med. Andrea Pfennig, M.Sc.
Klinik und Poliklinik für Psychiatrie und Psychotherapie
Universitätsklinikum Carl Gustav Carus an der Technischen Universität Dresden
Fetscherstraße 74
01307 Dresden
E-Mail: Andrea.Pfennig@uniklinikum-dresden.de

Prof. Dr. med. Christian Plewnia
Universitätsklinik für Psychiatrie und Psychotherapie
Calwerstr. 14
72076 Tübingen
E-Mail: christian.plewnia@uni-tuebingen.de

Univ.-Prof. Dr. med. Andreas Reif
Klinik und Poliklinik für Psychiatrie, Psychosomatik und Psychotherapie
Universitätsklinikum Würzburg
Füchsleinstr. 15, 97080 Würzburg
E-Mail: Reif_A@klinik.uni-wuerzburg.de

Prof. Dr. med. Anke Rohde
Gynäkologische Psychosomatik
Universitätsfrauenklinik Bonn
Sigmund-Freud-Str. 25
53105 Bonn
E-Mail: anke.rohde@ukb.uni-bonn.de

Dr. Katja Salkow
salus ambulanz
Am Gutshof 1–7
14542 Werder
E-Mail: salkow@salus-ambulanz.de

PD Dr. med. Harald Scherk, M.A.
AMEOS Klinikum Osnabrück
Knollstr. 31
49088 Osnabrück
E-Mail: hars.psy@osnabrueck.ameos.de

Dr. med. Emanuel Severus
Klinik für Psychiatrie und Psychotherapie
Universitätsklinikum Carl Gustav Carus
an der Technischen Universität Dresden
Fetscherstr. 74
01307 Dresden
E-Mail: Emanuel.Severus@uniklinikum-dresden.de

Prof. Dr. med. Dr. rer. nat. Dietrich van Calker
Universitätsklinik für Psychiatrie
und Psychosomatik
Abteilung für Psychiatrie und Psychotherapie
Hauptstr. 5
79104 Freiburg
E-Mail: dietrich.calker@uniklinik-freiburg.de

Prof. Dr. Dr. Jörg Walden
DRV Westfalen
Wissenschaftspark
Munscheidstr. 14
45886 Gelsenkirchen

Prof. Dr. Christoph Wewetzer
Kliniken der Stadt Köln
Klinik für Kinder- und Jugendpsychiatrie
und Psychotherapie
Florentine-Eichler-Straße 1
51067 Köln
E-Mail: WewetzerC@kliniken-koeln.de

Stichwortverzeichnis

M

N

O

P

V

W

Y

Z